医药卫生职业教育"十二五"规划配套教材
（供护理、助产、药剂等专业使用）

内科护理学学习指导

主　编○李代强　李　建

副主编○刘　丽

参　编○李　冉　李　珍

王以君　曾令红

西南交通大学出版社
·成都·

图书在版编目（CIP）数据

内科护理学学习指导 / 李代强，李建主编. —成都：西南交通大学出版社，2020.8

医药卫生职业教育"十二五"规划配套教材：供护理、助产、药剂等专业使用

ISBN 978-7-5643-7571-3

Ⅰ. ①内… Ⅱ. ①李… ②李… Ⅲ. ①内科学－护理学－职业教育－教学参考资料 Ⅳ. R473.5

中国版本图书馆 CIP 数据核字（2020）第 158498 号

医药卫生职业教育"十二五"规划配套教材

（供护理、助产、药剂等专业使用）

Neike Hulixue Xuexi Zhidao

内科护理学学习指导

主编　李代强　李建

责任编辑	张华敏
封面设计	何东琳设计工作室

出版发行	西南交通大学出版社
	（四川省成都市金牛区二环路北一段 111 号
	西南交通大学创新大厦 21 楼）
邮政编码	610031
发行部电话	028-87600564　028-87600533
官网	http://www.xnjdcbs.com
印刷	四川煤田地质制图印刷厂

成品尺寸	185 mm×260 mm
印张	29.25
字数	727 千
版次	2020 年 8 月第 1 版
印次	2020 年 8 月第 1 次
定价	68.00 元
书号	ISBN 978-7-5643-7571-3

医药卫生职业教育"十二五"规划配套教材
编写委员会

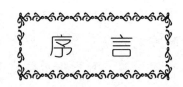

序 言

近年来，我国职业教育飞速发展，已由"规模扩张"转为"质量提升"。当前，"在改革中创新、在创新中发展、在发展中提升"成为职业教育发展的主旋律。同时，为了落实《"健康中国2030"规划》的总体要求，为了满足全面建成小康社会进程中人民群众进一步释放的多层次、多样化健康服务需求，我国将进一步加快医学事业的发展。

我国护士岗位实行准入制度，从业护士必须通过护士执业资格考试，才能申请执业注册。护士执业资格考试，实行机考，结合临床应用情景，重点考核考生对知识的灵活运用能力。因此，对于从事护理专业教育的职业学校来说，切实提高教学质量，帮助学生顺利通过护士执业资格考试，至关重要。

为了贯彻落实国务院《关于加快现代职业教育的决定》，并根据《护士条例》和《护士执业资格考试办法》精神，为了深化职业教育教学改革，全面提高人才培养质量，我校根据职业教育和学生身心发展规律，并根据护理、助产专业的特点，强调公共课、专业基础课、专业课间的相互融通与配合，改变人才培养方式，进行教材改革。

实践证明，我校依据现代职业教育发展方向，组织经验丰富的骨干教师，针对临床工作及护士执业资格考试大纲的变化，编写的"专业核心课程学习指导"丛书，帮助学生在历年护士执业资格考试中取得了良好的成绩。在此基础上，经过充分论证，结合职业学校教学现状以及课程改革的需要，我校对"专业核心课程学习指导"丛书进行改编。为了保证这套教材的编写质量，我校成立了由护理、助产专业带头人、行业专家和骨干教师等组成的教材编写委员会，负责该系列教材的开发设计和编写实施工作。

本套教材现阶段已出版专业课程类6本。本套教材在章、节编排上力求与各学科所使用的教材一致，以方便学生学习和教师教学参考使用，同时增加了执业资格考试的相关内容。该配套教材能较好地引导学生自主学习，逐渐推进"翻转课堂"等现代职教理念的实际应用，适合职业学校的护理、助产专业学生在校期间专业课程的同步学习。本配套教材既可作为教材的教学补充，也可作为护理、助产专业毕业生准备执业资格考试的辅导资料，同时对学生参加对口单招和高职类高考有很大的帮助。教师在使用时，可根据教学进度，布置课前预习，完成预习目标，达成前提诊断；新课教学后，学生根据知识要点，查漏补缺，完成课后巩固，加深记忆；在此基础上，教师指导学生完成综合练习，启发思路，提高分析问题、解决问题的综合能力。

　　本套教材在编写和审定过程中，得到了西南交通大学出版社的大力支持和帮助，在此深表感谢！

　　全体编写人员在编写过程中，本着高度负责的态度，克服了许多困难，几易其稿。但谬误之处在所难免。广大师生在使用过程中，如发现问题，恳请提出宝贵意见和建议，以冀再版时加以改进与完善。

李代强

2020 年 7 月于四川·内江

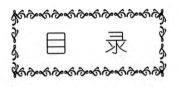

上篇　健康评估

下篇　内科护理

上篇

健康评估

第一章 绪 论

【知识要点】

一、健康评估的重要性

二、健康评估的内容

1. 健康史评估。

2. 身体评估。

3. 心理及社会评估。

4. 实验室检查。

5. 心电图检查。

6. 影像学检查。

7. 护理病历书写。

三、健康评估课程与其他学科的关系

四、健康评估的学习目的、方法与要求

【课前预习】

一、基础复习

相关基础学科：解剖、生理、病理。

二、预习目标

1. 健康评估是研究评估个体、家庭、社区＿＿＿＿＿＿或＿＿＿＿＿＿健康问题，或生命过程的＿＿＿＿＿＿的基本理论、基本技能和基本方法的一门学科。

2. 身体评估所获得的客观征象称为＿＿＿＿＿＿。

【课后巩固】

一、名词解释

健康评估　　体征

二、填空题

1. 身体评估的基本方法有＿＿＿＿＿、＿＿＿＿＿、＿＿＿＿＿、＿＿＿＿＿、＿＿＿＿＿五种。

2. 心电图检查是临床上广泛运用的一种＿＿＿＿＿＿＿＿＿＿检查，对＿＿＿＿＿＿＿＿＿＿的诊断有肯定的价值。心电图检查不仅用于心血管疾病，而且还广泛用于＿＿＿＿＿＿＿＿＿＿的监护、用药观察、手术麻醉等领域。

3. 实验室检查是客观资料的重要组成部分，对协助疾病的＿＿＿＿＿、观察＿＿＿＿＿＿＿＿＿＿、制定护理措施及判断预后均有重要意义。

【综合练习】

A1/A2 型题

1. 健康评估是护理程序的
   A．首要环节　　　　　　B．第二环节
   C．第三环节　　　　　　D．第四环节
   E．第五环节

2. 健康评估的内容不包括
   A．健康史评估　　　　　B．身体评估
   C．临床诊断　　　　　　D．实验室检查
   E．心电图检查

3. 下列各项表现中不属于体征的是
   A．肝脏肿大　　　　　　B．咳嗽咳痰
   C．心脏杂音　　　　　　D．呼吸音粗糙
   E．腹部压痛

4. 男，46 岁，曾患冠心病，突发持续性心前区疼痛，应立即进行
   A．超声检查　　　　　　B．心电图检查
   C．实验室检查　　　　　D．交谈
   E．身体评估

5. 男，42 岁，患慢性支气管炎、肺气肿 6 年，近 1 周来咳嗽，呼吸困难日渐加重，咳黄色泡沫痰。最适宜的评估内容是
   A．心理评估　　　　　　B．身体评估
   C．心电图检查　　　　　D．实验室检查
   E．X 线检查

（编者：刘丽）

第二章　健康资料与健康评估方法

第一节　健康资料

【知识要点】

一、健康资料的来源

1. 主要来源：健康资料最可靠、最主要的来源是被评估者本人。

2. 次要来源：被评估者的家庭成员及关系密切的其他人员、目击者、其他卫生保健人员、目前及既往的健康记录或病历、实验室及其他检查报告、音像资料。

二、健康资料的类型

1. 主观资料。

2. 客观资料。

【课前预习】

一、基础复习

1. 健康评估的内容。

2. 身体评估与体征。

二、预习目标

1. 健康资料的分析与护理问题的提出，一般需要经历＿＿＿＿＿＿＿＿＿、＿＿＿＿＿＿＿＿

＿＿＿＿＿＿＿＿＿＿＿、＿＿＿＿＿＿＿＿＿＿＿＿＿＿＿＿＿＿＿＿＿＿＿，以及护理问题排序

等步骤。

2. 健康资料最可靠、最主要的来源是＿＿＿＿＿＿＿＿＿＿＿＿＿＿＿＿＿＿＿＿＿＿。

【课后巩固】

一、名词解释

症状　　主观资料　　客观资料

二、填空题

1. 通过与被评估者及相关人员交谈所获得的资料属于_____资料，通过身体评估及实验室检查等获得的资料属于_____资料。

2. 在健康评估过程中，_____的获得可指导_____的收集，而_____则可进一步证实或补充所获得的_____。

【综合练习】

A1 型题

1. **最准确、最可靠的健康资料来源是**

　A．患者　　　B．医生　　　C．护士

　D．陪护人　　E．病友

2. **护理对象最重要的主观资料应是**

　A．症状　　　　　　B．身体评估

　C．实验室检查　　　D．超声检查

　E．护理病历

3. **主观资料的重要组成部分是**

　A．医生的判断　　　B．护士的判断

　C．患者的主诉　　　D．陪护人的诉说

　E．家人的诉说

第二节　健康评估的方法

【知识要点】

一、交谈的方法及注意事项

1. 交谈的目的。

2. 交谈的方法与过程：

(1) 影响交谈的主要因素：与被评估者的关系、环境、文化、年龄差异、健康状况。

(2) 交谈技巧：① 从礼节性的交谈开始；② 注意非语言沟通；③ 应用合适的提问方式；④ 一般多听少问。

3. 交谈的注意事项：① 获得被评估者的信任；② 避免使用医学术语；③ 避免套问和诱问；④ 多项选择式提问和闭合式提问；⑤ 避免使用指责性语言提问；⑥ 及时核实资料；⑦ 对同道不做任何评价。

二、身体评估的方法及注意事项

1. 身体评估的目的。

2. 身体评估前的准备。

3. 身体评估的基本方法：

(1) 视诊：包括全身视诊和局部视诊。

(2) 触诊：

① 触诊方法：分为浅部触诊法与深部触诊法(深部滑行触诊法、双手触诊法、深压触诊法、冲击触诊法)。

② 触诊注意事项。

(3) 叩诊：

① 叩诊方法：直接叩诊法与间接叩诊法。

② 叩诊音：清音、浊音、鼓音、实音、过清音。

③ 叩诊注意事项。

(4) 听诊：① 听诊方法（直接听诊法与间接听诊法）；② 听诊注意事项。

(5) 嗅诊。

4. 身体评估的注意事项：① 时间；② 环境；③ 护士；④ 评估；⑤ 复查。

【课前预习】

一、基础复习

1. 健康资料的来源。

2. 什么是身体评估。

3. 什么是体征。

二、预习目标

1. 收集健康资料的方法包括_____、_____、_____及查阅资料。

2. 交谈分为_____和_____。

3. 身体评估的基本方法包括_____、_____、_____、_____和_____。触诊使用范围很广，尤以_____评估最常用。

4. 人体的叩诊音包括_____、_____、_____、_____、_____，而人体正常的叩诊音则要除外_____。

【课后巩固】

一、名词解释

正式交谈　　非正式交谈　　非语言交流　　开放式提问　　封闭式提问
医学术语　　套问和诱问　　阑尾压痛点　　胆囊压痛点

二、填空题

1. _____是健康评估的第一步，是收集健康资料最常用、最重要的方法。

2. _____提问较笼统，不带暗示性，多用于交谈开始或转换话题时。

3. 触诊方法按触诊部位及检查目的不同，分为_____和_____；深部触诊法又分为_____、_____、_____和_____。

4. 正常人肺部叩诊音为_____，实质脏器如心脏、肝脏叩诊为_____，肺部与心脏、肝脏等实质脏器的重叠部分叩诊为_____，腹部及左侧第5~6肋间隙以下胃泡区叩诊为_____；病理情况下，肺部叩诊过清音见于_____。

【综合练习】

A1/A2 型题

1. 关于交谈，不正确的是

　A. 认真倾听，接纳、尊重评估对象

　B. 尽量选择评估对象本人为交谈对象

　C. 语言规范，使用医学术语

　D. 恰当运用非语言沟通技巧

　E. 交谈时间不宜过长

2. 关于视诊，下列哪项是正确的

　A. 观察发育、营养、意识状态是属于局部视诊的内容

　B. 观察胸部、腹部是属于一般视诊的内容

　C. 视诊应在电灯光线下进行

　D. 通过对呼吸频率、深度和节律的观察，可判定有无呼吸困难

　E. 观察面容只能判定患者有无贫血

3. 触诊对全身哪个部位的检查最重要

　A. 头颈部　　　　B. 胸部

　C. 腹部　　　　D. 四肢

　E. 皮肤

4. 浅部触诊适用于下列哪项检查

　A. 腹部反跳痛　　B. 胃肠病变

　C. 关节、阴囊　　D. 腹水

　E. 肾脏

5. 检查腹部压痛和反跳疼痛常采用的方法是

　A. 浅部触诊法　　B. 滑行触诊法

　C. 双手触诊法　　D. 深压触诊法

　E. 冲击触诊法

6. 关于间接叩诊法的叙述，下列哪项是正确的

　A. 为了更好地分辨叩诊音，在每个部位叩诊时，每次均可叩击4~5次

　B. 确定心脏、肝脏的相对浊音界，宜采取轻叩法

　C. 确定心脏、肝脏的绝对浊音界，宜采取重叩法

　D. 病灶位置距体表深达7 cm左右，需使用轻叩法

　E. 确定肝上界时，应采取重叩法

7. 关于叩诊音，下列哪项是正确的

　A. 清音见于肺炎

　B. 鼓音见于胸腔积液

　C. 实音见于肺空洞

　D. 浊音见于正常肺组织

　E. 过清音见于肺气肿

8. 关于呕吐物的气味，下列哪项是正确的

　A. 单纯饮食胃内容物无任何气味

　B. 呕吐物酸臭味，可考虑肠梗阻存在

　C. 呕吐物若出现粪臭味，提示食物在胃内滞留时间过长所致

　D. 呕吐物为未消化食物并有浓烈的酒味，见于急性乙醇中毒者

　E. 呕吐物为刺激性蒜味，见于糖尿病酮症酸中毒

9. 下列关于嗅诊的叙述，哪项是正确的

　A. 所有的痰液均有臭味

　B. 痰液有恶臭味提示可能患支气管扩张症或肺脓肿

　C. 凡是脓液均有臭味

　D. 脓液恶臭味考虑为化脓性感染

E．正常人汗液有强烈刺激性气味

10．女，26岁，因发热3天入院。首先对其采取的评估方法为

A．交谈　　　　　　B．测试体温

C．身体评估　　　　D．查阅病历

E．查阅辅助检查结果

11．女，45岁，因头痛、头晕数日入院，评估采取的首要方法是

A．查阅相关资料　　B．交谈

C．身体评估　　　　D．实验室检查

E．心电图检查

12．女，30岁，意识丧失，昏迷，呼气有刺激性

蒜臭味，双侧瞳孔针尖样大小，首先应想到

A．视神经萎缩　　　B．阿托品中毒

C．休克、深昏迷　　D．有机磷中毒

E．脑出血

13．某昏迷患者急诊，是由马路上不认识的目击者送来的，故无法询问病史；但从患者呼吸时嗅及的烂苹果味可诊断为

A．醉酒　　　　　　B．DDV中毒

C．糖尿病酮症酸中毒　D．脑动脉梗阻

E．癔症

第三节　健康史评估

【知识要点】

一、一般资料

二、主诉

患者感受到的最痛苦、最明显的症状、体征及持续时间，也是本次就诊最主要的原因。

三、目前健康史(现病史)

这是病史的主体部分。主要内容包括：① 患病时间与起病情况；② 诱因与病因；③ 主要症状及其特点；④ 病情的发展与演变；⑤ 伴随症状；⑥ 诊治及护理经过；⑦ 健康问题对被评估者的影响。

四、既往健康史

主要内容包括：① 既往健康状况及患病史；② 急性、慢性传染病史；③ 有无外伤、手术史；④ 预防接种史；⑤ 有无输血史；⑥ 有无过敏史。

五、用药史

六、成长发展史

主要内容包括：① 生长发育史；② 月经史；③ 婚姻史；④ 生育史；⑤ 个人史。

七、家族健康史

八、系统回顾

1. 戈登功能性健康形态系统回顾。

2. 身体、心理系统回顾。

【课前预习】

一、基础复习

什么是症状与体征？

二、预习目标

1. 主诉是指患者最主要的_____或_____以及_____，也就是本次就诊最主要的原因。

2. _____是病史的主体部分。

【课后巩固】

一、名词解释

主诉   系统回顾

二、填空题

1. 目前健康史的内容包括_____与_____，_____、

_____、_____、_____、

_____、_____。

2. 既往健康史的内容包括：_____，_____，

_____传染病史，有无_____、_____、_____，

有无_____，有无_____。

【综合练习】

A1/A2 型题

1. 以下对主诉描述错误的是
   A. 主要症状
   B. 症状出现的时间
   C. 症状的性质
   D. 用患者自己的语言
   E. 症状的书写顺序不规定

2. 下列对主诉描述最适当的是
   A. 胸痛 2 h 后出现头晕
   B. 心慌、气促 4 天伴双下肢水肿
   C. 发热 2 h，咳嗽、咳痰 5 天
   D. 咳嗽咳痰 3 天，咯血 2 h
   E. 患糖尿病 7 年，多尿、多饮 3 天

3. 现病史的内容不包括
   A. 主要症状特点

B．伴随症状

C．预防接种情况

D．诊治过程

E．起病时间

4．主诉的基本内容应反映

A．主要症状和发病时间

B．主要症状或体征及其持续时间

C．症状和发病时间，不包括体征

D．患者就诊时的症状和体征

E．主要症状体征及伴随症状

5．过敏史属于

A．现病史

B．既往健康史

C．个人史

D．家族史

E．生长发育史

6．下列不属于一般资料的内容是

A．姓名、性别

B．职业、工作单位

C．习惯、嗜好

D．民族、婚姻

E．年龄、入院医疗诊断

7．男，30 岁，叙述其腹部疼痛 3 h，出现发热、呕吐 30 min，其主诉为

A．腹痛 3 h，伴发热、呕吐 30 min

B．腹痛、发热、呕吐

C．发热及腹痛、呕吐

D．发热、呕吐 30 min，腹痛 3 h

E．发热、呕吐及腹痛

8．男，50 岁，因大量呕血入院，护士应

A．与患者交谈，了解病情变化

B．积极采取止血措施

C．一边询问病情，一边积极采取急救措施

D．与患者家属交谈了解病情后，再进行身体评估

E．在身体评估的基础上，实施相应的治疗措施

A3/A4 型题

(1～2 题共用题干)

张先生，28 岁，因腹痛 2 天、腹泻半天入院。

1．该患者主诉应描述为

A．腹痛 2 天，伴腹泻半天

B．腹痛、腹泻

C．腹痛伴随腹泻

D．腹泻半天，腹痛 2 天

E．腹泻及腹痛

2．评估该患者时，首先应采取的方法为

A．心电图检查　　　B．胸部评估

C．X 线检查　　　　D．腹部评估

E．粪便常规检查

(编者：刘丽)

第三章　身体评估

第一节　一般状态评估

【知识要点】

一、性别

二、年龄

三、生命体征

生命体征是评估生命活动存在与否及其质量的重要指标。包括：体温(T)、脉搏(P)、呼吸(R)、血压(BP)。

四、发育与体型

1. 发育：常通过年龄、智力、体格成长状态来综合评估。

　　① 发育的影响因素。② 成人发育正常指标。③ 病态发育。

2. 体型：身体各部分发育的外观表现。

成人体型有三种：正力型(匀称型)、超力型(矮胖型)、无力型(瘦长型)。

五、营养状态

1. 评估方法：观察皮肤、毛发、皮下脂肪、肌肉的发育情况并进行综合判断。

2. 营养状态的分级：良好、中等、不良。

3. 异常营养状态：营养不良、肥胖。

六、意识状态

意识状态是大脑功能活动的综合表现，是人对自身状态及周围环境的识别和觉察能力。

凡是能影响大脑功能活动的疾病均可引起不同程度的意识改变，称为意识障碍。

意识障碍的一般类型：① 嗜睡。② 意识模糊。③ 昏睡。④ 昏迷：轻度昏迷(浅昏迷)、中度昏迷、深度昏迷。⑤ 谵妄状态。

七、面容与表情

常见 11 种。

病危面容：患者面容枯槁、面色灰白或发绀、表情淡漠、眼眶凹陷、皮肤湿冷、大汗淋漓，见于严重脱水、大出血、休克等患者。

八、体位

1. 概念：患者在休息状态下身体所处的位置。

2. 类型：自动(主)体位、被动体位、强迫体位。

九、姿势与步态

常见 6 种。

【课前预习】

一、基础复习

生命体征及其测量方法。

二、预习目标

1. 生命体征包括_____、_____、_____、_____。

2. 发育正常与否通常以_____、_____和_____之间的关系来判断。

3. 营养状态的评价通常根据_____、_____、_____、_____来进行综合判断。

4. 体位是指患者在_____下身体所处的_____，常见的体位有：_____、_____、_____、_____。

5. 意识障碍的一般类型有_____、_____、_____和_____，其中以兴奋性增高为主的高级神经中枢急性功能失调状态叫_____。

【课后巩固】

一、名词解释

生命体征　　体型　　体重指数　　恶病质(恶液质)

自主体位、被动体位、强迫体位　　谵妄状态

二、填空题

1. 成人发育正常指标：① 头长等于身高的_____；② 胸围等于身高的_____；③ 两上肢展开的长度(指间距)约等于_____；④ 坐高等于下肢的_____。

2. 营养状态分为_____、_____与_____三个等级；皮下脂肪充实程度的检查多采用_____或_____处皮下脂肪来测量。实际体重减少超过标准体重的_____称为消瘦；实际体重超过标准体重的_____称为肥胖。

3. 急性病容患者面颊潮红、烦躁不安、呼吸急促，常见于_____患者；慢性病容患者面容憔悴，面色苍白或灰暗，精神萎靡，见于_____患者；病危面容患者_____、_____或发绀、表情_____、眼眶_____、皮肤_____、大汗淋漓，见于严重脱水、大出血、休克等患者。

4. 急性腹膜炎的体位常是＿＿＿＿＿＿＿＿＿＿＿；强迫坐位(端坐呼吸)见于心、肺功能不全的患者；左侧大量胸腔积液患者常取＿＿＿＿＿＿＿＿＿＿＿＿＿。

5. 最轻的意识障碍是＿＿＿＿＿；最严重的意识障碍是＿＿＿＿＿，昏睡与昏迷最主要的区别是能否被＿＿＿＿＿。昏迷表现为意识的＿＿＿＿＿＿＿＿或＿＿＿＿＿＿＿＿，可分为＿＿＿＿＿＿＿＿＿、＿＿＿＿＿＿＿和＿＿＿＿＿＿＿。

【综合练习】

A1/A2 型题

1. 临床上常见的发育不正常与下列哪个系统的疾病关系最密切
   A．消化系统　　　　B．内分泌系统
   C．神经系统　　　　D．循环系统
   E．呼吸系统

2. 下列哪项不属于营养良好的表现
   A．皮肤有光泽　　　B．体重超标
   C．皮下脂肪丰满　　D．肌肉结实
   E．毛发、指甲润泽

3. 体重超过标准体重的 30%，见于
   A．甲状腺功能亢进
   B．肾上腺皮质功能亢进
   C．恶性肿瘤
   D．肺结核
   E．1 型糖尿病

4. 体重指数(BMI)的计算公式为
   A．体重(kg)/身高^2(m^2)
   B．身高(m)/体重^2(kg^2)
   C．体重(kg)/身高(m)
   D．身高(m)/体重(kg)
   E．体重(kg)/身高^2(cm^2)

5. 下列哪项不属于营养不良的表现
   A．肌肉松弛无力
   B．体重减少超过标准体重的 10%
   C．皮肤黏膜干燥、弹性差
   D．BMI>24
   E．皮下脂肪菲薄

6. 患者自己不能随意调整或变换肢体的位置，常见于
   A．急性肝炎患者　　B．昏迷患者
   C．病情较轻的患者　D．肺结核患者
   E．冠心病患者

7. 右侧肋骨骨折，患者取
   A．端坐呼吸　　　　B．强迫左侧卧位
   C．强迫俯卧位　　　D．强迫右侧卧位
   E．自动体位

8. 行走时身体左右摇摆如鸭步态，见于
   A．小脑疾病
   B．先天性髋关节脱位
   C．乙醇或巴比妥中毒
   D．腓总神经麻痹
   E．帕金森病

9. 小脑病变患者行走时呈
   A．醉酒步态　　　　B．舞蹈步态
   C．慌张步态　　　　D．鸭行步态
   E．跳跃步态

10. 帕金森病患者可见
    A．醉酒步态　　　　B．蹒跚步态
    C．慌张步态　　　　D．鸭行步态
    E．剪刀步态

11. 长期应用糖皮质激素的患者可出现
    A．甲亢面容　　　　B．满月面容
    C．病危面容　　　　D．急性面容
    E．慢性面容

12. 浅昏迷和深昏迷的主要区别为
    A．有无自主运动

B. 角膜反射及防御反应是否存在

C. 对声、光刺激的反应

D. 有无大、小便失禁

E. 能否被唤醒

13. 某患者体长肌瘦,颈细肩窄,扁平胸,腹上角小于90°,称为

A. 无力型 　　　B. 超力型

C. 正力型 　　　D. 粗壮型

E. 瘦弱型

14. 女,45岁,颜面浮肿,目光呆滞,反应迟钝,眉毛、头发稀疏,体温36 ℃,血压96/66 mmHg。应考虑

A. 甲状腺功能减退 　B. 感染

C. 恶性肿瘤 　　　D. 内出血

E. 抗原抗体反应

15. 甲状腺功能亢进的患者,其典型面容是

A. 面色潮红、表情痛苦

B. 面容憔悴、面色灰暗、双目无神

C. 面容惊愕、眼球突出

D. 面色晦暗、双颊暗红、口唇发绀

E. 面如满月、皮肤发红

16. 女,35岁,因呼吸困难、咯粉红色泡沫痰1天入院,面色晦暗、双颊暗红、口唇发绀,患者可能患有

A. 肺结核

B. 白血病

C. 系统性红斑狼疮

D. 风湿性心脏病二尖瓣狭窄

E. 支气管扩张症

17. 某患者行走方式为初起步时步伐缓慢,步

幅小,之后步伐加快,身体前倾似跟跄状,不能马上停止。该步态称为

A. 慌张步态 　　B. 剪刀式步态

C. 蹒跚步态 　　D. 醉酒步态

E. 舞蹈步态

18. 某肺炎患者发生左侧胸痛,应采取休息的体位是

A. 左侧卧位 　　B. 被动体位

C. 强迫坐位 　　D. 右侧卧位

E. 自主体位

19. 患者,男性,70岁,处于病理性睡眠状态,可被唤醒,并可做简单而正确的交谈,但停止谈话后立即入睡,该患者意识状态为

A. 嗜睡 　　　　B. 意识模糊

C. 熟睡 　　　　D. 昏睡

E. 朦胧状态

20. 某患者需要用很强的刺激方能唤醒,但不能正确回答问题,各种生理反射存在,此意识状态为

A. 深昏迷 　　　B. 浅昏迷

C. 嗜睡 　　　　D. 昏睡

E. 意识模糊

21. 患者,男,58岁,肝硬化8年。近3天受凉后发热、咳嗽、咳黄色脓痰,今日突然意识不清,呼之不应。查体:双侧瞳孔等大等圆,对光反射存在,按压眼眶时呈现痛苦表情,该患者的意识状态为

A. 嗜睡 　　　　B. 意识模糊

C. 昏睡 　　　　D. 浅昏迷

E. 深昏迷

A3/A4 型题

(1～2题共用题干)

男性,29岁。一年来自觉易疲劳,尤其是活动后心悸、气短。评估时发现患者面色苍白,唇舌色淡,表情疲惫。

1. 该患者的面容为

A. 甲状腺功能亢进面容

B. 黏液水肿面容

C. 脱水面容

D. 贫血面容

E. 二尖瓣面容

2. 为进一步判断其健康状况，应选择哪项辅助检查

A．血常规检查　　　　　B．超声波检查

C．CT 检查　　　　　D．X 线平片

E．放射性核素检查

第二节　皮肤、浅表淋巴结评估

【知识要点】

一、皮肤评估

1. 颜色：

(1) 苍白。

(2) 发红。

(3) 发绀：多因血液中还原血红蛋白增多(超过 50 g/L)而引起。

分为：中心性发绀；周围性发绀；混合性发绀。

(4) 黄染：

① 黄疸。分为：溶血性黄疸；肝细胞性黄疸；胆汁淤积性(阻塞性)黄疸。

② 食物或药物引发的黄染。

(5) 色素沉着。

(6) 色素脱失。

2. 弹性。

3. 湿度。

4. 皮疹：斑疹、玫瑰疹、丘疹、斑丘疹、荨麻疹。

5. 皮下出血：瘀点、紫癜、瘀斑、血肿。

6. 蜘蛛痣与肝掌。

7. 水肿：分为全身性水肿和局部性水肿，根据水肿轻重可分为轻度、中度和重度。

常见全身性水肿：① 心源性水肿；② 肾源性水肿；③ 肝源性水肿；④ 营养不良性水肿。

8. 压疮：根据组织损害的程度分为 4 期。

二、浅表淋巴结评估

1. 正常浅表淋巴结表现。

2. 浅表淋巴结的分布部位。

3. 全身浅表淋巴结的检查顺序和方法。

4. 淋巴结肿大的临床意义：

(1) 局部淋巴结肿大：① 非特异性淋巴结炎；② 淋巴结结核；③ 恶性肿瘤淋巴结转移。

(2) 全身性淋巴结肿大。

【课前预习】

一、基础复习

1. 胆红素的代谢途径。　2. 黄疸的类型及表现。
3. 压疮的形成及分级。　4. 水肿产生的机制和原因。

二、预习目标

1. 一般而言，黄疸较重且常有皮肤瘙痒的是_____黄疸。

2. 压疮又称_____，分为 4 期，即：1 期（_____期）；2 期
（_____期）；3 期（_____期）；4 期
（_____期）。

3. 皮下出血按之____褪色。瘀点是指出血部位直径小于_____；紫癜是指出血部位直径
在_____；出血部位直径大于_____称为瘀斑；伴有皮肤明显隆起者称为_____。
皮肤黏膜出血常见于_____系统疾病、重症感染以及工业毒物或药物中毒等患者。

4. 正常人浅表淋巴结很小，直径多在_____cm 之间，质地_____，表面
_____，与周围组织无_____、无_____。

5. 局部淋巴结肿大的原因有_____、_____
、_____。

【课后巩固】

一、名词解释

玫瑰疹　　蜘蛛痣与肝掌　　压疮　　Virchow(魏尔啸)淋巴结

二、填空题

1. 黄疸与药物所引发的黄染均可导致巩膜黄染，两者表现不同的是：前者近角膜缘处黄
染____，远角膜缘处黄染____；后者近角膜缘处黄染____，远角膜缘处黄染____。

2. 蜘蛛痣是皮肤小动脉末端分支扩张所形成的_____，形如蜘蛛，多见于____、
____、_____、_____等上腔静脉所属处；压迫痣中心，可见其辐射状小血管网颜
色_____，去除压力又复_____；其产生与体内_____增高有关，常见
于_____、_____患者，也可见于妊娠期女性。

3. 非特异性淋巴结炎一般有_____、质_____、无_____，可找到附近部位的原
发病灶。淋巴结结核常发生于_____，大小不等，可互相粘连，或与周围组织_____，
晚期破溃后形成_____。恶性肿瘤淋巴结转移，转移淋巴结质地_____，一般____压
痛，与周围组织_____，不易推动。

4. 胃癌多向____锁骨上窝淋巴结转移，又称_____淋巴结；
肺癌多向_____锁骨上窝淋巴结转移。

【综合练习】

A1/A2 型题

1. 出血点与充血性皮疹最主要的区别是
   - A. 压之是否褪色
   - B. 皮肤表面是否隆起
   - C. 病变直径大小
   - D. 病变部位
   - E. 多发或孤立存在

2. 玫瑰疹常见于
   - A. 伤寒
   - B. 猩红热
   - C. 风湿热
   - D. 麻疹
   - E. 药物过敏

3. 下列哪项不是蜘蛛痣的表现
   - A. 压迫痣中央可使痣暂时消失
   - B. 可见于孕妇或慢性肝病患者
   - C. 形似蜘蛛呈辐射状
   - D. 多见于腹部、下肢
   - E. 其发生与体内雌激素增高有关

4. 发绀是由于
   - A. 毛细血管扩张充血
   - B. 红细胞数量减少
   - C. 红细胞数量增多
   - D. 血液中还原血红蛋白增多
   - E. 毛细血管血流加速

5. 发绀明显而无呼吸困难的是
   - A. 慢性肺源性心脏病
   - B. 肠源性青紫症
   - C. 风湿性心脏病
   - D. 支气管哮喘
   - E. 一氧化碳中毒

6. 发绀不易发生的部位是
   - A. 口唇
   - B. 鼻尖
   - C. 手指或足趾
   - D. 颊部
   - E. 前额

7. 皮肤黏膜黄染不可能见于
   - A. 胆道梗阻
   - B. 肝细胞受损
   - C. 溶血反应
   - D. 过多食用冬瓜
   - E. 过多食用胡萝卜

8. 水肿部位指压后不凹陷见于
   - A. 甲状腺功能减退
   - B. 营养不良
   - C. 心力衰竭
   - D. 急性肾炎
   - E. 肝硬化

9. 关于紫癜，以下说法正确的是
   - A. 皮下出血的直径小于 2 mm
   - B. 皮下出血的直径为 3 ~ 5 mm
   - C. 皮下片状出血
   - D. 皮肤显著隆起
   - E. 皮下出血的直径大于 5 mm

10. 淋巴结结核常发生的部位是
    - A. 颌下淋巴结群
    - B. 颈部血管周围
    - C. 腋窝
    - D. 滑车上
    - E. 腹股沟

11. 肺癌的淋巴转移常为
    - A. 左锁骨上窝淋巴结群
    - B. 左颈部淋巴结群
    - C. 右颈部淋巴结群
    - D. 右锁骨上窝淋巴结群
    - E. 颏下淋巴结

12. 可引起全身淋巴结肿大的是
    - A. 急性乳腺炎
    - B. 化脓性扁桃体炎
    - C. 牙龈炎
    - D. 肺癌
    - E. 白血病

13. 某患者皮肤黏膜均有散在性小红点，不高出皮肤表面，直径约 1 ~ 2 mm，加压时不褪色，称之为
    - A. 皮疹
    - B. 出血点
    - C. 瘀斑
    - D. 蜘蛛痣
    - E. 小红痣

14. 以下有关中度水肿的说法，不正确的是
    - A. 双下肢明显水肿
    - B. 指压后有明显凹陷
    - C. 水肿平复缓慢

D．伴有胸腔、腹腔、浆膜腔积液

E．可见于右心衰竭

15．男，58 岁，自己发现左锁骨上有一鸡蛋大小的无痛性包块，质地坚硬。应首先考虑

A．乳癌　　　　B．肺癌

C．胃癌　　　　D．鼻癌

E．骨肉瘤

第三节　头部、面部和颈部评估

【知识要点】

一、头部评估

1．头发和头皮。

2．头颅：

(1) 头颅的大小和外形：① 小颅；② 尖颅；③ 方颅；④ 巨颅(落日现象,见于脑积水)；⑤ 长颅；⑥ 变形颅。

(2) 头部的运动。

二、面部评估

1．眼

(1) 眼眉。

(2) 眼睑：① 眼睑水肿。② 上睑下垂：双侧、单侧上睑下垂，霍纳(Horner)综合征。③ 眼睑闭合障碍：双侧、单侧。④ 眼睑内翻。

(3) 结膜。

(4) 眼球：

① 眼球突出：双侧、单侧眼球突出；甲亢眼征(Stellwag 征，Graefe 征，Mobius 征，Joffroy 征)。

② 眼球下陷：双侧、单侧眼球下陷。

③ 眼球运动。

④ 眼压。

(5) 巩膜。

(6) 角膜。

(7) 瞳孔。

① 正常形态和大小：两侧瞳孔等大、等圆，直径约 3～4 mm。

② 形状、大小的改变及其意义：瞳孔缩小、瞳孔扩大、两侧瞳孔大小不等。

③ 反射：对光反射(直接和间接)、调节与集合反射。

2．耳：① 外耳；② 乳突。

3．鼻：① 鼻外观。② 鼻腔。③ 鼻窦：上颌窦、额窦、筛窦、蝶窦(因解剖位置较深，不能在体表进行评估)。

4．口：

(1) 口唇。

(2) 口腔黏膜。

(3) 牙齿。

(4) 牙龈。

(5) 舌:

① 正常舌的表现:舌质淡红,舌苔薄白,伸出位置居中,无震颤。

② 舌的异常表现:地图舌、草莓舌、镜面舌、牛肉舌、干燥舌、毛舌等。

(6) 咽与扁桃体:① 咽部的检查方法。② 扁桃体肿大分度:分 3 度。

三、颈部评估

1. 颈部外形与运动。

2. 颈部血管:颈静脉怒张、颈动脉搏动。

3. 甲状腺:

(1) 甲状腺检查方法:视诊、触诊、听诊。

(2) 甲状腺肿大分度:分 3 度。

(3) 甲状腺肿大的原因及特点。

4. 气管:

(1) 气管有无移位的检查方法。

(2) 气管有无移位的判断方法及正常表现。

(3) 气管移位的常见原因。

【课前预习】

一、基础复习

1. 头颅及头部器官。   2. 颈部解剖。

二、预习目标

1. 正常瞳孔双侧_____、_____,直径_____。

2. 扁桃体肿大分 3 度:Ⅰ度_____;Ⅱ度_____

_____;Ⅲ度_____

_____。

3. 甲状腺肿大分 3 度:Ⅰ度_____;Ⅱ度

_____,_____;

Ⅲ度_____。

【课后巩固】

一、名词解释

头围   落日现象   点头征   霍纳(Horner)综合征   鼻翼扇动   颈静脉怒张
Stellwag(施特尔瓦格)征、Graefe(格雷费)征、Mobius(默比厄斯)征、Joffroy(若夫鲁瓦)征
地图舌、草莓舌、镜面舌、牛肉舌、干燥舌、毛舌

二、填空题

1. 瞳孔缩小见于_____农药中毒及巴比妥类、吗啡等药物中毒；瞳孔散大见于视神经萎缩、_____药物中毒及深昏迷患者；两侧瞳孔大小不等，提示_____病变，如颅内出血、脑肿瘤及脑疝等；瞳孔对光反射迟钝或消失见于_____患者；两侧瞳孔散大并伴有对光反射消失为_____的表现。

2. 双侧眼球突出见于_____，其眼征有_____
_____，_____，_____，
_____，_____。

3. 颈静脉怒张表现为：立位或坐位时颈静脉充盈，保持在 30°～45° 的半卧位时颈静脉充盈度超过锁骨上缘到下颌角距离的_____，提示_____，常见于
_____、_____、_____、
_____。

4. 一侧胸腔积液、积气，纵隔肿瘤时，气管向_____移位；一侧肺不张、肺纤维化、胸膜增厚粘连时，气管向_____移位。

【综合练习】

A1/A2 型题

1. **在相当于第二磨牙的颊黏膜上出现帽针头大小的白色斑点，最可能是**

   A. 维生素 B_2(核黄素)缺乏

   B. 白色念珠菌感染

   C. 麻疹

   D. 复发性口疮

   E. 流行性腮腺炎

2. **下列哪项不可能引起气管移位**

   A. 气胸　　　　　B. 阻塞性肺气肿

   C. 胸膜粘连　　　D. 胸腔积液

   E. 肺不张

3. **不发生颈动脉明显搏动的疾病是**

   A. 主动脉瓣关闭不全　B. 高血压

   C. 甲状腺功能亢进　　D. 主动脉瓣狭窄

   E. 严重贫血

4. **甲状腺肿大时与颈前其他包块的鉴别，下列哪项最重要**

   A. 甲状腺位于甲状软骨下方

   B. 甲状腺表面光滑

   C. 甲状腺可随吞咽动作上下移动

   D. 甲状腺可呈弥漫性、对称性肿大

   E. 甲状腺肿大的程度多在胸锁乳突肌以内

5. **Joffroy 征是指**

   A. 瞬目减少

   B. 上视时无额纹出现

   C. 眼球下转时，上睑不能相应下垂

   D. 上眼睑退缩，眼裂增宽

   E. 目标由远处逐渐移近眼球时，两侧眼球不能适度内聚

6. **猩红热患者的舌呈**

   A. 舌体肥大　　　　B. 镜面舌

   C. 干燥舌　　　　　D. 牛肉舌

   E. 草莓舌

7. **两侧瞳孔缩小见于**

   A. 有机磷农药中毒　B. 脑外伤

   C. 视神经萎缩　　　D. 脑肿瘤

   E. 阿托品中毒

8. **女，42 岁。评估发现其甲状腺双侧性肿大，质软，触及震颤并闻及血管杂音，最常见的疾病为**

Ａ．单纯性甲状腺肿　　　Ｂ．甲状腺肿瘤
Ｃ．甲状腺功能亢进症　　Ｄ．慢性甲状腺炎
Ｅ．甲状腺癌

9. 患者，男，外伤后出现昏迷，体检发现双

侧瞳孔不等大，对光反射迟钝，多见于
Ａ．颅内压升高　　　　Ｂ．视神经萎缩
Ｃ．小脑膜切迹疝　　　Ｄ．脑缺氧
Ｅ．脑震荡

第四节　胸部、心脏、血管评估

胸部评估

【知识要点】

一、胸部体表标志

1. 骨骼标志。　　2. 体表划线。　　3. 自然陷窝和解剖区域。

二、胸壁、胸廓与乳房评估

1. 胸壁：① 静脉；② 皮下气肿；③ 胸壁压痛。

2. 胸廓：

(1) 正常胸廓的表现。

(2) 异常胸廓：① 扁平胸；② 桶状胸；③ 佝偻病胸；④ 胸廓一侧变形；⑤ 脊柱畸形引起的胸廓改变。

3. 乳房：① 检查方法（视诊、触诊）；② 乳房的常见病变。

三、肺和胸膜评估

1. 视诊：

(1) 呼吸运动：① 呼吸运动的类型及正常表现；② 呼吸运动类型的改变。

(2) 呼吸频率、深度和节律：正常成人在静息状态下，呼吸为 12～20 次/min，深浅适宜，节律整齐。

① 呼吸频率异常：呼吸过速；呼吸过缓。

② 呼吸深度的变化：呼吸浅快；呼吸深快、深大，即库斯莫尔(Kussmaul)呼吸。

③ 呼吸节律的变化：潮式呼吸(陈-施呼吸)；间停呼吸(比奥呼吸)；叹气样呼吸。

2. 触诊：

(1) 胸廓扩张度：① 评估方法；② 临床意义。

(2) 语音震颤(语颤)：① 形成机制；② 评估方法；③ 临床意义。

(3) 胸膜摩擦感：产生机制及临床意义。

3. 叩诊：

(1) 叩诊的方法：直接叩诊、间接叩诊(指-指叩诊)。

(2) 正常胸部叩诊音：清音、浊音、实音、鼓音。

(3) 肺界的叩诊：① 肺上界(肺尖宽度)；② 肺下界；③ 肺下界的移动范围。

(4) 胸部异常叩诊音：① 浊音或实音；② 过清音；③ 鼓音。

4. 听诊：

(1) 正常呼吸音：三种正常呼吸音的产生机制、声音特点和分布。

(2) 异常呼吸音：① 异常肺泡呼吸音；② 异常支气管呼吸音(管样呼吸音)；③ 异常支气管肺泡呼吸音。

(3) 啰音：

① 湿啰音：产生机制、声音特点和临床意义。

② 干啰音：产生机制、声音特点和临床意义。

(4) 胸膜摩擦音：产生机制、声音特点及临床意义。

【课前预习】

一、基础复习

1. 胸廓、肺脏解剖。　　2. 呼吸的评估方法及正常表现。

二、预习目标

1. 胸骨柄与胸骨体交接处向前突起而形成＿＿＿＿＿＿＿＿，又称路易斯角，两侧分别与＿＿＿＿＿＿＿＿＿＿相连接，为计数＿＿＿＿＿＿和＿＿＿＿＿＿的重要标志；低头时第＿＿＿＿颈椎棘突最突出，是计数＿＿＿＿＿的骨骼标志；肩胛下角相当于第＿＿肋间隙和第＿＿胸椎水平。

2. 正常呼吸音包括＿＿＿＿＿＿＿＿＿＿、＿＿＿＿＿＿＿＿＿＿、＿＿＿＿＿＿＿＿＿＿＿＿＿＿＿＿＿＿＿三种。闻及管样呼吸音(异常支气管呼吸音)见于＿＿＿＿＿＿＿＿＿＿、＿＿＿＿＿＿＿＿＿＿＿＿＿＿＿＿＿。

3. 正常情况下，肺尖的宽度是＿＿＿＿＿＿＿＿cm；平静呼吸时肺下界分别位于锁骨中线第＿＿＿肋间，腋中线第＿＿＿肋间，肩胛线第＿＿＿肋间；肺下界移动范围为＿＿＿＿＿＿＿。

【课后巩固】

一、名词解释

胸骨角(路易斯角)　　　皮下气肿　　　桶状胸　　　佝偻病胸　　　管状呼吸音
潮式呼吸(陈-施呼吸)　　间停呼吸(比奥呼吸)　　　肺下界移动范围

二、填空题

1. 正常胸廓两侧大致＿＿＿＿＿＿，胸廓前后径略＿＿＿＿＿＿左右径，两者的比例约为＿＿＿＿＿。扁平胸：胸廓扁平、前后径小于左右径的＿＿＿＿＿，见于＿＿＿＿＿＿＿＿＿＿＿疾病，如肺结核患者，也可见于瘦长型者。桶状胸：胸廓呈桶状，前后径增大，甚至与左右径相等，肋间隙加宽，多见于＿＿＿＿＿＿患者，也可见于老年和矮胖患者。佝偻病胸：胸廓前后径略大于左右径，胸部上、下长度较短，胸骨中、下段向前突起形似＿＿＿＿＿；肋骨与肋软骨连接处隆起呈串珠状，称为＿＿＿＿＿＿＿＿＿＿＿＿。

2. 呼吸浅快见于_____、_____、_____、_____等；呼吸深快见于_____、_____、_____，又称_____呼吸。

3. 语颤减弱见于_____、_____、_____、_____、_____及_____患者；语颤增强见于_____、_____、_____的患者。

4. 湿啰音如发生于双肺底，提示肺下部发炎，或左心功能不全引起的_____；局限性湿啰音提示局部病变，见于_____、肺炎或肺结核；如双肺满布湿啰音，提示_____、严重的支气管肺炎。

【综合练习】

A1/A2 型题

1. 以下关于乳房检查的叙述，错误的是
   - A．乳房皮肤呈橘皮样，多见于乳腺癌
   - B．皮肤发红伴热、肿、痛，见于局部炎症
   - C．疑有肿块时，用手指提起乳房仔细挤压触摸
   - D．病变部位按四个象限记录
   - E．乳房触诊后应常规检查腋窝、锁骨上窝及颈部淋巴结

2. 库斯莫尔呼吸的特征是
   - A．呼吸幅度由浅至深
   - B．呼吸与暂停相交替
   - C．呼吸表浅、快速
   - D．呼吸深大，频率可快可慢
   - E．呼吸急促，有屏气

3. 正常情况下，肩胛下部听诊听到的声音是
   - A．肺泡呼吸音　　B．支气管呼吸音
   - C．混合呼吸音　　D．干啰音
   - E．湿啰音

4. 胸部局部压痛常见于
   - A．胸部软组织炎症或肋骨骨折
   - B．肺炎球菌肺炎
   - C．胸膜炎
   - D．支气管肺炎
   - E．肺癌

5. 胸骨压痛常见于
   - A．胸腔积液　　　B．白血病
   - C．气胸　　　　　D．再生障碍性贫血
   - E．气管内异物

6. 肺下界移动范围不能叩诊出的病变是
   - A．肺不张　　　　B．肺气肿
   - C．肺组织肿瘤　　D．大量胸腔积液
   - E．局部胸膜粘连

7. 肺上界范围增宽主要见于
   - A．胸腔积液　　　B．斜方肌发达
   - C．肺尖结核　　　D．肺气肿
   - E．肺水肿

8. 湿啰音的特点为
   - A．部位较恒定　　B．音调高而连续
   - C．呼气时明显　　D．呼气延长
   - E．短时间内可增多或减少

9. 可导致肺泡呼吸音增强的是
   - A．胸腔积液　　　B．气胸
   - C．酸中毒　　　　D．肺气肿
   - E．胸膜增厚粘连

10. 关于湿啰音的特点，以下描述不正确的是
   - A．吸气、呼气时均可闻及
   - B．部位固定
   - C．性质易改变

D．吸气未明显

E．咳嗽时消失或出现

11．某患者，右侧胸痛。体检时发现胸部不对称，右侧呼吸运动减弱；触诊气管居中，右下语颤增强；叩诊为浊音；听诊右下肺有支气管呼吸音及湿啰音。可诊断为

A．右下肺炎　　　B．右侧胸腔积液

C．右侧气胸　　　D．肺气肿

E．右支气管扩张

12．某 19 岁男性患者，因发热、咳嗽、痰多两天入院，诊断为"左下大叶性肺炎"。该患者的阳性表现不包括

A．左下肺 X 线显示大片云雾状阴影

B．左下肺闻及较多水泡音

C．左侧胸部语颤增强

D．胸片显示左肺叶间裂积液

E．左侧胸部可闻及弥漫性哮鸣音

13．某患者患肺炎球菌性肺炎，医生检查肺部时除听到湿啰音外，最重要的是听到

A．空泡音　　　B．管样呼吸音

C．哮鸣音　　　D．过水音

E．干啰音

14．男，65 岁，自 10 岁起即吸烟，渐发生咳嗽，目前呼吸困难严重。体检发现患者胸呈桶状，是何故

A．老年性肺气肿

B．老年缺钙胸廓变形

C．长年咳嗽用力所致

D．骨钙过多

E．阻塞性肺气肿

15．某支气管哮喘患者经常呼吸困难，发作哮喘时满肺哮鸣音，何故

A．声带痉挛

B．大气管异物

C．大量痰液聚集

D．支气管平滑肌痉挛

E．肺气肿

16．某肺炎患者除呼吸困难、咳嗽、咳痰外，还可在患侧听到胸膜摩擦音，何故

A．肺泡发炎　　　B．呼吸动作太大

C．胸膜受累发炎　D．支气管发炎

E．胸腔积液

17．某肺结核患者近日左胸痛，呼吸时疼痛加重，屏气时减轻，数天后胸痛消失，但呼吸困难越来越重，检查时发现患侧叩诊浊音，听诊呼吸音消失，可能是

A．胸膜肥厚　　　B．胸腔积气

C．胸腔积液　　　D．胸壁肥厚

E．皮下气肿

18．某老年男性患者，突发呼吸困难，听诊发现其两肺布满湿性啰音，考虑该患者出现了

A．支气管扩张症　B．胸腔积气

C．胸腔积液　　　D．急性肺水肿

E．支气管哮喘

19．某中年女性患者，近日乳头出现血性分泌物，检查发现该侧乳房皮肤局部呈橘皮样改变，乳头内陷，考虑该女性可能为

A．乳腺炎　　　B．乳腺小叶增生

C．乳腺囊肿　　　D．乳腺癌

E．以上都不是

A3/A4 型题

(1～3 题共用题干)

张先生，68 岁，患慢性支气管炎、慢性阻塞性肺气肿病史 20 余年，今晨起咳嗽、咳痰后，突然左侧胸剧烈疼痛，呼吸困难，前来就诊。评估发现患者呼吸困难，表情痛苦，气管向右侧移位，左侧胸廓饱满，呼吸运动减弱。

1．张先生可能发生

A．慢性肺源性心脏病　B．心绞痛

C．肋骨骨折　　　D．自发性气胸

E．左心衰竭

2．为进一步证实视诊所见，应选择下列哪种评估方法

A．视诊　　　　　B．触诊

C．叩诊　　　　　D．听诊

E．嗅诊

3．为进一步判断评估的结果，应选择哪项辅助检查

A．血常规检查　　B．尿常规检查

C．X 线胸透　　　D．CT 检查

E．B 超检查

(4 ~ 5 题共用题干)

林先生，30 岁，与罪犯搏斗被匕首刺伤左前胸部，后出现显著呼吸困难而急诊入院。评估发现血压 100/70 mmHg，呼吸 28 次/min，脉搏 98 次/min。左侧胸廓饱满，气管偏向右侧。

4．林先生最可能为

A．左侧肋骨骨折　　B．左侧气胸

C．左侧肺炎　　　　D．心脏破裂

E．心包积液

5．触诊其胸部可出现

A．右侧呼吸运动增强、语颤消失

B．左侧呼吸运动增强、语颤消失

C．右侧呼吸运动及语颤均消失

D．左侧呼吸运动及语颤均消失

E．双侧呼吸运动及语颤均可增强

(6 ~ 8 题共用题干)

男性，20 岁，长跑后水浴冲凉，当晚突发寒战、高热、右胸痛就诊。查体：面色潮红、呼吸急促、痛苦呻吟，体温 39 ℃ 以上，可降至正常范围。以肺炎收住院。

6．患者的面容属于

A．高热病容　　　B．急性病容

C．慢性病容　　　D．病危面容

E．休克面容

7．患者的热型为

A．稽留热　　　　B．反复热

C．间歇热　　　　D．弛张热

E．回归热

8．触诊检查可以发现右上肺

A．触觉语颤消失　　B．触觉语颤减弱

C．触觉语颤增强　　D．出现摩擦感

E．发现异常搏动

心脏评估

【知识要点】

一、视诊

1．心前区外形。

2．心尖搏动：

(1) 正常心尖搏动位置及范围。

(2) 心尖搏动位置的改变：

① 生理因素：体位；体型。

② 病理因素：心脏疾病；胸部疾病；腹部疾病。

(3) 心尖搏动强度及范围的改变：① 生理因素；② 病理因素。

3．心前区其他部位的搏动。

二、触诊

1. 心尖搏动及心前区搏动。

2. 震颤(猫喘)：为器质性心血管疾病的特征性体征。

3. 心包摩擦感：产生机制、特点、临床意义。

三、叩诊

1. 叩诊方法。

2. 正常心脏浊音界：相对浊音界与绝对浊音界；相对浊音界反映心脏的实际大小和形态。

3. 心脏浊音界各部分的组成。

4. 心脏浊音界改变及其临床意义：

(1) 心脏病变：① 左心室增大（靴形心或主动脉型心）；② 右心室增大；③ 左、右心室增大；④ 左心房增大与肺动脉段扩张（梨形心或二尖瓣型心）；⑤ 心包积液（烧瓶心）。

(2) 心外因素。

四、听诊

1. 心脏瓣膜听诊区：4 瓣膜 5 区。

2. 听诊顺序：通常从二尖瓣区开始按逆时针方向依次听诊。

3. 听诊内容：

(1) 心率：正常成人在静息状态下心率范围为 60～100 次/min。

(2) 心律：正常人心律规则。房颤听诊的三大特点。

(3) 心音：S1 与 S2 在产生机制、临床意义、声音特点等方面的区别。

(4) 心音的改变及其临床意义：心音强度改变、心音性质改变。

(5) 额外心音：

舒张期额外心音：① 奔马律；② 二尖瓣开瓣音(见于二尖瓣狭窄)。

(6) 心脏杂音：

① 杂音产生机制：血流加速、瓣膜口狭窄或关闭不全、异常血流通道、心脏内漂浮物、血管腔扩大或狭窄。

② 杂音听诊要点：最响部位、传导方向、时期、性质、强度及杂音与体位、呼吸、运动的关系。

(7) 心包摩擦音：产生机制、听诊特点、临床意义。

【课前预习】

一、基础复习

1. 心脏及其大血管的解剖。

2. 心脏腔室与瓣膜的活动。

3. 血液动力学：大(体)循环与小(肺)循环。

二、预习目标

1. 心尖搏动主要代表＿＿＿＿＿＿搏动，正常成人心尖搏动位于＿＿＿＿＿＿＿＿＿＿
＿＿＿＿＿＿＿＿＿＿、＿＿＿＿＿＿＿＿＿＿＿＿＿＿＿＿＿＿处，搏动范围的直径为
＿＿＿＿＿＿ cm。

2. 左心室增大时，心尖搏动向＿＿＿＿＿＿移位；右心室增大时，心尖搏动向＿＿＿＿移位。

3. 通常听诊能听到的心音为＿＿＿＿＿＿＿＿＿＿＿＿和＿＿＿＿＿＿＿＿＿＿＿＿＿＿＿。

4. 心脏瓣膜听诊区(4瓣膜5区)：二尖瓣区位于＿＿＿＿＿＿＿＿，主动脉瓣第一听诊区(主
动脉瓣区)位于＿＿＿＿＿＿＿＿＿＿＿＿＿＿＿＿，主动脉瓣第二听诊区位于＿＿＿＿＿＿
＿＿＿＿＿＿＿＿＿＿，肺动脉瓣区位于＿＿＿＿＿＿＿＿＿＿＿＿＿＿，三尖瓣区位于
＿＿＿＿＿＿＿＿＿＿＿＿＿。

5. 心脏听诊的内容包括：＿＿＿＿＿＿、＿＿＿＿＿＿、＿＿＿＿＿＿、＿＿＿＿＿＿、＿＿＿＿＿＿、
＿＿＿＿＿＿＿＿＿。

【课后巩固】

一、名词解释

心前区　　震颤(猫喘)　　靴形心、梨形心、烧瓶心　　脉搏短绌　　奔马律　　开瓣音

二、填空题

1. 左心室增大时，心浊音界向＿＿＿＿＿＿扩大，使心腰部近似直角，称为＿＿＿＿＿＿心，
常见于主动脉瓣关闭不全，故又称＿＿＿＿＿＿＿＿＿＿＿＿＿；右心室增大时，心浊音界向
＿＿＿＿扩大；左、右心室增大时，心浊音界向＿＿＿＿＿＿扩大。左心房与肺动脉段增大时，心腰
部饱满或膨出，心浊音界呈＿＿＿＿＿＿，常见于＿＿＿＿＿＿＿＿＿＿，故又称二尖瓣型心脏。
心包积液心界向＿＿＿＿＿＿扩大，并随＿＿＿＿＿＿改变而变化，坐位时心界呈＿＿＿＿＿＿
＿＿＿＿＿＿＿。

2. 正常成人心率范围为＿＿＿＿＿＿＿＿次/min。临床心律失常最常见的是＿＿＿＿＿＿＿
＿＿＿＿＿和＿＿＿＿＿＿＿＿＿。心房颤动听诊特点：心律＿＿＿＿＿＿＿＿＿；第一心音
＿＿＿＿＿＿＿；＿＿＿＿＿＿＿＿＿，即脉搏短绌现象。

3. 心脏杂音的产生机制有＿＿＿＿＿＿＿＿＿＿、＿＿＿＿＿＿＿＿＿＿＿、
＿＿＿＿＿＿、＿＿＿＿＿＿＿＿＿、＿＿＿＿＿＿＿、＿＿＿＿＿＿＿＿＿
＿＿＿＿＿＿＿。

4. 心脏杂音的听诊主要应注意＿＿＿＿＿＿＿＿＿＿＿、＿＿＿＿＿＿、＿＿＿＿＿＿、
＿＿＿＿＿＿＿、＿＿＿＿＿＿＿、＿＿＿＿＿＿＿＿＿＿＿＿＿＿＿来判断
其临床意义。

5. 二尖瓣开瓣音见于＿＿＿＿＿＿＿＿＿＿，听诊特点为＿＿＿＿＿、＿＿＿＿＿、
＿＿＿＿＿＿，听诊部位在＿＿＿＿＿＿＿＿＿＿，可作为二尖瓣分离手术的指征。

6. 发生在第一心音和第二心音之间的杂音为＿＿＿＿＿＿期杂音，发生在第二心音之后和第
一心音之前的为＿＿＿＿＿＿期杂音。二尖瓣狭窄患者可在心尖部听及＿＿＿＿＿＿期、＿＿＿＿＿＿
＿＿＿＿＿＿样杂音。

7. 心包摩擦音于＿＿＿＿＿＿期听诊明显，整个心前区均可听及，以＿＿＿＿＿＿＿＿＿＿
＿＿＿＿＿＿＿＿＿＿最清楚，屏气＿＿＿＿＿＿消失，可以此与胸膜摩擦音相区别，常见于
＿＿＿＿＿＿＿＿患者。

【综合练习】

A1/A2 型题

1. 胸膜摩擦感与心包摩擦感的鉴别要点为
   - A．有无心脏病史
   - B．患者体质状态
   - C．屏气时摩擦感是否消失
   - D．咳嗽后摩擦感是否消失
   - E．变动体位后摩擦感是否消失

2. 下列哪种心脏疾病不可能触及震颤
   - A．二尖瓣狭窄　　　　B．主动脉瓣狭窄
   - C．室间隔缺损　　　　D．动脉导管未闭
   - E．主动脉瓣关闭不全

3. 关于心脏震颤，下列描述哪项是错误的
   - A．触到震颤可肯定有器质性心脏病
   - B．常见于某些先天性心脏病及心脏瓣膜狭窄时
   - C．其产生机制与心脏杂音相似
   - D．有震颤一定能听到杂音，反之亦然
   - E．在一定条件下，杂音越响，震颤越强

4. 胸骨左缘第 3、4 肋间触及收缩期震颤见于
   - A．房间隔缺损　　　　B．室间隔缺损
   - C．主动脉瓣狭窄　　　D．肺动脉瓣狭窄
   - E．二尖瓣狭窄

5. 关于心包摩擦感，下列描述哪项是错误的
   - A．收缩期与舒张期均可触及
   - B．胸骨左缘第 4 肋间易触及
   - C．屏气时不消失
   - D．可闻及心包摩擦音
   - E．消失提示病情好转或痊愈

6. 反映心脏实际大小和形状的界限是
   - A．相对浊音界
   - B．绝对浊音界
   - C．左侧相对浊音界
   - D．右侧相对浊音界
   - E．左侧相对浊音界、右侧绝对浊音界

7. 关于心脏瓣膜听诊区的部位，下列描述正确的是
   - A．三尖瓣位于胸骨体下端右缘
   - B．主动脉瓣区位于胸骨左缘第二肋间
   - C．二尖瓣区位于心尖部
   - D．肺动脉瓣区位于胸骨右缘第二肋间
   - E．主动脉瓣第二听诊区位于胸骨右缘第二肋间

8. 第一心音的出现标志着
   - A．主动脉瓣、肺动脉瓣关闭
   - B．心室收缩的开始
   - C．二、三尖瓣开放
   - D．心室舒张开始
   - E．心房收缩

9. 能早期提示左心衰竭的心脏体征为
   - A．第二心音分裂　　　B．奔马律
   - C．心脏杂音　　　　　D．心包叩击音
   - E．开瓣音

10. 两肺底闻及细湿啰音常提示
    - A．肺炎　　　　　　　B．急性肺水肿
    - C．肺淤血　　　　　　D．支气管哮喘
    - E．肺气肿

11. 第一心音减弱常见于
    - A．高热　　　　　　　B．二尖瓣狭窄
    - C．心肌炎　　　　　　D．甲状腺功能亢进
    - E．心室肥大

12. 以下功能性心脏杂音特点，不包括
    - A．多见于青少年
    - B．多发于心尖及肺动脉瓣区
    - C．柔和吹风样
    - D．一般在三级以上
    - E．持续时间短

13. 关于心房颤动的特点，以下描述不正确的是
    - A．心律绝对不规则
    - B．有提前出现的心跳，其后有较长间歇
    - C．心率快慢不一
    - D．第一心音强弱不等
    - E．脉率少于心率

14. 女，38 岁，触诊发现其心尖搏动位于左侧第 6 肋间锁骨中线外 1 cm 处，呈抬举性，常提示

A．左心室扩大　　　B．右心室肥大

C．心包积液　　　　D．左心房扩大

E．左心室肥大

15. 男，50 岁，胸骨右缘第 2 肋间可触及收缩期震颤，闻及收缩期杂音，3/6 级，粗糙而响亮，向颈部传导，首先应想到

A．二尖瓣关闭不全

B．肺动脉狭窄

C．主动脉瓣狭窄

D．主动脉瓣关闭不全

E．三尖瓣狭窄

16. 女，26 岁，心尖部第一心音减弱，可闻及粗糙的收缩期吹风样杂音，应考虑

A．二尖瓣狭窄

B．二尖瓣关闭不全

C．主动脉瓣关闭不全

D．室间隔缺损

E．主动脉瓣狭窄

17. 女，32 岁，曾患心脏病。心脏听诊显示心音低钝，心尖部可闻及奔马律。肺部听诊：双肺底部闻及细湿啰音。可考虑为

A．肺炎　　　　　　B．肺水肿

C．左心衰竭　　　　D．肺间质纤维化

E．右心衰竭

18. 某慢性风湿性心脏病患者近日自觉心悸，摸脉时感到脉搏极不规律，不但时快时慢，且时强时弱，但当时未能作心电图。可考虑何故

A．水冲脉　　　　　B．奇脉

C．期外收缩　　　　D．室颤

E．房颤

A3/ A4 型题

（1～2 题共用题干）

吴先生，73 岁，主诉心悸 1 月余，既往风湿性心脏病病史 10 余年。查体：心率 120 次/min，脉搏 102 次/min。

1. 此种脉率少于心率的现象称为

A．水冲脉　　　　　B．短绌脉

C．奇脉　　　　　　D．脱落脉

E．交替脉

2. 根据脉搏与心率的特征性变化，你认为是

A．并发冠心病

B．并发心力衰竭

C．并发甲亢

D．并发心律失常：房颤

E．风心病的体征

（3～4 题共用题干）

王先生，35 岁，反复咳嗽、盗汗、低热 3 个月，胸闷、气促 1 周。胸片及 B 超提示右侧胸腔积液、心包积液。

3. 下列胸部体征不正确的是

A．胸部饱满　　　　B．气管移向左侧

C．右侧语颤减弱　　D．右侧叩诊呈过清音

E．右侧呼吸音减弱

4. 该患者的典型心浊音界为

A．三角烧瓶心　　　B．靴形心

C．梨形心　　　　　D．普大心

E．立位呈圆形心

血管评估

👤【知识要点】

一、脉搏

1. 脉率：安静状态下，正常成人脉率为 60～100 次/min，与心率一致。脉搏短绌即脉率少于心率。

2. 脉律：正常人脉律规则。脉律不规则常见于期前收缩、心房颤动等。

3. 紧张度与动脉壁弹性。

4. 强弱。

5. 脉波。常见异常脉波：① 水冲脉；② 交替脉；③ 奇脉(吸停脉)；④ 脉搏消失。

二、血压

1. 血压的测量方法和注意事项：见《护理学基础》。

2. 血压标准。

3. 血压变动的临床意义：

(1) 高血压：原发性高血压、继发性高血压。

(2) 低血压。

(3) 脉压改变：① 正常脉压 30～40mmHg；② 脉压增大；③ 脉压减小。

三、周围血管征

1. 概念及产生的原因：由脉压增大引起。

2. 表现：枪击音、Duroziez(杜柔)双重杂音、毛细血管搏动征、水冲脉、点头运动。

【课前预习】

一、基础复习

1. 脉搏的测定方法和正常表现。　2. 血压的测定方法和正常值。

二、预习目标

1. 脉率少于心率的现象，称为＿＿＿＿＿＿＿＿，见于＿＿＿＿＿＿＿和＿＿＿＿＿＿＿＿＿＿患者。

2. 周围血管征是由于＿＿＿＿＿＿＿引起的，包括＿＿＿＿＿＿、＿＿＿＿＿＿＿＿＿＿＿＿＿、＿＿＿＿＿＿＿＿＿及＿＿＿＿＿＿、点头运动，主要见于＿＿＿＿＿＿＿＿＿＿＿＿＿＿＿＿＿＿＿＿＿＿＿＿＿＿和动脉导管未闭、严重贫血等。

【课后巩固】

一、名词解释

水冲脉、交替脉、奇脉(吸停脉)　周围血管征　枪击音　杜柔双重杂音　毛细血管搏动征

二、填空题

1. 脉搏骤起骤落，急促而有力，称为＿＿＿＿＿＿。由＿＿＿＿＿＿＿引起，临床上常见于＿＿＿＿＿＿＿＿＿＿＿＿＿＿＿＿。

2. 交替脉的特点为＿＿＿＿＿＿＿＿＿＿＿＿＿＿＿＿＿＿＿＿，是＿＿＿＿＿＿＿＿＿＿＿的重要体征。

3. 奇脉(吸停脉)的特点为_____，是心脏压塞的重要体征。常见于_____和_____。

4. 用手指轻压被检者甲床末端，或以玻片轻压其口唇黏膜，如见到红白交替的节律性_____现象，称为_____阳性，见于主动脉瓣关闭不全、甲亢等引起的脉压_____。

【综合练习】

A1/A2 型题

1. **1999 年，WHO/ISH 对一级高血压的诊断标准是**
   A. 收缩压<120 mmHg，舒张压<80 mmHg
   B. 收缩压<130 mmHg，舒张压<85 mmHg
   C. 收缩压 140～159 mmHg，舒张压 90～99 mmHg
   D. 收缩压 130～139 mmHg，舒张压 85～89 mmHg
   E. 收缩压 160～179 mmHg，舒张压 100～109 mmHg

2. **脉压增大常见于**
   A. 甲状腺功能亢进症
   B. 主动脉瓣狭窄
   C. 低血压
   D. 心力衰竭
   E. 二尖瓣狭窄

3. **下列哪种脉搏提示心肌损害**
   A. 水冲脉　　　　B. 交替脉
   C. 奇脉　　　　　D. 不整脉
   E. 脉搏短绌

4. **急性心肌梗死可出现**
   A. 水冲脉　　　　　B. 交替脉
   C. 重脉　　　D. 脉搏短绌
   E. 脉搏消失

5. **一侧脉搏消失见于下列哪种情况**
   A. 休克　　　　B. 心包压塞

   C. 心力衰竭　　　D. 急性心肌梗死
   E. 多发性大动脉炎

6. **毛细血管搏动征阳性可见于**
   A. 二尖瓣关闭不全
   B. 二尖瓣狭窄
   C. 主动脉瓣狭窄
   D. 主动脉瓣关闭不全
   E. 三尖瓣关闭不全

7. **诊断左心衰竭最有价值的体征是**
   A. 心界向左下扩大
   B. 第三心音
   C. 交替脉
   D. 抬举性心尖搏动
   E. 二尖瓣返流性杂音

8. **女孩，12 岁，触脉搏脉率为 86 次/min，脉律不整，吸气时脉率增快，呼气时脉率减慢。下列哪种可能性最大**
   A. 心房颤动　　　　B. 期前收缩
   C. 窦性心律不齐　　D. 奇脉
   E. 交替脉

9. **某患者心前区较饱满，查体有奇脉、颈静脉怒张、肝颈静脉回流征阳性。考虑为**
   A. 先天性心脏病　　B. 右心功能不全
   C. 左心功能不全　　D. 心包积液
   E. 纵隔肿瘤

A3/A4 型题

(1 ~ 2 题共用题干)

李先生，59 岁，因低热、盗汗、呼吸困难两周入院。超声心动图显示大量心包积液。

1. 脉搏可呈

A．交替脉　　　　B．奇脉

C．水冲脉　　　　D．脉搏增强

E．脉搏短绌

2. 血管检查时可见

A．肝-颈静脉回流征阳性

B．腹壁静脉曲张

C．颈动脉搏动明显

D．动脉枪击音

E．脉压增大

第五节　腹部评估

【知识要点】

一、腹部体表标志与分区

1. 体表标志。

2. 腹部分区：① 四区分法；② 九区分法。

二、腹部评估

1. 视诊：

(1) 腹部外形：① 正常表现。② 异常表现：腹部膨隆（全腹膨隆、局部膨隆）；凹陷。

(2) 呼吸运动：腹式呼吸运动。

(3) 腹壁静脉：

① 正常表现。

② 腹壁静脉曲张时血流方向的判断方法及意义：常见三大原因即门脉高压、上腔静脉阻塞与下腔静脉阻塞。

(4) 胃肠型和蠕动波：① 正常表现；② 胃肠型及蠕动波的临床意义。

2. 触诊：

(1) 腹壁紧张度：① 检查方法及正常表现。② 异常表现：腹壁紧张度增加，板状腹、揉面感(柔韧感)；腹壁紧张度减低。

(2) 压痛与反跳痛：评估方法与意义；腹膜刺激征。

(3) 脏器触诊：

① 肝脏触诊：触诊方法(单手触诊法、双手触诊法)；触诊内容及临床意义。

② 胆囊触诊：Murphy(莫菲氏征)的检查方法及临床意义。

③ 脾脏触诊：

　　a. 触诊方法。

　　b. 脾脏肿大的测量方法（1 线、2 线、3 线）。

　　c. 脾脏肿大的分度（轻度、中度、高度）。

(4) 腹部包块触诊：腹部触及包块应注意的特点。

3. 叩诊：

(1) 腹部叩诊音：主要为鼓音。

(2) 肝脏叩诊：① 肝上、下界叩诊；② 正常肝上、下界；③ 肝浊音界变化的临床意义；④ 肝区叩击痛。

(3) 移动性浊音：评估方法及临床意义。

(4) 肾脏叩诊。

4. 听诊：

(1) 肠鸣音：

① 肠鸣音的听诊方法及正常表现。

② 肠鸣音异常：肠鸣音活跃、肠鸣音亢进、肠鸣音减弱或消失的表现及临床意义。

(2) 振水音：听诊方法、正常表现及临床意义。

【课前预习】

一、基础复习

1. 浅部、深部触诊手法。　　2. 叩诊手法。　　3. 腹部容纳脏器及其正常分布。

二、预习目标

1. 极度消瘦、严重脱水、恶病质者腹部凹陷，甚至呈_____腹；大量腹水患者呈典型_____腹。

2. 正常人腹壁柔软，无抵抗。当腹内有炎症时，腹肌可因反射性痉挛而使腹壁变硬，有抵抗感，称为_____。急性胃穿孔引起急性弥漫性腹膜炎时，全腹肌肉紧张显著，硬如木板，称为_____。结核性腹膜炎由于慢性炎症，腹膜增厚，触诊腹壁有柔韧感，似揉面团的感觉，称为_____或_____。

3. 腹部触及肿块时，应注意其_____、_____、_____、_____，有无_____与搏动，能否_____，以及与周围器官和腹壁的关系等。

4. 正常腹部叩诊，除肝、脾所在部位呈_____音或_____音外，其余部位均呈_____音。明显鼓音可见于胃肠高度_____、胃肠_____的患者。

【课后巩固】

一、名词解释

蛙状腹　　舟状腹　　板状腹　　揉面感(柔韧感)　　移动性浊音　　肠鸣音　　振水音

二、填空题

1. 当门静脉高压时，腹壁曲张静脉以_____为中心向四周放射，称"水母头"，其血流方向为_____、_____；如上腔静腔回流受阻，则腹壁曲张静脉脐上、脐下的血流方向均向_____；如下腔静脉回流受阻，则均向_____。

2. 当胃、肠梗阻时,梗阻近端的胃或肠段因积滞发胀而隆起,其轮廓显现,称为_____或_____。当肠麻痹时蠕动波会_____。

3. 腹部触诊有压痛后,触诊的手指在原处继续加压稍停片刻,然后突然将手指迅速抬起,此时患者腹痛如_____,称为反跳痛。反跳痛是腹膜_____层已有炎症累及的征象,是早期诊断_____最有价值的体征。当腹内脏器或腹膜有炎性病变时,可出现相应部位的_____。腹膜刺激综合征包括_____、_____和_____。

4. 正常人的肝一般触不到,腹壁松弛的患者,当深吸气时在右肋缘下可触及肝下缘,但在_____以内;在剑突下可触及肝下缘,多在_____以内;瘦人的肝可达 5 cm,其质地_____,表面_____,边缘_____,无压痛,无搏动。用手按压被检者肝区,颈静脉充盈更明显,称为_____阳性,是_____的重要征象。

5. 正常脾不能触及。脾脏肿大分三度。轻度肿大:脾下缘在左侧肋下不超过_____。中度肿大:脾下缘在左侧肋下 2 cm 至_____。重度肿大:脾下缘超过_____或者向右超过_____。

6. 正常人的肠鸣音每分钟_____次,若超过 10 次称_____,常见于急性肠炎;肠鸣音亢进的表现是_____,而且声音_____、_____,常见于机械性肠梗阻;肠鸣音如持续_____以上才听到 1 次或听不到,称肠鸣音减弱或消失,提示有肠麻痹存在。判断肠鸣音是否消失至少要听诊_____min。

7. 正常人仅在饭后、多饮时出现胃振水音,如在空腹或饭后 6~8 h 后,胃部仍有振水音,则提示_____,见于幽门梗阻、胃扩张等患者。

8. 当腹腔内含有一定量液体,游离腹水超过_____时,可查得随_____不同而变动的浊音,称移动性浊音。见于肝硬化腹水、结核性腹膜炎伴腹水等患者。

【综合练习】

A1/A2 型题

1. 不会引起腹式呼吸减弱或消失的疾病是
   A. 急性胃肠穿孔　　　B. 肋骨骨折
   C. 膈麻痹　　　　　　D. 妊娠晚期
   E. 大量腹腔积液

2. 关于腹部触诊,以下描述错误的是
   A. 评估者立于患者右侧
   B. 自左下腹开始逆时针方向进行
   C. 手要温暖,动作轻柔
   D. 由浅入深
   E. 从病变部位移向健康部位

3. 肝脏肿大、质韧,表面光滑,有压痛,肝颈静脉回流征阳性,应首先考虑
   A. 肝炎　　　　　　　B. 肝癌
   C. 肝脓肿　　　　　　D. 脂肪肝
   E. 肝淤血

4. 左肋缘下触及一 5 cm 肿块,有切迹,应为
   A. 胃扩张　　　　　　B. 左肾肿瘤
   C. 脾脏肿大　　　　　D. 胰腺肿瘤
   E. 左肾上腺肿大

5. 腹部触及包块与周围组织粘连,不易推动,压痛明显者,应考虑
   A. 良性肿瘤　　　　　B. 恶性肿瘤
   C. 囊肿　　　　　　　D. 炎性包块
   E. 游离脏器

6. 触诊 Murphy 征阳性，常提示
   A．急性阑尾炎　　　　B．肝脓肿
   C．急性胆囊炎　　　　D．肝淤血
   E．胆囊结石

7. 关于腹部反跳痛，以下描述不正确的是
   A．检查时腹部出现压痛后手指于原处稍
   　　停片刻
   B．检查时腹部出现压痛后迅速抬手
   C．当突然抬手时腹膜被牵拉引起疼痛
   D．阳性说明腹膜壁层已受累及
   E．见于急慢性腹膜炎

8. 关于肝脏触诊方法，以下描述不正确的是
   A．以示指前端桡侧指腹接触
   B．右手置于腹直肌外缘稍外处向上触诊
   C．吸气时手指上抬速度要快于腹壁的抬起
   D．如遇到腹水患者可用浮沉触诊法
   E．如右腹部饱满，需下移初始触诊部位

9. 关于脾脏触诊方法，以下描述正确的是
   A．患者仰卧位，医生手掌与肋部大致呈
   　　垂直方向
   B．患者仰卧位，医生右手掌与肋弓大致
   　　成平行
   C．患者取右侧卧位时，右下肢屈曲，左
   　　下肢伸直
   D．患者取左侧卧位时，右下肢伸直，左
   　　下肢屈曲
   E．呼气时向肋部方向迎触脾脏

10. 脾脏 1 线测量法是指
    A．左锁骨中线与左肋缘交点至脾脏最
    　　远点的距离
    B．左锁骨中线与左肋缘交点至脾脏下
    　　缘的距离
    C．脾脏右缘与前正中线的距离
    D．脐至脾下缘的距离
    E．脾脏右缘至脐的距离

11. 肝浊音界消失，代之鼓音见于

    A．急性肝坏死　　B．急性胃肠穿孔
    C．肝硬化　　　　D．腹水
    E．气胸

12. 肝浊音界向上移应除外
    A．右肺纤维化　　B．右下肺不张
    C．气腹　　　　　D．鼓肠
    E．右侧张力性气胸

13. 腹水征中最可靠的体征是
    A．腹部膨隆　　　B．蛙状腹
    C．脐部外突　　　D．波动感
    E．移动性浊音

14. 腹壁静脉曲张常见于
    A．急性肝炎　　　B．肝硬化
    C．肠梗阻　　　　D．恶病质
    E．胃排空不良

15. 女，30 岁，昨日半夜至今晨上腹部饱胀不
    适、疼痛伴恶心。视诊见上腹部有胃型和
    蠕动波。最可能的是
    A．幽门梗阻　　　B．麻痹性肠梗阻
    C．急性腹膜炎　　D．大量腹腔积液
    E．气腹

16. 某患者仰卧时，腹部外形呈蛙腹状，立位
    时下腹部膨隆。这种腹部外形随体位不同
    而变化的现象见于
    A．卵巢囊肿　　　B．妊娠晚期
    C．胃肠胀气　　　D．大量腹腔积液
    E．巨大腹部肿块

17. 女，35 岁，持续性右上腹部疼痛 2 天，疼
    痛放射至右肩部，触诊有右上腹肌紧张、
    压痛、反跳痛，应首先考虑
    A．急性肝炎　　　B．急性胆囊炎
    C．急性胰腺炎　　D．急性胃炎
    E．右肾结石

18. 女，40 岁，因急性上腹部疼痛 8 h 入院。
    评估见脐与右髂前上棘连线的中、外 1/3
    交界处有压痛。首先应考虑

A．胆石症

B．急性阑尾炎

C．右侧卵巢囊肿

D．十二指肠溃疡穿孔

E．右侧输尿管结石

19．男，49岁，因发现原因不明的腹部包块1个月就诊。腹部触诊：肝下界在右肋缘下5 cm、剑突下7 cm，硬如前额，表面高低不平。应首先考虑

A．肝硬化　　　　　B．肝淤血

C．急性肝炎　　　　D．肝脓肿

E．原发性肝癌

20．女，36岁，发作性上腹部疼痛3年，近1周来上腹部绞痛，放射至右肩部，伴畏寒、发热，在右肋下可触及一个6 cm×4 cm×3 cm卵圆形包块，表面光滑，有触痛，随呼吸而上下活动。首先考虑

A．胆囊癌

B．急性胆囊炎

C．慢性胆囊炎急性发作

D．肝脓肿

E．肝癌

21．男，34岁，主诉腹痛，腹部肠鸣音20次/min，且音调高呈金属音，最大可能为

A．急性肠炎　　　B．胃扩张

C．幽门梗阻　　　D．机械性肠梗阻

E．急性腹膜炎

22．某慢性肝炎患者已患病10年，近几个月来腹部渐膨大，经医院检查认为已有腹水。请问最简单的检查方法是

A．听诊腹部有气过水音

B．叩诊腹部有移动性浊音

C．触诊腹部有实物感

D．视诊腹部有如蛙腹

E．CT检查

A3/A4 型题

(1～2题共用题干)

罗先生，40岁，突发性上腹部疼痛2 h来院急诊。评估见腹部平坦，全腹均有压痛，腹肌紧张，肠鸣音消失，肝浊音界缩小。

1．此时的诊断应考虑为

A．急性胰腺炎

B．急性机械性肠梗阻

C．急性阑尾穿孔

D．溃疡穿孔伴腹膜炎

E．胆道蛔虫症

2．在体检中肠鸣音消失的原因是

A．肠坏死

B．机械性肠梗阻

C．肠运动障碍

D．疼痛剧烈而不敢腹式呼吸

E．炎症刺激而致肠麻痹

第六节　肛门、直肠和生殖器评估

第七节　脊柱与四肢评估

第八节　神经系统评估

【知识要点】

一、肛门、直肠和生殖器评估(略)

二、脊柱与四肢评估

1. 脊柱评估：

(1) 视诊：① 脊柱弯曲度：生理性弯曲、病理性变形。② 脊柱活动度：正常活动度、活动受限。

(2) 触诊：① 脊柱弯曲度；② 脊柱压痛。

(3) 叩诊：叩击痛。① 直接叩击法；② 间接叩击法(传导痛)。

2. 四肢与关节评估：

(1) 形态异常：杵状指(趾)、匙状甲(反甲)、膝内翻与膝外翻、足内翻与足外翻、浮髌试验等。

(2) 运动功能异常。

三、神经系统评估

1. 脑神经评估。

2. 运动功能评估：① 肌力与肌力分级(0～5级)；② 肌张力；③ 不随意运动；④ 共济运动。

3. 感觉功能评估：浅感觉、深感觉、复合感觉。

4. 神经反射评估：

(1) 浅反射：角膜反射、腹壁反射、提睾反射、跖反射。

(2) 深反射：肱二头肌反射、肱三头肌反射、桡骨骨膜反射、膝腱反射、跟腱反射。

(3) 病理反射：Babinski(巴宾斯基)征、Chaddock(查多克)征、Oppenheim(奥本海姆)征、Gordon(戈登)征、Hoffmann(霍夫曼)征。

(4) 脑膜刺激征：颈强直、Kernig(凯尔尼格)征、Brudzinski(布鲁津斯基)征。

5. 自主神经功能评估。

【课前预习】

一、基础复习

1. 脑神经、运动功能、感觉功能相关的解剖知识。

2. 反射弧的组成。

3. 生理反射：浅反射、深反射。

二、预习目标

1. 反射弧的组成包括_____、_____、_____、_____和_____。

2. 生理反射包括_____和_____。

3. 浅反射包括_____、_____、_____、_____。

4. 肱二头肌反射中枢在_____，肱三头肌反射中枢在_____，膝腱反射中枢在_____。

🧑‍🏫【课后巩固】

一、名词解释

姿势性侧突、器质性侧突　浮髌试验　肌力与肌张力

杵状指(趾)、匙状甲(反甲)、膝内翻与膝外翻、足内翻与足外翻

随意与不随意运动　共济运动与共济失调　反射弧

二、填空题

1. 生理反射：① 浅反射：刺激_____或_____所引起的反射。深昏迷患者角膜反射_____。腹壁反射为正常时两侧腹壁肌受到刺激后立即收缩，腹壁反射消失见于_____髓疾病、锥体束受损及昏迷患者。② 深反射：刺激_____或_____引起的反射。膝腱反射的正常反应为_____收缩，小腿伸展。膝腱反射减弱或消失多为器质性病变，如末梢神经炎、神经根炎等_____运动神经元病变；膝腱反射亢进常见于_____运动神经元病变。

2. 病理反射为正常人不应出现的神经反射。除外_____以内的婴幼儿，_____病变时可出现病理反射，见于脑出血、脑肿瘤等。巴宾斯基征(Babinski)阴性反应为各趾向_____弯曲，巴宾斯基征阳性表现为母趾_____，其他四趾成_____。

3. 脑膜刺激征是_____受刺激所出现的体征，包括_____、_____、_____、_____；常见于脑膜炎、蛛网膜下腔出血、颅内压增高等。

4. 脑膜刺激征的评估：① 颈强直：患者仰卧位，下肢伸直，护士用手托起枕部，前屈其颈，正常时下颏可贴近_____。如患者感到颈后疼痛，下颏不能贴近_____，且护士的手感到有抵抗时，即为颈强直。② 凯尔尼格(Kernig)征：患者仰卧位，护士先将其一侧髋关节屈成_____，再用手抬高_____。正常时可使膝关节伸达_____以上。如在_____以内出现抵抗感或疼痛，则为阳性。③ 布鲁金斯基(Brudzinski)征：患者仰卧位，下肢自然伸直，护士一只手托患者_____，另一只手置于患者_____，然后使患者头部前屈。如患者两下肢发生不自主的_____，则为阳性反应。

5. 肌力分6级。① 0级：_____。② 1级：_____。③ 2级：_____。④ 3级：_____。⑤ 4级：_____。⑥ 5级：_____。

【综合练习】

A1 型题

1. 脊柱的生理性弯曲中，向后突的是
   - A．胸曲和骶曲
   - B．颈曲和腰曲
   - C．骶曲和尾曲
   - D．颈曲和胸曲
   - E．胸曲和腰曲

2. 缺铁性贫血患者四肢常出现的形态异常为
   - A．爪形手
   - B．杵状指
   - C．匙状指
   - D．肢端肥大
   - E．梭形关节

3. 不出现腹壁反射减弱或消失的是
   - A．昏迷患者
   - B．经产妇
   - C．急腹症
   - D．婴幼儿
   - E．肥胖者

4. 巴宾斯基征阳性见于
   - A．锥体束损害
   - B．周围神经损伤
   - C．脑膜炎
   - D．蛛网膜下腔出血
   - E．甲状腺功能亢进

5. 角膜反射消失可见于
   - A．嗜睡的患者
   - B．意识模糊的患者
   - C．浅昏迷的患者
   - D．深昏迷的患者
   - E．昏睡的患者

6. 下列哪项属于脑膜刺激征
   - A．巴宾斯基征
   - B．奥本海姆征
   - C．霍夫曼征
   - D．膝反射
   - E．颈强直

7. 关于病理反射的描述，下列哪项正确
   - A．是指锥体束病损时，大脑失去对脑干和脊髓的抑制作用而出现异常反射
   - B．1岁以前婴幼儿，不能出现病理反射
   - C．成人在正常时亦可出现病理反射
   - D．膝反射属于病理反射

   - E．巴宾斯基征阳性为拇趾屈曲

8. 关于神经反射，下列哪项是不正确的
   - A．反射是由反射弧完成的
   - B．反射弧中任何一个环节病变都可影响反射
   - C．反射活动不受高级神经中枢控制
   - D．可将反射分为浅反射、深反射
   - E．深反射亢进是上运动神经元受损的重要体征

9. 布鲁津斯基征阳性表现为头部前屈时
   - A．拇指背伸，其余四趾呈扇形展开
   - B．伸小腿
   - C．足向趾面展开
   - D．髋膝关节反射性屈曲
   - E．前臂稍伸展

10. 一侧角膜直接反射消失而间接反射存在，说明病变在
   - A．同侧动眼神经
   - B．同侧三叉神经
   - C．同侧面神经
   - D．同侧滑车神经
   - E．对侧三叉神经

11. 病理反射中敏感性最高的是
   - A．巴宾斯基征
   - B．查多克征
   - C．奥本海姆征
   - D．戈登征
   - E．霍夫曼征

12. 下列属于病理性检查结果的是
   - A．瞳孔对光反射灵敏
   - B．双侧膝反射均不明显
   - C．巴宾斯基征阳性
   - D．腹壁反射明显
   - E．双侧跟腱反射检查不满意

（编者：刘丽）

第四章　实验室评估

第一节　血液检查

【知识要点】

一、血液常规检查

1. 红细胞计数(RBC)和血红蛋白测定(Hb)：标本采集方法、参考值、临床意义。
2. 白细胞(WBC)计数及白细胞分类计数(DC)：标本采集方法、参考值、临床意义。
包括：① 中性粒细胞(N)；② 嗜酸性粒细胞(E)；③ 嗜碱性粒细胞(B)；④ 单核细胞(M)；⑤ 淋巴细胞(L)。

二、血液的其他检查

1. 血小板检查：血小板计数(PLT)及血小板平均容积测定(MPV)的标本采集方法、参考值、临床意义。
2. 止血与凝血功能检查：BT、CT、PT、APTT。
3. 网织红细胞计数(Ret)：标本采集方法、参考值、临床意义。
4. 红细胞比容(HCT)测定：标本采集方法、参考值、临床意义。
5. 红细胞沉降率(ESR)测定：标本采集方法、参考值、临床意义。

【课前预习】

一、基础复习
1. 血液的组成成分。　2. 血细胞的组成和功能。

二、预习目标
1. 传统血液常规检查项目包括＿＿＿＿＿＿＿＿＿＿＿、＿＿＿＿＿＿＿＿＿＿＿、＿＿＿＿＿＿＿＿＿＿＿及＿＿＿＿＿＿＿＿＿＿＿。

2. 成年男性的红细胞(RBC)为＿＿＿＿＿＿＿＿＿＿ /L，成年女性的红细胞(RBC)为＿＿＿＿＿＿＿＿ /L；成年男性的血红蛋白(Hb)为＿＿＿＿＿＿＿ g/L，成年女性的血红蛋白(Hb)为＿＿＿＿＿＿ g/L。

3. 红细胞及血红蛋白减少：① 生理性减少，见于妊娠中、后期，某些老年人；② 病理性减少，见于各种贫血，由＿＿＿＿＿＿＿＿＿＿＿、＿＿＿＿＿＿＿＿＿＿＿、＿＿＿＿＿＿＿＿＿＿＿等原因引起。

4. 中性粒细胞绝对值低于＿＿＿＿＿＿＿＿/L 为粒细胞减少症，低于＿＿＿＿＿＿＿＿/L 为粒细胞缺乏症。

5. 周围血液中＿＿＿＿＿＿＿细胞的增减直接反应骨髓功能盛衰。

【课后巩固】

一、名词解释

血细胞比容　　血沉　　核左移　　核右移

二、填空题

1. 临床上通常以＿＿＿＿＿＿＿＿＿＿降低的程度将贫血分为 4 个等级。① 轻度：血红蛋白为＿＿＿＿＿＿＿＿ g/L；② 中度：血红蛋白为＿＿＿＿＿＿＿ g/L；③ 重度：血红蛋白为＿＿＿＿＿＿＿ g/L；④ 极重度：血红蛋白＿＿＿＿ g/L。

2. 成人白细胞为＿＿＿＿＿＿＿＿＿＿/L。分类计数：中性分叶核粒细胞为＿＿＿＿＿＿＿%、淋巴细胞为＿＿＿＿＿＿＿%。病理性白细胞增高多见于＿＿＿＿＿＿＿＿＿＿＿＿＿＿＿＿感染、白血病、组织损伤、急性出血等；病理性白细胞减少见于再生障碍性贫血、肝硬化、脾功能亢进、放疗、化疗等。

3. 网织红细胞计数，成人为＿＿＿＿＿＿＿＿%，绝对值为＿＿＿＿＿＿＿＿＿＿＿/L；网织红细胞增多最明显见于＿＿＿＿＿＿＿＿＿＿＿＿，其次是失血性贫血、缺铁性贫血等；网织红细胞减少，常见于＿＿＿＿＿＿＿＿＿＿＿＿＿＿＿。

4. 红细胞沉降率(ESR)简称血沉，成年男性为＿＿＿＿ mm/h；成年女性为＿＿＿＿ mm/h。血沉增快无特异性，必须结合临床资料加以判断。当风湿病和结核病病变活动时血沉＿＿＿＿，病变静止时血沉＿＿＿＿。临床还可用以鉴别＿＿＿＿＿＿＿＿＿＿＿＿＿＿＿以及用以鉴别＿＿＿＿＿＿＿肿瘤。

5. 血小板计数正常参考值为＿＿＿＿＿＿＿＿＿＿/L。血小板计数增高，见于血小板增多症、脾切除后、急性感染、溶血、骨折等。血小板计数减少，见于＿＿＿＿＿＿＿＿＿＿贫血、急性白血病、急性放射病、原发性或继发性血小板减少性紫癜、＿＿＿＿＿功能亢进、尿毒症等。

6. 中性粒细胞病理性增多常见于＿＿＿＿＿＿＿＿、＿＿＿＿＿＿＿＿＿＿＿＿、＿＿＿＿＿＿＿＿＿＿＿＿＿、＿＿＿＿＿＿＿＿＿＿＿＿、＿＿＿＿＿＿＿＿和＿＿＿＿＿＿＿＿。

【综合练习】

A1/A2 型题

1. 下列除哪项外均可出现中性粒细胞减少
   A. 伤寒　　　　　　B. 病毒感染
   C. 再生障碍性贫血　D. 缺铁性贫血
   E. 脾功能亢进

2. 红细胞及血红蛋白绝对性增多常见于
   A. 甲状腺功能亢进　B. 慢性肺心病
   C. 大量出汗　　　　D. 严重呕吐、腹泻
   E. 大面积烧伤

3. 下列哪项可引起嗜酸性粒细胞增高

　　A．支气管哮喘　　　B．伤寒

　　C．糖尿病　　　　　D．结核病

　　E．病毒性肝炎

4. 关于血小板减少，下列描述错误的是

　　A．再生障碍性贫血

　　B．特发性血小板减少性紫癜

　　C．脾功能亢进

　　D．慢性粒细胞性白血病

　　E．输入大量库存血

5. 中性粒细胞减少常见于

　　A．急性中毒　　　　B．急性感染

　　C．脾功能亢进　　　D．恶性肿瘤

　　E．严重外伤

6. 淋巴细胞增多，多见于

　　A．化脓菌感染　　　B．寄生虫病

　　C．病毒性感染　　　D．皮肤病

　　E．过敏性疾病

7. 女，35 岁，月经量过多，面色苍白，反复出现皮肤散在出血点。查红细胞 2×10^{12}/L，血红蛋白 50 g/L，应判断为

　　A．正常　　　　　　B．轻度贫血

　　C．中度贫血　　　　D．重度贫血

　　E．极重度贫血

8. 男，44 岁，胸闷，心前区持续性疼痛。查白细胞总数 12×10^9/L，中性粒细胞 85%，可考虑的诊断是

　　A．心肌梗死　　　　B．病毒性肝炎

　　C．伤寒　　　　　　D．再生障碍性贫血

　　E．脾功能亢进

9. 女，20 岁，反复出现皮肤瘀斑，并有鼻出血，月经量增多。查血小板 60×10^9/L，应考虑

　　A．过敏性紫癜

　　B．特发性血小板减少性紫癜

　　C．急性感染

　　D．急性大出血

　　E．急性溶血

10. 患者刘某，男性，因发热 39 ℃ 左右三天入院。检查血常规显示：红细胞计数 4.5×

10^{12}/L，血红蛋白 140 g/L，白细胞 13.5×10^9/L，其中中性粒细胞占 80%，淋巴细胞占 20%。考虑可能是

　　A．真菌感染　　　　B．急性细菌感染

　　C．急性病毒感染　　D．急性白血病

　　E．恶性肿瘤早期

11. 男，18 岁，因发热体温每日渐升已 1 周，住院经检查血液后诊断为伤寒。其血象有何变化

　　A．红细胞减少　　　B．白细胞减少

　　C．中性粒细胞增加　D．嗜酸粒细胞增加

　　E．血小板减少

12. 某患者已确诊为肺炎球菌性肺炎，查血白细胞 20×10^9/L 且发现中性粒细胞中有黑蓝色颗粒。应考虑

　　A．病情严重　　　　B．病情已缓和

　　C．应用利福平　　　D．应补液

　　E．应吃流质饮食

13. 某支气管哮喘患者发生哮喘时，查血可发现

　　A．血小板增多

　　B．大单核增多

　　C．嗜碱性粒细胞增多

　　D．中性粒细胞增多

　　E．嗜酸性粒细胞增多

14. 某缺铁性贫血患者，经服用硫酸亚铁后，是否有效应查

　　A．血小板　　　　　B．白细胞

　　C．血沉　　　　　　D．网织红细胞

　　E．淋巴细胞

15. 男，30 岁，经常头晕乏力，注意力差，口唇发白，经医院检查诊断为贫血。最重要的化验是

　　A．还原血红蛋白>50 g/L

　　B．血沉 25 mm/h

　　C．白细胞 <4×10^9/L

　　D．红细胞 <5×10^{12}/L

　　E．血红蛋白 <120 g/L

16. 某人因经常头晕乏力，但血压正常，经医院诊断为缺铁性贫血，化验结果是

A．小细胞高色素性贫血

B．正常细胞

C．巨细胞高色素性贫血

D．小细胞低色素性贫血

E．巨细胞低色素性贫血

17. 某女士突然出现发作性呼气性呼吸困难，怀疑哮喘，去医院就诊时已经缓解，有助于诊断的血象变化是

A．白细胞计数增高

B．单核细胞增高

C．淋巴细胞增加

D．嗜酸性粒细胞增高

E．嗜碱性粒细胞增高

A3/A4 型题

(1~2 题共用题干)

张女士，32 岁，贫血 3 年，近来出现头昏眼花、疲乏无力，全身皮肤散在出血点。血常规检查显示红细胞 3×10^{12}/L，血红蛋白 70 g/L，白细胞 2.5×10^9/L，中性粒细胞 43%，淋巴细胞 51%。

1. 根据检查结果最支持的诊断是

A．缺铁性贫血　　B．再生障碍性贫血

C．溶血性贫血　　D．失血性贫血

E．白血病

2. 该患者血液其他检查不可能出现

A．血沉增快　　　B．血小板减少

C．网织红细胞增多　D．出血时间延长

E．凝血时间延长

第二节　尿液检查

【知识要点】

一、标本采集

二、尿液一般性状检查

1. 尿量：参考值、临床意义。

2. 尿液外观：参考值、临床意义。

3. 气味：参考值、临床意义。

4. 酸碱反应：参考值、临床意义。

5. 尿液比重：参考值、临床意义。

三、尿液化学检查

1. 尿蛋白检查：① 参考值。② 临床意义：生理性蛋白尿、病理性蛋白尿。

2. 尿糖检查：参考值、临床意义。

3. 尿酮体检查：参考值、临床意义。

四、尿液显微镜检查

1. 细胞：红细胞、白细胞、上皮细胞。参考值、临床意义。

2. 管型：透明管型、颗粒管型、细胞管型、蜡样管型、脂肪管型。参考值、临床意义。

3. 结晶：参考值、临床意义。

【课前预习】

一、基础复习

尿液的生成及正常表现。

二、预习目标

1. 尿液标本的采集，肾病疾患以及早孕试验时，以_____尿为好；标本留取后应立即送检，否则置于冰箱内储存。细菌培养则留取_____尿。成年女性应避免混入阴道分泌物和经血。

2. 尿常规检查主要包括尿液_____、_____、_____。

3. 尿液外观异常主要有_____、_____、_____、_____、_____。

4. 正常成人每昼夜尿量约_____ml；超过_____ml为多尿；少于_____ml(或每小时尿量小于_____ml)为少尿；少于_____ml为无尿。正常新鲜尿液呈淡黄色，透明，比重在_____至_____之间；尿液呈_____性，一般情况下 pH 在 6.5 左右。

5. 少尿的病因可分为_____、_____及_____三类。

【课后巩固】

一、名词解释

蛋白尿　　糖尿　　管型

二、填空题

1. 每升尿液内含血量超过_____ml 即可出现肉眼血尿；镜下血尿是指仅靠_____检查所见的血尿。正常尿中一般无红细胞，或_____个/HP，若红细胞增多 > ____个/HP 称为镜下血尿。血尿常见于急性肾小球肾炎、急性肾盂肾炎、泌尿系结石、肾结核、血友病等。

2. 若尿中白细胞增多 > ____个/HP，称为镜下脓尿。白细胞增多，常见于细菌性炎症，如急性肾盂肾炎等；非细菌性炎症，如急性肾小球肾炎有时也可出现白细胞增多。

3. 管型，一般尿中为 0，少量_____管型可见于剧烈运动后。颗粒管型增多，可见于急、慢性肾小球肾炎；透明管型增多常见于肾实质损害；红细胞管型增多，多见于肾脏出血、急性肾小球肾炎；脂肪管型增多，则多见于慢性肾炎肾病综合征。蜡样管型见于慢性肾炎_____ (即慢性肾衰竭期)，为预后不良之征。

4. 正常人尿蛋白和尿糖定性均为_____，尿蛋白定性为_____或定量超过_____称为蛋白尿；尿糖定性为阳性称为_____。

5. 尿液中出现红细胞管型对诊断_____有重要价值，尿液中出现白细胞管型常提示肾实质有_____。

🙋【综合练习】

A1/A2 型题

1. 尿常规检查的标本采集法，以下描述不正确的是
   - A．用一次性清洁干燥容器
   - B．留取尿量以 100～200 ml 为宜
   - C．检查肾脏疾病以留取清晨第一次中段尿为佳
   - D．月经期取后段尿
   - E．女性患者应避免阴道分泌物混入尿内

2. 判断尿液检查结果，以下描述正确的是
   - A．肝脏病患者可有血红蛋白尿
   - B．胆红素尿振荡后泡沫呈黄色
   - C．新鲜尿液有氨味
   - D．正常人尿比重固定
   - E．正常人尿糖定性呈阳性

3. 下列哪种情况不会出现病理性蛋白尿
   - A．肾小球肾炎
   - B．肾盂肾炎
   - C．糖尿病肾病
   - D．剧烈运动和发热
   - E．系统性红斑狼疮

4. 留取 24 h 尿液进行尿蛋白或尿糖定量检查，尿标本应添加哪种防腐剂
   - A．甲苯
   - B．甲醛
   - C．甲醇
   - D．乙醇
   - E．福尔马林

5. 下列哪种疾病尿中不可能出现管型
   - A．急性肾炎
   - B．慢性肾炎
   - C．肾盂肾炎
   - D．肾病综合征
   - E．膀胱炎

6. 尿胆红素及尿胆原定性检查，结果正确的是
   - A．正常人尿胆红素阴性，尿胆原阴性或弱阳性
   - B．溶血性黄疸尿胆红素阳性，尿胆原阴性
   - C．肝细胞性黄疸尿胆红素阴性，尿胆原阳性
   - D．不完全性胆汁淤积性黄疸尿，胆红素及尿胆原均呈阴性
   - E．完全性胆汁淤积性黄疸尿，胆红素及尿胆原均呈阳性

7. 误输异型血可使尿液呈
   - A．淡黄色
   - B．深黄色
   - C．淡红色
   - D．鲜红色
   - E．酱油色

8. 女，29 岁，尿频、尿急、尿痛 2 天。查右侧肾区明显叩击痛，尿液呈脓性，镜检红细胞 5 个/HP，白细胞和脓细胞满视野，正确的诊断是
   - A．急性肾炎
   - B．慢性肾炎
   - C．急性肾盂肾炎
   - D．肾结石
   - E．肾结核

9. 男，46 岁，患肾病 8 年，近来夜尿明显增多。查 24 h 尿量为 3 000 ml，夜尿量为 900 ml，尿比重固定在 1.010 左右，下列哪项诊断是正确的
   - A．急性肾炎
   - B．慢性肾炎
   - C．急性肾盂肾炎
   - D．尿崩症
   - E．糖尿病

10. 女，50 岁，原有肝炎，未系统治疗，近日病情加重，巩膜黄染严重，查尿可有何变化
    - A．尿胆红素(+)
    - B．尿蛋白(+)
    - C．尿有红细胞
    - D．尿有白细胞
    - E．尿有管型

11. 男，42 岁，原有慢性肾炎，近半个月来乏力、食欲欠佳。医生查哪项化验可了解是否已有严重肾衰
    - A．尿胆红素高
    - B．尿蛋白(+)
    - C．尿有上皮管型
    - D．尿有蜡样管型
    - E．尿有红细胞

12. 某人患糖尿病经常化验血液、尿液，近日查尿有酮体，何故
    - A．发生酸中毒
    - B．正常
    - C．并发肝炎
    - D．并发肾炎

E．证明治疗有效

13. **女，32 岁，原有慢性肾盂肾炎不知是否治愈，复查尿化验，以下何项可认为未治愈**

A．硝酸盐(+)　　　　B．酮体(+)

C．蛋白(++)　　　　D．尿胆原(+)

E．胆红素(+)

14. **某急性肝炎患者球结膜黄染且尿中也有胆红素，何故**

A．可溶于水经尿排出

B．过多由肾小管排出

C．肾滤过增强

D．肾小球毁坏

E．饮水过多

15. **女，28 岁，因发热、腰痛、尿频、尿急、**尿痛就医。诊断为急性肾盂肾炎，问尿化验有何特点

A．大量红细胞

B．白细胞>5 个/HP

C．颗粒管型满视野

D．蜡样管型多个

E．蛋白(++)

16. **女，22 岁，已确诊为慢性肾小球肾炎，尿中除管型外还有红细胞，如果出现何种变化可确定是肾小球病损所致**

A．洗肉水样　　　　B．鲜红样

C．镜下>3 个/HP　　D．镜下>10 个/HP

E．红细胞多形态

A3/A4 型题

(1~2 题共用题干)

女孩，16 岁，眼睑浮肿、尿少 1 周。尿常规检查结果尿呈洗肉水样，尿比重 1.030，尿蛋白定性(+++)，镜检白细胞少许，红细胞满视野。

1. **该患者最可能患的疾病是**

A．急性肾小球肾炎

B．慢性肾小球肾炎

C．急性肾盂肾炎

D．肾结石

E．肾结核

2. **患者尿中还可能出现**

A．血红蛋白尿　　　　B．胆红素尿

C．白细胞管型　　　　D．红细胞管型

E．脂肪管型

第三节　粪便检查

【知识要点】

一、粪便一般性状检查

1. 量。　2. 颜色与性状。　3. 气味。　4. 寄生虫体。

二、粪便显微镜检查

1. 细胞：白细胞、红细胞、其他细胞。

2. 寄生虫卵及原虫。

3. 食物残渣。

三、粪便化学检查

隐血试验：标本采集、参考值、临床意义。

【课前预习】

一、基础复习
粪便标本的采集及注意事项。

二、预习目标
1. 粪便标本的采集，要求标本必须_____，防止尿液混入；粪便常规检查包括一般_____和_____。

2. 柏油样便见于_____，鲜血便见于_____，脓血黏液便见于_____，白陶土样便见于_____。

【课后巩固】

一、名词解释
柏油样便　　米泔样便　　白陶土样便　　隐血(潜血)与隐血试验

二、填空题
1. 粪便镜检：正常无____细胞、虫卵、原虫，偶见少量_____或上皮细胞。细菌性痢疾_____显著增多；阿米巴痢疾则_____显著增多。

2. 粪便隐血试验前 3 天避免服用_____、_____、_____、_____及大量绿叶蔬菜，勿咽下含血唾液，以防假阳性。正常人粪便隐血试验为_____；在消化性溃疡时，阳性率为 40%～70%，呈_____阳性；消化道恶性肿瘤时，阳性率可达到 95%，呈_____阳性。

【综合练习】

A1/A2 型题

1. 粪便隐血试验阳性提示
　A．上消化道少量出血
　B．上消化道急性大出血
　C．下消化道少量出血
　D．下消化道大量出血
　E．消化道炎症

2. 李某，70 岁，间断腹泻 1 年，有轻度贫血，需做粪便隐血试验。目前患者正在服用硫酸亚铁和硝苯地平等药，刷牙时偶有出血。留取标本时的错误方法是
　A．晚餐不要进食动物肝、血
　B．牙龈出血时唾液不要咽下
　C．停用以前所用的药物
　D．保持盛粪便的容器干燥
　E．留一小块粪便即可

3. 男，35 岁，因餐后上腹痛经医院检查诊断为胃溃疡，近日大便黑色，何故
　A．服补血剂　　　B．吃蔬菜过多
　C．发生痔疮　　　D．溃疡出血
　E．直肠炎

4. 某胃溃疡患者突然呕大量咖啡样液并且大便呈柏油样，说明什么
　A．饮咖啡过多　　B．吃绿色蔬菜过多
　C．急性胃肠炎　　D．细菌性痢疾
　E．溃疡大出血

5. 女，40岁，近日肝区痛，尤以食用油腻食物后疼痛加剧。昨天发现大便呈白陶土色，何故

　　A. 少吃绿色蔬菜　　B. 胆石阻塞胆总管

　　C. 霍乱　　　　　　D. 肝癌

　　E. 直肠癌

6. 男，80岁，近日体重急剧下降，食欲不佳，解大便呈细条状，外表有少量鲜血，以下哪项最有可能

　　A. 胃癌　　　　　　B. 十二指肠溃疡

　　C. 直肠癌　　　　　D. 胰头癌

　　E. 肝癌

7. 某人因饮食不洁，突然发生剧烈腹泻且呈喷射状，粪色呈米泔水样，随后发生剧烈呕吐，也呈米泔水样。应考虑何病

　　A. 胃炎　　　　　　B. 霍乱

　　C. 肠炎　　　　　　D. 细菌性痢疾

　　E. 伤寒

8. 男，32岁，于午饭后突然发热，体温38.3 ℃；腹痛，随即排便，大便呈脓样，有里急后重感，诊断为菌痢，问大便化验何项结果得以诊断

　　A. 红细胞满视野　　B. 不成形大便

　　C. 大便呈黑色　　　D. 白细胞>15个/HP

　　E. 大便呈米泔水样

第四节　痰液检查

第五节　肝脏病常用实验室检查

【知识要点】

一、蛋白质代谢功能检查

标本采集、参考值、临床意义。包括：血清总蛋白(TP)、血清清蛋白(A)、血清球蛋白(G)及清蛋白/球蛋白(A/G)测定。

二、胆红素代谢检查

标本采集、参考值、临床意义。包括：血清总胆红素(STB)、结合胆红素(CB)和非结合胆红素(UCB)测定。

三、血清酶学检查

标本采集、参考值、临床意义。包括：ALT、AST、ALP、GGT 测定。

四、病毒性肝炎标志物检查

标本采集、参考值、临床意义。

1. 甲型肝炎病毒标志物检测。

2. 乙型肝炎病毒标志物检测(乙肝两对半)：HBsAg、抗-HBs、HBeAg、抗-HBe、抗-HBc。

五、甲种胎儿蛋白(AFP)测定

标本采集、参考值、临床意义。

【课前预习】

一、基础复习

1. 肝功能。　　2. 胆红素代谢途径。

二、预习目标

1. 血清蛋白测定参考值，总蛋白为＿＿＿＿＿＿ g/L，清蛋白为＿＿＿＿＿＿ g/L，球蛋白为＿＿＿＿＿＿ g/L，A/G 为＿＿＿＿＿＿。

2. 在正常情况下，血清总胆红素(TB)正常值为＿＿＿＿＿＿ μmol/L，其中直接胆红素(CB)为＿＿＿＿＿＿ μmol/L。血清总胆红素增高，＿＿＿＿＿＿ μmoL/L 为隐性黄疸，＿＿＿＿＿＿ μmoL/L 为轻度黄疸，＿＿＿＿＿＿ μmoL/L 为中度黄疸，＿＿＿＿＿＿ μmoL/L 为重度黄疸。

3. 乙型病毒性肝炎标志物五项指标(乙肝两对半)包括：＿＿＿＿＿＿、＿＿＿＿＿＿、＿＿＿＿＿＿、＿＿＿＿＿＿、＿＿＿＿＿＿。

【课后巩固】

一、名词解释

A/G 倒置　　隐性黄疸与显性黄疸　　"大三阳"与"小三阳"

二、填空题

1. 急性肝脏损害时血清蛋白多为＿＿＿＿＿，肝硬化时血清蛋白＿＿＿＿＿、γ球蛋白＿＿＿＿＿，出现 A/G＿＿＿＿＿甚至＿＿＿＿＿。

2. 总胆红素和非结合胆红素增高见于＿＿＿＿＿＿＿＿＿，总胆红素、结合胆红素和非结合胆红素均增高见于＿＿＿＿＿＿＿＿＿＿＿，总胆红素和结合胆红素增高见于＿＿＿＿＿＿＿＿＿。

3. 血清酶特别是＿＿＿＿＿和＿＿＿＿＿是灵敏的肝功能检测指标，以＿＿＿＿＿更为灵敏。

4. "大三阳"是指＿＿＿＿＿＿、＿＿＿＿＿＿、＿＿＿＿＿＿均为阳性，具有＿＿＿＿＿＿＿；"小三阳"则是指＿＿＿＿＿＿、＿＿＿＿＿＿、＿＿＿＿＿＿均为阳性。

【综合练习】

A1/A2 型题

1. 血清总胆红素和结合胆红素增高，粪便呈白陶土色，常见于

　　A．正常

　　B．溶血性黄疸

　　C．肝细胞性黄疸

　　D．不完全性胆汁淤积性黄疸

　　E．完全性胆汁淤积性黄疸

2. 急性肝炎时增高最明显、最能反映肝细胞受损程度的是

　　A．ALT　　　　　　B．AST

　　C．ALP　　　　　　D．γ-GT

　　E．MAO

3. 肝癌患者哪种血清酶显著增高

　　A．ALT　　　　　　B．AST

C．GGT　　　　D．MAO

E．GDH

4．急性心肌梗死哪种血清酶明显增高

A．ALT　　　　B．AST

C．ALP　　　　D．MAO

E．γ-GT

5．血清酶检查结果下列哪项错误

A．ALT 是反映肝细胞受损的灵敏指标

B．慢性活动性肝炎 GGT 持续性增高

C．原发性肝癌 GGT 明显增高

D．肝硬化时 MAO 增高

E．急性心肌梗死 ALT 较 AST 增高显著

6．男，45 岁，患肝病 3 年，近来出现巩膜进行性黄染。查血清总胆红素 150 μmol/L、结合胆红素 55 μmol/L、非结合胆红素 28 μmol/L，尿胆红素及尿胆原均呈阳性，应考虑

A．正常人

B．肝细胞性黄疸

C．溶血性黄疸

D．完全性胆汁淤积性黄疸

E．不完全性胆汁淤积性黄疸

7．男，26 岁，近来感觉疲乏无力、食欲不振，右上腹部不适，巩膜黄染。查血清转氨酶 ALT 480 U/L，AST 290 U/L，最可能的诊断是

A．急性病毒性肝炎　B．慢性活动性肝炎

C．脂肪肝　　　　　D．肝硬化

E．胆汁淤积

8．女，36 岁，有肝炎病史，近期自感消瘦、食欲下降，肝区阵发性疼痛。查甲胎蛋白 340 μg/L，最大可能诊断为哪种疾病

A．糖尿病　　　　B．卵巢癌

C．病毒性肝炎　　D．肝硬化

E．原发性肝癌

9．男，29 岁，近来感觉上腹部不适，厌油，软弱无力。查乙肝五项指标结果 HBsAg、HBeAg、抗-HBc 均为阳性，下列诊断正确的是

A．急性乙肝趋向恢复或慢性乙肝，弱传染性

B．急性乙肝康复期，开始产生免疫力

C．急性 HBV 感染早期，或慢性 HBsAg 携带者

D．急性或慢性乙肝，提示 HBV 复制，强传染性

E．乙肝疫苗接种后，或 HBV 感染后康复

10．男，32 岁，因发热、恶心呕吐就诊，查体球结膜发黄，抽血查肝功，ALT 增高，确诊急性肝炎。球结膜发黄的原因是

A．球结膜炎　　　B．溶血性贫血

C．老年黄疣　　　D．直接胆红素过多

E．吃维生素 B 过多

11．刘先生，51 岁，患肝脏病 6 年，近期出现腹水、肝区不适、食欲不振。肝功能检查血清总蛋白 50 g/L，清蛋白 30 g/L，球蛋白 40 g/L，A/G 倒置，蛋白电泳出现 β-γ 桥。该患者最可能的诊断是

A．急性肝炎　　　B．慢性活动性肝炎

C．肝癌　　　　　D．肝硬化

E．肾病综合征

第六节　肾功能检查

🧑【知识要点】

一、肾小球滤过功能

1．内生肌酐清除率(Ccr)：原理、标本采集、参考值、临床意义。

2．血清尿素氮(BUN)和肌酐(Scr)：标本采集、参考值、临床意义。

二、肾小管功能

1. 尿浓缩稀释试验：标本采集、参考值、临床意义。
2. 尿渗量(尿渗透压)测定：标本采集、参考值、临床意义。

【课前预习】

一、基础复习

肾功能、肾小球功能、肾小管功能。

二、预习目标

1. ＿＿＿＿＿＿＿＿＿＿＿＿是早期肾小球功能的敏感指标，它可判断肾小球功能损害程度，也可指导＿＿＿＿＿＿＿＿＿＿。

2. 内生肌酐清除率试验前 3 天无肌酐饮食，禁食＿＿＿＿＿，并避免剧烈运动；实验日晨 8:00 时，排空膀胱后收集此后＿＿ h 尿液于加有＿＿＿＿防腐剂的标本瓶中；当日抽静脉血 2～3 ml 注入抗凝管混匀，血、尿标本同时送检。

【课后巩固】

一、名词解释

无肌酐饮食　　内生肌酐清除率　　尿渗量(尿渗透压)

二、填空题

1. 尿浓缩稀释试验，日间尿量与夜间尿量之比为＿＿＿＿＿，夜间＿＿＿ h 尿量不超过＿＿＿＿ ml，尿最高比重应大于＿＿＿＿，最高比重与最低比重之差应大于＿＿＿＿。夜尿增多，尿比重低而固定在 1.010 左右，提示肾小管＿＿＿＿功能降低。

2. 内生肌酐清除率正常参考值为＿＿＿＿ ml/min，当内生肌酐清除率<30～40 ml/min 应限制＿＿＿＿＿摄入，相当于 10 ml/min 应进行＿＿＿＿＿＿＿＿治疗。

【综合练习】

A1/A2 型题

1. 最能反映早期肾小球功能损害的检查项目是
   A．血清肌酐测定
   B．血清尿素氮测定
   C．内生肌酐清除率测定
   D．酚磺肽排泌试验
   E．尿胆红素定性试验

2. 测定内生肌酐清除率标本采集，以下错误的是
   A．试验前连续低蛋白饮食并禁食肉类 3 天
   B．试验前 1 天清晨 8 时排净尿液弃去
   C．试验当天取静脉血 2～3 ml 送检
   D．收集当天 8 h 尿液送检
   E．将抽取的静脉血与收集的尿液同时送检

3. 男，40 岁，肾脏病患者，近来尿量增多。查尿蛋白定性强阳性，内生肌酐清除率降低为 42 ml/min，最大可能判断为
   A．肾功能正常　　B．肾功能轻度损害
   C．肾功能中度损害　　D．肾功能重度损害

E．肾衰竭早期

4．**男，32 岁，常年发生眼睑水肿、乏力、食欲欠佳，已确诊为慢性肾炎，可了解肾小球功能的检验是**

A．血红细胞数　　B．血白细胞数
C．血沉快　　　　D．尿浓缩稀释试验
E．内生肌酐清除率

A3/A4 型题

(1~2 题共用题干)

李先生，46 岁，患肾脏疾病 8 年，近来出现少尿。肾功能检查内生肌酐清除率降低 15 ml/min，血清肌酐增高 450 μmol/L，血清尿素氮增高 8.5 mmol/L。

1．**根据检查结果提示**

A．肾功能正常　　B．肾衰竭代偿期
C．肾衰竭失代偿期　　D．肾衰竭期
E．肾衰竭终末期

2．**导致以上情况的原因最大可能是**

A．严重脱水所致休克　B．尿路结石
C．上消化道出血　　　D．急性肾炎
E．肾功能衰竭

第七节　常用血生化检查

第八节　脑脊液检查

第九节　浆膜腔积液检查

第十节　骨髓检查

【知识要点】

一、常用血生化检查
血清电解质测定、血脂测定、血糖测定、酶类测定。

二、脑脊液检查
1．适应证、禁忌证及标本采集。

2．检查项目：

(1) 一般性状检查：颜色、透明度、凝固性。

(2) 化学检查：蛋白质、葡萄糖、氯化物。

(3) 显微镜检查：细胞、细菌学检查。

3. 常见脑、脑膜疾病的脑脊液检查特点。

三、浆膜腔积液检查

漏出液与渗出液的鉴别。

四、骨髓检查

【课前预习】

一、基础复习

浆膜腔及浆膜腔积液。

二、预习目标

1. 正常脑脊液的特点：一般性状_____，24 h 不会_____。蛋白质_____ g/L，葡萄糖_____ mmol/L，白细胞_____，以_____为主。

2. 在心肌酶谱中，_____是诊断早期急性心肌梗死较敏感的指标；其中_____型同工酶灵敏性明显高于 CK。

【课后巩固】

一、名词解释

Pandy 定性　　漏出液　　渗出液　　黏蛋白定性测定　　OGTT 试验　　糖耐量降低

二、填空题

1. 空腹血糖(葡萄糖氧化酶法)值_____ mmol/L，OGTT 试验 2 h 血糖值_____ mmol/L。糖尿病判断标准为：空腹血糖值_____ mmol/L，随机血糖值_____ mmol/L，OGTT 试验 2 h 血糖值_____ mmol/L。糖耐量降低是指空腹血糖值_____ mmol/L，OGTT 试验 2 h 血糖值_____ mmol/L。

2. 血钾正常参考值_____ mmol/L；血钠_____ mmol/L；血钙_____ mmol/L；血氯化物 95 ~ 105 mmol/L；血磷 0.80 ~ 1.60 mmol/L。血钾增高见于_____或_____、肾上腺皮质功能减退、心力衰竭或补钾过多；降低见于呕吐、腹泻、大量利尿或应用胰岛素等。血钠增高见于肾上腺皮质功能亢进；降低见于严重呕吐、大量出汗及长期腹泻。血氯化物增高与降低意义同血钠。血钙增高见于甲状旁腺功能_____症、多发性骨髓瘤、骨转移癌等；降低见于甲状旁腺功能_____、维生素 D 缺乏性佝偻病、婴儿手足搐搦症等。血磷增高见于甲状旁腺功能减退症、严重肾衰竭等；降低见于甲状旁腺功能亢进症及高血钙等。

【综合练习】

A1/A2 型题

1. 下列哪项不是引起漏出液的原因
   A．肾病综合征　　B．充血性心力衰竭
   C．胸膜炎　　　　D．门静脉高压
   E．肝硬化晚期

2. 下列哪项为渗出液的特点
   A．蛋白质定量小于 25 g/L
   B．不自凝
   C．细胞计数常小于 $500\times10^6/L$
   D．为非炎性积液
   E．黏蛋白定性为阳性

3. 不宜做脑脊液检查的是
   A．疑有颅内出血
   B．疑有中枢神经系统白血病
   C．疑有病毒性乙型脑炎
   D．有脑膜刺激症状
   E．颅内压明显升高

4. 下列哪种情况血糖不可能增高
   A．严重脱水　　　　B．糖尿病
   C．颅内压增高　　　D．肝硬化
   E．心肌梗死

5. 能使血清钠和血清氯降低的因素不包括
   A．严重呕吐、腹泻

   B．使用大量利尿剂
   C．长期低蛋白饮食
   D．代谢性酸中毒
   E．肾上腺皮质功能亢进

6. 男，32 岁，患肺结核多年久治不愈。近半月出现腹水，抽腹水化验结果认为是腹膜结核所致，问何项化验可确诊
   A．肺有结核病灶　B．痰有结核菌
   C．血沉快　　　　D．腹水查出结核杆菌
   E．贫血

7. 某患者自感腹胀，经检查认为有腹水。问何项化验可确定此腹水是细菌所致
   A．查血沉快　　　　B．血白细胞增加
   C．血免疫球蛋白高　D．血抗 Sm 抗体(+)
   E．腹水黏蛋白试验

8. 男，65 岁，经常发生心绞痛，含硝酸甘油有效。查血中何项物质增高为本病重要因素
   A．白蛋白　　　　B．三酰甘油
   C．球蛋白　　　　D．转氨酶
   E．转肽酶

（编者：刘丽）

第五章　心电图评估

第一节　心电图基本知识

【知识要点】

一、常规心电图导联

1. 连接方式：

(1) 标准导联：Ⅰ、Ⅱ、Ⅲ。

(2) 加压单级肢体导联：aVL、aVR、aVF。

(3) 胸导联：$V_1 \sim V_6$。

2. 导联轴。

3. 心电轴与钟向转位。

二、其他心电图导联

【课前预习】

一、基础复习

1. 心脏的传导系统。　2. 心脏的电生理基础。

二、预习目标

1. 肢体导联包括标准导联＿＿＿、＿＿＿、＿＿＿及加压单极肢体导联＿＿＿＿＿、＿＿＿＿、＿＿＿＿＿；胸导联包括＿＿＿＿＿＿＿＿导联。

2. 标准Ⅰ导联的正极端在＿＿＿＿＿＿，负极端在＿＿＿＿＿＿；Ⅱ导联的正极端在＿＿＿＿＿，负极端在＿＿＿＿＿；Ⅲ导联的正极端在＿＿＿＿＿，负极端在＿＿＿＿＿。

【课后巩固】

一、名词解释

导联体系　　心电轴

二、填空题

1. 心脏除极时，其方向是＿＿＿＿＿＿＿＿＿＿进行；心脏复极时，其方向则是＿＿＿＿＿＿＿＿＿＿进行的。

2. 胸导联正电极具体安放的位置为：V_1 位于＿＿＿＿＿＿＿＿＿；V_2 位于＿＿＿＿＿＿＿＿＿；V_3 位于＿＿＿＿＿＿＿＿＿；

V_4 位于_____；V_5 位于

_____；V_6 位于_____。

【综合练习】

A1/A2 型题

1. 诊断心血管系统疾病的重要方法是
   A. 症状　　　　　B. 体征
   C. 实验室检查　　D. 心电图检查
   E. 心理评估

2. 心脏的电冲动起源于
   A. 窦房结　　　　B. 房室结
   C. 房室束　　　　D. 室间隔
   E. 结间束

3. P-R 间期的测量是
   A. 由 P 波起始到 QRS 波的终末
   B. 由 P 波终末到 QRS 波的开始
   C. 由 P 波起始到 QRS 波的开始
   D. 由 P 波终末到 QRS 波的终末
   E. 以上都不对

4. 描记心电图时，左上肢连接的电极板颜色
   标志应为
   A. 红色　　　　　B. 黄色

   C. 绿色　　　　　D. 黑色
   E. 紫色

5. 正极连着左下肢，负极连着右上肢的心电
   图导联为
   A. Ⅰ导联　　　　B. Ⅱ导联
   C. Ⅲ导联　　　　D. aVF 导联
   E. aVR 导联

6. 心电图常规胸导联中，探查电极置于右胸
   部的是
   A. V_1导联　　　B. V_2导联
   C. V_3导联　　　D. V_4导联
   E. V_5导联

7. 男，46 岁，曾患冠心病，突发持续性心前
   区疼痛，应立即进行
   A. 超声检查　　　B. 心电图检查
   C. 实验室检查　　D. 交谈
   E. 身体评估

第二节　正常心电图

【知识要点】

一、心电图各波段的组成与命名

二、心电图的测量方法
1. 心电图记录纸。
2. 各波段时间的测量。
3. 各波形振幅(电压)的测量。
4. 心率的测量。
5. ST 段的测量。
6. 心电轴的测量：目测法。

二、正常心电图的波形特点与正常值

1. P 波：① 形态；② 时间；③ 振幅。

2. P-R 间期：代表意义及正常值。

3. QRS 波群：① 时间；② 形态；③ 电压。

4. J 点。

5. ST 段：代表意义及正常值。

6. T 波：① 方向；② 振幅。

7. Q-T 间期：代表意义及正常值。

8. U 波。

【课前预习】

一、基础复习

常规心电图导联。

二、预习目标

1. 每个心动周期均产生一组心电图波形，其中 P 波代表＿＿＿＿＿＿＿＿＿＿＿＿＿时的电位变化；QRS 波群为＿＿＿＿＿＿＿＿＿综合波群；T 波为＿＿＿＿＿＿＿波。P-R 间期为＿＿＿＿＿＿＿＿＿＿到＿＿＿＿＿＿＿＿＿＿的时间，即房室传导时间；Q-T 间期为＿＿＿＿＿＿＿＿＿＿至＿＿＿＿＿＿＿＿＿＿的时间。

2. 心电图记录纸小方格的边长为＿＿＿＿ mm，横线代表＿＿＿＿。常规心电图的走纸速度为 25 mm/s，所以每小格代表时间为＿＿＿＿ s。

3. 正常成人 QRS 波群的时间一般在＿＿＿＿＿＿＿＿ s 之间，最宽不超过 0.11 s。

4. 心电轴目测法是根据＿＿＿＿导联与＿＿＿＿导联的主波方向来估计其偏移情况的，正常心电轴的范围为＿＿＿＿＿＿＿＿。

【课后巩固】

一、名词解释

P-R 间期　　Q-T 间期　　定准电压　　低电压

二、填空题

1. 窦性心律的心电图特点是 P 波＿＿＿＿出现，Ⅰ、Ⅱ、aVF、$V_4 \sim V_6$ 导联方向＿＿＿＿，aVR 导联方向＿＿＿＿，P-R 间期＿＿＿＿＿ s，P 波频率在＿＿＿＿＿次/min 之间。

2. 在任何导联中，ST 段下移不应超过＿＿＿＿＿ mV。T 波正常情况下方向与＿＿＿＿＿＿＿＿＿＿方向一致，通常在 Ⅰ、Ⅱ、$V_4 \sim V_6$ 导联＿＿＿＿，aVR 导联＿＿＿＿，Ⅲ、aVL、$V_1 \sim V_3$ 导联可直立、双向或倒置。若 V_1 的 T 波直立，$V_2 \sim V_6$ 导联就不应倒置。

【综合练习】

A1/A2 型题

1. 正常心电轴的范围是
   A．0°~-30°　　　B．0°~-90°
   C．-30°~+90°　　D．+90°~+110°
   E．-30°~-90°

2. 心电图上代表房室传导时间的是
   A．P 波　　　　　B．QRS 波群
   C．T 波　　　　　D．P-R 间期
   E．Q-T 间期

3. 心室除极形成心电图上的
   A．P 波　　　　　B．QRS 波群
   C．T 波　　　　　D．P-R 间期
   E．U 波

4. **T 波代表**
   A．心房除极波　　B．心室除极波
   C．心房复极波　　D．心室复极波
   E．心室晚电位

5. 一般正常人窦性 P 波的特征是
   A．在 Ⅰ 、Ⅱ 、aVF 导联中直立

   B．在 aVR 导联中直立
   C．在 V₄~ V₆ 导联中倒置
   D．时限 ≥0.11 s
   E．电压 >0.20 mV

6. 以下关于正常 P 波的阐述，不正确的是
   A．P 波代表左右心房除极时的电位变化
   B．P 波方向在 Ⅰ 、Ⅱ 、aVR、aVF、V₄~ V₆ 导联中均应向上
   C．P 波一般呈圆钝形
   D．P 波时间小于 0.12 s
   E．P 波振幅在肢体导联小于 0.25 mV，胸导联小于 0.2 mV

7. 赵女士，常规心电图上 R-R 间隔 25 小格，其心率为
   A．30 次/min　　　B．50 次/min
   C．60 次/min　　　D．75 次/min
   E．80 次/min

第三节　常见异常心电图

【知识要点】

一、心房肥大
1. 右心房肥大。
2. 左心房肥大。
3. 双心房肥大。

二、心室肥大
1. 左心室肥大。
2. 右心室肥大。
3. 双心室肥大。

三、心肌缺血

四、药物与电解质紊乱对心电图的影响

1. 洋地黄效应。

2. 心肌缺血。

3. 低钾血症与高钾血症。

五、心电图的临床应用

【课前预习】

一、基础复习

1. 正常心电图的波形特点及正常值。

2. 血清钾浓度的正常参考值。

3. 洋地黄类药物。

二、预习目标

1. 右心房肥大时，P波变化是_____；左心房肥大时P波变化是_____。

2. 在判断左心室肥大的心电图标准中，以_____意义最大。

3. 心肌缺血时，ST段压低以_____下移和_____下移意义最大。

【课后巩固】

一、名词解释

肺型P波　　二尖瓣型P波　　冠状T波　　洋地黄效应

二、填空题

1. "肺型P波"表现为P波_____，电压_____mV，时间_____。常见于_____而称之。

2. "二尖瓣型P波"表现为P波_____，时间_____s，常呈双峰型，峰间距_____s。常见于_____而称之。

3. 心内膜下心肌缺血时T波_____，心外膜下心肌缺血时T波_____。

4. 低血钾时U波_____，或_____融合、双峰；高血钾时最早的心电图改变是_____、_____。

【综合练习】

A1/A2 型题

1. 心电图检查不适用于
   A．诊断心律失常
   B．反映心房、心室肥大
   C．明确心肌梗死的性质、部位
   D．为电解质紊乱提供依据
   E．显示心功能不全

2. 女，64 岁，因呕吐、腹泻 3 天入院。心电图显示窦性心律，心电图上 U 波明显增高，见于
   A．高血钾　　　　　B．高血钙
   C．低血钾　　　　　D．低血钙
   E．高血镁

3. 女，28 岁，患风湿性心脏病 6 年，因心衰一直服用洋地黄，心电监护显示频发室性期前收缩呈二联律，下列哪种说法不正确
   A．停用洋地黄
   B．心衰加重，增加洋地黄用量
   C．使用抗心律失常药物利多卡因
   D．监测血钾改变
   E．停用排钾利尿剂

4. 男，60 岁，突感胸骨后疼痛伴胸闷不适，急查心电图显示各导联 ST 段水平型压低达 0.1 mV，伴 T 波倒置，以往心电图正常。最可能的诊断是
   A．左心室肥大　　　B．右心室肥大
   C．心绞痛发作　　　D．急性心肌梗死
   E．心力衰竭

(编者：刘丽)

第六章　心理与社会评估

【知识要点】

一、心理评估

1. 心理评估的目的。

2. 心理评估的方法：

(1) 观察法：自然观察法、控制观察法。

(2) 心理测量法。

(3) 会谈法(交谈法)：正式交谈、非正式交谈。

(4) 医学检测法。

3. 心理评估的注意事项。

4. 心理评估的内容：① 自我概念评估；② 认知评估；③ 情绪与情感评估；④ 个性评估；⑤ 应激评估。

二、社会评估

1. 社会评估的目的与意义。

2. 社会评估的方法。

3. 社会评估的注意事项。

4. 社会评估的内容：

(1) 角色评估：

① 角色的定义。

② 角色的分类。

③ 患者角色适应不良：患者角色冲突、患者角色缺如、患者角色强化、患者角色消退。

④ 角色评估的方法。

(2) 文化评估。

(3) 家庭评估。

(4) 环境评估。

【课前预习】

一、基础复习

1. 收集健康资料的方法——交谈。

2. 心理过程与个性心理。

二、预习目标

1. 心理评估的方法有＿＿＿＿＿＿＿、＿＿＿＿＿＿＿、＿＿＿＿＿＿＿＿＿＿、＿＿＿＿＿＿＿＿＿＿。

2. 定向力主要包括＿＿＿＿、＿＿＿＿、＿＿＿＿及＿＿＿＿定向力。

3. 环境是人类赖以生存、发展的社会物质条件的总和，分为＿＿＿＿＿＿＿＿和＿＿＿＿＿＿＿＿＿。温度、湿度、采光属于＿＿＿＿＿＿＿＿＿；经济、文化、社会关系属于＿＿＿＿＿＿＿＿。

【课后巩固】

一、名词解释

自我概念　　体像　　定向力　　角色　　环境

二、填空题

1. 自我概念的组成包括＿＿＿＿、＿＿＿＿＿＿、＿＿＿＿＿＿、＿＿＿＿＿＿。

2. 社会由＿＿＿＿、＿＿＿＿、＿＿＿＿、＿＿＿＿四要素组成。

3. 角色的种类：第一角色，又称＿＿＿＿＿＿＿；第二角色，又称＿＿＿＿＿＿＿；第三角色，又称＿＿＿＿＿＿＿。妇女、儿童属于＿＿＿＿＿＿＿；护士属于＿＿＿＿＿＿＿；值班护士属于＿＿＿＿＿＿＿。

4. 应激源是指＿＿＿＿＿＿＿＿＿＿＿＿＿＿＿＿＿＿＿＿＿＿＿。应激反应包括＿＿＿＿＿＿＿、＿＿＿＿＿＿＿和＿＿＿＿＿＿＿三方面。

【综合练习】

A1/A2 型题

1. 心理评估最基本的方法是
   - A．观察法
   - B．交谈法
   - C．心理测量法
   - D．调查法
   - E．医学检测法

2. 下列哪项是自我认同评价的内容
   - A．年龄
   - B．性别
   - C．职业
   - D．道德水平
   - E．社会地位

3. 下列属于社会认同评价的内容是
   - A．智慧
   - B．能力
   - C．性格
   - D．道德水平
   - E．性别

4. 社会评估的内容不包括
   - A．环境
   - B．家庭
   - C．文化
   - D．认知
   - E．角色

5. 文化的要素不包括
   - A．道德
   - B．价值观
   - C．信仰
   - D．信念
   - E．习俗

6. 与自我评价有关的情绪情感应是
   - A．自卑
   - B．惊奇
   - C．兴奋
   - D．悲伤
   - E．生气

7. 属于人的第二角色是
   - A．男人
   - B．老人
   - C．母亲
   - D．班长
   - E．值班护士

8. 社会环境评估的内容不应包括
   A．经济　　　　　B．文化
   C．污染　　　　　D．教育
   E．社会关系

9. 文化的评估内容不包括
   A．价值观　　　　B．信念
   C．信仰　　　　　D．道德
   E．健康

10. 夫妻及子女或领养子女组成的家庭属于
    A．核心家庭　　　B．主干家庭
    C．重组家庭　　　D．多子女家庭
    E．同居家庭

11. 患者，女性，32 岁，单位体检发现左侧乳腺癌。患者迟迟不肯入院接受手术治疗，主诉自己这么年轻，不可能患乳腺癌。该患者属于下列角色适应不良的哪一种类型
    A．角色冲突　　　B．角色强化
    C．角色消退　　　D．角色缺如

E．角色假冒

12. 某患者入院后，医生询问该患者"刚才您在做什么？"这属于下列心理评估里的哪一项评估
    A．定向力　　　　B．认知
    C．自我概念　　　D．情绪
    E．情感

13. 某患者入院后疾病已经治愈，但却因害怕不能胜任以前的工作而不愿出院，属于
    A．患者角色强化　B．患者角色消退
    C．患者角色假冒　D．患者角色缺如
    E．患者角色冲突

14. 一位患病的母亲，因儿子生病住院，放弃自己的治疗而承担起照顾儿子的职责，该母亲出现的角色适应不良属于
    A．患者角色冲突　B．患者角色消退
    C．患者角色模糊　D．患者角色缺如
    E．患者角色强化

A3/A4 型题

(1 ~ 2 题共用题干)

患者，女性，36 岁。入院不久处于急性病期，对疾病缺乏思想准备。

1. 此时最易产生哪种情绪
   A．恐惧　　　　　B．焦虑
   C．沮丧　　　　　D．消极

E．悲观

2. 最典型的临床表现是
   A．紧张、不安　　B．动作迟缓
   C．食欲减退　　　D．血压升高
   E．疲劳失眠

(编者：刘丽)

第七章　护理诊断与护理文件书写

【知识要点】

一、护理诊断

1. 护理问题/护理诊断概述：

(1) 护理问题/护理诊断的发展史。

(2) 护理问题/护理诊断的定义：是关于个人、家庭、社区对现存的或潜在的健康问题或生命过程的反应所做的临床判断。

(3) 护理诊断与医疗诊断的区别。

2. 护理问题/护理诊断的分类：① 字母顺序分类法；② 戈登功能性健康形态分类法；③ NANDA 护理诊断分类 II 。

3. 护理问题/护理诊断的构成：

(1) 现存的护理问题/护理诊断：由 4 部分组成，即名称、定义、诊断依据、相关因素。

(2) 有危险的护理问题/护理诊断：由名称、定义、危险因素三部分组成。

(3) 健康的护理问题/护理诊断。

4. 护理问题/护理诊断的表述：

(1) 三部分表述：即 PES 公式表述法，P——健康问题，E——相关因素，S——诊断依据。

(2) 两部分表述：即 PE 公式表述法。

(3) 一部分表述：只有护理问题名称(P)。

(4) 护理问题/护理诊断表述的注意事项。

5. 合作性问题：合作性问题与护理诊断的不同，合作性问题的陈述方式。

6. 护理问题/护理诊断的排序：

(1) 按首优、中优和次优问题的顺序排列。

(2) 按马斯洛的需要层次理论排列。

(3) 在与医疗原则无冲突的情况下，患者认为最重要的问题可以优先解决。

(4) 现存的问题优先解决。

二、护理文件分类与书写

1. 护理文件分类。

2. 护理文件书写的基本要求。

三、护理文件格式与内容

1. 入院评估记录。
2. 护理病程记录：① 首次护理记录；② 手术护理记录；③ 出院、转科、转院护理记录。
3. 护理计划单。

四、健康教育计划

1. 健康教育的重要性。
2. 健康教育计划的内容。

【课前预习】

一、基础复习

1. 护理诊断的定义、组成及表述。
2. 马斯洛的需要层次理论。

二、预习目标

1. 护理诊断是关于个人、家庭或社区对_____的或_____的健康问题或生命过程_____的一种临床判断，是护士为达到预期目标选择护理措施的基础，而预期目标是由护士负责制订的。

2. 护理诊断的类型包括_____、_____、_____、_____。

3. 现存的护理诊断由_____、_____、_____以及_____四部分组成。

4. 入院患者护理评估由值班护士或责任护士在患者入院后_____h内完成。

5. 护理记录的频率依病情而定，一般一级护理患者至少_____一次，二级护理患者至少每周____次，三级护理患者至少每周____次，若患者病情变化则应_____。

【课后巩固】

一、名词解释

护理诊断　　　诊断依据　　　相关因素　　　合作性问题　　　潜在并发症

PES 公式　　　护理计划　　　健康教育

二、填空题

1. 护理诊断的陈述包括三个要素：_____ (P)，即护理诊断的名称；_____ (E)，即相关因素，多用_____来陈述；_____ (S)，即诊断依据。又称为 PES 公式，多用于_____的陈述。PE 公式陈述法多用于_____。P(问题)即一部分陈述法用于健康的护理诊断。

2. 合作性问题是由护士与医生共同合作才能解决的问题，多指因脏器的病理生理改变所致的潜在并发症。但并非所有的并发症都是合作性问题，能够通过护理措施干预和处理的，属于＿＿＿＿＿＿＿＿＿，不能预防或独立处理的并发症，则属于＿＿＿＿＿＿＿＿＿＿。对于合作性问题，护士应将监测病情作为护理的重点，及时发现病情变化，并与医生合作共同处理。合作性问题的陈述以固定的方式进行，即"＿＿＿＿＿＿＿＿＿＿：……"。

3. 护理诊断排列优先次序：① ＿＿＿＿＿＿＿＿＿，是指直接威胁护理对象的生命，需要立即采取行动去解决的问题；② ＿＿＿＿＿＿＿＿＿，是指不直接威胁护理对象的生命，但能造成躯体或精神上的损害的问题；③ ＿＿＿＿＿＿＿＿＿，是指与此次发病关系不大，不属于此次发病所反映的问题，在护理过程中，可稍后解决。

4. 因抢救危急重患者未及时书写护理记录，护士应在抢救结束后＿＿＿＿＿＿＿内据实补记，并注明补记的时间，应具体到＿＿＿＿＿＿＿。

5. 出院教育的内容主要包括：＿＿＿＿＿＿＿＿＿、＿＿＿＿＿＿＿＿＿＿＿＿＿＿、＿＿＿＿＿＿＿＿＿＿＿＿、＿＿＿＿＿＿＿＿＿＿＿和＿＿＿＿＿＿＿＿＿。

【综合练习】

A1/A2 型题

1. 下列哪项不是护理诊断的类型
   A．现存的护理诊断
   B．有危险的护理诊断
   C．健康的护理诊断
   D．潜在并发症：心排出量减少
   E．有皮肤完整性受损的危险

2. 按照马斯洛的需要层次理论应优先解决的是
   A．自我实现的需要
   B．生理需要
   C．尊重与被尊重的需要
   D．爱与归属的需要
   E．安全需要

3. 属于健康的护理问题的是
   A．皮肤完整性受损　　B．有感染的危险
   C．有窒息的危险　　　D．母乳喂养有效
   E．语言沟通障碍

4. 下列哪项不符合书写护理病历的基本要求
   A．内容要全面、真实
   B．描述要精练
   C．字迹要清晰
   D．有错时可粘贴后重写
   E．签全名

5. 护理记录内容不应包括
   A．情绪　　　　　　B．血压
   C．呼吸　　　　　　D．进食量
   E．家属的行为

6. 下列哪项不属于护理计划
   A．评估方法　　　　B．护理目标
   C．护理措施　　　　D．护理诊断
   E．效果评价

7. 男，42 岁，因糖尿病病情加重入院，护士评估其病情后，做了相关记录，下列哪项

描述不符合要求

A．多饮、多尿三年

B．家族史阴性

C．呼吸 20 次/min

D．血压 130/90 mmHg

E．心率 88 次/min

8. **女，28 岁，因进食不当致胃溃疡发作入院，护士对其进行健康教育的重点内容应是**

A．采取的治疗方案　　B．疾病的诱因

C．用药方法　　　　　D．康复的措施

E．护理方案

9. **石先生，58 岁，因白内障入院手术。护士应采取何种方式给患者实施健康教育效果好**

A．讲授　　　　　　　B．示范

C．看录像　　　　　　D．模仿

E．提供书面资料

A3/A4 型题

(1~3 题共用题干)

　　李女士，26 岁。因严重腹泻而入院，护士通过评估分析资料，得出"体液不足与急性腹泻致体液丢失有关"的诊断。

1. **对该患者的判断属于**

A．现存的护理诊断

B．有危险的护理诊断

C．可能的护理诊断

D．健康的护理诊断

E．综合的护理诊断

2. **该患者护理诊断的相关因素属于**

A．疾病方面　　　　　B．心理方面

C．生长发育方面　　　D．治疗方面

E．护理方面

3. **该患者护理诊断属于下列哪个健康形态**

A．健康感知-健康管理形态

B．营养-代谢形态

C．排泄形态

D．活动运动形态

E．睡眠-休息形态

(4~6 题共用题干)

　　王女士，46 岁，因上消化道出血入院，测血压 110/90 mmHg，脉率 110 次/min。

4. **护士应严密观察患者，并做好护理记录，至少应多少天一次**

A．1 天　　　　　　　B．2 天

C．3 天　　　　　　　D．4 天

E．5 天

5. **与患者交谈时应重点了解**

A．原有疾病　　　　　B．出血时间

C．进食情况　　　　　D．粪便情况

E．生活习惯

6. **对患者进行健康教育的重点是**

A．疾病的原因　　　　B．出血的诱因

C．出血的部位　　　　D．止血方法

E．出血的表现

(编者：刘丽)

下 篇

内科护理

第一章　呼吸系统疾病患者的护理

【呼吸系统解剖、生理特点】

呼吸系统疾病是我国的常见病、多发病。

1. 呼吸系统的解剖结构：

(1) 呼吸道：

① 上呼吸道：由鼻、咽、喉组成。

② 下呼吸道：由气管、支气管组成。

(2) 肺和胸膜：

① 肺：位于胸腔内纵隔的两侧，左、右各一个，是进行气体交换的重要器官。

② 胸膜：分壁层和脏层。由胸膜壁层与胸膜脏层围成的潜在的密闭腔隙称为胸膜腔。正常胸膜腔内为负压，腔内仅有少量浆液起润滑作用。

2. 呼吸系统的生理功能：

(1) 肺的呼吸功能。

(2) 呼吸系统的防御、免疫功能。

第一节　概　述

咳嗽与咳痰

【知识要点】

一、概述与相关知识

咳嗽是一种反射性防御动作，可借以清除呼吸道分泌物和气道内的异物。

咳痰是借助支气管黏膜上皮的纤毛运动、支气管平滑肌的收缩及咳嗽反射，将气管、支气管黏膜或肺泡的分泌物从口腔排出体外的动作。

常见病因：

1. 呼吸系统疾病：感染性疾病是最常见的原因。

2. 胸膜疾病。

3. 循环系统疾病：如冠心病、高血压性心脏病、风湿性心瓣膜病、心肌炎及心肌病等所致的肺淤血、肺水肿。

4. 神经精神因素。

二、护理评估

1. 健康史：引起咳嗽的相关病史或诱发因素。

2. 身体状况：

(1) 咳嗽的性质：干性咳嗽，湿性咳嗽。

(2) 咳嗽的时间和规律：突发性咳嗽，长期慢性咳嗽，咳嗽于清晨或夜间变动体位时加剧，夜间咳嗽明显。

(3) 咳嗽的音色：咳嗽声音嘶哑，咳嗽声音低微或无力，金属音调咳嗽，鸡鸣样咳嗽。

(4) 痰的颜色、性状和量：白色黏液痰，恶臭痰，红色血性痰，粉红色泡沫痰，铁锈色或褐色痰，砖红色胶冻样痰，痰液静置后出现分层现象。

(5) 伴随症状：发热，胸痛，呼吸困难，大量脓痰。

三、主要护理诊断及合作性问题与护理措施

咳嗽与咳痰患者的主要护理诊断及合作性问题与护理措施见表1-1。

表1-1 咳嗽与咳痰患者的主要护理诊断及合作性问题与护理措施

护理诊断/问题	主要护理措施
清理呼吸道无效。	1. 环境：整洁、舒适、安静，适宜温度(18~22 ℃)和湿度(50%~60%)。 2. 体位：舒适，半坐或坐位，老年人侧卧位。 3. 饮食护理：鼓励多饮水。 4. 促进有效排痰：① 指导有效咳嗽和排痰；② 湿化呼吸道；③ 胸部叩击与胸壁震荡；④ 体位引流；⑤ 机械吸痰。 5. 用药护理。 6. 病情观察。

呼 吸 困 难

【知识要点】

一、概述与相关知识

呼吸困难是指患者自觉空气不足，呼吸费力，客观检查有呼吸频率、深度与节律异常，严重者出现鼻翼扇动、张口呼吸或端坐呼吸。

肺源性呼吸困难是指呼吸系统疾病引起的通气、换气功能障碍，导致缺氧和(或)二氧化碳潴留而出现的呼吸困难。

常见病因包括：

1. 呼吸系统疾病：呼吸系统疾病引起的通气、换气功能障碍，导致缺氧和(或)二氧化碳潴留而出现的呼吸困难，如呼吸道阻塞、肺部疾病、胸廓疾病、其他。

2. 循环系统疾病。

3. 中毒。

4. 血液病。

5. 神经精神因素。

二、护理评估

1. 健康史：有无引起呼吸困难的疾病。

2. 身体状况：

肺源性呼吸困难的类型：

(1) 吸气性呼吸困难：吸气困难，吸气延长，严重者出现"三凹征"，常伴有干咳及高调吸气性喉鸣。

(2) 呼气性呼吸困难：呼气延长、费力，常伴哮鸣音。

(3) 混合性呼吸困难：吸气与呼气均费力，常伴呼吸音减弱或消失。

三、主要护理诊断及合作性问题与护理措施

肺源性呼吸困难患者的主要护理诊断及合作性问题与护理措施见表 1-2。

表 1-2 肺源性呼吸困难患者的主要护理诊断及合作性问题与护理措施

护理诊断/问题	主要护理措施
气体交换受损。	1．一般护理： (1) 体位：半坐或坐位。 (2) 休息与活动。 (3) 饮食：避免产气食物，补充水分。 2．合理氧疗： (1) 慢性呼吸系统疾病患者，鼻导管、持续低流量(1～2 L/min)、低浓度(25%～29%)吸氧。 (2) ARDS 患者，迅速纠正低氧血症是最重要的抢救措施，应采用面罩高浓度(>50%)、高流量(4～6 L/min)供氧，以提高氧分压。 3．用药护理：呼吸兴奋剂。 4．病情观察。

咯　血

【知识要点】

一、概述与相关知识

咯血是指喉及喉部以下呼吸道和肺组织出血，经口排出的表现。大咯血可并发窒息、失血性休克。

常见病因：

1. 呼吸系统疾病：咯血的原因，以肺结核最常见。

2. 循环系统疾病：见于风湿性心瓣膜病二尖瓣狭窄、急性肺水肿等。

3. 其他：见于血液病、系统性红斑狼疮、钩端螺旋体病、肾出血热综合征等。

二、护理评估

1. 健康史：① 患者年龄；② 有无与咯血相关的疾病史；③ 有无结核病患者接触史等。

2. 身体状况：

(1) 确认是否咯血：与呕血等鉴别。

(2) 年龄特点。

(3) 咯血量：

① 少量咯血，24 h 咯血量 < 100 ml，或仅表现为痰中带血。

② 中等量咯血，24 h 咯血量 100～500 ml。

③ 大咯血，24 h 咯血量 > 500 ml 或 1 次咯血量在 300 ml 以上。

(4) 颜色和形状。

(5) 并发症：① 窒息：咯血直接致死的原因；② 肺不张；③ 继发感染；④ 失血性休克。

(6) 伴随症状：① 发热；② 胸痛；③ 脓痰；④ 呛咳。

三、主要护理诊断及合作性问题与护理措施

咯血患者的主要护理诊断及合作性问题与护理措施见表 1-3。

表 1-3　咯血患者的主要护理诊断及合作性问题与护理措施

护理诊断/问题	主要护理措施
潜在并发症：窒息。	1．一般护理： (1) 体位：大量咯血时应绝对卧床休息，协助患者取患侧卧位，以利于健侧通气。 (2) 休息与活动。 (3) 饮食：大量咯血者暂禁食，小量咯血者宜进食少量凉或温的流质饮食；多饮水及多食富含纤维素的食物，以保持大便通畅。 2．对症护理： (1) 保持呼吸道通畅。 (2) 窒息的抢救配合：首要措施是解除呼吸道阻塞。 3．病情观察：记录咯血量；观察有无窒息先兆症状；监测血压及尿量的改变。 4．用药护理：垂体后叶素，其他。 5．心理护理。

疼　痛

【知识要点】

一、概述与相关知识

疼痛是指机体受到伤害性刺激时产生的痛觉反应，常伴有不愉快的情绪反应。强烈、持久的疼痛可导致生理功能紊乱，甚至休克。

常见病因：

1. 胸痛：胸壁疾病，呼吸系统疾病，循环系统疾病，纵隔疾病，其他疾病。

2. 头痛：详见第九章第一节。

3. 腹痛：详见第四章第一节。

二、护理评估

1. 健康史：询问患者有无与疼痛相关的疾病史；有无诱因；了解患者年龄状态、疼痛发生的缓急等。

2. 身体状况。

胸痛的特点：① 发病年龄；② 胸痛部位；③ 胸痛的性质；④ 持续时间；⑤ 影响因素。

三、主要护理诊断及合作性问题与护理措施

胸痛患者的主要护理诊断及合作性问题与护理措施见表 1-4。

表 1-4　胸痛患者的主要护理诊断及合作性问题与护理措施

护理诊断/问题	主要护理措施
疼痛：胸痛。	1．一般护理：采取舒适的体位，以减轻疼痛或防止疼痛加重。 2．缓解疼痛： (1) 指导放松技术、局部按摩、穴位按压等，减轻疼痛、延长镇痛药用药的间隔时间、减少对药物的依赖性和成瘾性。 (2) 胸部活动引起剧烈疼痛者，在呼气终末用 15cm 宽的胶布固定胸部，给予镇痛剂和镇静剂。 (3) 心血管疾病引起的胸痛，绝对卧床休息，吸氧。 3．病情观察。 4．用药护理：按医嘱准确给药，观察药物的疗效、副作用和有无药物依赖性。

【课前预习】

一、基础复习

呼吸系统解剖生理。

二、预习目标

1. _____是引起咳嗽、咳痰最常见的原因，临床护理措施是_____，保持呼吸道通畅。

2. 咯血的常见病因是_____，大咯血最严重的后果是_____，主要的护理措施是密切观察_____和协助_____。

3. 呼吸系统疾病发生胸痛的主要原因是病变累及_____。

4. 临床上咯血量分为痰中带血，少量咯血 < _____ ml/d，中等量咯血_____ ml/d，大量咯血 > _____ ml/d 或 1 次咯血量 > _____ ml。大咯血者暂禁食，小量咯血宜进食少量_____饮食，多饮水、多食富含维生素的食物，避免刺激性饮料。

【课后巩固】

一、名词解释

金属音咳嗽　　鸡鸣样咳嗽　　窒息先兆及窒息

二、填空题

1. 咳嗽与咳痰的护理：① 保持室内空气流通，温、湿度适宜；避免诱因，保暖。② 患者每日饮水量应在_____ ml 以上，摄入高热量、高蛋白、高维生素饮食；③ 促进有效排痰；④ 咳脓痰患者应加强口腔护理，排痰后及餐前充分漱口。

2. 促进有效排痰的措施：① 深呼吸和有效咳嗽适用于_____但_____者；② 湿化和雾化疗法适用于_____而至排痰困难者；③ 胸部叩击与胸壁震荡适用于_____、_____、_____者；④ 体位引流适用于有_____而排痰不畅者；⑤ 机械吸痰适用于_____而痰液量____、_____、_____或_____者。

3. 大咯血时应绝对卧床，头_____，或____侧卧位。咯血量较大时常用_____静脉滴注，观察有无恶心、心悸、面色苍白等药物不良反应，_____、_____、_____患者和____禁用；烦躁不安者可用地西泮(安定)肌内注射或水合氯醛灌肠，禁用吗啡、哌替啶，以免_____呼吸。

4. 咯血时注意咯血量、呼吸和血压，嘱患者勿屏气，以免诱发喉头痉挛、血液引流不畅形成血块导致_____，备齐抢救药品。若大咯血时患者出现_____、_____、_____及_____等，往往为窒息的先兆。

5. 大咯血窒息时，首要措施是解除_____。患者取_____位，脸侧向一边，轻拍背部使血块排出，清除____、_____内凝血块，或用吸引器吸出血块，必要时行气管插管或气管切开。

6. 临床上引起呼吸困难最常见的原因是____源性呼吸困难和____源性呼吸困难。其中肺源性呼吸困难可分为三种类型，即：____性呼吸困难、____性呼吸困难和____性呼吸困难。肺源性呼吸困难的患者宜保持环境安静，空气新鲜及适宜的温、湿度，应避免吸入_____气体，宜采取_____或_____体位休息。

7. 吸气性呼吸困难严重者可出现三凹征，三凹征指_____、_____、_____在吸气时明显下陷。

8. 对于因胸部活动引起剧烈疼痛的胸痛患者，可在_____用 15 cm 宽胶布固定____侧胸壁，以降低呼吸幅度，达到缓解疼痛的目的。

【综合练习】

A1/A2 型题

1. 机体进行气体交换的器官是
   A. 鼻　B. 咽　C. 喉　D. 气管　E. 肺
2. 呼吸系统疾病最常见的病因是
   A. 感染　　　　　B. 肿瘤
   C. 吸烟　　　　　D. 大气污染
   E. 变态反应
3. 导致呼气性呼吸困难最常见的病因是

　　A. 气管异物
　　B. 大支气管肿瘤
　　C. 大片肺组织实变
　　D. 大量胸腔积液
　　E. 支气管哮喘
4. 国内引起咯血最常见的疾病是
　　A. 肺结核　　　　B. 支气管扩张症

C．二尖瓣狭窄　　D．支气管肺癌

E．出血性疾病

5. 提示发生厌氧菌感染的症状或体征是

　　A．咳大量脓痰　　　　B．痰液有恶臭味

　　C．痰中带血丝　　　　D．咳嗽伴有高热

　　E．持续存在的湿啰音

6. 支气管肺炎患者咳出大量黄色脓痰，最有可能提示的是

　　A．并发病毒感染

　　B．并发支原体感染

　　C．并发念珠菌感染

　　D．并发肺炎链球菌感染

　　E．并发金黄色葡萄球菌感染

7. 以下关于肺部疾病患者咳痰的描述，不妥的是

　　A．慢性支气管炎患者常咳浆液或黏液痰

　　B．支气管扩张症者常咳大量脓痰

　　C．肺炎球菌肺炎患者常咳铁锈色痰

　　D．肺炎克雷伯杆菌肺炎患者常咳粉红色泡沫痰

　　E．阿米巴肺脓肿患者常咳巧克力色痰

8. 以呼气性呼吸困难为主要表现的疾病是

　　A．急性喉炎　　　　B．肺炎

　　C．慢性支气管炎　　D．胸腔积液

　　E．支气管哮喘

9. 呼吸系统疾病患者最常见的症状是

　　A．咳嗽　　　　　B．咳痰

　　C．咯血　　　　　D．胸痛

　　E．呼吸困难

10. 肺炎球菌肺炎剧烈胸痛者宜取

　　A．平卧位　　　　B．半卧位

　　C．坐位　　　　　D．患侧卧位

　　E．健侧卧位

11. 机械吸痰不适宜用于

　　A．剧烈咳嗽者　　B．气管切开者

　　C．气管插管者　　D．咳嗽反射消失者

　　E．昏迷者

12. 李某，男，20岁，支气管扩张症病史7年，体形消瘦。1周前再次发热，咳嗽，痰液黏稠不易咳出。护士所采取的以下排痰措施不妥的是

　　A．指导患者实施有效咳嗽

　　B．嘱患者适当多饮水

　　C．给予高糖饮食

　　D．协助翻身叩背

　　E．给予雾化吸入

13. 王某，女，70岁，COPD病史9年，肺心病病史2年。体质虚弱，1周前并发上呼吸道感染，今日出现大量脓痰不易咳出，浅昏迷状态。为保持气道通畅，首选的排痰措施是

　　A．翻身叩背　　　　B．胸部震荡

　　C．雾化吸入　　　　D．机械吸痰

　　E．体位引流

14. 陈某，男，70岁。以"慢性阻塞性肺疾病，急性上呼吸道感染"入院。患者卧床半年、咳痰无力。给予胸部叩击，促进排痰，下述方法正确的是

　　A．协助患者取平卧位

　　B．叩击顺序由内向外

　　C．叩击顺序由上而下

　　D．宜在餐后2 h至餐前30 min进行

　　E．叩击者手指伸展叩击胸壁

15. 张某，男，7岁，吸入异物后，出现呼吸困难，护理体检有典型三凹征。以下关于三凹征描述正确的是

　　A．胸骨上窝、锁骨上窝、肋间隙在吸气时明显凹陷

　　B．胸骨上窝、锁骨上窝、肋间隙在呼气时明显凹陷

　　C．胸骨上窝、锁骨上窝、肋间隙在屏气时明显凹陷

　　D．胸骨上窝、锁骨上窝、肋间隙在吞咽时明显凹陷

　　E．胸骨上窝、锁骨下窝、肋间隙在咳嗽时明显凹陷

16. 郭某，男，50岁。平素身体健康，吸烟10年。近2个月来出现刺激性咳嗽、音调

较高带金属音，偶有痰中带血丝。应首先排查的疾病是

A．上呼吸道感染　　B．慢支早期

C．支气管肺癌　　　D．支气管扩张症

E．左心功能不全

17. 王某，男，45 岁，幼年时反复支气管炎。入院评估，见痰量大、绿色脓性。判断引起本次感染的致病菌是

A．流感嗜血杆菌　　B．肺炎链球菌

C．β 溶血性链球菌　D．铜绿假单胞菌

E．克雷伯杆菌

18. 患者，男，73 岁，COPD 病史 15 余年。护士为患者排痰采取的正确护理措施是

A．神志清醒、一般状态良好者首选祛痰剂

B．长期卧床、久病无力咳嗽者首选体位引流

C．体力尚好，神志清，痰液黏稠不易咳出者首选胸部叩击

D．痰液量较多但排痰不畅、呼吸功能尚好者首选湿化气道

E．痰液黏稠且无力咳出或意识不清者首选机械吸痰

19. 护士为 ARDS 患者行气管内吸痰时，应给予纠正的操作是

A．吸痰前洗手，戴无菌手套

B．抽吸前向导管内滴入 3～7 ml 的无菌生理盐水

C．抽吸时动作要轻，吸痰管在气管内上下旋转

D．每次抽吸时间少于 30 s

E．两次吸痰间隙给予氧气吸入

20. 患者，男，64 岁，反复咳嗽、咳白色泡沫样痰 14 年，近日因上呼吸道感染后发热，咳出浆液性痰，伴胸闷、气促加重，被迫端坐位。患者最主要的护理诊断是

A．气体交换受损

B．体温过高

C．清理呼吸道无效

D．潜在的并发症：呼吸衰竭

E．潜在的并发症：肺性脑病

21. 患者，男，40 岁，支气管扩张症病史 8 年。2 h 前突然出现咯血，量约 800 ml，急诊入院。护士应立即准备备用的止血药是

A．抗血纤溶芳酸　　B．垂体后叶素

C．维生素 K　　　　D．安络血

E．止血敏

22. 患者，男，70 岁，慢性阻塞性肺疾 20 年，卧床 3 年，意识清楚，痰液黏稠难以咳出。促进患者排痰简单而有效的措施是

A．药物祛痰　　　　B．胸部叩击

C．湿化气道　　　　D．体位引流

E．机械排痰

23. 为患者湿化气道的同时一般不加入的药物

A．青霉素　　　　　B．庆大霉素

C．α-糜蛋白酶　　　D．氨溴索

E．氨茶碱

24. 患者，女性，62 岁，肺部感染，咳大量脓痰。下列排除痰液的护理措施哪项不妥

A．限制水分摄入，以免痰液生成过多

B．痰液黏稠可使用祛痰剂

C．对症使用有效的中成药

D．施行蒸汽吸入或药物超声雾化吸入

E．对痰多而无力咳出者助以翻身拍背或导管插入吸痰

25. 患者，女性，77 岁，患慢性支气管炎 15 年，常在冬春寒冷季节发作咳嗽、咳痰。护士指导该女士呼吸和排痰措施错误的是

A．先行 5～6 次深呼吸

B．于深呼气终末屏气

C．连续咳嗽数次将痰咳到咽部附近

D．再迅速用力咳嗽将痰排出

E．对无力排痰者，辅以雾化吸入

26. 患者，30 岁，常常在晨起及晚间躺下时咳大量脓痰，伴少量鲜血，并且痰液放置后分三层，可能是

A．慢性支气管炎　　B．肺癌

C．肺结核　　　　　D．支气管扩张

E．肺气肿

A3/A4 型题

(1～3 题共用题干)

患者，男，65 岁，以"慢性支气管炎，急性上呼吸道感染"入院。体检：T 38.1 ℃，R 19 次/min，右肺底可闻及明显痰鸣音。

1. 此时最重要的护理诊断是

    A．呼吸急促   B．体温过高

    C．清理呼吸道无效   D．低效性呼吸形态

    E．潜在窒息的危险

2. 针对上述护理诊断，所采取的护理措施正确的是

    A．病室温度 16～20 ℃，湿度在 35%～40%

    B．安置右侧卧位，利于排痰

    C．高糖、高蛋白、高脂肪饮食

    D．为促进排痰，餐后立即行胸部叩击

    E．遵医嘱应用抗生素、止咳祛痰药等

3. 护士指导患者行有效咳痰措施，以下描述正确的是

    A．适用于意识清、久病且无力咳嗽患者

    B．协助患者仰卧位，可用手按压上腹部

    C．咳嗽前先浅而快的腹式呼吸数次

    D．连续短促用力咳嗽再迅速用力将痰咳出

    E．为有效排除痰液应连续轻且浅地咳嗽

(4～5 题共用题干)

患者，女，26 岁，因"大咯血"急诊入院。遵医嘱予垂体后叶素 5U + 25% 葡萄糖液 20 ml，缓慢静脉注射。

4. 大量咯血是指

    A．一次咯血量>100 ml

    B．一次咯血量>300 ml

    C．一次咯血量>400 ml

    D．一次咯血量>500 ml

    E．24 h 咯血量>300 ml

5. 护士应特别询问的病史不包括

    A．妊娠史   B．冠心病病史

    C．高血压病史   D．心力衰竭病史

    E．慢性支气管炎病史

(6～7 题共用题干)

患者，男，30 岁。连续工作后出现咳嗽、咳痰伴发热 2 天，急诊来院，自述胸痛，咳嗽、深呼吸时明显，胸部 X 线示右肺斑块阴影。

6. 患者"胸痛"的原因是

    A．病变累及一个肺段

    B．病变累及多个肺段

    C．病变累及一个肺叶

    D．病变累及壁胸膜

    E．病变累及脏胸膜

7. 患者自述右侧胸痛难忍，为缓解患者胸痛，护士所采取的以下护理措施正确的是

    A．安置患者取左侧卧位

    B．严禁用手按压疼痛部位

    C．用宽胶布于呼气终末固定其左胸

    D．患者剧烈胸痛时可局部热敷

    E．严禁使用镇静剂和止痛剂

(8～9 题共用题干)

患者，女，55 岁，长期反复咳嗽、咳少量白色黏液痰，3 天前上呼吸道感染后出现呼吸困难、气促、喘息伴发绀。

8. 该患者目前的主要护理诊断是

    A．营养失调：低于机体需要量

    B．清理呼吸道无效

    C．有窒息的危险

    D．气体交换受损

    E．体液过多

9. 有利于提高呼吸效率，增加肺泡通气量的是

    A．缩唇呼吸   B．胸式呼吸

    C．腹式呼吸   D．混合式呼吸

    E．叹息样呼吸

(10～11 题共用题干)

患者，男，68 岁，因"发热、咳嗽、黏痰不易咳出"入院。护理体检：双肺呼吸音减低，肺底可闻及湿啰音，双下肢轻度水肿。

10. 护士提出护理诊断"清理呼吸道无效"，写相关因素时，护士长应提出异议的是
   A．与痰多有关
   B．与痰液黏稠有关
   C．与反复感染有关
   D．与无力咳嗽有关
   E．与体位有关

11. 患者家属要求加用利尿剂，护士回答最科学的是
   A．护士无权解释治疗
   B．会增加患者经济负担
   C．可能会加重痰液黏稠
   D．不符合医院用药规范
   E．患者的药占比已经超标

(12～14 题共用题干)

患者，女，30 岁，妊娠 16 周，以"支气管扩张症并发咯血"入院。

12. 下列护理措施正确的是
   A．小量咯血者需绝对卧床休息
   B．大咯血时应健侧卧位，防止患侧受压
   C．大咯血时鼓励患者用力咳嗽，以利于咯出血块
   D．咯血不止时嘱患者勿屏气以免导致窒息
   E．烦躁不安时可给予吗啡镇静

13. 今晨大咯血，护士核对医嘱时应提出异议的是
   A．卡巴克洛 5 mg
   B．维生素 K_1 10 mg，im
   C．垂体后叶素 5U + 5%GS，iv
   D．止血敏 0.25 g，im
   E．氨苯甲酸 0.25 g，tid，po

14. 大咯血时最可能出现的医护合作问题是
   A．潜在并发症：肺炎
   B．潜在并发症：压疮
   C．潜在并发症：休克
   D．潜在并发症：窒息
   E．潜在并发症：昏迷

(15～16 题共用题干)

患者，男，65 岁，支气管扩张症病史 3 年。大咯血过程中突然咯血终止，张口瞪目，两手乱抓，大汗淋漓。

15. 应首先考虑的是
   A．失血性休克　　B．紧张性休克
   C．呼吸衰竭　　　D．咯血停止
   E．窒息先兆

16. 此时首要的处理是
   A．加压吸氧　　　B．输血
   C．注射止血剂　　D．清除口腔内血块
   E．进行人工呼吸

第二节　急性呼吸道感染患者的护理

急性上呼吸道感染

【知识要点】

一、疾病概述与相关知识

急性上呼吸道感染简称上感，是鼻腔、咽或喉部急性炎症的总称。

急性上呼吸道感染约有 70%～80% 由病毒引起，20%～30% 由细菌感染引起。

全年皆可发病，多发于冬春季节，主要通过飞沫经空气传播，也可经污染的手和用具接触传播。

二、护理评估

1. 健康史：有无与急性上呼吸道感染患者密切接触；有无受凉、淋雨和过度疲劳等使防御功能降低的诱因。

2. 身体状况：

(1) 普通感冒。

(2) 急性病毒性咽炎和喉炎。

(3) 急性疱疹性咽峡炎。

(4) 急性咽结膜热。

(5) 急性咽、扁桃体炎。

(6) 并发症：急性鼻窦炎、中耳炎、气管-支气管炎、风湿热、心肌炎等。

3. 辅助检查：

(1) 血白细胞计数：病毒感染时，白细胞计数正常或偏低，淋巴细胞比例升高；细菌感染时，白细胞总数可偏高，中性粒细胞增多。

(2) 病原学检测。

三、治疗要点

1. 对症治疗：应用伪麻黄碱治疗以减轻鼻部充血，必要时可应用解热镇痛类药物。

2. 病因治疗：① 抗病毒药物；② 抗菌药物。

3. 中药治疗。

四、主要护理诊断及合作性问题与护理措施

1. 急性上呼吸道感染患者的主要护理诊断及合作性问题与护理措施：见表 1-5。

表 1-5 急性上呼吸道感染患者的主要护理诊断及合作性问题与护理措施

护理诊断/问题	主要护理措施
体温过高。	1. 体温超过 39 ℃ 时物理降温，常用的物理降温措施。 2. 必要时遵照医嘱给予退热药物。 3. 降温措施实施 30 min 后，应观察降温效果并做好记录。 4. 鼓励多饮水。 5. 注意保暖，防止受凉。
舒适的改变。	1. 环境和休息。 2. 饮食护理。 3. 口腔护理。 4. 药物护理。 5. 防止交叉感染。

2. 健康指导：① 增强免疫力；② 避免诱因；③ 识别并发症并及时就诊。

急性气管-支气管炎

【知识要点】

一、疾病概述与相关知识

急性气管-支气管炎是指感染、物理、化学、过敏等因素引起的气管、支气管黏膜的急性炎症。常见病因：① 感染，如细菌、病毒；② 过敏反应；③ 理化因素，如冷空气、粉尘、刺激性气体。

二、护理评估

1. 健康史。

2. 身体状况：起病较急，常先有急性上呼吸道感染症状。

(1) 症状：全身症状一般较轻，可有发热，38 ℃左右，多于 3~5 天降至正常。咳嗽、咳痰，先为干咳或少量黏液性痰，随后可转为黏液脓性或脓性，痰量增多，咳嗽加剧，偶可痰中带血，咳嗽可延续 2~3 周才消失，如迁延不愈，可演变成慢性支气管炎。如支气管发生痉挛，可出现程度不等的气促，半胸骨后发紧感。

(2) 体征：可以在两肺听到散在的干、湿性啰音。啰音部位不固定，咳嗽后可减少或消失。

3. 辅助检查：

(1) 血常规：周围血中白细胞计数和分类无明显改变。细菌感染较重时，白细胞总数和中性粒细胞增高。

(2) 痰检查：痰培养可发现致病菌。

(3) X 线胸片检查：大多数表现正常或仅有肺纹理增粗。

三、治疗要点

1. 对症治疗：解热镇痛、止咳、祛痰等。

2. 抗菌治疗。

四、主要护理诊断及合作性问题与护理措施

1. 急性气管-支气管炎患者的主要护理诊断及合作性问题与护理措施：见表 1-6。

表 1-6　急性气管-支气管炎患者的主要护理诊断及合作性问题与护理措施

护理诊断/问题	主要护理措施
清理呼吸道无效。	参见"咳嗽与咳痰"的护理。

2. 健康教育：① 增强免疫力；② 避免复发。

【课前预习】

一、基础复习

1. 上呼吸道、气管-支气管解剖。

2. 相关药物：非甾体类解热镇痛药、抗病毒药，抗菌药。

二、预习目标

1. 急性上呼吸道感染是_____、_____或_____急性炎症的总称。

2. 急性上呼吸道感染约有 70%~80% 由_____引起，20%~30% 由_____感染引起。

3. 上呼吸道感染多发于_____季节，主要通过飞沫经_____传播，也可经污染的手和用具接触传播。

4. 急性气管-支气管炎最多见的病因是_____。

【课后巩固】

填空题

1. 急性上呼吸道感染体温超过 _____℃ 时行物理降温，常用的物理降温措施有_____、_____、_____、_____等，必要时遵照医嘱给予_____药物。降温措施实施_____ min 后，应观察降温效果及出汗情况并做好记录。鼓励多饮水，出汗后及时擦干汗液，更换汗湿的内衣和床单，注意保暖，防止受凉。

2. 急性上呼吸道感染临床表现为_____、_____和_____、_____、_____、_____等。

【综合练习】

A1/A2 型题

1. 急性上呼吸道感染 70%~80% 的病因是
   A. 细菌感染　　　B. 病毒感染
   C. 真菌感染　　　D. 支原体感染
   E. 衣原体感染

2. 引起急性咽-扁桃体炎常见的细菌是
   A. 溶血性链球菌　B. 流感嗜血杆菌
   C. 肺炎链球菌　　D. 肺炎军团菌
   E. 克雷伯杆菌

3. 急性气管-支气管炎最主要的临床表现是
   A. 咳嗽和咳痰　　B. 咯血
   C. 呼吸困难　　　D. 胸痛
   E. 喘息

4. 以下对急性上呼吸道感染患者的健康指导，不正确的是

   A. 避免淋雨
   B. 增强机体抵抗能力
   C. 饮用中草药汤剂预防
   D. 患者使用的餐具、痰盂等用具应每日消毒
   E. 接触患者时注意做好呼吸道隔离，防止交叉感染

5. 患者，女性，24 岁，主诉有鼻塞、咽痛、声音嘶哑、流眼泪、呼吸道不畅等急性上呼吸道感染症状。血象检查：血白细胞计数偏低。考虑感染为
   A. 流感嗜血杆菌　　B. 溶血性链球菌
   C. 革兰阴性杆菌　　D. 葡萄球菌
   E. 病毒

A3/A4 型题

(1～2 题共用题干)

患者，女，14 岁，以"急性上呼吸道感染"入院。患者自述 2 天前受凉后出现打喷嚏、流涕，咽痛伴发热。护理体检：T 38.6 ℃，P 102 次/min，R 22 次/min。

1. 患者最主要的护理诊断是
   - A．体温过高
   - B．心动过速
   - C．呼吸加快
   - D．知识缺乏
   - E．疼痛

2. 经治疗 2 天后患者打喷嚏、流涕及咽痛等症状消失，出现乏力、胸闷、心悸等。护理体检：T 36.6 ℃，P 106 次/min，R 20 次/min。最可能出现的并发症是
   - A．急性肺炎
   - B．急性肾炎
   - C．心力衰竭
   - D．急性支气管炎
   - E．病毒性心肌炎

(3～5 题共用题干)

患者，男，28 岁，以"急性上呼吸道感染"入院。护理体检：咽部充血，咽及扁桃体表面可见灰白色疱疹，周围有红晕。

3. 该患者应诊断为
   - A．急性鼻炎
   - B．急性咽炎
   - C．急性疱疹性咽峡炎
   - D．急性咽结膜热
   - E．急性扁桃体炎

4. 引起该病常见的病原体是
   - A．溶血性链球菌
   - B．草绿色链球菌
   - C．甲型流感病毒
   - D．柯萨奇病毒 A
   - E．呼吸道合胞病毒

5. 如果患者反复出现"急性上呼吸道感染"，社区护士所进行的以下健康指导，正确的是
   - A．上呼吸道感染流行季节禁止户外活动
   - B．多到老年活动室玩玩桥牌
   - C．可应用流感疫苗加以预防
   - D．流感流行季节预防性口服抗生素
   - E．患者的餐具、痰盂等注意清洁

(6～7 题共用题干)

吴女士，24 岁，主诉咽痛、畏寒、发热，体温 39 ℃。查体：咽部充血，扁桃体充血、肿大，有黄色点状渗出物，颌下淋巴结肿大，有压痛。诊断：细菌性咽、扁桃体炎。

6. 如果患者原有症状未缓解，又出现了耳痛、耳鸣、听力减退、外耳道流脓等情况，应考虑患者出现
   - A．鼻窦炎
   - B．中耳炎
   - C．病毒性咽炎
   - D．病毒性支气管炎
   - E．急性肺炎

7. 为防止交叉感染，家属应做好
   - A．多休息、多饮水
   - B．用抗生素预防
   - C．长期家庭氧疗
   - D．室内食醋熏蒸
   - E．呼吸道隔离

(8～11 题共用题干)

患者，女性，25 岁。淋雨后打喷嚏、咳嗽、鼻塞、流涕，开始为清水样，3 天后变稠，伴有咽痛，轻度畏寒、头痛。

8. 对该患者最可能的诊断是
   - A．普通感冒
   - B．病毒性咽炎
   - C．病毒性支气管炎
   - D．急性支气管炎
   - E．急性肺炎

9. 此病一般的病程是
   - A．3 天
   - B．5 天
   - C．1 周
   - D．半个月
   - E．1 个月

10. 针对该患者的护理措施，正确的是
    - A．绝对卧床休息
    - B．注意隔离，病室关闭门窗，注意保暖
    - C．限制水分摄入
    - D．给予高蛋白、低盐饮食
    - E．咽痛时可予以消炎含片

11. 如果患者原有症状未缓解，又出现了头痛、发热，伴有浓涕、鼻窦压痛等情况，考虑患者出现
    - A．鼻窦炎
    - B．中耳炎
    - C．病毒性咽炎
    - D．病毒性支气管炎
    - E．急性肺炎

第三节 肺炎患者的护理

肺炎是指终末气道、肺泡和肺间质的炎症，可由病原微生物感染、各种理化因素(如有害气体、化学物质、放射线、水、食物或呕吐物的吸入等)、免疫损伤、过敏及药物作用所致。

引起肺炎的病原体包括细菌、病毒、真菌、支原体、衣原体及寄生虫等，其中细菌性肺炎是最常见的肺炎，约占肺炎的 80%。

是否发生肺炎取决于两个因素：病原体和宿主因素。如果病原体数量多，毒力强和(或)宿主呼吸道局部和全身免疫防御系统损害，即可发生肺炎。

肺炎分类：

1. 解剖学分类：① 大叶性(肺泡性)肺炎；② 小叶性(支气管性)肺炎；③ 间质性肺炎。

2. 病因分类：细菌性肺炎、病毒性肺炎、非典型病原体(如军团菌、支原体和衣原体等)所致肺炎、真菌性肺炎、其他病原体所致肺炎和理化因素所致肺炎等。

3. 患病环境分类：① 社区获得性肺炎；② 医院获得性肺炎。

肺炎链球菌肺炎

【知识要点】

一、疾病概述与相关知识

肺炎链球菌肺炎是由肺炎链球菌所引起的肺实质性炎症，通常起病急骤，以高热、寒战、咳嗽、血痰及胸痛为特征，在 X 片胸片中呈肺段或肺叶急性炎性实变。近年来因为抗菌药物的广泛应用，使本病的起病方式、症状以及 X 线改变均不典型。

肺炎链球菌为革兰阳性球菌，是寄居上呼吸道的正常菌群，只有在机体免疫力下降时才致病。典型病理改变分为 4 期：充血期、红色肝变期、灰色肝变期及消散期。

二、护理评估

1. 健康史：有无上呼吸道感染史；有无受凉、淋雨、疲劳、酗酒、手术等诱因；有无慢性病史等。

2. 身体状况：肺炎球菌肺炎约占社区获得性肺炎的半数。

(1) 起病急骤，以高热(稽留热)、寒战、咳嗽、咳铁锈色痰(或痰中带血)及胸痛为典型临床症状。

(2) 体征：急性病容，口角和鼻周有单纯疱疹，肺叩诊浊音、触觉语颤增强、听诊有支气管呼吸音、湿啰音，累及胸膜时可有胸膜摩擦音。

(3) 并发症：严重感染者，可并发感染性休克等。

3. 辅助检查：

(1) 血液检查：血白细胞计数及中性粒细胞明显增高，并有核左移、细胞内中毒颗粒。

(2) 病原学检查：包括痰液涂片及痰培养、血液及胸腔积液培养等。

(3) X线检查：肺纹理改变，肺部炎症阴影和胸腔积液征象等。

三、治疗要点

1. 抗感染治疗：肺炎治疗的主要环节，正确合理选用抗感染药物是关键。可根据患病环境和当地流行病学资料或根据细菌培养和药敏试验结果，选择敏感的抗菌药物。重症肺炎的治疗应首选广谱的强力抗菌药物，并要足量、联合用药。

肺炎球菌肺炎：首选青霉素 G。

2. 支持治疗：包括卧床休息、补充足够的蛋白质、热量和维生素，鼓励多饮水，清除呼吸道分泌物、保持气道通畅，维持呼吸功能、纠正缺氧，维持水、电解质平衡等。

3. 并发症的处理：有感染性休克时行抗休克治疗。

四、主要护理诊断及合作性问题与护理措施

1. 肺炎患者的主要护理诊断及合作性问题与护理措施：见表 1-7。

表 1-7　肺炎患者的主要护理诊断及合作性问题与护理措施

护理诊断/问题	主要护理措施
体温过高。	1. 休息与生活护理。 2. 饮食与补充水分。 3. 降温护理。 4. 病情观察。 5. 用药护理。
清理呼吸道无效。	参见"咳嗽与咳痰"的护理。
气体交换受损。	参见"呼吸困难"的护理。
潜在并发症：感染性休克。	1. 病情监测。 2. 感染性休克抢救配合：① 专人护理，安置休克体位；② 吸氧；③ 扩充血容量；④ 用药护理。

2. 健康指导：

(1) 疾病知识指导：避免病因、诱因。

(2) 生活知识指导：加强营养、规律生活、适当锻炼、注射肺炎球菌疫苗。

(3) 出院指导：按医嘱用药、按时复诊。

葡萄球菌肺炎

【知识要点】

一、疾病概述与相关知识

葡萄球菌肺炎是由葡萄球菌所引起的急性化脓性肺部炎症，常发生于有基础疾病及免疫功能低下的患者。

葡萄球菌为革兰染色阳性球菌，有金黄色葡萄球菌(简称金葡菌)及表皮葡萄球菌两类。金葡菌是化脓性感染的主要原因。

二、护理评估

1. 临床表现：

(1) 起病急骤，寒战、高热等毒血症状明显；胸痛、咳嗽、脓性痰，痰量多，痰中带血或呈脓血状。

(2) 早期体征与严重中毒症状和呼吸道症状不平行，其后出现两肺散在湿啰音和肺实变体征。

2. 辅助检查：

(1) 血液检查：血白细胞计数及中性粒细胞明显增高，并有核左移、细胞内中毒颗粒。

(2) 胸部 X 线检查：肺部 X 线显示肺段或肺叶实变，或呈小叶状浸润，其中有单个或多发的液气囊腔。X 线阴影呈易变性，表现为一处炎性浸润而在另一处出现新的病灶，或很小的单一病灶发展为大片阴影，此为金葡菌肺炎的另一个重要特征。治疗有效时，病变消散，阴影密度逐渐减低，2~4周后病变完全消失，偶尔可遗留少许条索状阴影或肺纹理增多等。

三、治疗要点

1. 抗感染治疗：首选耐青霉素的半合成青霉素或头孢菌素。

2. 支持治疗：包括卧床休息、补充足够的蛋白质、热量和维生素，多饮水；纠正缺氧；对脓胸或脓气胸应尽早引流。

革兰阴性杆菌肺炎

【知识要点】

一、疾病概述与相关知识

革兰阴性杆菌肺炎是指由克雷白杆菌、大肠杆菌、变形杆菌、流感嗜血杆菌或绿脓杆菌(铜绿假单胞菌)等革兰阴性杆菌所致的肺炎，多数为继发性肺炎。多见于年老体弱或原有慢性支气管-肺疾患者，亦可通过机械呼吸器、雾化器或各种导管而感染，是医院获得性肺炎的常见类型。

二、护理评估

临床表现：

1. 有发热、咳嗽、咳痰、胸痛、气急、发绀、心悸等症状，严重者出现休克和呼吸衰竭。

2. 痰液特征与感染病原菌相关：克雷白杆菌感染的痰液呈砖红色胶冻样，铜绿假单胞菌感染的痰液呈绿色脓性，嗜肺军团杆菌感染的痰液呈带少量血丝的黏痰或血痰等。

3. 体征：湿性啰音和肺实变征等。

三、治疗要点

抗感染治疗：抗菌药物宜大剂量、长疗程、联合用药，以静脉滴注为主。

1. 肺炎杆菌肺炎：头孢菌素类和氨基糖苷类是首选。

2. 铜绿假单胞肺炎：有效抗生素为 β-内酰胺类、氨基糖苷类和氟喹诺酮类。

3. 流感嗜血杆菌肺炎：第二、三代头孢菌素、新型大环内酯类抗生素。

肺炎支原体肺炎

【知识要点】

一、疾病概述与相关知识

肺炎支原体肺炎是肺炎支原体引起的肺部急性炎症，常伴咽炎、支气管炎。秋冬季节发病较多，好发于儿童及青年人。

二、护理评估

1. 临床表现：

(1) 起病缓慢，有发热、头痛、肌肉酸痛等全身症状。

(2) 咳嗽多呈阵发性刺激性呛咳，少量白色黏液痰。

(3) 肺部体征常不明显。

2. 辅助检查：

(1) 血液检查：血白细胞计数正常或略增高，以中性粒细胞为主。

(2) 胸部 X 线检查：肺部 X 线显示肺部多种形态浸润，呈节段性分布，以下肺野多见。

三、治疗要点

本病有自限性。首选大环内酯类抗生素如红霉素、阿奇霉素等。咳嗽剧烈者给予镇咳药。若有继发感染，根据病原学检查，选用针对性的抗菌药治疗。

病毒性肺炎

【知识要点】

一、疾病概述与相关知识

病毒性肺炎是由上呼吸道病毒感染向下蔓延所致的肺部炎症。本病一年四季均可发生，但大多见于冬春季节，可暴发或散发流行。

二、护理评估

1. 临床表现：

(1) 起病较急，发热、头痛、全身酸痛、倦怠等表现较突出，有咳嗽、少痰或白色黏液痰、咽痛等呼吸道症状。

(2) 小儿或老年人易发生重症病毒性肺炎。

(3) 胸部体征常不明显。

2. 辅助检查：

(1) 血液检查：血白细胞计数正常、略增高或偏低。

(2) 胸部 X 线检查：肺部 X 线以间质性肺炎表现为主。

(3) 免疫学检查、病毒分离及抗原检测是确诊依据。

三、治疗要点

以对症治疗为主。

【课前预习】

一、基础复习

1. 肺炎的病理过程及转归。
2. 肺实变征。
3. 肺部相关 X 线表现。
4. 各类抗生素及其不良反应。
5. 感染性休克的表现及处理。

二、预习目标

1. 肺炎是指_____、_____和_____的炎症，可由病原微生物感染、各种理化因素、免疫损伤、过敏及药物作用所致。细菌性肺炎尤其是_____肺炎是最常见的肺炎。

2. 各种肺炎均有全身毒血症状和呼吸系统表现，不同肺炎的痰液各有特征，胸部 X 线检查和痰液检查有助于诊断，治疗以_____和_____为主。

3. 肺炎球菌肺炎肺实变体征，患侧呼吸运动减弱，语颤_____，叩诊_____，听诊有呼吸音和湿啰音，累及胸膜时可有_____音。

4. 肺炎球菌肺炎，白细胞计数多在 $(10 \sim 20) \times 10^9/L$，中性粒细胞多增至 0.8 以上，并可见中毒颗粒及核_____移现象。X 线检查，早期仅见肺纹理_____，或受累的肺段、肺叶稍模糊，实变期可见大片均匀一致的_____或_____阴影。

【课后巩固】

一、名词解释

大叶性肺炎　小叶性肺炎　间质性肺炎　社区获得性肺炎　医院获得性肺炎　休克型肺炎

二、填空题

1. 肺炎球菌肺炎患者发病前有上呼吸道感染的先驱症状，典型症状为起病急骤，寒战、高热，体温可在数小时内达 39 ~ 40 ℃，热型呈_____热，全身肌肉酸痛，____侧胸痛可放射至肩部，深呼吸或咳嗽时加剧，口唇有单纯疱疹；咳嗽、咳痰，痰液为_____色；急性病容，鼻翼扇动，面颊绯红，严重者可有发绀、心动过速、心律失常，感染严重时意识模糊、烦躁不安、嗜睡、谵妄、昏迷等神经症状。休克型肺炎，在发病 24 ~ 72 h 时，血压_____、休克状态，体温_____、冷汗、面色苍白、脉搏_____、唇指发绀，尿量_____。

2. 肺炎球菌肺炎的治疗，首选_____控制感染，疗程一般为_____天，或热退后____天停药。

3. 感染性休克患者绝对卧床，取_____位，建立静脉通路，抢救首先要_____，遵医嘱应用抗休克及抗感染药物，应用糖皮质激素，纠正水、电解质及酸碱失衡。输液速度不宜过快，防止_____的发生，忌用热水袋保暖，以防_____。

4. 肺炎球菌肺炎患者,胸痛时取____侧卧位;急性发绀给予氧疗,流量一般_____ L/min;高热量、高蛋白、高维生素、易消化流质或半流质饮食,多饮水;注意保暖,高热给予_____,不宜用_____或其他解热药;协助排痰。

5. 支原体肺炎由肺炎支原体引起,在空气中传播,健康人吸入后感染,起病缓慢,低热、咽痛、乏力、食欲缺乏,咳嗽为本病最突出症状,常为_____性呛咳,有黏液或黏液脓性痰,偶有血丝。X线呈多种形态的浸润影,阶段性分布,下肺野多见。血液检查见白细胞正常或稍高,以_____细胞为主;血清中肺炎_____抗体测定有助于诊断;治疗首选_____抗生素,四环素类或喹诺酮类有效,青霉素和头孢菌素类抗生素效果欠佳。

6. 革兰阴性杆菌肺炎(院内获得性感染),常见致病菌包括肺炎克雷白杆菌、铜绿假单胞菌、流感嗜血杆菌、大肠埃希菌等,多见于年老体弱、长期应用抗生素、糖皮质激素等_____低下或全身衰竭的住院患者,表现为咳嗽、咳痰,发热,精神萎靡等。肺炎克雷白杆菌肺炎的痰黏稠,由血液和黏液混合而成_____色为本病的特征;铜绿假单胞菌肺炎的痰则成_____色或_____性。抗生素应用:肺炎克雷白杆菌肺炎可选用Ⅱ、Ⅲ代头孢菌素,重症联合氨基糖苷类或喹诺酮类;铜绿假单胞菌肺炎有效抗菌药为_____、氨基糖苷类和氟喹诺酮类;流感嗜血杆菌肺炎首选_____;大肠埃希菌、产气杆菌、阴沟杆菌引起的肠杆菌科细菌肺炎,选用_____、_____、_____、_____用药。

【综合练习】

A1/A2 型题

1. 引起肺炎最常见的病原体是
   A. 细菌　　　　　B. 病毒
   C. 支原体　　　　D. 军团菌
   E. 衣原体

2. 导致社区获得性肺炎常见的病原菌是
   A. 葡萄球菌
   B. 肺炎链球菌
   C. 大肠埃希菌
   D. 肺炎克雷伯杆菌
   E. 乙型溶血性链球菌

3. 以下不属于肺炎链球菌肺炎病理分期的是
   A. 充血期　　　　B. 淤血期
   C. 消散期　　　　D. 红色肝变期
   E. 灰色肝变期

4. 肺炎链球菌肺炎患者的典型表现不包括
   A. 寒战、高热　　B. 咳铁锈色痰
   C. 咳嗽、少痰　　D. 患侧胸痛
   E. 嗜睡、谵妄

5. 肺炎球菌性肺炎最常见的易感人群是
   A. 少年　　　　　B. 儿童
   C. 青壮年男性　　D. 青壮年女性
   E. 更年期女性

6. 肺炎球菌肺炎最具有特征性的临床症状是
   A. 呼吸困难　　　B. 高热
   C. 咳嗽　　　　　D. 胸痛
   E. 咳铁锈色痰

7. 肺炎时容易并发脓气胸的常见病原体是
   A. 肺炎球菌　　　B. 溶血性链球菌
   C. 金黄色葡萄球菌　D. 绿脓杆菌
   E. 白色念珠菌

8. 老年患者突然发生寒战、高热、咳嗽、咳痰,痰黏稠、砖红色、胶冻状,引起感染

最可能的病原菌是

A．葡萄球菌　　　B．克雷伯杆菌

C．铜绿假单胞菌　D．嗜肺军团菌

E．流感嗜血杆菌

9. 患者，女，38 岁，以"肺炎链球菌肺炎"入院。护理巡视中发现患者面色苍白，唇指发绀，四肢湿冷，测血压 70/50 mmHg。首选的护理措施是

A．加强保暖措施

B．持续低流量吸氧

C．建立静脉通道扩容

D．遵医嘱静脉滴注血管活性药物

E．每隔 15 min 测量血压一次

10. 患者，男，46 岁，2 天前无明显诱因突然发热、寒战，体温未测，今日出现咳嗽、咳黄色脓性痰。患者最可能感染的微生物是

A．鼻病毒　　　　B．腺病毒

C．葡萄球菌　　　D．肺炎链球菌

E．铜绿假单胞菌

11. 患者，男，24 岁，以"肺炎链球菌肺炎"入院，1 天前受凉后出现寒战、高热。护理体检：T 39.7 ℃，右肺下叶显著湿啰音。护士提出护理诊断"体温过高"，针对此诊断的首选措施是

A．物理降温　　　B．多饮热水

C．加盖被子保暖　D．安瑞克冲服

E．青霉素静脉滴注

12. 患者，男，38 岁，劳累后出现寒战、高热，伴咳嗽、咳痰及右侧胸痛。护理体检：T 40.1 ℃，BP 108/88 mmHg，P 103 次/min，急性病容，右侧胸部呼吸运动减弱。患者现存的护理诊断不包括

A．体温过高

B．气体交换受损

C．疼痛

D．清理呼吸道无效

E．潜在的并发症：感染性休克

13. 女性，32 岁，一周前足部有过疖肿，前天开始发热，头痛伴有高热，寒战，咳脓痰，痰中带血丝，胸痛，听诊两肺呼吸音增强，偶有少量啰音，WBC 12×10^9/L，中性粒细胞 0.9，胸片两肺散在密度较淡的圆形病变，其中部分病灶有空洞伴液平，应考虑为

A．支气管扩张继发感染

B．多发性肺脓肿伴感染

C．肺炎球菌肺炎

D．金黄色葡萄球菌肺炎

E．肺转移瘤

14. 某肺炎球菌肺炎患者病程延长，在抗生素治疗下体温退后复升，白细胞持续上升，应考虑

A．抗生素剂量不足

B．细菌产生耐药性

C．并发症存在

D．机体抵抗力低下

E．休克先兆

A3/A4 型题

(1 ~ 4 题共用题干)

患者，男性，21 岁，右上腹尖锐刺痛，向右肩放射，不敢呼吸及咳嗽。急性面容，呼吸急促，口唇疱疹，右下肺呼吸音减弱，语颤增强，闻及湿啰音，右上腹轻度肌紧张及压痛。血白细胞计数 22×10^9/L，中性粒细胞 0.9。

1. 首先应考虑的诊断是

A．急性胆囊炎　　B．胆石症

C．右侧胸膜炎　　D．右侧气胸

E．肺炎球菌肺炎

2. 为明确诊断，应进行的检查是

A．血常规　　　　B．血细胞涂片

C．血气分析　　　D．痰涂片或培养

E．肺功能检测

3. 如果患者病情进一步发展，体检：体温 37 ℃，脉搏 110 次/min，呼吸 28 次/min，

血压 80/50 mmHg，患者面色苍白，口唇发绀，右下肺叩诊音稍浊，听到少量湿啰音。应考虑的诊断是

A．肺炎球菌肺炎　　B．休克性肺炎

C．右侧胸膜炎　　　D．右侧气胸

E．肺脓肿

4. **除给予抗菌药物治疗外，首要的护理措施为**

A．预防并发症的发生

B．遵医嘱给予止咳祛痰药

C．鼻饲高热量富含维生素的流质饮食

D．按休克原则处理好体位、保暖、吸氧、静脉输液等问题

E．注意观察生命体征、神志、瞳孔、尿量等变化

（5 ~ 8 题共用题干）

患者，男，25 岁。打篮球后出现高热、寒战，继而出现咳嗽、咳痰，痰呈铁锈色。护理体检：T 39.4 ℃，P 120 次/min，脉压 15 ~ 20 mmHg，呼吸浅快，口唇发绀，烦躁，面色苍白，四肢湿冷。初步诊断：肺炎链球菌肺炎、感染性休克。

5. **对确诊肺炎链球菌肺炎最有价值的是**

A．咳铁锈色痰　　B．脉压缩小

C．脉搏加快　　　D．体温升高

E．痰液培养

6. **以下对肺炎链球菌肺炎实变期体征描述不妥的是**

A．呈急性病容

B．患侧呼吸运动增强

C．患侧触觉语颤增强

D．患侧叩诊呈浊音或实音

E．患侧可闻及支气管呼吸音

7. **治疗首选的抗生素是**

A．青霉素　　　B．链霉素

C．红霉素　　　D．卡那霉素

E．制霉菌素

8. **患者家属询问何时停用抗生素，护士回答正确的是**

A．热退后即可停药

B．热退后 1 天停药

C．热退后 3 天停药

D．症状、体征减轻后停药

E．胸部 X 线显示炎症阴影基本吸收后停药

（9 ~ 11 题共用题干）

患者，男，40 岁，以"肺炎球菌肺炎"入院。入院后 3 天，患者体温由 40.0 ℃ 突然降至 35.6 ℃，P 122 次/min，脉压 20 mmHg，呼吸浅快，烦躁不安，脸色苍白，四肢厥冷，尿量减少。

9. **该患者最有可能出现的潜在并发症是**

A．心源性休克　　B．呼吸衰竭

C．肺性脑病　　　D．急性肾损伤

E．感染性休克

10. **护理过程中，观察该患者病情变化最重要的指标是**

A．体温变化　　　B．呼吸频率

C．血压、脉搏　　D．意识状态

E．面色变化

11. **以下护理措施不妥的是**

A．安置中凹卧位

B．热水袋直接保暖

C．迅速建立 2 条静脉通道

D．快速滴注右旋糖酐

E．维持 PaO_2 60 mmHg 以上

（12 ~ 15 题共用题干）

患者，男性，29 岁，受凉后出现畏寒、高热，右侧胸痛伴咳嗽，气短。体检：右肺下部叩浊，可闻及水泡音，痰结核菌集菌阴性。胸部 X 线检查示右下肺叶大片状致密阴影。血白细胞计数 $22 \times 10^9/L$。

12. **最可能的诊断是**

A. 肺炎球菌肺炎　　　B. 肺结核

C. 支气管哮喘　　　　D. 阻塞性肺炎

E. 肺脓肿

13. **此病的并发症不包括**

　　A. 胸膜炎　　　　　　B. 肺脓肿

　　C. 感染性休克　　　　D. 脑膜炎

　　E. 弥散性血管内凝血

14. **其饮食原则是给予**

　　A. 低盐饮食

　　B. 普食

　　C. 高蛋白质、高热、高维生素、易消化的流质或半流质

　　D. 低脂饮食

　　E. 少渣半流质

15. **可减轻患者胸痛的最常用体位是**

　　A. 俯卧位　　　　　　B. 坐位

　　C. 患侧卧位　　　　　D. 仰卧位

　　E. 健侧卧位

(16～18 题共用题干)

患者，老年女性，因发热、胸痛、咳痰 2 日入院。体检：体温 40 ℃，右下肺闻及湿啰音。入院诊断：肺炎球菌肺炎。

16. **该患者的护理问题是**

　　A. 发热待查　　　B. 肺炎

　　C. 体温过高　　　D. 肺部啰音

　　E. 白细胞计数增高

17. **肺炎球菌肺炎高热患者降温不宜采用**

　　A. 温水擦身　　　B. 乙醇擦浴

　　C. 退热药　　　　D. 大血管区放置冰袋

　　E. 多饮水

18. **血常规检查最可能出现的改变是**

　　A. 嗜酸性粒细胞百分比明显增加

　　B. 嗜碱性粒细胞百分比明显增加

　　C. 中性粒细胞百分比明显增加

　　D. 单核细胞百分比明显增加

　　E. 淋巴细胞百分比明显增加

(19～20 题共用题干)

患者，男，30 岁，既往体健，淋雨后出现发热，咳嗽、咳痰，未予重视，2 天后出现右上腹疼痛伴气急、恶心 1 天。

19. **排除急腹症后，首先考虑的诊断是**

　　A. 肺炎球菌肺炎

　　B. 支气管扩张症

　　C. 浸润性肺结核

　　D. 慢性阻塞性肺气肿

　　E. 传染性非典型肺炎

20. **病情观察中，能提示患者出现感染性休克的是**

　　A. X 线检查见片状均匀致密阴影

　　B. 听诊闻及胸膜摩擦音

　　C. 咳铁锈色痰

　　D. 白细胞明显增多，中性粒细胞比例增高

　　E. 白细胞总数降低，中性粒细胞比例增高

(21～22 题共用题干)

患者，男，66 岁，以"重症肺炎、感染性休克"入院，BP 60/40 mmHg。

21. **以下护理措施正确的是**

　　A. 快速静脉注射多巴胺以迅速提升血压

　　B. 维持收缩压在 90～100 mmHg

　　C. 正确的输液顺序是先糖后盐、先快后慢

　　D. 青霉素溶于碳酸氢钠溶液中以确保药液及时输入

　　E. 为提高血药浓度、迅速控制感染，将 1 天的抗生素集中输入

22. **经治疗病情好转，下列提示患者病情好转、血容已补足的体征是**

　　A. 口唇、甲床苍白

　　B. 呼吸 28 次/min

　　C. 尿量少于 20 ml/h

　　D. 脉搏 118 次/min

　　E. 收缩压 92 mmHg

第四节　支气管扩张症患者的护理

【知识要点】

一、疾病概述与相关知识

支气管扩张简称支扩，是支气管-肺组织感染和支气管阻塞，两者互为因果、相互影响，促使本病的发生和发展，支气管管壁的肌肉和弹性组织破坏所引起的异常和持久性扩张。

支气管扩张好发于下叶，左下叶更多见。

扩张的支气管内含有多量脓性分泌物，支气管壁血管增多，相应支气管动脉扩张和支气管动脉与肺动脉吻合形成血管瘤，为反复咯血的主要原因。

二、护理评估

1. 健康史：婴幼儿时期曾患过麻疹、百日咳、支气管肺炎等。

2. 身体状况：

(1) 症状：

① 慢性咳嗽、大量咳痰：痰液静置后有分层的特征，上层为泡沫、下悬脓性成分，中层为混浊黏液，下层为坏死组织沉淀物。

② 反复咯血：50%～70% 患者有不同程度的咯血。

③ 反复肺部感染。

④ 慢性感染中毒症状。

(2) 体征：固定而持久的局限性粗湿啰音。部分患者伴有杵状指(趾)。

3. 辅助检查：

(1) 血常规：急性感染时，血白细胞总数和中性粒细胞计数增多，血沉增快，反复咯血者可出现贫血。

(2) 痰液检查。

(3) 影像学检查：对支气管扩张症的诊断具有重要意义。

① 胸部 X 线检查：柱状扩张的典型 X 线表现呈轨道征，囊状扩张的特征性表现为卷发样阴影。

② 胸部 CT 检查：高分辨率 CT 已取代支气管造影，为支气管扩张的主要诊断方法。

③ 支气管碘油造影：仅用于准备外科手术者。

(4) 纤维支气管镜检查。

三、治疗要点

1. 保持呼吸道引流通畅：① 祛痰法；② 雾化吸入；③ 支气管舒张剂；④ 体位引流；⑤ 纤维支气管镜吸痰。

2. 控制感染：继发感染时可根据病情、痰培养及药物敏感试验选用抗生素。

3. 咯血处理。

4. 手术治疗。

5. 其他。

四、主要护理诊断及合作性问题与护理措施

1. 支气管扩张患者的主要护理诊断及合作性问题与护理措施：见表 1-8。

表 1-8　支气管扩张患者的主要护理诊断及合作性问题与护理措施

护理诊断/问题	主要护理措施
清理呼吸道无效。	1. 休息与环境。 2. 饮食：高热量、高蛋白、高维生素饮食，每天饮水 1 500 ml 以上。 3. 病情观察。 4. 用药护理。 5. 体位引流的护理：体位引流是根据患者病变部位，将其安置于适当的体位，利用重力作用促使呼吸道分泌物流入气管、支气管排出体外的方法，又称重力引流。 (1) 引流前向患者解释引流的目的和配合方法。 (2) 根据病变部位和患者经验选择适当体位：原则上应使病变部位处于高处，引流支气管管口在下，利于痰液流入大支气管和气管排出。 (3) 引流时，辅以胸部叩击：指导患者有效咳嗽，无力排痰时叩击背部。 (4) 引流时间每次 20 min，每日 1~3 次，空腹。 (5) 观察患者反应，如有发绀、出血、心悸、呼吸困难、体力不支者停止引流，协助医生处理。 (6) 痰液黏稠者，引流前 15 min 用生理盐水雾化吸入。 (7) 引流后，漱口，记录痰液量。 (8) 引流应在饭前进行。
潜在并发症： 窒息、大咯血。	1. 专人护理。　2. 休闲与体位。　3. 保持呼吸道通畅。 4. 饮食护理。　5. 监测病情。　6. 窒息的抢救。　7. 用药护理。

2. 健康教育：① 疾病知识指导；② 保健知识指导；③ 生活指导。

【课前预习】

一、基础复习
支气管解剖。

二、预习目标
1. 支气管扩张症主要是反复_____和气道_____相互因果的结果。
2. 支气管扩张病变部位可听到局限性、固定的_____音，病程较长者可有肺气肿征及_____指(趾)。
3. 支气管扩张的主要治疗措施是：_____和_____。

【课后巩固】

填空题
1. 支气管扩张症主要表现为慢性_____和大量_____，以及反复_____；痰液量与体位有关，常在_____时加重，痰液静止后分为 3 层，上层为_____，中层为_____，下层为_____；如有厌氧菌感染，呼吸和痰液均有_____味。

2. 干性支气管扩张是指部分患者仅有_____的表现，病变部位多位于_____支气管。

3. 支气管扩张患者痰液黏稠时用雾化吸入，有喘息者加_____药物；体位引流宜在饭____进行，依病变部位不同而采取不同的体位，原则上抬高_____位置，引流支气管开口_____，由重力的作用使痰液排出。引流时间每次_____ min，嘱患者间歇做深呼吸后用力咳痰，同时叩击患部以提高引流效果；引流完毕给予_____并记录引流出痰液的量及性质；引流过程中注意观察，注意患者有无咯血、发绀、出汗、呼吸困难，如有应中止引流。_____、_____、高龄及危重患者禁止体位引流。

4. 支气管扩张患者大咯血时暂_____，小量咯血可进食少量温凉饮食，咯血量较大时常采用_____。

【综合练习】

A1/A2 型题

1. 关于支气管扩张的叙述，下列哪项有误
   A. 多在中、老年期起病
   B. 主要表现为慢性咳嗽、大量脓痰、反复咯血及继发肺部感染
   C. 病变部位可听到局限性持久存在的啰音
   D. X 线胸片可见蜂窝状或卷发样阴影
   E. 支气管碘油造影确诊

2. 支气管扩张患者最典型的临床表现为
   A. 慢性咳嗽、大量脓痰、伴有喘息
   B. 慢性咳嗽、大量脓痰、长期胸痛
   C. 慢性咳嗽、大量脓痰、伴寒战高热
   D. 慢性咳嗽、大量脓痰、反复咯血
   E. 慢性咳嗽、大量脓痰、呼吸困难

3. 对支气管扩张患者体位引流，合理的体位是
   A. 任何体位均可
   B. 采取患者感觉舒适的体位
   C. 患侧位于低处，引流支气管开口朝上
   D. 患侧位于水平位，引流支气管开口水平位
   E. 患侧位于高处，引流支气管开口朝下

4. 护理支气管扩张大咯血患者时，护士应重点观察

   A. 体温变化　　　　　B. 脉搏变化
   C. 血压变化　　　　　D. 神志变化
   E. 窒息先兆

5. 引起支气管扩张症最为常见的病因是
   A. 先天性疾病，如 α1-抗胰蛋白酶缺乏
   B. 婴幼儿时期患麻疹、百日咳病史
   C. 纤毛运动异常，如 Kartagener 综合征
   D. 免疫缺陷，如低免疫球蛋白血症
   E. 气管异物或毒性物质吸入病史

6. 支气管扩张症患者咳嗽加重、咳痰量增多一般发生在
   A. 晨起和晚上临睡时　B. 白天活动时
   C. 下午傍晚时　　　　D. 深夜熟睡时
   E. 日间进餐时

7. 干性支气管扩张症患者的唯一症状为
   A. 剧烈咳嗽　　　　　B. 大量咳痰
   C. 反复咯血　　　　　D. 反复感染
   E. 持续喘息

8. 患者，女性，26 岁，妊娠 5 个月。支气管扩张 5 年。今晨突然鲜血从口鼻涌出，随即出现烦躁不安，极度呼吸困难，唇指发绀，大汗淋漓，双手乱抓。不宜选用的止血药为

A．参三七　　　　　B．卡巴克洛

C．垂体后叶素　　　D．6-氨基己酸

E．抗血纤溶芳酸

9. 胡先生，**30 岁**，儿童时曾患麻疹肺炎，被诊断为支气管扩张已 **10 余年**，近 **1 周**来咳嗽、咳痰加重，痰呈脓性，每日约 **500 ml**，伴低热。胡先生所患支气管扩张的发病基本因素是

　　A．全身免疫力低下

　　B．支气管防御功能退化

　　C．支气管平滑肌痉挛

　　D．支气管感染和阻塞

　　E．支气管变态反应性疾病

10. 支气管扩张患者在施行体位引流时，错误的护理是

　　A．引流在晚间睡前进行

　　B．根据病变部位选择体位

　　C．引流时鼓励患者深呼吸

　　D．引流时间每次 30 min 以上

　　E．引流完毕后给予漱口

11. 张先生，男，**44 岁**，患支气管扩张症 **6 年**。今日劳作后出现咳嗽，反复咯血，**24 h** 咯血约 **700 ml**。有利于明确出血部位的辅助检查是

　　A．胸部超声检查

　　B．胸部 X 线检查

　　C．胸部普通 CT 检查

　　D．胸部高分辨 CT 检查

　　E．纤维支气管镜检查

12. 支气管扩张症患者，其肺部可听到

　　A．鼾音　　　　　　B．管型呼吸音

　　C．捻发音　　　　　D．哮鸣音

　　E．患处固定湿啰音

13. 支气管扩张患者反复大咯血的主要原因是

　　A．肺动脉高压

　　B．肺静脉高压

　　C．支气管过度扩张

　　D．支气管先天性发育缺损

　　E．感染引起支气管内肉芽组织或血瘤破裂

14. 患者，女性，**24 岁**，因低热、咳嗽、咯血 **2 周**，门诊以"支气管扩张"收住院。最基本的护理措施是

　　A．促进排痰　　　　B．口腔护理

　　C．预防咯血窒息　　D．加强营养

　　E．使用抗菌药物

A3/A4 型题

(1 ~ 3 题共用题干)

患者，男，**32 岁**，患支气管扩张症 **18 年**，以"大咯血"入院。住院期间患者再次咯血，大量血液由口鼻腔涌出，继而突然咯血中断，呼吸困难，表情恐怖，大汗淋漓。

1. 患者最可能的潜在并发症是

　　A．窒息　　　　　B．休克

　　C．气胸　　　　　D．肺不张

　　E．呼吸衰竭

2. 为防止上述情况的发生，首选的护理措施是

　　A．备好气管插管或切开包

　　B．立即协助胸腔闭式引流

　　C．立即交叉验血准备输血

　　D．立即清除患者呼吸道内血块

　　E．立即建立静脉通道迅速补液

3. 应立即协助患者采取的体位是

　　A．端坐位　　　　　B．半卧位

　　C．头低仰卧位　　　D．头高侧卧位

　　E．头低足高俯卧位

(4 ~ 6 题共用题干)

患者，女性，**46 岁**，幼时曾患麻疹，咳嗽、咳痰 **3 个月**，近日咳大量浓痰，反复咯

血。今日早晨突然咳血 3 口。

4. 最可能的诊断是

　　A．肺炎　　　　　　B．肺癌

　　C．肺结核　　　　　D．支气管扩张

　　E．肺囊肿

5. 患者询问病变具体发生部位，护士解释准确的是

　　A．呼吸性细支气管和肺泡管管壁破坏

　　B．直径<2 mm 支气管近端管壁破坏

　　C．直径<2 mm 支气管远端管壁破坏

　　D．直径>2 mm 支气管近端管壁破坏

　　E．直径>2 mm 支气管远端管壁破坏

6. 患者行胸部 X 线摄片，可出现

　　A．边界模糊的云絮状阴影

　　B．边界不清的团块状阴影

　　C．边界清楚的团块状阴影

　　D．多个钙化影

　　E．蜂窝状或卷发状阴影

（7～9 题共用题干）

　　患者，男，21 岁，因"咳大量黄色脓痰 4 天"入院治疗。影像学检查示左肺下叶支气管扩张症。

7. 该患者的脓痰特点是

　　A．上层为泡沫，中层为混浊黏液，下层为坏死组织

　　B．上层为浆液，中层为混浊黏液，下层为坏死组织

　　C．上层为泡沫，中层为血性黏液，下层为血凝块

　　D．上层为白色浆液，下层为坏死组织

　　E．上层为混浊黏液，下层为黄色脓液

8. 遵医嘱患者行体位引流，护士书写了护理记录，护士长会提出异议的是

　　A．根据病变部位选择引流体位

　　B．原则上病变部位处于低位

　　C．辅以胸部叩击，指导有效咳嗽等以提

高疗效

　　D．不宜在饭后立即进行

　　E．出现咯血、头晕、发绀等，停止引流

9. 入院第 3 天，患者排痰量明显减少，左肺下叶明显湿啰音，且体温升高，正确的判断是

　　A．潜在呼吸衰竭　　B．潜在窒息

　　C．感染已被控制　　D．支气管引流不畅

　　E．病情无变化

（10～13 题共用题干）

　　患者，男，40 岁，患支气管扩张症，病史近 10 年。近日因呼吸道感染，痰量明显增加，呈脓性，左下背部听诊时可闻及湿啰音，后入院治疗。

10. 首要的护理措施是

　　A．遵医嘱控制感染

　　B．纤维支气管镜下吸痰

　　C．按医嘱给予止咳药

　　D．持续鼻导管吸氧

　　E．立即准备手术

11. 患者神清语明，一般状态较好。保持气道通畅最有效的排痰措施是

　　A．有效咳嗽　　　　B．协助拍背

　　C．胸壁震荡　　　　D．机械吸痰

　　E．体位引流

12. 以下是护士书写的护理记录，护士长会提出异议并进一步核对的是

　　A．偶有咯血　　　　B．体质偏胖

　　C．咳嗽脓痰　　　　D．T 37.8 ℃

　　E．贫血乏力

13. 目前诊断支气管扩张症的主要辅助检查方法是

　　A．胸部高分辨 CT

　　B．胸部磁共振

　　C．胸部 X 线检查

　　D．支气管碘油造影

　　E．纤维支气管镜检查

(14～16 题共用题干)

患者，女，47 岁，幼年时反复支气管炎。近半年来反复咳嗽、咳脓痰，近 1 周咳大量脓痰，今晨突然出现咯血，约 80 ml。

14. 最有可能的诊断是

A．支气管肺癌　　　B．慢性支气管炎

C．急性支气管炎　　D．支气管扩张症

E．支气管内膜结核

15. 为预防咯血窒息给予护理措施，以下何项不妥

A．不宜屏气

B．注意观察有否窒息先兆

C．出现窒息立即清理咽喉积血

D．可用镇咳剂

E．严重者气管切开

16. 护理过程中嘱患者避免屏气，原因是

A．防止肺栓塞

B．防止气管痉挛

C．防止喉头痉挛

D．防止肺内压力增高

E．防止胸腔内压增高

(17～20 题共用题干)

患者，男，40 岁，患支气管扩张症，病史 10 年。3 天前再次出现咳嗽、咯血入院。经询问患者 24 h 累计咯血量约 560 ml。

17. 首选的止血方法是

A．卧床休息可自行停止

B．屏住呼吸利于止血

C．口服安络血止血

D．口服云南白药止血

E．静脉注射垂体后叶素止血

18. 在护理病历中，以下关于患者咯血的描述，准确的是

A．小量咯血　　　　B．中等量咯血

C．大咯血　　　　　D．微量咯血

E．危重咯血

19. 为预防窒息发生，首选的护理措施是

A．立即吸氧

B．立即口服补液

C．给予呼吸兴奋剂

D．保持呼吸道通畅

E．立即开通静脉通道

20. 正确的饮食护理是

A．暂禁食　　　　　B．流质饮食

C．半流质饮食　　　D．软质饮食

E．普通饮食

(21～24 题共用题干)

患者，男，22 岁，3 天前因受凉咳嗽、咳大量黄色脓痰入院，诊断为支气管扩张症。

21. 不属于支气管扩张患者影像学检查的表现是

A．双轨征　　　　　B．卷发影

C．蜂窝状影　　　　D．垂柳征

E．印戒征

22. 为控制感染，选用抗生素最可靠的依据是

A．经验性用药

B．选用广谱抗生素

C．选用窄谱抗生素

D．依据痰培养及药敏试验选择

E．依据血培养及药敏试验选择

23. 患者将行体位引流，护士告知其注意事项后，患者的叙述正确的是

A．引流宜餐前 1 h 或饭后 1～2 h 进行

B．每次引流持续时间越长引流越彻底

C．引流原则是使病灶位于最低位置

D．血压高低不影响体位引流进行

E．尽量在最短的时间内将痰液快速引出

24. 患者行胸部 X 线检查，显示病变位于右肺下叶，体位引流时护士应指导患者采取

A．半坐卧位

B．右侧卧位，头高脚低

C．左侧卧位，头低脚高

D．右侧卧位，头高脚低

E．右侧卧位，头低脚高

第五节 支气管哮喘患者的护理

【知识要点】

一、疾病概述与相关知识

支气管哮喘简称哮喘，是由多种炎性细胞和细胞组分参与的气道慢性炎症性疾病。

1. 病因：个体过敏体质及环境因素影响是发病的危险因素，受遗传因素和环境因素双重影响。

2. 发病机制：① 免疫-炎症反应；② 气道高反应性；③ 神经因素。

二、护理评估

1. 健康史：家族史、过敏史、激发因素等。

2. 身体状况：

(1) 症状：典型症状为伴哮鸣音的发作性呼气性呼吸困难或发作性胸闷和咳嗽，严重者被迫取坐位或呈端坐呼吸，干咳或咳大量白色泡沫痰，甚至发绀等。夜间及凌晨发作或加重是哮喘的特征之一。症状在数分钟内发作，经数小时至数天，用支气管舒张药或自行缓解。

重症哮喘(哮喘持续状态)：严重的哮喘发作持续 24 h 以上，经一般支气管舒张剂治疗不缓解者。表现：极度呼吸困难，端坐呼吸，明显发绀，大汗淋漓，呼吸频率 > 30 次/min，出现严重的呼吸衰竭。

(2) 体征：发作时，胸部呈过度充气状态，有广泛哮鸣音及呼气音延长。轻度哮喘和非常严重的哮喘发作时，哮鸣音可不出现，称寂静胸。分期：急性发作期；非急性发作期。

(3) 并发症：急性发作时可并发气胸、纵隔气肿、肺不张及水、电解质和酸碱平衡紊乱等；长期反复发作和感染可并发慢性支气管炎、阻塞性肺气肿和肺源性心脏病。

(4) 临床分期：

① 急性发作期：哮喘症状突然发生或加剧。

② 非急性发作期：患者虽无急性发作，但在相当长的时间内仍有不同程度和(或)频度的哮喘症状出现(咳嗽、喘息、胸闷)。

3. 辅助检查：

(1) 痰液检查：涂片可见较多嗜酸粒细胞。

(2) 呼吸功能检查：

① 通气功能检测：哮喘发作时呈阻塞性通气功能改变。

② 支气管激发试验：测定气道反应性，适用于 FEV_1 在正常预计值的 70% 以上的患者。

③ 支气管舒张试验：测定气道受限可逆性。

④ 呼气峰流速(PEF)及其变异率测定：反映气道通气功能的变化。

(3) 动脉血气分析：严重发作时可有 PaO_2 降低，呼吸性碱中毒。如气道阻塞严重时发生呼吸性碱中毒；如缺氧明显，可并发代谢性酸中毒。

(4) 胸部 X 线检查：哮喘发作时双肺透亮度增加，并发感染时，可见肺纹理增加和炎性浸润阴影。

(5) 特异性变应原检测。

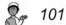

三、治疗要点

1. 脱离变应原：是防治哮喘最有效的方法。

2. 药物治疗：

(1) 控制或预防哮喘发作的药物：主要用于治疗哮喘的气道炎症。

① 糖皮质激素：是目前控制哮喘发作最有效的药物。吸入治疗是最常用的方法，全身性不良反应少，常用药物有倍氯米松、布地奈德、氟替卡松、莫米松等。

② 白三烯(LT)调节剂。

③ 其他药物：色甘酸钠、酮替芬等。

(2) 缓解哮喘发作的药物：舒张支气管平滑肌，改善气道阻塞症状。

① β受体激动剂：是控制哮喘急性发作的首选药物，常用药物有沙丁胺醇、特布他林及福莫特罗、沙美特罗等。可采用吸入(首选)、口服、静脉注射法。

② 茶碱类：与糖皮质激素合用具有协同作用。常用药物有氨茶碱和控释茶碱，轻、中度患者口服给药，重度及危重患者静脉给药。

③ 抗胆碱药：常用异丙托溴铵定量气雾剂吸入。与β受体激动剂联合吸入有协同作用，尤其适用于夜间哮喘及多痰的患者。

3. 其他疗法：控制感染、免疫疗法等。

4. 哮喘的长期治疗方案。

5. 哮喘管理。

四、主要护理诊断及合作性问题与护理措施

1. 支气管哮喘患者的主要护理诊断及合作性问题与护理措施：见表 1-9。

表 1-9　支气管哮喘患者的主要护理诊断及合作性问题与护理措施

护理诊断/问题	主要护理措施
气体交换受损。	1. 环境与体位。　2. 缓解紧张情绪。　3. 病情观察。　4. 氧疗护理。 5. 饮食护理。　6. 口腔与皮肤护理。　7. 用药护理。
清理呼吸道无效。	1. 病情观察。　2. 补充水分。　3. 促进排痰。
知识缺乏。	1. 定量雾化吸入器。　2. 干粉吸入器。

2. 健康指导：① 疾病知识指导；② 自我监测病情；③ 用药指导。

 【课前预习】

一、基础复习

1. 免疫反应。

2. 相关药物：β_2肾上腺受体激动剂、茶碱类、抗胆碱药、糖皮质激素等。

二、预习目标

1. 哮喘主要由接触＿＿＿＿＿＿触发或引起，哮喘的本质是气道＿＿＿＿＿＿＿，气道高反应性为气道对各种变应原或非特异性刺激的收缩反应＿＿＿＿或＿＿＿＿。

2. ＿＿＿＿＿＿感染(尤其病毒感染)是哮喘发作常见的诱因。支气管哮喘发病多属于

_____变态反应。

3. 目前认为哮喘的本质是_____炎症。

4. 哮喘患者宜采取_____或_____体位休息，或放置床桌，让患者伏于桌上；室温在_____°C，湿度为_____，避免接触_____，房内禁止放置花、草、地毯，防止灰尘飞扬。禁食某些_____的食物，如鱼、虾、蟹、奶、蛋。有效咳嗽，翻身拍背，痰液黏稠时多饮水，每日摄入量_____ml 以上，哮喘持续状态静脉补液_____ml 以稀释痰液；重症患者_____或_____吸氧；应用支气管解痉药物和抗炎药物。

【课后巩固】

一、名词解释

寂静胸　　重症哮喘　　支气管激发试验　　支气管舒张试验

二、填空题

1. 哮喘临床表现为反复发作的_____性呼吸困难，咳嗽伴肺部广泛_____音，持续数分钟至数小时或更长，可经药物控制或自行缓解。大多有季节性，日轻夜重。缓解期可无任何症状或体征。

2. 哮喘患者血液检查_____粒细胞增多，并发感染时白细胞增多；发作时 X线显示两肺透亮度_____(短暂肺气肿)；血气分析，轻、中度哮喘，由于过度通气可使 PaO_2_____，pH 上升，表现为呼吸性碱中毒；重度哮喘导致气道严重阻塞时，$PaCO_2$_____，可出现呼吸性酸中毒，如缺氧明显可并发代谢性酸中毒。

3. 支气管解痉药：① β_2 受体激动药，_____是轻度哮喘的首选药，不良反应有_____，少数人有肌肉震颤；② 茶碱类，常用_____，具有平喘、强心、利尿等作用，常口服，必要时静脉注射或静脉滴注，静脉注射速度不宜过快，注射时间应在___ min以上，过快会引起严重心律失常，可导致心搏骤停，急性心肌梗死及血压降低的患者_____，老年人及心动过速的患者宜选用二羟丙茶碱；③ 抗炎药物，_____适用于哮喘持续状态、重症或用支气管舒张药不能缓解者，常用口服制剂为泼尼松或甲泼尼龙，静脉用药主要有氢化可的松、地塞米松；_____为肥大细胞膜稳定药，对预防运动及过敏原诱发的哮喘最有效，不良反应有呼吸道刺激、恶心、胸闷等。

4. 哮喘持续状态是指哮喘发作严重，持续_____以上。

【综合练习】

A1/A2 型题

1. **支气管哮喘发病的本质是**
   A. 交感神经兴奋
   B. 气道急性炎症
   C. 气道反应性降低
   D. 免疫介导的气道慢性炎症
   E. 病变局限且气流受限不可逆

2. **支气管哮喘发作患者的典型症状是**
   A. 吸气性呼吸困难

B．呼气性呼吸困难

C．混合性呼吸困难

D．逐渐加重的呼吸困难

E．突发呼吸困难伴胸痛

3. 关于支气管哮喘的发病机制，以下描述不妥的是

  A．气道慢性炎症   B．气道高反应性

  C．免疫反应   D．吸入花粉

  E．神经调节失衡

4. 患者，女，23 岁，以"支气管哮喘"入院。护理体检时最可能出现的体征是

  A．锁骨上窝明显凹陷

  B．两肺布满干啰音

  C．两肺底中水泡音

  D．双肺叩诊呈清音

  E．双侧语颤音增强

5. 关于支气管哮喘发作时的体征，以下描述不妥的是

  A．呈过度吸气状态

  B．双肺满布哮鸣音

  C．可伴发绀、奇脉

  D．重者出现寂静胸

  E．吸气时间延长

6. 缓解急性哮喘发作首选的药物是

  A．氟替卡松   B．特布他林

  C．缓释茶碱   D．泼尼松龙

  E．异丙托溴铵

7. 通过激活腺苷环化酶，松弛支气管平滑肌，缓解哮喘发作的药物是

  A．沙丁胺醇   B．孟鲁司特钠

  C．氨茶碱   D．泼尼松

  E．酮替芬

8. 目前治疗哮喘有效的药物是

  A．糖皮质激素   B．β_2 受体激动剂

  C．抗胆碱药物   D．茶碱类药物

  E．白三烯调节剂

9. 糖皮质激素用于治疗哮喘的主要作用是

  A．降低痰液黏稠度

  B．抑制气道炎症反应

C．舒张支气管平滑肌

D．抑制咳嗽中枢

E．兴奋呼吸中枢

10. 对支气管哮喘患者做保健指导，错误的是

  A．居室应美化，适当放置花、草、地毯

  B．避免进食可能致敏的食物(如鱼、虾、蛋)

  C．避免刺激性气体吸入

  D．避免过度劳累或情绪激动等诱发因素

  E．气候变化时注意保暖，避免呼吸道感染

11. 支气管哮喘患者，表现为发绀明显、端坐呼吸、大汗淋漓，经一般解痉、平喘治疗后 24 h 症状无缓解，判断该患者为

  A．混合型哮喘   B．内源性哮喘

  C．哮喘持续状态   D．左心衰竭

  E．右心衰竭

12. 患者，男性，22 岁，因呼吸困难 2 天就诊，发作前有鼻痒、打喷嚏症状。既往有类似病史。呼吸 25 次/min，呼气终末闻及哮鸣音，脉搏 96 次/min，律齐。对该患者最可能诊断的是

  A．上呼吸道感染   B．心源性哮喘

  C．大叶性肺炎   D．支气管哮喘

  E．喘息性支气管炎

13. 患者，男，25 岁，春游赏花时突然咳嗽伴喘息入院，体检：T 36.5 ℃，P 95 次/min，R28 次/min，BP 120/78 mmHg，肺部可闻及广泛哮鸣音。诊断：支气管哮喘。患者自述常于夜间发作，正确的用药护理是

  A．氨茶碱口服   B．氨茶碱静脉滴注

  C．缓释茶碱口服   D．氨茶碱静脉注射

  E．氨茶碱雾化吸入

14. 陈某，女，36 岁，支气管哮喘病史 2 年，今日凌晨再次发作，支气管扩张剂治疗后仍不能缓解，傍晚急诊来医院。护理体检：喘息状，口唇发绀，翼扇动，不能平卧。患者最可能发生的是

  A．喘息性支气管炎

  B．慢性阻塞性肺气肿

C．重症哮喘发作

D．支气管哮喘发作

E．急性呼吸窘迫综合征

15．王某，男，40 岁，羽绒服服装厂工人。哮喘病史 2 年。护士告知患者能有效防止哮喘发作的首选方法是

A．脱离并长期避免接触变应原

B．坚持规律服用氨茶碱

C．持续吸入沙丁胺醇

D．规律吸入倍氯米松

E．注射卡介苗或转移因子

16．张某，男，63 岁，因支气管哮喘反复发作未得到有效控制，发作过程中突然胸痛，呼吸困难加重。护理体检：发绀，左侧锁骨上下区叩诊呈鼓音，气管向右侧移位。该患者最可能出现的并发症是

A．阻塞性肺不张　　　B．自发性气胸

C．急性心包炎　　　D．重症哮喘发作

E．胸腔积液

17．患者，男，10 岁，每次活动过度后均会引发哮喘发作。为避免再次哮喘发作，以下首选措施是

A．喘定口服　　　B．泼尼松吸入

C．沙丁胺醇吸入　　D．氨茶碱口服

E．色甘酸钠口服

18．患者，男，25 岁，支气管哮喘病史 4 年。上呼吸道感染后出现呼吸困难，不能平卧，双肺布满哮鸣音，自行多次吸入沙丁胺醇效果不佳。动脉血气分析：PaO_2 50 mmHg，SaO_2 为 88%。正确的处理措施是

A．尽早静脉滴注头孢曲松钠

B．尽早口服氨茶碱缓释片

C．尽早口服孟鲁司特钠

D．尽早皮下注射吗啡

E．尽早静脉滴注氢化可的松

19．患者，男，50 岁，支气管哮喘病史 4 年。需长期使用定量雾化吸入器(MDI)，护士发现其操作方法不规范，应给予纠正的是

A．开盖后先摇匀　　　B．尽可能深呼气

C．缓慢且深吸气　　　D．经口吸气

E．屏气后迅速呼气

20．患者，女，20 岁，以"支气管哮喘"入院。用药后症状缓解但出现头疼、心悸、骨骼肌震颤等反应，家属询问发生上述情况的原因，护士的正确解释是

A．吸入倍氯米松副作用

B．吸入沙丁胺醇副作用

C．口服酮替芬副作用

D．口服色甘酸钠副作用

E．口服氨茶碱副作用

21．患者，女，25 岁，因"发作性呼气性呼吸困难 30 min"入院，有助于支气管哮喘诊断的血液检查是

A．IgG 抗体增高　　　B．IgM 抗体增高

C．IgA 抗体增高　　　D．IgE 抗体增高

E．IgD 抗体增高

22．患者，女，15 岁，支气管哮喘病史 2 年，常夜间发作，每日忧心忡忡，非常担心发作，严重影响休息与学习。患者最主要的护理诊断是

A．依赖　　　　　　　B．恐惧

C．悲观　　　　　　　D．焦虑

E．抑郁

A3/A4 型题

(1~3 题共用题干)

患者，女，20 岁。支气管哮喘病史 2 年，反复发作。

1．为了预防哮喘发作，建议患者家属为其选择的最简便易行的监测方法是

A．特异性抗原检查

B．通气功能(FEV$_1$ / FVC)

C．支气管激发试验

D．呼气峰流速(PEF)测定

E．血氧饱和度测定

2. 依据病情需长期用倍氯米松治疗。护士应指导患者家属目前首选的给药方法是

　　A．吸入法　　　　　B．口服法

　　C．肌内注射法　　　D．静脉注射法

　　E．静脉滴注法

3. 患者自述上呼吸道感染后出现胸闷、呼吸困难，伴响亮哮鸣音。对患者健康教育最重要的是

　　A．避免使用诱发哮喘的药物

　　B．避免饲养猫、狗

　　C．避免精神紧张

　　D．避免摄入过敏食物

　　E．避免上呼吸道感染

(4～5题共用题干)

　　刘某，男，32岁，发作性呼气性呼吸困难，一口气不能说完一句话，伴发绀，大汗淋漓。

4. 患者的动脉血气分析可能为

　　A．呼吸性碱中毒　　B．呼吸性酸中毒

　　C．$PaCO_2$ 升高　　　D．PaO_2 升高

　　E．pH 降低

5. 对该患者首选的护理措施是

　　A．专人护理，准备抢救用品

　　B．避免进食可能诱发哮喘的食物

　　C．帮助口服平喘药物

　　D．加强巡视，防止情绪激动

　　E．立即采血行血气分析检测

(6～8题共用题干)

　　患者，女，23岁，因"发作性呼吸困难30 min"入院。护理体检：R 28 次/min，P 110 次/min，BP 160/100 mmHg，口唇发绀，气相延长，双肺满布哮鸣音。

6. 判断其呼吸困难类型应属于

　　A．劳力性呼吸困难

　　B．呼气性呼吸困难

　　C．吸气性呼吸困难

　　D．混合性呼吸困难

E．阵发性夜间呼吸困难

7. 护士执行医嘱时，应提出异议并再次核对的是

　　A．氨氯地平口服　　B．沙丁胺醇吸入

　　C．普萘洛尔口服　　D．泼尼松口服

　　E．氨茶碱静脉注射

8. 护士遵医嘱用药后，患者出现头晕、心律失常、血压下降、多尿。可能出现上述不良反应的药物是

　　A．异丙托溴铵　　　B．氨茶碱

　　C．沙丁胺醇　　　　D．泼尼松

　　E．色甘酸钠

(9～11题共用题干)

　　患者，女，20岁，气管哮喘病史4年，多于春季发作，医师判定患者属于速发型哮喘反应。

9. 指导患者预防哮喘发作的最有效方法是

　　A．预防性服用氨茶碱

　　B．避免上呼吸道感染

　　C．避免接触变应原

　　D．持续吸入沙丁胺醇

　　E．注射疫苗

10. 诊断支气管哮喘的主要依据是

　　A．血常规检查嗜酸粒细胞增多

　　B．胸透有横膈下降和透亮度增加

　　C．血气分析：PaO_2 和 SaO_2 降低，$PaCO_2$ 升高

　　D．反复发作伴哮鸣音的呼吸困难，与接触变应原有关，自行或服用支气管解痉药缓解

　　E．肺功能检测有阻塞性通气障碍

11. 患者家属咨询哮喘发作时应采取何种体位，护士回答正确的是

　　A．平卧位，下肢抬高

　　B．中凹位，膝下垫软枕

　　C．侧卧位，双下肢屈曲

　　D．俯卧位，头偏向一侧

　　E．端坐位，安置床桌支撑

(12 ~ 14 题共用题干)

患者，女，30 岁，支气管哮喘病史 5 年。游览植物园时出现咳嗽、咳痰伴喘息 24 h 后就诊。护理体检：P 105 次/min，R 29 次/min，双肺听诊满布哮鸣音。

12. **患者此次哮喘发作最可能的诱因是**
    A．过度劳累　　　　B．吸入冷空气
    C．吸入花粉　　　　D．精神紧张
    E．上呼吸道感染

13. **饮食护理不妥的是**
    A．营养丰富流食
    B．高维生素饮食
    C．尽量鼓励患者多进食
    D．忌食鱼、虾、蟹等
    E．鼓励患者适量饮水

14. **应用氨茶碱正确的方法是**
    A．口服给药
    B．快速皮下注射
    C．快速肌内注射
    D．静脉注射不超过 10 min
    E．静脉注射不少于 10 min

(15 ~ 18 题共用题干)

患者，女，60 岁，支气管哮喘病史 16 年。3 天前感冒后病情加重，夜间咳嗽频繁，痰量多。护理体检：神志清楚，胸廓饱满，口唇发绀，双肺叩诊过清音，呼吸低音，有干、湿性啰音。经定量雾化吸入后病情缓解，动脉血气分析 PaO_2 50 mmHg。

15. **患者可能出现的并发症是**
    A．支气管扩张症
    B．慢性肺纤维化
    C．慢性阻塞性肺气肿
    D．慢性喘息型支气管炎
    E．慢性肺源性心脏病

16. **对患者进行健康教育的重点在于**
    A．适应工作节奏
    B．掌握哮喘的处理方法
    C．自我监测和管理技能

D．养成规律的生活习惯
    E．掌握科学的饮食原则

17. **为提高其自我管理技能，护士要求患者描述日常注意事项，患者叙述描述不妥的是**
    A．避免剧烈运动
    B．避免吸入刺激性气体
    C．避免接触外界环境
    D．避免摄入致敏食物
    E．避免呼吸道感染

18. **随访中发现患者的哮喘日记叙述烦琐，护士给予指导，以下可删减的是**
    A．氧疗持续时间　　B．发作严重程度
    C．缓解症状措施　　D．哮喘发作频率
    E．上次住院时间

(19 ~ 21 题共用题干)

患者，女，30 岁，参加花卉展时突然咳嗽、咳白色黏痰伴喘息入院。护理体检：T 36.5 ℃，P 98 次/min，R 30 次/min，BP 126/86 mmHg，双肺听诊闻及广泛哮鸣音。

19. **该患者最可能的诊断是**
    A．喘息型支气管炎　B．急性心力衰竭
    C．急性支气管炎　　D．支气管哮喘
    E．急性喉炎

20. **该患者查血可发现**
    A．血小板增多
    B．大单核细胞增多
    C．嗜碱性粒细胞增多
    D．中性粒细胞增多
    E．嗜酸性粒细胞增多

21. **本病最基本的病理特征是**
    A．气道平滑肌功能异常
    B．气道高反应性
    C．气道慢性炎症
    D．遗传因素
    E．环境因素

22. **护理过程中发现患者突然出现烦躁，被迫端坐位，喘气，口唇明显发绀、出汗，胸腹反常运动，奇脉、颈静脉怒张、听诊哮鸣**

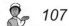

音消失。最能提示患者病情严重的体征是

 A．奇脉   B．明显发绀

 C．颈静脉怒张   D．哮鸣音消失

 E．胸腹反常运动

(23～25 题共用题干)

 患者，女，32 岁，支气管哮喘病史 7 年。今晨突然出现端坐呼吸，烦躁不安、大汗淋漓。R 36 次/min，P 126 次/min，听诊双肺闻及哮鸣音。

23. 指导该患者及家属缓解哮喘急性发作的药物，首选

 A．白三烯调节剂   B．β_2 受体激动剂

 C．糖皮质激素   D．抗胆碱药物

 E．氨茶类药物

24. 上述药物的用药注意事项，以下描述不妥的是

 A．首选吸入给药   B．按需用药

 C．坚持长期用药   D．不宜单一用药

 E．间歇用药

25. 在进行健康指导时，应重点告知患者导致支气管哮喘发作的最常见室内变应原是

 A．花粉   B．尘螨

 C．油漆   D．牛奶

 E．抗生素

(26～28 题共用题干)

 患者，男，28 岁，支气管哮喘史 3 年，每年发作数次。遵医嘱应用布地奈德 200 μg/d，规律吸入。患者为减轻激素副作用，症状控制后自行停药，再发作时自行吸入该药。

26. 对该患者最重要的健康指导是

 A．坚持慢性持续期治疗，有效控制哮喘发作

 B．学会急性发作时正确的药物吸入技术

 C．避免诱发因素，贯穿整个哮喘护理过程

 D．嘱患者随身携带止喘气雾剂

 E．学会自我检测病情变化和呼气峰流速仪的使用

27. 护士正确的用药指导是

 A．吸入前切勿摇荡

 B．与呼气同步按压喷药

 C．吸入药物后无须屏气

 D．吸入该药后充分漱口

 E．哮喘控制后立即停药

28. 今晨哮喘突然发作，烦躁不安，大汗淋漓。护理体检：两肺布满哮鸣音。患者家属所采取的急救措施不妥的是

 A．室内禁止出现花草、皮毛等

 B．协助患者半坐卧位或坐位

 C．鼻导管吸氧，浓度不超过 40%

 D．加盖被褥，避免更换衣服，以防受凉

 E．观察患者呼吸频率、节律及咳痰情况

(29～31 题共用题干)

 患者，男性，48 岁，患哮喘 20 年。一天前凌晨因感冒受凉再次发作，经口服氨茶碱、支气管扩张剂仍不能控制，下午来医院急诊。呼吸频率 32 次/min，脉搏 120 次/min，气急明显，鼻翼扇动，不能平卧。

29. 针对此患者的护理不正确的是

 A．保持有效吸氧

 B．保持呼吸道通畅

 C．加快输液速度，以纠正脱水，防止痰液黏稠阻塞

 D．专人护理，消除患者紧张恐惧心理

 E．严密观察血压、脉搏、呼吸及神志的变化

30. 患者此时不宜采用的治疗是

 A．吸氧   B．应用糖皮质激素

 C．雾化吸入   D．口服氨茶碱

 E．口服普萘洛尔

31. 经治疗后好转。对该患者的健康教育内容，不正确的是

 A．调整环境   B．适当锻炼

 C．注意饮食   D．饲养宠物

 E．免疫治疗

第六节　肺结核患者的护理

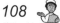【知识要点】

一、疾病概述与相关知识

肺结核是结核分枝杆菌引起的肺部慢性传染性疾病。

1. 病原体：结核分枝杆菌。

2. 主要传染源是痰中带菌的继发性肺结核患者，经飞沫传播是最重要的传播途径，免疫力低下者是结核病的易感人群。

3. 人体感染结核分枝杆菌后发病与否，以及病变的性质、范围等，与结核分枝杆菌的菌量、毒力和人体的免疫状态、变态反应有关。

4. 分类：

(1) 原发型肺结核(Ⅰ型)。

(2) 血行播散型肺结核(Ⅱ型)：急性血行播散型肺结核、亚急性或慢性血行播散型肺结核。

(3) 继发型肺结核(Ⅲ型)：① 浸润性肺结核；② 空洞性肺结核；③ 结核球；④ 干酪样肺炎；⑤ 纤维空洞性肺结核。

(4) 结核性胸膜炎(Ⅳ型)。

(5) 其他肺外结核。

二、护理评估

1. 健康史：主要询问结核病密切接触史及引起机体免疫功能降低的病情，有无诱发因素；了解既往结核史及诊断、治疗经过。

2. 身体状况：

(1) 全身症状：表现为发热、盗汗、乏力、食欲减退、体重减轻等。

(2) 呼吸系统症状：

① 咳嗽咳痰：最常见的症状。

② 咯血：咯血量与病变的严重程度不一定成比例。

③ 胸痛：胸部出现针刺样痛，并随呼吸、咳嗽加重，提示胸膜受累。

④ 气急：严重时出现呼吸困难。

(3) 体征：取决于病变的性质、部位、范围和程度。渗出性病变范围较大或干酪样坏死时，可有肺实变体征，即触诊语音震颤增强，叩诊呈浊音、听诊可闻及支气管呼吸音或细湿啰音。

3. 辅助检查：

(1) 血常规检查。

(2) 痰结核分枝杆菌检查：确诊肺结核最可靠的方法。

(3) 影像学检查：胸部 X 线检查是早期发现和诊断肺结核的重要方法。胸部 CT 检查有助于鉴别肺病变。

(4) 结核菌素(简称结素)试验：进行结核感染的流行病学调查，而非检出结核病。结核菌素试验使用纯蛋白衍生物(PPD)，选择以 PPD 0.1 ml(5U) 于左或右前臂内侧行皮内注射，

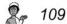

48～72 h 检查反应情况。我国规定以硬节为判断标准：硬节直径 < 5 mm 为阴性(–),5～9 mm 为一般阳性(+)，10～19 mm 为中度阳性(++)，20 mm 以上或局部水泡或坏死为强阳性(+++)。根据皮试结果判断临床意义：① 阴性常见于未曾感染过结核分枝杆菌或结核感染后 4～8 周内或严重结核病患者和危重患者、免疫功能低下或使用糖皮质激素和免疫抑制者等；② 阳性常见于新近感染，< 3 岁患儿需按活动性肺结核处理，成人强阳性常提示有活动性结核病灶。

　　(5) 纤维支气管镜。

三、治疗要点

　　化学治疗：合理使用敏感的抗结核药物是治愈结核病的主要方法，活动性肺结核患者均需进行化疗。

　　1. 化疗原则："早期、规律、全程、适量、联合"。

　　2. 化疗药物：见表 1-10。

表 1-10　肺结核的化疗药物

药名	缩写	主要副作用
异烟肼	H，INH	周围神经炎，肝损害
利福平	R，RFP	肝损害，过敏反应
链霉素	S，SM	听力障碍，眩晕，肾损害
吡嗪酰胺	Z，PZA	胃肠道不适，肝损害，高尿酸血症，关节痛
乙胺丁醇	E，EMB	视神经炎
对氨基水杨酸	P，PAS	肝损害，胃肠反应、过敏

　　3. 化疗方案：① 标准化疗与短程化疗；② 间歇疗法。

　　4. 其他。

四、主要护理诊断及合作性问题与护理措施

　　1. 肺结核患者的主要护理诊断及合作性问题与护理措施：见表 1-11。

表 1-11　肺结核患者的主要护理诊断及合作性问题与护理措施

护理诊断/问题	主要护理措施
知识缺乏：与缺乏结核病治疗和预防知识有关。	1. 休息与活动。　2. 药物治疗指导。
营养不良：低于机体需要量。	1. 制订全面的饮食营养计划。　2. 增加食欲。　3. 监测体重。
潜在并发症：大咯血、窒息。	见"支气管扩张的护理"。

　　2. 健康指导：① 疾病知识指导；② 预防指导。

【课前预习】

一、基础复习

　　1. 结核分枝杆菌。　　2. 结核病的基本病理变化。　　3. 抗结核药物。

二、预习目标

1. 肺结核是＿＿＿＿＿＿＿＿＿＿＿＿＿＿＿引起的肺部慢性传染性疾病。临床类型包括＿＿＿＿＿＿肺结核、＿＿＿＿＿＿＿＿＿肺结核、＿＿＿＿＿＿＿肺结核、＿＿＿＿＿＿＿＿＿＿＿和＿＿＿＿肺结核。

2. 肺结核主要通过＿＿＿＿＿＿传播，＿＿＿＿＿＿的肺结核患者是重要传染源，也可以通过消化道传播。结核菌吸入人体后发生变态反应的时间是＿＿＿＿＿＿周。

3. 肺结核的主要治疗方法是化学药物治疗，必须坚持＿＿＿＿＿＿、＿＿＿＿＿＿、＿＿＿＿＿＿、＿＿＿＿＿＿的原则。肺结核毒性症状较重时加用＿＿＿＿＿＿＿＿＿＿药以减轻炎症和变态反应，促进渗出液吸收。

4. 结核毒血症状常表现为午后＿＿＿＿＿＿、＿＿＿＿＿＿、食欲缺乏、消瘦、盗汗等；呼吸系统症状主要有咳嗽，多为＿＿＿＿＿＿或有少量黏液痰，约有1/3患者有不同程度的＿＿＿＿＿＿，病变范围较大者，患侧呼吸运动减弱，叩诊＿＿＿＿＿音，听诊呼吸音减低；当肺部发生广泛纤维化或胸膜肥厚粘连时，患侧胸廓凹陷，气管向＿＿＿＿＿＿侧移位。

【课后巩固】

填空题

1. 原发性肺结核多见于＿＿＿＿＿＿，人体初次感染结核菌后在肺内形成病灶，症状轻微而短暂，预后良好；肺部的原发病灶、淋巴管炎及肺门淋巴结炎，合称为＿＿＿＿＿＿＿＿＿＿。

2. ＿＿＿＿＿＿＿＿＿＿＿＿＿＿＿是肺结核中最常见的类型，多见于＿＿＿＿人，病灶部位多在锁骨上下，X线显示为＿＿＿＿＿＿＿＿阴影，边缘模糊。当发生大片干酪样坏死时，会出现高热、呼吸困难等严重中毒症状，干酪样坏死部分消散后，周围形成纤维包膜，或空洞的引流支气管阻塞，空洞内的干酪物质不能排出，凝成球形病灶，称＿＿＿＿＿＿＿＿。血行播散型肺结核为肺结核最严重的类型。

3. 痰中找到＿＿＿＿＿＿＿＿＿＿＿＿＿＿是确诊肺结核的重要依据，痰菌阳性说明病灶是＿＿＿＿＿＿＿＿的。

4. PPD试验：在左前臂屈侧中部进行＿＿＿＿＿＿注射＿＿＿＿ml PPD，＿＿＿＿h测量皮肤直径，＿＿＿＿＿＿mm为阴性，＿＿＿＿＿＿mm为弱阳性，＿＿＿＿＿＿＿mm为阳性，＿＿＿＿＿＿mm以上或局部有水疱、坏死为强阳性。结核菌素试验阳性表示受过＿＿＿＿＿＿或接种过＿＿＿＿＿＿，但不一定患病；如3岁以下的幼儿呈强阳性，则提示为＿＿＿＿＿＿＿肺结核；结核菌素试验阴性，除提示＿＿＿＿＿＿＿外，还见于应用糖皮质激素、营养不良、百日咳、严重结核病或老年人等。

5. 肺结核大咯血者暂＿＿＿＿食；年老体弱、肺功能不全者慎用＿＿＿＿＿＿＿和＿＿＿＿＿＿药，以免抑制咳嗽反射和呼吸中枢发生窒息；应用垂体后叶素，速度不宜＿＿＿＿＿＿，以免引起恶心、便意、心悸、面色苍白等不良反应，＿＿＿＿＿＿＿、＿＿＿＿＿＿＿、＿＿＿＿＿和＿＿＿＿＿＿＿忌用。

6. 肺结核用药时应观察药物的不良反应，链霉素可引起＿＿＿＿＿＿＿＿＿及肾衰竭；利福平可出现黄疸、＿＿＿＿＿＿＿一过性升高及变态反应；异烟肼可有＿＿＿＿＿＿＿、中毒反应；对氨基水杨酸可有＿＿＿＿＿＿＿反应、变态反应。

7. 结核病患者严禁＿＿＿＿＿＿＿＿＿。不面对他人打喷嚏或咳嗽。咳嗽或打喷嚏时，用双层纸巾遮住口鼻，将纸放入污物袋中＿＿＿＿处理。痰液须经灭菌处理再弃去。接触痰液后用流水清洗双手。杀灭结核分枝杆菌应至少煮沸＿＿＿＿ min。

8. 胸腔穿刺抽液，每次抽液量不超过＿＿＿ L，抽液过多可发生"＿＿＿＿＿＿＿＿＿"；如抽液过程中出现头晕、出冷汗、面色苍白、心悸脉细等＿＿＿＿反应应立即停止抽液。

【综合练习】

A1/A2 型题

1. 下列不属于结核中毒症状的是
   A. 体重减轻　　　B. 乏力盗汗
   C. 胸痛气促　　　D. 食欲减退
   E. 午后低热

2. 继发性肺结核中最常见的类型为
   A. 原发型肺结核
   B. 血行播散型肺结核
   C. 浸润型肺结核
   D. 慢性纤维空洞型肺结核
   E. 结核性胸膜炎

3. 浸润型肺结核的病灶多位于
   A. 肺尖或肺上野
   B. 肺门附近　　　C. 肺中部
   D. 肺下野　　　　E. 全肺各处

4. 关于结核菌素试验结果判定，以下描述准确的是
   A. 只要感染结核菌，结核菌素试验一定阳性
   B. 只要结核菌素试验阳性，一定为结核病患者
   C. 只要结核菌素试验阴性，机体一定未感染结核菌
   D. 结核菌素试验是由抗体介导的变态反应
   E. 结核菌素试验是机体对结核菌及其代谢产物发生的反应

5. 预防肺结核流行的最重要措施是
   A. 加强营养
   B. 做好痰的处理
   C. 接种卡介苗
   D. 加强登记管理
   E. 隔离和有效治疗排痰患者

6. 张某，女，25 岁，做结核菌素试验，结果判断的时间应在注射结核菌素后
   A. 6～24 h　　　　B. 12～24 h
   C. 18～36 h　　　D. 24～36 h
   E. 48～72 h

7. 患者，女性，18 岁，PPD 试验后 72 h，注射局部的硬结横径 18 mm、纵径 14 mm，结果判定为
   A. 阴性　　　　　B. 弱阳性
   C. 阳性　　　　　D. 强阳性
   E. 无法判定

8. 某女童，2 岁，未曾接种卡介苗，结核菌素试验阳性，提示
   A. 机体反应性差
   B. 需要接种卡介苗
   C. 患有活动性结核病
   D. 曾有结核菌感染
   E. 严重营养不良

9. 常作为肺结核诊断"金标准"的是
   A. 胸部 X 线摄片　　B. 胸部 X 透视
   C. 痰培养法检查　　　D. 结核菌素试验
   E. 痰涂片法检查

10. 肺结核最重要的传播途径是
    A. 通过空气飞沫经呼吸道传播
    B. 通过污染血液经血行传播
    C. 通过污染水源经消化道传播
    D. 通过污染食物经消化道传播

E．通过污染用物直接接触传播

11．杀灭结核分枝杆菌应煮沸

    A．1 min　　　　　　B．2 min

    C．3 min　　　　　　D．4 min

    E．5 min

12．肺结核的化学治疗原则是

    A．早期、联合、适量、规律、全程

    B．仅早期使用抗结核药

    C．间断使用抗结核药

    D．仅用一种杀菌剂

    E．药物剂量应偏大

13．患者，女，16 岁，因"干咳、发热、右侧腋下刺痛，咳嗽时疼痛加重 2 天"就诊。护理体检：听诊右侧腋下 6、7 肋间可闻及胸膜摩擦音。最可能的诊断是

    A．左侧腋下皮下气肿

    B．左侧自发性气胸

    C．纤维素性心包炎

    D．肺炎球菌肺炎

    E．纤维素性胸膜炎

14．患者，男，6 岁，因"咳嗽，体重减轻、夜间盗汗半个月"入院，诊断为原发型肺结核。家长询问如何早期发现肺结核，护士回答准确的是

    A．结核菌素试验

    B．痰结核菌培养

    C．痰直接涂片镜检

    D．胸部 CT 线检查

    E．胸部 X 线检查

15．患者，38 岁，诊断为肺结核。2HRZE/4HR 方案联合化疗 2 个月。患者述近 1 周出现手足发红、麻木。护士对患者症状解释正确的是

    A．异烟肼副作用

    B．利福平副作用

    C．乙胺丁醇副作用

    D．吡嗪酰胺副作用

    E．继发真菌感染

16．患者，女，25 岁，咳嗽、咳痰、低热、消瘦 3 个月余，确诊肺结核。行联合化疗，下列不属于口服给药的药物是

    A．链霉素　　　　　　B．吡嗪酰胺

    C．利福平　　　　　　D．乙胺丁醇

    E．异烟肼

17．患者，男，28 岁，因"咳嗽、咳痰，低热 1 个月"入院，痰结核杆菌培养阳性。护士日常护理措施不妥的是

    A．病室需每日应用紫外线有效照射消毒

    B．接触患者痰液后须用流水反复清洗双手

    C．进入病室需戴口罩并紧紧遮住口鼻

    D．患者使用过的痰盂清洗后以 5% 苯酚浸泡

    E．患者寝具及书籍等烈日下曝晒 6 h 以上

18．患者，30 岁，患浸润型肺结核 2 年，给予链霉素 0.5 g 肌注，2 次/d，口服异烟肼、利福平治疗半年，近来自诉耳鸣，听力下降，可能是

    A．肺结核临床症状

    B．链霉素对听神经损害

    C．异烟肼对听神经损害

    D．利福平对听神经损害

    E．异烟肼对周围神经损害

19．某肺结核患者抗结核治疗 3 个月，出现视力减退，视野缩小，应停用下列哪种药物

    A．异烟肼　　　　　　B．利福平

    C．吡嗪酰胺　　　　　D．乙胺丁醇

    E．链霉素

20．患者，女性，20 岁，高热昏迷，呼吸困难，咳嗽、咯血 3 周。OT 试验：1:1 000(－)，ESR 50 mm/h，X 线示两肺均匀分布等大、密度均匀的小点状阴影，最可能的诊断是

    A．金黄色葡萄球菌性肺炎

    B．肺泡细胞癌

    C．急性血行播散型肺结核

    D．矽肺并发感染

    E．支气管肺炎

21. 王女士为肺结核患者，在家疗养，但痰中有结核菌。下列说法中错误的是
    A．病灶具有活动性
    B．需要抗结核治疗
    C．需要接种卡介苗
    D．加强隔离制度
    E．加强营养

A3/A4 型题

(1～3 题共用题干)

患者，男，38 岁，因"咳嗽、咳痰、盗汗、发热，体重下降 2 个月"就诊，确诊为肺结核。

1. 为患者痰液灭菌最简便有效的方法是
    A．吐在纸上直接焚烧
    B．紫外线消毒
    C．5% 石炭酸喷洒
    D．1.5% 煤酚皂
    E．70% 乙醇消毒

2. 行化学药物治疗，患者询问化疗药物的作用，护士解释正确的是
    A．异烟肼对半静止状态的 B 菌群作用最强
    B．吡嗪酰胺可杀灭巨噬细胞外的结核菌
    C．链霉素可杀灭巨噬细胞内的结核菌
    D．乙胺丁醇为半杀菌剂
    E．异烟肼和利福平为全杀菌剂

3. 确定患者是否需要隔离的可靠方法是
    A．胸部 X 线检查
    B．痰结核菌检查
    C．结核菌素试验
    D．血常规及血沉检查
    E．是否咳痰、咯血

(4～7 题共用题干)

患者，女，32 岁，自述低热、咳嗽、少量咳痰伴体重明显减轻 2 个月。胸部 X 线检查显示左肺上叶大片云絮状阴影，诊断为浸润性肺结核。

4. 确诊肺结核最可靠、也是制定化疗方案和考核疗效主要依据的辅助检查是
    A．痰结核分枝杆菌检查
    B．纤维支气管镜检查
    C．结核菌素试验
    D．胸部 CT 检查
    E．胸部 X 线检查

5. 护士在用药指导中需要强调肺结核治疗中最关键的是
    A．坚持早期用药　　B．坚持联合用药
    C．坚持适量用药　　D．坚持规律用药
    E．坚持全程用药

6. 以下饮食护理正确的是
    A．高热量、高蛋白、低维生素饮食
    B．高热量、高蛋白、高维生素饮食
    C．高热量、低蛋白、高维生素饮食
    D．低热量、低蛋白、低维生素饮食
    E．低热量、高蛋白、高维生素饮食

7. 患者家中养育有 3 岁女儿，之前一直由自己亲自抚养。女儿结核菌素试验强阳性，女儿可以用于预防的药物是
    A．异烟肼　　　　　B．链霉素
    C．吡嗪酰胺　　　　D．乙胺丁醇
    E．对氨基水杨酸钠

(8～10 题共用题干)

患者，女，40 岁，以"咯血 30 ml"就诊入院。胸部 X 线提示左肺上叶空洞型肺结核。

8. 护士拟实施以下护理措施，护士长应提出异议并进一步指导的是
    A．消除患者紧张情绪
    B．指导患者卧床休息
    C．鼓励患者轻轻将血块咳出，不要屏气
    D．协助患者右侧卧位，轻拍患者后背刺激咳嗽

E．发现窒息先兆时应立即报告医生

9．遵医嘱给予异烟肼、利福平、吡嗪酰胺、维生素 C 及保肝药等治疗。护士应嘱咐患者及家属需空腹或早餐前 30 min 顿服的药物是

A．异烟肼　　　　B．利福平

C．吡嗪酰胺　　　D．维生素 C

E．保肝药

10．患者痰菌阳性。为避免交叉传染，护士对患者及家属进行健康教育后，患者描述了一下日常行为，必须予以纠正的是

A．患者痰液应吐入加盖并含有消毒液的容器内

B．为患者安置单独并朝阳的房间

C．为患者准备单独的餐具并煮沸消毒

D．患者打喷嚏或大笑时需用手掩住口鼻

E．患者的房间应光线充足并经常开门窗通风

(11～13 题共用题干)

患者，女性，50 岁，咳嗽、咳痰半年余，痰中带血 2 周；咳嗽多为干咳、痰量不多，有胸闷及夜间盗汗，发病以来食欲减退、消瘦明显；有糖尿病史 4 年。胸片显示右锁骨下片絮状阴影，边缘模糊。

11．最可能的诊断是

A．大叶性肺炎　　B．慢性支气管炎

C．肺结核　　　　D．肺癌

E．支气管扩张

12．行化学药物治疗。服用抗结核药物后，患者尿、大便均呈红色，据此判断患者服用的药物是

A．异烟肼　　　　B．利福平

C．链霉素　　　　D．乙胺丁醇

E．吡嗪酰胺

13．患者今天上午突然大口咯血，量约 100 ml，查体未见异常。ECG Ⅱ、Ⅲ、aVF 导联 ST 段下移 > 0.5 mV，T 波低平。对其的治疗措施错误的是

A．小剂量镇静剂

B．咳必清镇咳

C．备血以备急用

D．继续抗结核治疗

E．快速静脉推注脑垂体后叶素

(14～16 题共用题干)

患者，女性，24 岁，午后低热、盗汗、消瘦、乏力 2 月余。X 线胸片：右上肺阴影。初步诊断为肺结核。

14．对该患者的护理诊断不包括

A．营养失调：低于机体需要量

B．体温过高

C．有传播感染的危险

D．体液不足

E．活动无耐力

15．经检查确诊为肺结核，拟行异烟肼、利福平和吡嗪酰胺化疗。利福平的药物副作用是可引起

A．周围神经炎　　　B．听力障碍

C．球后视神经炎　　D．胃肠道反应

E．肝损害

16．护士告知患者能有效杀灭结核分枝杆菌的方法，以下描述准确的是

A．10 W 紫外线灯有效照射距离照射 20 min

B．5% 苯酚溶液浸泡 12 h

C．75% 的乙醇接触 2 min

D．煮沸 2～7 min

E．日光曝晒 2～7 h

(17～20 题共用题干)

患者，女，23 岁，患右上肺结核并空洞，曾用过 INH 0.3 g/d，RFP 0.4 g/d，EMB 0.75 g/d，治疗 3 个月后症状消失，即停药。1 年后出现低热，复查胸片病情恶化。

17．本病治疗失败的主要原因是

A．未规律用药　　　B．细菌耐药

C．化疗方案不合理　D．停药过早

E．机体免疫力太差

18．该患者化疗联用的主要目的是

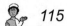

A．减少并发症

B．缩短疗程

C．避免副作用

D．可完全杀灭结核菌

E．避免发生耐药性，增加疗效

19. **应采取的隔离措施是**

A．消化道隔离　　　B．呼吸道隔离

C．保护性隔离　　　D．接触隔离

E．床边隔离

20. **该患者的以下消毒隔离措施，错误的一项是**

A．做好呼吸道隔离

B．剩余的饭菜煮沸后弃去

C．痰液加等量的 1‰ 过氧乙酸浸泡

D．餐具洗涤后应煮沸 5 min

E．病室每日用紫外线灯照射

第七节　慢性支气管炎和慢性阻塞性肺疾病患者的护理

慢性支气管炎

【知识要点】

一、疾病概述与相关知识

慢性支气管炎简称慢支，是气管、支气管黏膜及其周围组织的慢性非特异性炎症。慢支长期反复发作可发展成阻塞性肺气肿和肺源性心脏病。

主要病因：

1. 吸烟：慢性支气管炎发病的重要因素。

2. 环境因素。

3. 感染：病毒和细菌感染是慢性支气管炎发生发展和急性加重的重要因素。

4. 其他因素。

二、护理评估

1. 健康史：吸烟史和慢性咳嗽、咳痰病史，发病是否与寒冷季节或气候变化有关等。

2. 身体状况：凡是每年咳嗽、咳痰达 3 个月以上，连续 2 年或更长，并除外其他已知原因的慢性咳嗽，即可诊断为慢性支气管炎。

(1) 症状：咳嗽、咳痰、喘息或气促。

(2) 体征：急性发作时，可闻及干、湿啰音，咳嗽后减少或消失。喘息者可闻及哮鸣音或呼吸音延长。

(3) 分型：单纯型，喘息型。

(4) 分期：急性发作期、慢性迁延期、临床缓解期。

(5) 并发症：常见阻塞性肺气肿、支气管肺炎等。

3. 辅助检查：

(1) X 线检查：肺纹理增多、增粗、紊乱。

(2) 呼吸功能检查：早期无异常。如有小气道阻塞，最大呼气流速-容量曲线在 75% 和 50%

容量时，流量明显降低。

(3) 血液检查：急性发作或继细菌感染时，白细胞总数和中性粒细胞增多；喘息型，嗜酸性粒细胞增多。

(4) 痰液检查：涂片或培养可查到致病菌；喘息型常见多量嗜酸粒细胞。

三、治疗要点

1. 急性发作期：以控制感染、祛痰平喘为主。

2. 缓解期：戒烟和避免环境污染等诱发因素，加强体育锻炼，提高机体免疫力，预防呼吸道感染，防止病情的发生和发展。

四、主要护理诊断及合作性问题与护理措施

1. 慢性支气管炎患者的主要护理诊断及合作性问题与护理措施：见表 1-12。

表 1-12　慢性支气管炎患者的主要护理诊断及合作性问题与护理措施

护理诊断/问题	主要护理措施
清理呼吸道无效	见"咳嗽与咳痰"的护理。
睡眠形态紊乱。	1. 观察患者日常的睡眠形态，以及扰乱睡眠的相关因素。 2. 提供有助于患者入睡的休息环境，指导患者学会促进睡眠或入睡的方式；有计划地安排护理活动和治疗，尽量减少对患者睡眠的干扰。 3. 缓解咳嗽、咳痰，给予舒适的体位，有利于呼吸和排痰，防止呼吸道分泌物受阻。必要时睡前遵医嘱使用抗炎、止咳、祛痰、平喘解痉药，减少咳嗽对睡眠的影响。
有感染的危险。	1. 保持病室空气新鲜，每日定时通风 2 次，每次 15～30 min，并保持适宜的温度和湿度，温度控制在 20～22 ℃，湿度为 50%～70%。 2. 鼓励患者有效地咳嗽，及时咳出痰液及呼吸道分泌物，避免痰液潴留。 3. 接触患者前要洗手，并限制探视，减少感染因素。 4. 给患者进高热量、高维生素、高蛋白、易消化饮食，同时多饮水，提高机体免疫力，促进毒物排泄。 5. 遵医嘱给予抗生素，并注意观察用药后反应。 6. 必要时给予超声雾化，刺激痰液排出。 7. 仔细观察患者的体温变化及肺部感染表现。
潜在并发症： 阻塞性肺气肿、慢性肺源性心脏病。	1. 注意病情观察。 2. 及时控制病情。

2. 健康教育：

(1) 劝导吸烟患者戒烟，与患者及家属共同制订戒烟计划，家属督促执行。

(2) 指导患者进行有氧运动锻炼，增强免疫能力。

(3) 指导患者防寒保暖，防止呼吸道感染；改善环境卫生，加强劳动保护，避免烟雾、粉尘和刺激性气体。

(4) 教育患者学会自我监测病情变化和常用药的正确使用，一旦病情变化，及时就医。

慢性阻塞性肺气肿

【知识要点】

一、疾病概述与相关知识

阻塞性肺气肿，简称肺气肿，是指肺部终末细支气管远端气腔出现异常持久的扩张，并伴有肺泡壁和细支气管的破坏，而无明显的肺纤维化。

慢性阻塞性肺疾病(COPD)是一组以气流受限为特征的肺部疾病，气流受限不完全可逆，呈进行性发展。最常发生于慢性支气管炎和(或)慢性阻塞性肺气肿。

慢性支气管炎是导致阻塞性肺气肿，进而发展成 COPD 最主要的原因。

二、护理评估

1. 健康史：有无长期吸烟史，慢支病史，治疗用药情况，有无急性反复发作等。

2. 身体状况：

(1) 症状：在原有咳嗽、咳痰、喘息等症状的基础上，出现逐渐加重的呼吸困难是阻塞性肺气肿和 COPD 的标志性症状。全身症状：疲劳、食欲不振、体重减轻，严重时发绀，头痛，嗜睡，神志恍惚。

(2) 体征：早期不明显。随着病情发展，可出现桶状胸，并发感染时肺部有湿啰音；晚期表现为呼吸困难、口唇发绀等，甚至发生呼吸衰竭。

(3) 临床分期：急性加重期；稳定期。

(4) 并发症：慢性肺源性心脏病、自发性气胸、慢性呼吸衰竭等。

3. 辅助检查：

(1) X 线检查：显示肋间隙增宽、肺纹理增粗、肺透亮度增加、心影狭长。

(2) 呼吸功能检查：

① 第 1 秒用力呼气容积占用力肺活量(FEV_1/FVC)的百分比值，是评价气流受限的敏感指标；第 1 秒钟用力呼气容积占预计百分比($FEV_1\%$ 预计值)，是评估 COPD 严重程度的良好指标；吸入支气管舒张药后 $FEV_1/FVC < 70\%$ 及 $FEV_1 < 80\%$ 预计值，可确定为不完全可逆的气流受限。

② 肺总量(TLC)、功能残气量(FRC)和残气量(RV)增加，肺活量(VC)减低，对诊断阻塞性肺气肿有参考价值；残气量占肺总量比值(RV/TLC)增加，$> 40\%$ 为诊断阻塞性肺气肿的重要指标。

(3) 动脉血气分析：早期无异常。随着病情发展，PaO_2 降低，$PaCO_2$ 正常或升高，当出现代偿性呼吸性酸中毒时，pH 降低。

三、治疗要点

1. 治疗目的：防止疾病发展和症状反复加重，防治并发症；增进肺泡通气量，改善呼吸功能；提高患者的工作能力和生活质量。

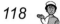

2. 治疗措施:

(1) 去除致病原因,戒烟,避免或防止粉尘、烟雾及有害气体的吸入,积极治疗慢性支气管炎。

(2) 适当应用舒张支气管药物,解除支气管痉挛。

(3) 祛痰。

(4) 抗生素的应用。

(5) 氧疗:长期家庭氧疗(LTOT)。LTOT 的主要指征是 $PaO_2 < 55$ mmHg,方法是持续低流量(1～2 L/min)吸氧,每天吸氧时间在 10～15 h 以上,目标是使 PaO_2 维持在 60～65 mmHg,而无 CO_2 潴留加重。LTOT 有助于提高患者的生活质量。

(6) 呼吸肌功能锻炼。

(7) 康复治疗。

(8) 手术治疗。

四、主要护理诊断及合作性问题与护理措施

1. 阻塞性肺气肿患者的主要护理诊断及合作性问题与护理措施:见表 1-13。

表 1-13　阻塞性肺气肿患者的主要护理诊断及合作性问题与护理措施

护理诊断/问题	主要护理措施
气体交换受损。	呼吸功能锻炼:腹式呼吸锻炼、缩唇呼吸锻炼等(见"肺源性呼吸困难的护理")。
清理呼吸道无效。	见"咳嗽与咳痰"的护理。
活动无耐力。	1. 高热量、高蛋白、高维生素、低盐、清淡易消化饮食。 2. 注意少食多餐、多饮水。
焦虑。	1. 护士要多与患者沟通,安慰患者,帮助患者了解疾病的过程,提高应对能力,增强自信心。 2. 培养患者的生活情趣,分散患者的注意力,以消除焦虑、缓解压力。 3. 积极协助患者取得家庭和社会的支持,增强患者战胜疾病的信心,缓解其焦虑急躁情绪。
潜在并发症:肺性脑病、自发性气胸、呼吸衰竭等。	病情观察: 1. 监测患者生命体征的变化,尤其是呼吸频率、节律、幅度的变化。 2. 观察患者咳嗽、咳痰情况,痰液的性质、颜色、量。 3. 定期监测动脉血气分析、水、电解质、酸碱平衡变化。 4. 密切观察患者有无头痛、烦躁、昼睡夜醒、意识状态改变等肺性脑病表现。

2. 健康指导:

(1) 避免各种诱发和加重病情的因素。

(2) 坚持体育锻炼和呼吸肌训练。

(3) 宣传摄取足够营养的重要性。

(4) 指导长期家庭氧疗。

(5) 指导合理用药和自我监测病情。

【课前预习】

一、基础复习

1. 支气管解剖。　2. 肺气肿体征。

二、预习目标

1. 慢性支气管炎简称"慢支"，是气管、支气管黏膜及其周围组织的＿＿＿＿＿＿＿＿＿＿＿＿＿＿＿＿＿＿＿＿炎症。＿＿＿＿＿＿＿是慢性支气管炎发病的重要因素。＿＿＿＿＿＿＿和＿＿＿＿＿＿＿＿＿＿＿是慢性支气管炎发生发展和急性加重的重要因素。

2. 凡是每年咳嗽、咳痰达＿＿＿＿＿＿个月以上，连续＿＿＿＿＿＿年或更长，并除外其他已知原因的慢性咳嗽，即可诊断为慢性支气管炎。

3. 慢性阻塞性肺气肿多由＿＿＿＿＿＿＿＿＿＿＿＿＿＿＿＿＿＿发展而来，其次为支气管哮喘、支气管扩张症等。

4. 慢性阻塞性肺气肿的临床特征为原有＿＿＿＿＿＿＿＿、＿＿＿＿＿＿＿＿、＿＿＿＿＿＿＿＿的基础上出现逐渐加重的＿＿＿＿＿＿＿＿＿＿＿＿＿＿＿，体征有＿＿＿＿＿＿＿＿胸、语颤＿＿＿＿＿＿＿＿或＿＿＿＿＿＿＿，叩诊为＿＿＿＿＿＿＿＿音，听诊呼吸音减弱，呼气延长。胸部 X 线示两肺野透亮度＿＿＿＿＿＿＿＿。

【课后巩固】

一、名词解释

单纯性慢支与喘息性慢支　　　慢性阻塞性肺疾病(COPD)

长期家庭氧疗(LTOT)　　　　腹式呼吸　　　　缩唇呼吸

二、填空题

1. "慢支"在临床上以慢性＿＿＿＿＿＿＿＿、＿＿＿＿＿＿＿或伴有＿＿＿＿＿＿＿＿及反复发作为特征。急性发作期，血白细胞计数和＿＿＿＿＿＿＿＿粒细胞增多，喘息型＿＿＿＿＿＿＿＿＿＿粒细胞增高。X 线检查可见两肺纹理＿＿＿＿＿＿＿＿、＿＿＿＿＿＿＿＿、紊乱。并发感染时肺部有＿＿＿＿＿＿＿＿音。

2. 慢性支气管炎急性发作期的治疗原则是＿＿＿＿＿＿＿＿＿＿＿＿＿＿＿＿＿＿＿、＿＿＿＿＿＿＿＿＿＿＿＿＿＿＿＿＿＿、＿＿＿＿＿＿＿＿＿＿＿＿＿＿＿＿，维持呼吸道通畅。

3. "慢支"的病程经过可分为三期：

(1) 急性发作期：指在＿＿＿＿周内出现脓性或黏液脓性痰，痰量明显增加，或伴有发热等炎症表现，或 1 周内"＿＿＿＿""＿＿＿＿"或"＿＿＿＿"任何一项症状显著加剧，或重症患者明显加重者。

(2) 慢性迁延期：指有不同程度的"咳""痰""喘"症状，迁延到＿＿＿＿个月以上者。

(3) 临床缓解期：经治疗或自然缓解，症状基本消失或偶有轻微咳嗽和少量痰液，保持＿＿＿＿个月以上者。

4. 呼吸功能检查：慢性支气管炎早期无异常，小气道阻塞时，最大呼气流速-容量曲线在 75% 和 50% 容量时，流量明显＿＿＿＿＿＿＿＿。气道狭窄或阻塞时，第 1 秒用力呼气量占肺活量的比值 < ＿＿＿＿＿＿%。残气量/肺总量超过＿＿＿＿＿＿%，对阻塞性肺气肿的诊断有重要意义。

5. 慢性阻塞性肺气肿提倡家庭氧疗，一般给予鼻导管＿＿＿＿＿＿＿＿＿＿＿＿＿＿＿＿＿吸氧，氧流量 ＿＿＿＿＿＿＿＿L/min，氧浓度＿＿＿＿＿＿＿＿＿＿＿＿，每日不少于 ＿＿＿＿ h；呼吸肌功能锻炼，包

括 _____ 呼吸法和 _____ 呼吸法。

6. 缩唇呼气在呼气时将口唇缩成吹笛子状，其作用是提高 _____ 内压，防止呼气时小气道过早 _____，以利肺泡气体排出。

7. 腹式呼吸用 ____ 吸气，经 ____ 呼气，呼吸缓慢而均匀，吸气时腹部 _____，呼气时腹肌 _____，呼气与吸气时间比为(_____):1，每日训练 2 次，每次 10～15 min。

【综合练习】

A1/A2 型题

1. 引起慢性支气管炎最重要的环境因素是
   A. 吸烟　　　　　B. 感染
   C. 免疫　　　　　D. 有害气体
   E. 微小颗粒物

2. 慢性支气管炎患者咳嗽、咳痰的特点是
   A. 晨起咳嗽重且痰量多，白色泡沫痰
   B. 经常咳嗽，常痰中带血
   C. 晚上咳嗽重，咳大量脓痰
   D. 日间咳嗽重，咳大量脓臭痰
   E. 晨起咳嗽重，咳大量粉红色泡沫痰

3. 导致慢性阻塞性肺气肿最常见的病因是
   A. 长期吸烟
   B. 婴幼儿时期患过麻疹
   C. 慢性支气管炎
   D. 慢性支气管扩张
   E. 肺结核

4. 以下关于慢性阻塞性肺气肿患者体征的描述，准确的是
   A. 听诊心音高亢
   B. 一侧触诊语颤减弱
   C. 叩诊肝浊音界上移
   D. 视诊桶状胸，呼吸加深
   E. 呼气时间延长

5. 促进慢性支气管炎发生、发展的最重要因素之一是
   A. 长期吸烟　　　B. 气道高反应
   C. 微生物感染　　D. 免疫与年龄因素
   E. 气候因素

6. COPD 患者的标志性症状是
   A. 逐渐加重的咳嗽、咳痰
   B. 逐渐加重的心源性呼吸困难
   C. 逐渐加重的呼气性呼吸困难
   D. 逐渐加重的吸气性呼吸困难
   E. 逐渐加重的混合性呼吸困难

7. 慢性阻塞性肺疾病的特征是
   A. 气流受限可逆
   B. 持续性气流受限无法预防
   C. 持续性气流受限
   D. 间断性气流受限
   E. 持续性气流受限无法缓解

8. 对判断慢阻肺患者气流受阻有重要意义的检查方法是
   A. 动脉血气分析　　B. 纤维支气管镜检查
   C. 肺部 CT 检查　　D. 胸部 X 线检查
   E. 肺功能检查

9. 以下关于慢性支气管炎的描述，准确的是
   A. 咳嗽多于夜间发生，呈刺激性、阵发性
   B. 以慢性、长期、反复咳嗽、咳痰为特点
   C. 起病急、病程长，多伴有支气管哮喘
   D. 早期体征明显，可闻及干、湿性啰音
   E. 痰液多为白色浆液泡沫样，常伴咯血

10. 确诊慢支需除外具有咳嗽、咳痰、喘息症状的其他疾病，且符合每年发病
   A. 断续 3 个月，连续 2 年或以上
   B. 断续 2 个月，连续 3 年或以上
   C. 持续 2 个月，断续 3 年或以上
   D. 持续 2 个月，持续 3 年或以上
   E. 持续 3 个月，连续 2 年或以上

11. 患者，女性，70岁，慢性支气管炎病史30年。1周前感冒后再次出现咳嗽、咳痰，痰白质黏，伴有呼吸困难、胸闷、乏力。以"慢性支气管炎并发慢性阻塞性肺气肿"入院治疗。指导患者加强腹式呼吸的原因是
　　A．有利于痰液排出
　　B．增加肺泡张力
　　C．记住腹肌进行呼吸
　　D．使呼吸阻力减低，增加肺泡通气量
　　E．间接增加肋间肌活动

12. 患者，女，60岁，长期、慢性、反复咳嗽、咳痰近10年，近半年来接触寒冷空气即出现喘息、气促、日渐加重。该患者最可能的诊断是"慢性支气管炎并发慢性阻塞性肺气肿"。有助于明确上诉诊断的肺功能检查项目是
　　A．肺总量(TLC)增加
　　B．残气量(RV)增加
　　C．第1秒用力呼气量(FEV_1)降低
　　D．残气量占肺总量的百分比(RV/TLC)增加
　　E．第1秒用力呼气容积占用力肺活量百分比(FEV_1/FVC)降低

13. 患者，男，63岁，慢性支气管炎病史13年。3天前感冒后以"慢性支气管炎并发慢性阻塞性肺气肿"入院治疗。病情稳定后护士指导患者进行缩唇呼吸，其目的是
　　A．降低呼吸阻力
　　B．提高呼吸效率
　　C．借助腹肌进行呼吸
　　D．防止小气道过早陷闭
　　E．增加肺泡通气量

14. 患者，男，68岁，慢性支气管炎病史20年。5天前上呼吸道感染后以"慢性支气管炎并发慢性阻塞性肺气肿"入院治疗。护士指导患者加强腹式呼吸的目的是
　　A．间接增加肋间肌活动
　　B．增加肺泡张力

　　C．借助腹肌进行呼吸
　　D．降低呼吸阻力，增加肺泡通气量
　　E．有利于痰液排出

15. 患者，男，65岁。被人扶着步入医院，接诊护士看见其面色发绀，口唇发绀，呼吸困难，询问病史得知其有慢性阻塞性肺疾病病史。需立即对其进行的处理是
　　A．肺部CT检查　　B．按序排队候诊
　　C．鼻塞法吸氧　　D．立即气管插管
　　E．人工呼吸

16. 患者，男性，80岁，患有慢性支气管炎病史20年。一周前受凉后再次出现咳嗽、咳痰，痰白质黏，伴有呼吸困难、胸闷、乏力。以"慢性支气管炎并发慢性阻塞性肺气肿"入院治疗。遵医嘱进行氧疗，护士告诉患者有效的指标不包括
　　A．呼吸困难减轻　　B．呼吸频率增快
　　C．发绀减轻　　　　D．心率减慢
　　E．活动耐力增加

17. 患者，男，65岁，慢性咳嗽、咳痰18年。6天前受凉后咳嗽加重，痰量增多，咳黏脓痰。对该患者护理不正确的是
　　A．指导患者戒烟
　　B．适当活动，改善呼吸功能
　　C．限制进水量，以防心力衰竭
　　D．预防呼吸道感染，避免呼吸道刺激
　　E．痰多、无力咳出时，应注意预防呼吸道阻塞

18. COPD稳定期的患者，防止反复感染可能有益的措施不包括
　　A．注射流感疫苗
　　B．注射肺炎链球菌疫苗
　　C．注射抗生素
　　D．注射细菌溶解物
　　E．注射卡介苗多糖核酸

19. 患者，男性，67岁，慢性肺气肿病史30多年。2周前感冒，后出现发热，咳嗽，咳大量黏液脓痰，近3日来咳嗽无力，痰不易咳出，气急、发绀。最主要的护理诊断是

A．气体交换受损　B．清理呼吸道无效

C．有窒息的危险　D．呼吸形态紊乱

E．恐惧

20．患者，女性，56 岁，咳嗽，咳白色泡沫痰 20 年，每年持续 4 个月。近 5 年来出现活动后气短，时有喘鸣。体检：两肺叩诊过清音，呼吸低音，呼气延长。该患者可诊断为

A．单纯型慢性支气管炎

B．支气管哮喘、肺气肿

C．喘息型慢性支气管炎

D．慢性阻塞性肺疾病

E．慢性纤维空洞型肺结核

21．患者，男，70 岁，慢性阻塞性肺气肿处于

缓解期。为改善患者的肺功能状况，主要的健康指导是

A．呼吸功能锻炼　　B．冷水洗脸、洗鼻

C．坚持打太极拳　　D．长期家庭氧疗

E．应用平喘药物

22．患者，男，66 岁，反复咳嗽、咳痰，近 2 年发作频繁，且每年发作症状可持续 3 个月以上。可能的诊断是

A．咳嗽变异性哮喘

B．单纯型慢性支气管炎

C．喘息型慢性支气管炎

D．慢性纤维空洞型肺结核

E．慢性阻塞性肺气肿

A3/A4 型题

（1～3 题共用题干）

患者，女，63 岁，慢阻肺病史 12 年。因"咳嗽、咳痰加重，伴发热、喘息 2 天"入院，给予氨茶碱治疗。

1．护士对该患者进行胸部评估时，对体征描述正确的是

A．胸廓不对称隆起

B．呼气时间延长

C．呼吸频率减慢

D．支气管偏向一侧

E．呼吸音增强

2．应用氨茶碱治疗的目的是

A．控制感染

B．稀释痰液

C．降低体温

D．松弛支气管平滑肌

E．减少支气管分泌物

3．患者近半年来体重明显下降。正确的饮食指导是

A．低热量、低糖、低蛋白、高维生素饮食

B．高热量、高糖、低蛋白、高维生素饮食

C．高热量、低糖、高蛋白、高维生素饮食

D．低热量、低糖、高蛋白、高维生素饮食

E．高热量、高糖、低蛋白、高脂肪饮食

（4～5 题共用题干）

患者，男，75 岁，COPD 病史 15 年。因"发热、寒战，痰多黏稠不易咳出 1 周"来院咨询。

4．以下健康指导正确的是

A．多活动以促进排痰

B．多喝糖水以补充液体

C．禁止使用强镇咳药

D．禁止继续使用抗生素

E．注意保暖避免酒精擦浴

5．采取上述措施的主要原因是

A．防止抑制排痰　　B．防止抑制咳嗽

C．防止菌群失调　　D．防止痰液黏稠

E．防止抑制膈肌收缩

（6～8 题共用题干）

患者，男，70 岁，反复咳嗽、咳痰 5 年，近 2 年出现喘息且逐渐加重；典型桶状胸。胸部 X 线示：双肺野透亮度增加，肋间隙增宽，两下肺纹理增多紊乱。

6. 最可能的诊断为
   A．慢支、肺气肿
   B．慢支、肺心病
   C．慢支、气管哮喘
   D．变异性哮喘、肺气肿
   E．支气管扩张症、气胸

7. 判断气流是否受阻的客观指标是吸入支气
   管舒张药后
   A．$FEV_1/FVC<50\%$
   B．$FEV_1/FVC<60\%$
   C．$FEV/FVC<70\%$
   D．$FEV_1/TLC<50\%$
   E．$FEV_1/TLC<60\%$

8. 近年来多次在入冬季节复发，为减少反复
   发作几率，可指导患者在易发病季节
   A．服用抗生素预防
   B．接种卡介苗预防
   C．接种流感疫苗预防
   D．加强锻炼，高糖饮食
   E．卧床休息，减少活动

(9～11题共用题干)
   患者，女，68岁，慢性咳、喘史8年。
3天前因上呼吸道感染后咳嗽加重，痰液黏
稠、量增多入院。护理体检：神清，口唇发
绀，桶状胸，双肺叩诊过清音。血气分析：
PaO_2 70 mmHg，$PaCO_2$ 42 mmHg。

9. 遵医嘱头孢曲松钠静脉滴注。下列未写入
   该药"用药护理"观察项目的是
   A．监测白细胞情况
   B．注意肺部湿啰音
   C．咳痰情况
   D．监测体温
   E．观察体重

10. 针对咳嗽，痰液黏稠、量多，伴有气喘，
    以下护理措施不妥的是
    A．吸入沙丁胺醇
    B．雾化吸入氨溴索
    C．缓慢静脉注射氨茶碱
    D．口服溴己新
    E．口服可待因

11. 经治疗病情缓解。有利于提高其生活质量
    和生存率的健康指导是
    A．加强呼吸功能锻炼
    B．坚持有计划的锻炼
    C．坚持长期家庭氧疗
    D．坚持合理饮食原则
    E．坚持长期小剂量用药

(12～16题共用题干)
    患者，女，62岁，慢性反复咳嗽、咳痰
近14年，近1年来出现呼吸困难且进行性
加重。肺功能检查：残气量(RV)增加，残气
量占肺总量比值为45%。

12. 可能的诊断是
    A．慢性支气管炎   B．慢性肺纤维化
    C．空洞型肺结核   D．肺血栓栓塞症
    E．阻塞性肺气肿

13. 护理体检时最可出现的胸部体征是
    A．鸡胸   B．桶状胸
    C．扁平胸   D．漏斗胸
    E．串珠胸

14. 血气分析结果为：PaO_2 50 mmHg，$PaCO_2$
    60 mmHg。正确的氧疗方式是
    A．高流量且间断吸氧
    B．中等流量且间断吸氧
    C．中等流量且持续吸氧
    D．低流量且间断吸氧
    E．低流量且持续吸氧

15. 病情缓解准备出院，为改善其呼吸功能，
    最重要的健康指导是
    A．坚持呼吸锻炼每日2次
    B．坚持一日两次服用甘草片
    C．坚持三餐低脂、低热量素食
    D．间断卧床，防止过度劳累
    E．间断低流量家庭氧疗

16. 为防止病情反复或加重，重要的健康指导是
    A．尽量卧床休息
    B．尽量避免上呼吸道感染
    C．适当劝解戒烟
    D．坚持低盐饮食
    E．避免接种疫苗

(17～20题共用题干)

患者，男，66岁，吸烟史20年，慢支病史15年。3天来持续低热、咳嗽加剧，痰量增多，呈黏液脓性痰难以咳出，背部及两肺下部听诊闻及散在湿啰音。

17. 患者主要的护理诊断是
    A. 知识缺乏
    B. 体温过高
    C. 清理呼吸道无效
    D. 潜在并发症：窒息
    E. 潜在并发症：脓胸

18. 目前该患者病情处于
    A. 临床进展期　　　B. 急性发作期
    C. 慢性迁延期　　　D. 临床稳定期
    E. 临床恢复期

19. 最主要的护理措施是
    A. 保暖降温　　　　B. 适当补液
    C. 止咳镇静　　　　D. 抗炎祛痰
    E. 强行戒烟

20. 患者病情稳定，仍咳嗽，此时进行健康教育，首要的是
    A. 保持室内空气清新
    B. 鼓励家属陪伴防止焦虑
    C. 指导并实施呼吸功能锻炼
    D. 与患者共同制订并实施戒烟计划
    E. 与患者共同制订并实施康复锻炼计划

(21～24题共用题干)

患者女性，65岁，被人用轮椅推入医院，接诊护士见其面色发绀，呼吸困难，询问病历得知其有慢性阻塞性肺疾病史。

21. 给予吸氧流量应为
    A. 1～2 L/min　　　B. 2～4 L/min
    C. 4～6 L/min　　　D. 6～8 L/min
    E. 8～10 L/min

22. 氧疗的目的是保持患者静息状态下
    A. $PaO_2 \geqslant 60$ mmHg 和(或)SaO_2 升至90%以上
    B. $PaO_2 > 60$ mmHg 和(或)SaO_2 升至90%以上
    C. $PaO_2 \geqslant 55$ mmHg 和(或)SaO_2 升至95%以上
    D. $PaO_2 \geqslant 50$ mmHg 和(或)SaO_2 升至90%以上
    E. $PaO_2 \geqslant 60$ mmHg 和(或)SaO_2 升至95%以上

23. 为提高COPD患者的生活质量和生存率，提倡家庭氧疗，一般每日吸氧时间是
    A. 6～9 h　　　　　B. 5～10 h
    C. 9～12 h　　　　D. 10～15 h
    E. 12～15 h

24. 经治疗后，现病情处于稳定期，指导其呼吸功能锻炼，正确的做法是
    A. 经口缓慢且深深地吸气
    B. 胸廓以最大活动度呼吸
    C. 呼气时腹肌尽量放松
    D. 深吸缓呼，呼吸 7～8 次/min
    E. 吸气与呼气时间比为(2～3):1

第八节　慢性肺源性心脏病患者的护理

【知识要点】

一、疾病概述与相关知识

慢性肺源性心脏病简称慢性肺心病，是由支气管-肺组织、胸廓或肺血管慢性病变引起的肺血管阻力增加、肺动脉压力增高，进而导致右心室扩张和(或)肥厚，伴或不伴右心衰竭的心脏病，并排除先天性心脏病和左心病变引起者。

1. 病因：以慢性阻塞性肺疾病(COPD)最常见，约占 80%～90%。
2. 肺动脉高压形成是慢性肺心病发生的先决条件，而缺氧是肺动脉高压形成最重要的因素。

二、护理评估

1. 健康史：有无 COPD 及其他慢性呼吸道病史等。有无导致病情加重的诱因。
2. 身体状况：

(1) 肺心功能代偿期：原有支气管肺疾病和肺气肿的表现，同时出现肺动脉高压和右心室肥厚体征。

(2) 肺心功能失代偿期：① 呼吸衰竭。② 心力衰竭：以右心衰竭为主。

(3) 并发症：有肺性脑病，水、电解质酸碱平衡失调，心律失常，休克，消化道出血等。

3. 辅助检查：

(1) 血液检查：红细胞数和血红蛋白量升高，血液黏度增加。并发感染时，白细胞总数和中性粒细胞增多。部分患者有肝功能、肾功能改变。

(2) 动脉血气分析：失代偿期出现低氧血症或并发高碳酸血症。

(3) X 线：肺动脉高压症及右心室增大等。

(4) 心电图：右心室肥大表现，如电轴右偏、肺型 P 波等。

(5) 超声心动图检查

三、治疗要点

1. 急性加重期：① 积极控制感染；② 通畅气道，改善呼吸功能；③ 控制心力衰竭。
2. 临床缓解期：增强免疫功能，去除诱发因素，长期家庭氧疗，改善肺功能和心功能。

四、主要护理诊断及合作性问题与护理措施

1. 慢性肺源性心脏病患者的主要护理诊断及合作性问题与护理措施：见表 1-14。

表 1-14　慢性肺源性心脏病患者的主要护理诊断及合作性问题与护理措施

护理诊断/问题	主要护理措施
气体交换受损：与低氧血症、二氧化碳潴留、肺血管阻力增高有关。	1. 环境与休息。 2. 病情观察。 3. 心理护理。 4. 保持呼吸道通畅。 5. 促进有效排痰。
清理呼吸道无效。	促进有效排痰的方法： 1. 深呼吸和有效咳嗽。 2. 吸入疗法。 3. 胸部叩击。 4. 体位引流。 5. 机械吸痰。 6. 氧疗和机械通气的护理。
活动无耐力。	1. 休息与活动。 2. 减少体力消耗。
体液过多。	1. 用药护理。 2. 皮肤护理。 3. 饮食护理。
潜在的并发症：肺性脑病。	1. 休息与安全。 2. 病情观察。 3. 吸氧护理。 4. 用药护理。

2. 健康指导：

(1) 疾病知识介绍。

(2) 指导患者加强呼吸肌锻炼。

(3) 指导患者合理用药，坚持家庭氧疗，出现病情变化及时就医。

【课前预习】

一、基础复习

1. 慢性支气管炎、阻塞性肺气肿的临床表现。

2. 血液循环。

3. 合理氧疗。

4. 协助排痰的措施。

二、预习目标

慢性肺源性心脏病病因以_____为最多见，占 80%～90%；缺氧、高碳酸血症、支气管慢性炎症、邻近肺泡的肺小动脉痉挛以及慢阻肺致肺泡破裂、肺泡壁毛细血管床断裂等造成肺血管阻力增加；低氧血症引起继发性红细胞增加，血液黏稠度增加，均可导致_____形成，这是形成肺心病的基本条件。肺动脉高压使_____负荷加重，失代偿使右心室扩大，最终发生_____衰竭。

【课后巩固】

填空题

1. 肺心病失代偿期主要表现为____心衰竭，可同时发生____型呼吸衰竭。肺心病首要的死亡原因是_____，最常见的酸碱失衡是_____。

2. 肺心病血液检查，红细胞和血红蛋白_____，为_____所致；心电图显示_____肥厚和右心房扩大的表现。

3. 肺心病急性加重期治疗，以_____为主，维持呼吸道通畅，纠正_____和_____，合理用氧，通常采用_____给氧，持续每 24 h 至少____h，流量为_____L/min，浓度为_____%。慎用_____药，以免诱发肺性脑病。

【综合练习】

A1/A2 型题

1. 慢性肺源性心脏病最常见的病因是

　　A．慢性肺间质病变

　　B．慢性支气管炎

　　C．慢性肺血管病变

　　D．慢性阻塞性肺疾病

　　E．慢性纤维空洞型肺结核

2. 导致肺源性心脏病患者肺动脉高压形成的最关键的功能因素是

　　A．长期慢性缺氧

　　B．肺部毛细血管微小栓子形成

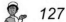

C．血液黏稠度增加

D．肺血流量增加

E．继发性红细胞增多

3．慢性肺源性心脏病的心脏形态改变的主要原因是

A．肺泡内压力增高　　B．水钠潴留

C．肺大疱形成　　　　D．高碳酸血症

E．肺动脉高压

4．下列能提示患者右心功能不全的体征是

A．P2 亢进

B．心律不齐

C．心音遥远

D．肝颈静脉回流征阳性

E．双肺底散在湿啰音

5．慢性肺心病患者应用强心剂应注意选择

A．作用慢、排泄慢、剂量大

B．作用慢、排泄快、剂量小

C．作用快、排泄慢、剂量小

D．作用快、排泄快、剂量大

E．作用快、排泄快、剂量小

6．患者，女，65 岁，肺心病病史 15 年。2 天前受凉后咳嗽加重，咳黄色脓痰、伴呼吸费力，双踝部水肿。应用利尿剂的原则是

A．缓慢、大量、短期

B．缓慢、小量、短期

C．缓慢、小量、长期

D．快速、小量、短期

E．快速、小量、长期

7．患者，男，70 岁，慢阻肺病史 25 年，病情逐渐发展为慢性肺源性心脏病。进入肺、心功能失代偿期最突出的表现是

A．电解质紊乱　　　　B．消化道出血

C．感染性休克　　　　D．呼吸衰竭

E．心力衰竭

8．刘某，男，78 岁，COPD 病史近 20 年。5 天前因感冒入院，诊断为慢性肺源性心脏病并发肺部感染。下列护理措施最重要的是

A．吸氧，静脉滴注呼吸兴奋剂

B．静脉注射呋塞米，消除水肿

C．积极纠正心律失常

D．静脉滴注氨茶碱和地塞米松

E．积极抗感染，并保持呼吸道通畅

9．慢性肺源性心脏病出现心力衰竭时，应慎用的药物是

A．抗生素　　　　　　B．祛痰剂

C．利尿剂　　　　　　D．血管扩张剂

E．洋地黄制剂

10．患者，女，65 岁，以"慢性肺源性心脏病"入院。病情观察中，可提示患者并发肺性脑病的表现是

A．胸闷发绀　　　　　B．心悸气短

C．昼睡夜醒　　　　　D．恶心呕吐

E．少尿水肿

11．患者，男，72 岁，肺心病病史 8 年。近 3 周来下肢水肿加重，近 3 天来喘息严重并呈端坐呼吸，对该患者病情观察的重点应为

A．饮食及二便状况

B．输液的量及速度

C．呼吸、血压、脉搏

D．尿量、体重、腹围

E．体温、脉搏、体重

12．患者男性，72 岁，慢性阻塞性肺气肿病史 20 多年，病情逐渐恶化，诊断为慢性肺源性脑病。如果达到肺、心功能失代偿期，最突出的表现是

A．休克　　　　　　　B．出血

C．昏迷　　　　　　　D．呼吸衰竭

E．心力衰竭

13．慢性肺源性心脏病患者应用利尿剂，应选"作用温和的利尿药物"，其主要原因是

A．防止低血钾

B．防止血容量过低

C．防止痰液黏稠和血液浓缩

D．防止心脏负荷降低过快

E．延长住院时间

14．患者，男性，80 岁，患慢性肺源性心脏病。发生右心衰竭时，首要的治疗措施为

A．用利尿剂降低心脏前负荷

B．用洋地黄药物增强心脏泵功能

C．用血管扩张剂降低右心前后负荷

D．控制呼吸道感染，改善呼吸功能，纠正缺氧和二氧化碳潴留

E．气管插管机械通气

15．患者，男性，80 岁，有慢性支气管炎病史 20 年。一周前受凉后再次出现咳嗽、咳痰，痰白质黏，伴有呼吸困难、胸闷，乏力。查体：口唇发绀，颈静脉怒张，双肺散在湿啰音；心率 120 次/min，律齐；肝肋下 3 cm，双下肢可见凹陷性水肿。对该患者的护理措施正确的是

A．给予高浓度、低流量吸氧

B．给予低热量、低蛋白、高维生素饮食

C．适当使用镇静药、催眠药，缓解患者紧张情绪

D．严密观察有无并发症发生

E．加强体育锻炼

16．患者，男性，78 岁，反复咳嗽、喘息 20 年，5 年前诊断为 COPD。2 天前并发肺部感染入院。目前患者的医疗诊断是肺源

性心脏病，对患者最重要的治疗措施是

A．立即静注氨茶碱和地塞米松

B．立即静脉注射呋塞米，消除水肿

C．纠正心律失常

D．立即吸氧，静点呼吸兴奋剂

E．积极抗感染，保持呼吸通畅

17．患者，女性，65 岁，反复咳嗽、喘息 15 年。因症状加重 1 周入院。查体：神清，发绀，颈静脉怒张，双肺散在中小水泡音；心率 120 次/min，律齐；肝肋下 3 cm，双下肢凹陷性水肿。此病急性加重的常见诱因是

A．急性呼吸道感染   B．大量利尿

C．停用支气管舒张剂   D．停用抗生素

E．以上都不是

18．肺心病患者，近期上呼吸道感染，患者自述头痛、头胀，逐渐出现神志恍惚。护理体检：球结膜充血水肿、皮肤温暖潮湿。上述表现符合

A．脑疝   B．偏头疼

C．脑出血   D．二氧化碳潴留

E．病毒性脑膜炎

A3/A4 型题

(1～3 题共用题干)

张某，男，75 岁，肺心病病史 10 年。3 天前受凉后，咳嗽、咳黄色脓痰、伴呼吸困难，双下肢水肿，因发热、咳嗽、咳痰入院。护理体检：T 37.6 ℃，P 115 次/min，R 31 次/min，节律不整，口唇发绀，两肺底湿啰音。

1．以下护理措施不妥的是

A．积极寻找并去除病因

B．烦躁不安者应用镇静剂

C．纠正缺氧及二氧化碳潴留

D．遵医嘱应用抗生素控制感染

E．纠正水及电解质紊乱

2．医嘱抗炎、吸氧、强心等，应用强心剂的注意事项，以下叙述不妥的是

A．不以心率作为衡量洋地黄中毒与否

B．常用毛花苷 C 或毒毛花苷 K 半量或 2/3 量

C．用药前先纠正低钾以防洋地黄中毒

D．用药前需先纠正缺氧以防洋地黄中毒

E．"快速、小剂量"原则是指快速静脉注射

3．入院当晚患者出现意识模糊、定向力障碍，发生肺性脑病，最主要的发病机制是

A．低血钾及血容量不足

B．缺氧及二氧化碳潴留

C．并发上呼吸道感染

D．氧疗方式不当

E．强心剂使用不当

(4~6 题共用题干)

患者，男，62 岁，长期咳嗽，咳少量黏痰，呼吸困难，已 40 年。今年冬季开始不久便咳嗽加重，咳黄色脓痰，中等量，出现双下肢水肿，收入住院。查体：神清，口唇发绀，颈静脉怒张，胸呈桶状，叩诊过清音，听诊全肺散在湿啰音，触诊语颤减弱，肝可触及轻压痛，压肝时颈静脉怒张更明显，腹部有移动性浊音，双下肢可凹陷性水肿，查心肺动脉瓣第二音亢进，心尖搏动在剑突下，无杂音。

4. 患者的医疗诊断是
   A. 呼吸衰竭
   B. 右心衰竭
   C. 慢性肺源性心脏病
   D. 慢性阻塞性肺疾病
   E. 慢性支气管炎急性发作

5. 以下护理措施正确的是
   A. 高流量、高浓度持续给氧
   B. 鼓励咳嗽，及时清除痰液
   C. 急性期鼓励患者耐寒锻炼
   D. 选用高糖、高蛋白、低盐饮食
   E. 尽可能夜间使用利尿剂

6. 患者逐渐出现淡漠，昼睡夜醒。判断可能出现的潜在并发症是
   A. 气道阻塞
   B. 感染性休克
   C. 呼吸衰竭
   D. 肺性脑病
   E. 脑疝

(7~9 题共用题干)

患者，女，64 岁，慢性咳嗽、咳痰 15 年，2 个月来活动后出现心悸、呼吸困难。护理体检：颈静脉怒张，肝大有压痛，下肢水肿，R 22 次/min，HR 125 次/min。诊断为慢性肺源性心脏病。

7. 患者血气分析结果：**PaO$_2$ 52 mmHg，PaCO$_2$ 64 mmHg。给患者氧疗时应采取**
   A. 立即吸入高浓度氧
   B. 低浓度、低流量间断给氧

C. 低浓度、低流量持续给氧
D. 短期给氧
E. 高流量给氧

8. 为早发现肺性脑病先兆表现，护士应重点观察
   A. 体温变化
   B. 饮食状况
   C. 呼吸幅度
   D. 意识状态
   E. 有无发绀

9. 患者喘憋明显，烦躁不安，家属要求给予镇静治疗。护士解释应慎用镇静剂，原因是为了避免
   A. 影响睡眠周期
   B. 抑制呼吸和咳嗽
   C. 抑制胃肠蠕动
   D. 掩盖病情变化
   E. 抑制呼吸和吞咽

(10~12 题共用题干)

患者，女，66 岁，肺心病病史 5 年，3 天前上呼吸道感染后发热，咳嗽加重，痰液黏稠不易咳出，呼吸困难不能平卧，肺部明显湿啰音。

10. 以下护理措施最重要的是
    A. 导管吸氧
    B. 小剂量利尿治疗
    C. 小剂量强心治疗
    D. 保持气道通畅
    E. 呼吸兴奋剂治疗

11. 若患者并发呼吸性酸中毒，主要的护理措施是
    A. 卧床休息
    B. 氧疗
    C. 遵医嘱静脉滴注碳酸氢钠
    D. 遵医嘱静脉滴注抗生素抗感染
    E. 通畅气道以纠正缺氧及 CO_2 潴留

12. 患者情绪不稳，夜不能寐。为改善患者睡眠，下列措施不妥的是
    A. 提供安静舒适的睡眠环境
    B. 安置舒适卧位
    C. 尽量减少白天的睡眠时间
    D. 睡前多与之讨论感兴趣的话题
    E. 嘱其早睡早起生活规律

(13~16 题共用题干)

患者，女性，68 岁，反复咳嗽、喘息 20 年，加重一周入院。查体：神清，口齿发绀，颈静脉怒张，心率 110 次/min，律齐，双下肢凹陷性水肿。考虑为慢性肺源性心脏病。

13. 为明确诊断进行了各项检查，其结果不符合诊断的是

　　A．X 线胸片有右下肺动脉干扩张

　　B．心电图检查有肺性 P 波

　　C．血红蛋白下降

　　D．血气分析 PaO_2 降低，$PaCO_2$ 升高

　　E．心电图右心室肥厚

14. 确诊为慢性肺源性心脏病，首要的治疗原则是

　　A．治肺为本，治心为辅

　　B．治心为本，治肺为辅

　　C．以积极改善营养状态为主

　　D．以积极利尿、扩血管为主

　　E．以积极防治并发症为主

15. 护士长进行护理考核时询问"更能反映患者发生右心衰竭的体征"，正确的回答是

　　A．肝颈静脉回流征阳性

　　B．毛细血管搏动征阳性

　　C．颈静脉怒张

　　D．肝大压痛

　　E．全身水肿

16. 经 5 天的氧疗、抗感染、对症等治疗，患者病情未得到控制，逐渐出现意识障碍加深，呈潮式呼吸，极度发绀。此时维持气道通畅的最有效措施是

　　A．面罩给氧　　　　B．抗感染治疗

　　C．解痉治疗　　　　D．气管插管

　　E．祛痰治疗

(17~20 题共用题干)

患者，男，68 岁，COPD 病史 15 年。近 2 年来活动后气短，5 天前感冒后病情加重，咳脓痰，不易咳出。护理体检：T 37.8 ℃，神志清楚，轻度发绀，胸部视诊桶状胸，双肺叩诊过清音，心音低，P2 亢进，剑突下心脏搏动增强。

17. P2 亢进提示患者出现了

　　A．二氧化碳潴留　　　B．缺氧

　　C．肺动脉高压　　　　D．呼吸衰竭

　　E．右心衰竭

18. 若上述问题进一步发展会导致

　　A．右心后负荷增加致右心衰竭

　　B．右心前负荷增加致右心衰竭

　　C．左心前负荷增加致左心衰竭

　　D．左心后负荷增加致左心衰竭

　　E．全心负荷增加致全心衰

19. 最可能发生的心电图改变是

　　A．双峰 P 波　　　　B．P 波低平

　　C．P 波倒置　　　　D．P 波消失

　　E．尖 P 波

20. 护士核对医嘱时应提出质疑的是

　　A．高热量、高蛋白、纤维素、低糖饮食

　　B．鼻塞法持续吸氧，4~6 L/min

　　C．氢氯噻嗪 12.5 mg，po，bid

　　D．沐舒坦 30 mg + 0.9% 氯化钠 100 ml，ivgtt，tid

　　E．头孢哌酮钠 2.0g + 5% 葡萄糖 100 ml，ivgtt，q12h

(21~25 题共用题干)

刘某，男，65 岁，慢支病史 25 年。近 1 年来活动后气短，近 3 日感冒后病情加重，咳脓痰且不易咳出。护理体检：T 37.2 ℃，神志清楚，口唇轻度发绀，视诊桶状胸，双肺叩诊过清音，P2 亢进，剑突下心脏搏动增强。

21. 患者出现剑突下心脏搏动增强提示

　　A．肺动脉高压　　　　B．左心室肥厚

　　C．右心室肥厚　　　　D．左心房肥厚

　　E．心房肥厚

22. 为控制病情首选的措施是

　　A．抗生素控制感染

B. 利尿剂消肿

C. 强心剂改善心功能

D. 镇咳剂止咳

E. 支气管扩张症剂平喘

23. 住院期间，护士对患者的日常行为应给予纠正的是

    A. 坚持户外运动，以提高耐寒能力

    B. 合理氧疗，改善缺氧

    C. 合理饮食，改善营养状况

    D. 立即制订并实施戒烟计划

    E. 每日两次呼吸功能训练

24. 夜班时患者出现烦躁不安，时有谵语，夜不能寐。护士对下列医嘱应提出异议是

    A. 鲁米钠 0.1 g，im

    B. 氢氯噻嗪 25 mg，po

    C. 氨茶碱 0.25 g + 50%GS 20 ml，iv

    D. 头孢哌酮 2.0 g + 5%GS 150 ml，ivgtt

    E. 盐酸氨溴索 30 mg + 5%GS 100 ml，

      ivgtt

25. 提出异议的原因是

    A. 避免诱发心律失常

    B. 避免导致菌群失调

    C. 避免液体丢失过多

D. 避免诱发肺性脑病

E. 避免诱发消化道反应

(26 ~ 28 题共用题干)

患者，女，67 岁，COPD 病史 19 年，近 2 天来咳嗽加剧、咳大量黏液脓性痰，伴活动后心悸、呼吸困难。护理体检：烦躁不安，T 38.5 ℃，P 108 次/min，发绀，听诊肺部散在湿啰音，P2 亢进，三尖瓣区收缩期杂音。诊断为慢性肺源性心脏病。

26. 因缺氧所引起的典型体征是

    A. 心悸   B. 乏力

    C. 呼吸困难   D. 发绀

    E. P2 亢进

27. 患者呼吸困难加重常发生在

    A. 睡前   B. 晨起

    C. 进餐前   D. 午间

    E. 夜间

28. 不属于患者现存的护理诊断是

    A. 活动无耐力   B. 体温过高

    C. 体液过多   D. 气体交换受损

    E. 清理呼吸道无效

第九节　呼吸衰竭和急性呼吸窘迫综合征患者的护理

呼吸衰竭

【知识要点】

一、疾病概述与相关知识

呼吸衰竭是各种原因引起的肺通气和(或)换气功能严重障碍，以致在静息状态下亦不能维持足够的气体交换，最终导致低氧血症伴(或不伴)高碳酸血症，从而引起一系列病理生理改变和相应临床表现的综合征。动脉血氧分压(PaO_2) < 60 mmHg 伴或不伴二氧化碳分压($PaCO_2$) > 50 mmHg，可诊断为呼吸衰竭。

本节重点介绍慢性呼吸衰竭。

1. 慢性呼吸衰竭：是指在原有慢性呼吸系统疾病和神经肌肉系统疾病的基础上，呼吸功能损害逐渐加重，经过较长时间发展为呼吸衰竭。病因以 COPD 最常见。

2. 发病机制：

(1) 通气不足：导致缺氧和 CO_2 潴留。

(2) 通气/血流比例失调：会使血液得不到充分的氧合，常导致低氧血症。

(3) 弥散功能障碍：以低氧血症为主。

3. 分类：

(1) 按照动脉血气分析分类：

① Ⅰ 型呼吸衰竭：缺氧为主。$PaO_2 < 60$ mmHg，$PaCO_2$ 降低或正常。

② Ⅱ 型呼吸衰竭：缺氧伴二氧化碳潴留。$PaO_2 < 60$ mmHg，$PaCO_2 > 50$ mmHg。

(2) 其他分类。

二、护理评估

1. 健康史：有无慢性呼吸衰竭的病因，有无病情恶化的诱因。

2. 身体状况：

(1) 呼吸困难：呼吸衰竭最早、最突出的症状。

(2) 发绀：缺氧的典型表现。

(3) 精神神经症状：缺氧的主要表现为头痛及智力、定向功能障碍。轻度 CO_2 潴留，出现兴奋症状，包括失眠、烦躁或睡眠倒错(夜间失眠、白天嗜睡)等，病情进一步加重出现 CO_2 抑制表现，神志淡漠，肌肉震颤或扑翼样震颤、间歇抽搐、昏睡甚至昏迷等，称肺性脑病。

(4) 循环系统症状。

(5) 其他表现：消化和泌尿系统症状等。

3. 辅助检查：

(1) 动脉血气分析：确定有无呼吸衰竭以及呼吸衰竭分型最有意义的指标。

慢性呼吸衰竭：$PaO_2 < 60$ mmHg 常伴有 $PaCO_2 > 50$ mmHg，$SaO_2 < 75\%$。剩余碱(BE)正常值范围 0 ± 3 mmol/L，代谢性酸中毒时 BE 负值增大，代谢性碱中毒时 BE 正值增大。

(2) pH 及电解质检查：pH 低于 7.35 为失代偿性酸中毒，高于 7.45 为失代偿性碱中毒。呼吸性酸中毒并发代谢性酸中毒时，常伴有高钾血症；呼吸性酸中毒并发代谢性碱中毒时，常有低钾和低氯血症。

(3) 影像学检查。

(4) 其他：肺功能、肝功能、肾功能等。

三、治疗要点

1. 建立通畅的气道：保持呼吸道通畅是纠正缺氧和 CO_2 潴留的先决条件。

2. 氧疗：应使动脉血氧分压在 60 mmHg 以上或动脉血氧饱和度在 90% 以上。给予低浓度、低流量持续给氧，在改善严重缺氧的同时保持轻度缺氧对化学感受器的刺激作用，避免肺泡通气量减少及呼吸抑制。

3. 增加通气量或减少 CO_2 潴留。

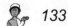

4. 纠正酸碱平衡失调和电解质紊乱。

5. 抗感染。

6. 营养支持。

7. 防治并发症。

四、主要护理诊断及合作性问题与护理措施

1. 呼吸衰竭患者的主要护理诊断及合作性问题与护理措施：见表 1-15。

表 1-15　呼吸衰竭患者的主要护理诊断及合作性问题与护理措施

护理诊断/问题	主要护理措施
气体交换受损。	1. 体位、休息与活动：取舒适且有利于改善呼吸状态的体位，卧床休息。 2. 氧疗护理：Ⅰ 型呼吸衰竭和 ARDS 高浓度吸氧，Ⅱ 型呼吸衰竭低度持续给氧。常用给氧方法：鼻导管、鼻塞、面罩。观察氧疗效果。 3. 保持呼吸道通畅。 4. 用药护理：注意呼吸兴奋剂的不良反应。 5. 机械通气的护理。 6. 病情监测。 7. 心理支持。
清理呼吸道无效。	1. 保持呼吸道通畅，促进痰液引流。 2. 痰的观察与记录。

2. 健康指导：

(1) 疾病知识指导。

(2) 康复指导：呼吸锻炼指导；增强体质，避免诱因；用药指导；监测病情变化，如有异常及时就医。

(3) 生活指导。

急性呼吸窘迫综合征

【知识要点】

一、疾病概述与相关知识

急性呼吸窘迫综合征(ARDS)是指心源性以外的各种严重的肺内、外致病因素引起的急性进行性呼吸衰竭。

1. 死亡原因：主要与多脏器功能衰竭有关。高危致病因素中，以重症肺炎最常见。

2. 主要发病机制：除直接损伤肺泡膜外，更重要的是多种炎症细胞及其释放的炎性介质和细胞因子间接介导的肺炎症反应，引起严重通气/血流比例失调、肺内分流和弥散障碍，肺的氧合功能障碍，造成顽固性低氧血症和呼吸窘迫。

3. ARDS 的主要病理改变：肺广泛性充血水肿和肺泡内透明膜形成。

二、护理评估

1. 健康史：是否存在感染、中毒等诱因，是否存在慢性病病史。

2. 身体状况：在原发疾病起病后 2~3 天出现 ARDS 表现。最早出现的症状是呼吸困难、发绀，伴烦躁、焦虑、出汗等。随着病程的进展，出现进行性加重的呼吸窘迫：呼吸深快、费力，患者感到胸廓紧缩、严重憋气，通常的吸氧方法无效。早期肺部听诊可无异常或仅有少量细湿啰音，后期可闻及水泡音和管状呼吸音。

3. 辅助检查：

(1) 动脉血气分析：典型改变为 PaO_2 降低 < 60 mmHg，$PaCO_2$ 降低 < 35 mmHg，pH 升高；PaO_2/FiO_2 降低(正常值 400~500)≤200 是诊断 ARDS 的必要条件。

(2) X 线表现：双侧肺浸润阴影。

三、治疗要点

1. 积极治疗原发病。

2. 纠正缺氧：迅速纠正低氧血症、尽快提高 PaO_2 是抢救 ARDS 最重要的措施。高浓度给氧，尽快使 $PaO_2 \geq 60$ mmHg 或 $SaO_2 \geq 90\%$。

3. 机械通气：ARDS 宜尽早使用机械通气辅助呼吸。采用合适水平的呼气终末正压通气 (PEEP)，以利于减轻肺损伤和肺泡水肿，改善氧合功能和肺顺应性，一般 PEEP 水平为 8~18 cmH_2O；同时给予小潮气量，一般为 6~8 ml/kg，使吸气平台压控制在 30~35 cmH_2O 以下，防止肺过度扩张。

4. 调节液体平衡。

5. 营养支持与监护。

6. 其他治疗。

四、主要护理诊断及合作性问题与护理措施

1. 急性呼吸窘迫综合征患者的主要护理诊断及合作性问题与护理措施：见表 1-16。

表 1-16   急性呼吸窘迫综合征患者的主要护理诊断及合作性问题与护理措施

护理诊断/问题	主要护理措施
气体交换障碍。	1. 体位、休息：取舒适且有利于改善呼吸状态的体位。对于烦躁、神志恍惚的患者，应加强安全措施。 2. 用药护理：注意呼吸兴奋剂的不良反应。 3. 保持呼吸道通畅。 4. 合理给氧。 5. 机械通气的护理。
清理呼吸道无效。	1. 保持呼吸道通畅，促进痰液引流。 2. 痰的观察与记录。
潜在并发症： 电解质紊乱、消化道出血等。	1. 病情观察，及时发现并发症并处理。 2. 预防感染：做好基础护理。促进痰液引流，预防肺部感染。

2. 健康指导：见"呼吸衰竭患者的护理"。

【课前预习】

一、基础复习

1. 肺的通气和换气功能。

2. 通气/血流比例。

3. 低氧血症和高碳酸血症对机体的影响。

4. 合理氧疗。

5. 呼吸兴奋剂。

6. 机械通气。

二、预习目标

1. 呼吸衰竭是各种原因引起的_____和(或)_____功能严重障碍，以致在静息状态下亦不能维持足够的气体交换，最终导致_____伴(或不伴)_____，从而引起一系列病理生理改变和相应临床表现的综合征。动脉血氧分压(PaO_2) < _____伴或不伴二氧化碳分压($PaCO_2$) > _____，可诊断为呼吸衰竭。

2. I 型呼吸衰竭：缺氧为主，PaO_2 < _____，$PaCO_2$_____或正常。II 型呼吸衰竭：缺氧伴二氧化碳潴留，PaO_2 < 60 mmHg，$PaCO_2$ > _____。

3. 急性呼吸窘迫综合征(ARDS)，是急性呼吸衰竭的一种类型。临床以呼吸_____、顽固性_____血症为特征。最基本、最重要的治疗措施是_____。

【课后巩固】

一、名词解释

I 型呼吸衰竭　　　　II 型呼吸衰竭　　　　肺性脑病
急性呼吸窘迫综合征(ARDS)　　　　呼气终末正压通气(PEEP)

二、填空题

1. 慢性呼吸衰竭的病因包括呼吸道疾病(如 COPD)，肺组织疾病，胸廓疾病，神经、肌肉疾病。其中以_____最常见。_____是慢性呼吸衰竭的主要诱因。

2. _____是慢性呼吸衰竭患者最早出现的症状；_____是严重缺氧的表现。

3. _____是诊断呼吸衰竭最主要的依据，当 PaO_2 < ____mmHg 伴或不伴 $PaCO_2$ > ____ mmHg 可以诊断。当 $PaCO_2$ 升高，pH≥7.35 时，为代偿性_____性酸中毒；pH < 7.35 时，为失代偿性呼吸性酸中毒。

4. II 型呼吸衰竭即既有_____又伴有_____/_____的患者，应_____、_____、_____给氧；给氧后患者_____缓解、_____减轻、心率_____，表明氧疗有效；如果呼吸过缓或意识障碍加深，警惕_____潴留加重；应用呼吸兴奋药，最常用的为_____、_____；慎用_____药，以防引起_____。

【综合练习】

A1/A2 型题

1. 慢性呼吸衰竭最早出现的临床表现是
   A. 发热　　　　B. 咳嗽
   C. 发绀　　　　D. 呼吸困难
   E. 神志恍惚

2. 急性呼吸窘迫综合征的病理生理基础是
   A. 顽固性低氧血症
   B. 顽固性高碳酸血症
   C. 顽固性肺动脉高压
   D. 顽固性肺淤血
   E. 顽固性碱中毒

3. 呼吸衰竭导致缺氧的典型体征是
   A. 呼吸浅慢　　　B. 全身发绀
   C. 肢端苍白　　　D. 心率增快
   E. 定向力障碍

4. 急性呼吸窘迫综合征多发生于原发病起病
   A. 12 h 内　　　B. 24 h 后
   C. 36 h 内　　　D. 48 h 后
   E. 72 h 内

5. 以下与诊断呼吸衰竭的动脉血气分析标准不相符的是
   A. PaO_2<60 mmHg 或 $PaCO_2$>50 mmHg
   B. PaO_2<60 mmHg 和 $PaCO_2$>50 mmHg
   C. 除外心内解剖分流和原发性心排血量降低等情况
   D. 静息状态下鼻导管低流量吸氧
   E. 在标准海平面的大气压下测得

6. 成人呼吸窘迫综合征(ARDS)患者除了有原发病表现外，其典型临床表现还有
   A. 进行性呼吸音减弱
   B. 胸部 X 线改变
   C. 进行性焦虑
   D. 动脉氧分压下降
   E. 进行性呼吸窘迫

7. ARDS 患者应尽早采取的措施是
   A. 持续吸氧
   B. 广谱抗生素静脉滴注
   C. 维持有效循环
   D. 机械通气
   E. 高热量营养支持

8. 纠正缺氧和 CO_2 潴留最重要的措施是
   A. 控制呼吸道感染
   B. 保持气道通畅
   C. 持续家庭氧疗
   D. 尽早使用呼吸机
   E. 应用呼吸兴奋剂

9. 导致慢性呼吸衰竭最常见的病因和诱因是
   A. 慢性阻塞性肺疾病和感染
   B. 呼吸肌麻痹和呼吸肌相关肺炎
   C. 慢性矽肺和慢性肺纤维化
   D. 脑外伤和伤口继发感染
   E. 原发性肺动脉高压和上呼吸道感染

10. 诊断呼吸衰竭的动脉血气分析标准是
    A. PaO_2<70 mmHg，$PaCO_2$>40 mmHg
    B. PaO_2<60 mmHg，$PaCO_2$>50 mmHg
    C. PaO_2<50 mmHg，$PaCO_2$>60 mmHg
    D. PaO_2<40 mmHg，$PaCO_2$>70 mmHg
    E. PaO_2<30 mmHg，$PaCO_2$>80 mmHg

11. 血气分析标本的采集方法，下列哪项不正确
    A. 选用 2 ml 干燥注射器
    B. 先抽入少许经过稀释的肝素冲荡针筒后全部弃去
    C. 在严格无菌操作下抽取动脉血 2 ml 左右
    D. 拔出针头后立即送验
    E. 需 30 min 内完成化验

12. 出现下列哪种情况，呼吸衰竭患者可考虑使用呼吸兴奋剂
    A. 导致呼吸衰竭的原发病因为 COPD
    B. 吸氧后心率增快、血压下降明显
    C. 吸氧后仍有嗜睡、神志恍惚现象

D. 吸氧后呼吸中枢受到抑制，通气量不足时

E. 吸氧后仍有呼吸困难

13. 患者，男性，77岁，反复咳嗽、咳痰伴喘息20年。6年前出现逐渐加重的呼吸困难，诊断为COPD，目前处于缓解期。为防止发生呼吸衰竭，应指导患者
   A. 卧床休息　　　B. 避免肺部感染
   C. 低脂饮食　　　D. 限制水、钠摄入
   E. 戒除烟酒

14. 护理慢性阻塞性肺气肿、呼吸衰竭的患者，护士确定吸氧浓度的原则是在保证 PaO_2 迅速提升到60 mmHg 或 SpO_2 提升到90% 以上的前提下
   A. 尽量满足患者个人要求
   B. 尽量升高吸氧浓度
   C. 尽量缩短吸氧时间
   D. 尽量延长吸氧时间
   E. 尽量降低吸氧浓度

15. 患者，男，70岁，因"慢性阻塞性肺疾病、上呼吸道感染、呼吸衰竭"入院。遵医嘱应用呼吸兴奋剂，下列属于呼吸兴奋剂的是
   A. 阿拉明　　　B. 头孢哌酮
   C. 氨茶碱　　　D. 可拉明
   E. 喷托维林

16. 患者，男，60岁，慢性支气管炎肺气肿20年，冠心病史5年。因呼吸困难加重2天，意识障碍1 h来诊。查体：浅昏迷，呼吸困难，口唇发绀，球结膜轻度水肿，BP 170/110 mmHg；双肺散在干啰音，中下部湿啰音，HR 128次/min，节律不整，肝略大，下肢浮肿。该患者下列哪项检查对诊断最重要
   A. 床头胸片
   B. 床头心电监测
   C. 血液肾功离子测定
   D. 动脉血气分析
   E. 脑CT检查

17. 患者，男性，82岁，肺心病。近半个月来咳嗽、咳痰，痰黏，不易咳出。今晨呼吸困难加重，神志恍惚，烦躁不安。查体：体温 36.4℃，脉搏120 次/min，血压130/80 mmHg，呼吸38 次/min，口唇发绀，两肺底闻及湿啰音。动脉血气分析：PaO_2 50 mmHg，$PaCO_2$ 45 mmHg，pH 7.31。纠正该患者呼吸性酸中毒应首选
   A. 补碱　　　　B. 利尿
   C. 补钙　　　　D. 抗感染
   E. 增加通气量

18. 男，64岁，胆结石术后5天突发呼吸困难1 h，有COPD史20余年。查体：BP 110/80 mmHg，端坐呼吸，烦躁不安，大汗，口唇发绀，双肺可闻及少量干、湿啰音，心率120次/min。该患者呼吸困难最可能的原因是并发
   A. 急性呼吸窘迫综合征
   B. 急性左心衰竭
   C. 继发肺部感染
   D. 自发性气胸
   E. 右心衰竭

19. 患者，男性，53岁，慢性咳嗽、咳痰病史20多年，近3日来咳嗽、咳痰加重，伴呼吸困难、发绀、发热、表情淡漠、嗜睡。血气分析：PaO_2 45 mmHg，$PaCO_2$ 70 mmHg。诊断为呼吸衰竭。该患者适宜的体位是
   A. 仰卧位　　　　B. 侧卧位
   C. 头高足低位　　D. 半坐卧位
   E. 俯卧位

20. 患者，男性，53岁，慢性咳嗽、咳痰病史20多年。近3日来咳嗽、咳痰加重，伴呼吸困难、发绀、发热、白天嗜睡、夜间失眠。血气分析：PaO_2 45 mmHg，$PaCO_2$ 70 mmHg。如果患者出现烦躁不安，正确的处理是
   A. 必要时可用吗啡、哌替啶
   B. 可用大量地西泮
   C. 不宜用水合氯醛保留灌肠
   D. 可用大量奋乃静肌注
   E. 应重点改善通气功能

A3/A4 型题

(1 ~ 4 题共用题干)

患者，男，30 岁，外伤后并发成人呼吸窘迫综合征(ARDS)。

1. 护士在观察病情时，提示发生急性呼吸窘迫综合征的表现是
   - A．明显谵妄、躁动
   - B．双肺底明显湿啰音
   - C．双肺呼吸音减弱或消失
   - D．PaO_2 60 mmHg
   - E．呼吸困难进行性加重

2. 诊断 ARDS 时，氧合指数应
   - A．<200   B．≤200
   - C．<300   D．≤300
   - E．<400

3. 遵医嘱采取小潮气量机械通气，"小潮气量"是
   - A．(1 ~ 2) ml/kg   B．(2 ~ 4) ml/kg
   - C．(4 ~ 6) ml/kg   D．(6 ~ 8) ml/kg
   - E．(8 ~ 10) ml/kg

4. 患者在人工辅助呼吸时，若通气水平过高会导致
   - A．皮肤潮红出汗   B．代谢性碱中毒
   - C．呼吸性酸中毒   D．呼吸性碱中毒
   - E．球结膜水肿

(5 ~ 7 题共用题干)

司机，男，32 岁，交通肇事后多处骨折，经手术及积极对症治疗后出现烦躁不安，无胸痛、咳嗽及咳痰，进行性呼吸窘迫，R 38 次/min，节律不规整，尿液外观无改变。

5. 患者最可能的诊断是
   - A．急性呼吸窘迫综合征
   - B．急性肺梗死
   - C．急性心功能不全
   - D．急性溶血反应
   - E．急性支气管哮喘

6. 此病早期，患者因过度通气出现呼吸性碱中毒，符合呼吸性碱中毒的血气分析指标是

   - A．PaO_2 降低，$PaCO_2$ 降低，pH 降低
   - B．PaO_2 升高，$PaCO_2$ 升高，pH 降低
   - C．PaO_2 降低，$PaCO_2$ 降低，pH 升高
   - D．PaO_2 升高，$PaCO_2$ 降低，pH 升高
   - E．PaO_2 升高，$PaCO_2$ 升高，pH 升高

7. 改善患者典型症状的最佳措施是
   - A．协助患者端坐位，膝下垫软枕
   - B．呼气终末正压通气
   - C．联合高效抗生素
   - D．避免输液过量、过快
   - E．指导患者有效咳嗽和排痰

(8 ~ 11 题共用题干)

患者，女，60 岁，COPD 病史 10 年。因"发热、咳嗽，呼吸困难 1 周"入院。血气分析：PaO_2 50 mmHg，$PaCO_2$ 60 mmHg，pH 7.30。

8. 最可能的诊断是
   - A．心力衰竭   B．上消化道出血
   - C．急性肾衰竭   D．呼吸衰竭
   - E．DIC

9. 根据血气分析结果判定，最可能出现的酸碱紊乱是
   - A．呼吸性酸中毒代偿期
   - B．呼吸性酸中毒失代偿期
   - C．呼吸性碱中毒代偿期
   - D．呼吸性碱中毒失代偿期
   - E．呼吸性酸中毒并代谢性碱中毒

10. 针对上述酸碱紊乱，首选的措施是
    - A．立即口服碱性药物
    - B．立即静脉滴注碱性药物
    - C．立即口服补液
    - D．立即口服补钾
    - E．立即改善通气量

11. 护理查房时发现患者对自己所处位置不能做出正确判断且行为异常，该患者可能并发了

A．电解质紊乱　　　B．高血压脑病

C．肺性脑病　　　　D．肝性脑病

E．低血糖症

(12～14 题共用题干)

患者，男性，75 岁，慢性咳嗽、咳痰病史 10 多年。近 3 日来咳嗽、咳痰加重，伴呼吸困难，发绀明显，白天嗜睡，夜间失眠。血气分析结果：PaO_2 50 mmHg、$PaCO_2$ 76 mmHg。

12. 该患者的氧疗方式是

　　A．鼻导管吸氧，2～4 L/min

　　B．间歇吸氧，2～4 L/min

　　C．持续鼻导管吸氧，1～2 L/min

　　D．低流量间歇吸氧

　　E．酒精湿化吸氧，4～6 L/min

13. 护士对下列医嘱应提出异议并进一步核对的是

　　A．兰索拉唑 30 mg + 0.9% 生理盐水 100 ml 静脉滴注

　　B．盐酸可待因 30 mg 口服

　　C．盐酸氨溴索 15 mg + 5% 生理盐水 100 ml 静脉滴注

　　D．头孢哌酮钠舒巴坦钠 1.5 g + 0.9% 生理盐水 100 ml 静脉滴注

　　E．半卧位，一级护理

14. 氧疗过程中患者呼吸困难缓解、心率较前减慢、发绀缓解。若判断病情好转，动脉血氧分压应

　　A．<55 mmHg　　　B．<50 mmHg

　　C．>55 mmHg　　　D．>50 mmHg

　　E．>60 mmHg

(15～19 题共用题干)

患者，男，72 岁，以"COPD、急性上呼吸道感染、慢性呼吸衰竭"入院。护理体检：R 22 次/min，不能平卧，痰黏呈黄色，不易咳出。测血气分析：PaO_2 40 mmHg，$PaCO_2$ 80 mmHg。

15. 护士应实施的氧疗原则为

　　A．浓度 29%，流量 2 L/min

　　B．浓度 33%，流量 3 L/min

　　C．浓度 37%，流量 4 L/min

　　D．浓度 41%，流量 5 L/min

　　E．浓度 50%，流量 6 L/min

16. 护士给患者及家属解释氧疗原则，正确的是

　　A．降低患者住院费用

　　B．从源头防止氧中毒

　　C．严格遵守诊疗规范

　　D．减轻高流量吸氧对鼻黏膜的损伤

　　E．维持低氧血症对外周化学感受器的刺激

17. 氧疗过程中患者呼吸困难缓解，心率较前减慢，发绀减轻。护士判断病情正确的是

　　A．并发肺性脑病

　　B．并发心力衰竭

　　C．需调整给氧浓度和流量

　　D．需加用呼吸兴奋剂

　　E．氧疗有效，维持原治疗方案

18. 遵医嘱将尼可刹米 3.75 g 加入 500 ml 液体中静脉滴注，输液过程中护士发现患者恶心，时有烦躁不安、肌肉颤动，面颊潮红。考虑出现上述情况最可能的原因是

　　A．氧中毒

　　B．抗生素过敏

　　C．呼吸兴奋剂过量

　　D．解痉药物过量

　　E．并发肺性脑病

19. 护士应采取的措施是

　　A．继续观察，暂不予处理

　　B．机械吸痰，通畅气道

　　C．调快滴速，兴奋呼吸中枢

　　D．机械通气，改善通气

　　E．调慢滴速并及时报告医生

(20～21 题共用题干)

患者，男，48 岁，COPD 病史 2 年，因"呼吸困难加重 4 天"入院。护理体检：神志清楚，T 37.8 ℃，BP 147/98 mmHg。血气分析示：PaO_2 38 mmHg，$PaCO_2$ 68 mmHg。

吸入 40% 浓度氧 2 h 后，患者呼之不应，T 37.4 ℃，BP 150/95 mmHg。

20. 复查血气分析示：PaO_2 40 mmHg，$PaCO_2$ 70 mmHg。护士介绍该患者意识障碍最可能的原因是
    A．过度通气，呼吸性碱中毒
    B．过度通气，呼吸性酸中毒
    C．通气抑制、高血压脑病
    D．通气抑制、肺性脑病
    E．通气抑制、感染中毒性脑病

21. 以下医嘱，护士应提出异议的是
    A．持续低流量给氧
    B．呋塞米 20 mg，静脉注射
    C．头孢呋辛 1.5g + 0.9%NS，静脉滴注
    D．苯巴比妥钠 0.1 g，肌内注射
    E．氨茶碱缓释片 0.1 g，口服

(22 ~ 26 题共用题干)

患者，女性，25 岁，发热 3 日，今晨起呼吸困难，鼻导管吸氧未见好转。查体：体温 39 ℃，脉搏 110 次/min，呼吸 28 次/min，血压 110/70 mmHg。双肺闻及细湿啰音及管状呼吸音。动脉血气分析：PaO_2 50 mmHg。PaO_2 45 mmHg。胸部 X 线：双肺可见密度增高的大片状阴影。临床诊断为急性呼吸窘迫综合征。

22. 对确诊 ARDS 和判断病情有决定意义的辅助检查是
    A．FEV_1/FVC 降低
    B．PaO_2/FiO_2 降低
    C．动脉血氧分压降低
    D．肺血流动力学改变
    E．胸部 X 线大片浸润影

23. 该患者的主要护理诊断是
    A．气体交换受阻
    B．清理呼吸道无效
    C．焦虑
    D．活动无耐力
    E．知识缺乏

24. 给该患者氧疗时应采取
    A．吸入高浓度、高流量氧
    B．低浓度、低流量间断给氧
    C．低浓度、低流量持续给氧
    D．短期高压给氧
    E．不需给氧

25. 最有效的通气方式是
    A．间歇正压通气
    B．间歇指令通气
    C．压力持续通气
    D．持续气道正压通气
    E．呼气终末正压通气

26. 治疗 ARDS 的基础和首要原则是
    A．保持呼吸道通畅
    B．全静脉营养支持
    C．彻底治疗原发病
    D．广谱抗生素治疗
    E．糖皮质激素治疗

(27 ~ 29 题共用题干)

患者，男，70 岁，COPD 病史 15 年，近半年来活动后出现双下肢水肿，1 周前因着凉呼吸困难、心悸加重。R 24 次/min，神志略恍惚，口唇发绀，双肺呼吸音减低，未闻及干、湿啰音，双下肢踝部轻度凹陷性水肿，肝未触及。诊断：COPD，呼吸衰竭。

27. 下列符合病情的描述是
    A．$PaCO_2$ 40 mmHg
    B．PaO_2 50 mmHg
    C．早期心率减慢
    D．吸气时间延长
    E．禁用呼吸兴奋剂治疗

28. 入院第 2 天患者出现昼睡夜醒，烦躁不安，R 24 次/min，呼吸浅快，P 98 次/min。患者昼睡夜醒，烦躁不安，皮肤充血，潮红多汗，球结膜充血水肿。最可能的原因是
    A．癔症   B．缺氧
    C．CO_2 潴留   D．阿-斯综合征发作

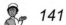

　　E．高热惊厥

29．经吸氧等治疗 1 周后出现深昏迷、血压
　　下降，极度呼吸困难，口唇发绀，烦躁
　　不安。此时保持患者气道通畅最佳的措
　　施是

　　A．安置合适体位
　　B．雾化吸入支气管解痉剂
　　C．气管插管且机械通气
　　D．抗生素控制感染
　　E．纤维支气管镜吸痰

第十节　原发性支气管肺癌患者的护理

【知识要点】

一、疾病概述与相关知识

原发性支气管肺癌简称肺癌，是原发于支气管黏膜或腺体的最常见的肺部恶性肿瘤。

1．肺癌的发生与下述因素有关：① 吸烟；② 职业致癌因子；③ 空气污染；④ 电离辐射；⑤ 饮食与营养；⑥ 其他。

2．分类：

(1) 按解剖学部位：分为中央型肺癌(约占 3/4，多见鳞状上皮细胞癌)和周围型肺癌(约占1/4，多见腺癌)。

(2) 按组织学分类，分为：

① 鳞癌：最常见，生长速度较慢，转移较迟，治疗首选手术。

② 小细胞肺癌：恶性程度高，生长快，转移早，对放疗、化疗敏感。

③ 大细胞癌：恶性程度较高，但转移较小细胞癌晚，手术切除的机会较大。

④ 腺癌：恶性程度介于鳞癌和小细胞癌之间，局部浸润和血行转移较早，对放、化疗敏感性较差。

二、护理评估

1．健康史：吸烟史和被动吸烟史，有无致癌物质长期接触史等。

2．身体状况：

(1) 原发肿瘤引起的症状和体征：① 咳嗽，是最常见的早期症状，为持续性、高音调金属音的特征性阻塞性咳嗽；② 血痰或咯血；③ 喘鸣、气急，局限性哮鸣音；④ 发热；⑤ 体重下降。

(2) 肿瘤局部扩散引起的症状和体征：① 胸痛；② 声音嘶哑；③ 吞咽困难；④ 胸腔积液；⑤ 上腔静脉阻塞综合征；⑥ Horner 综合征。

(3) 肺外转移引起的症状和体征：① 中枢神经系统转移；② 骨转移；③ 腹部转移；④ 淋巴结转移。

(4) 癌作用于其他系统引起的肺外表现：包括肥大性肺性骨关节病、杵状指及内分泌紊乱表现(又称伴癌综合征)等。

3. 辅助检查：

(1) 胸部影像学检查：胸部 X 线、CT、MRI 检查是发现和诊断支气管肺癌最基本和最重要的方法。

(2) 痰脱落细胞检查：是最简单有效的早期诊断方法之一。

(3) 纤维支气管镜检查：适用于中央型肺癌。

(4) 病理学检查。

(5) 其他。

三、治疗要点

肺癌综合治疗的原则：小细胞肺癌，首选化疗后加放疗、手术；非小细胞肺癌，先手术，后放疗、化疗和对症治疗。

1. 手术治疗。

2. 化学药物治疗。

3. 放射治疗。

4. 其他疗法。

四、主要护理诊断及合作性问题与护理措施

1. 原发性支气管肺癌患者的主要护理诊断及合作性问题与护理措施：见表 1-17。

表 1-17　原发性支气管肺癌患者的主要护理诊断及合作性问题与护理措施

护理诊断/问题	主要护理措施
恐惧：与死亡威胁有关。	1. 加强沟通。 2. 讨论病情。 3. 心理与社会支持。
疼痛：与癌细胞浸润、肿瘤压迫或转移有关。	1. 避免加重疼痛的因素。 2. 用药护理：三阶梯止痛方案。 3. 使用自控镇痛泵。 4. 心理护理。
营养失调：低于机体需要量，与癌肿致机体过度消耗、化疗致食欲下降等有关。	1. 饮食护理：高热量、高蛋白、高维生素饮食。 2. 其他支持疗法。
潜在并发症：化疗药物毒性反应、放疗的不良反应等。	1. 化疗的护理。 2. 放疗的护理：讲明放疗的目的、方法和注意事项，做好皮肤护理和放射性食管炎、放射性肺炎的护理。

2. 健康指导：① 疾病知识指导；② 生活指导；③ 出院指导。

【课前预习】

一、基础复习

1. 肿瘤的组织学分型。

2. 上腔静脉阻塞综合征。

3. Horner 综合征。

二、预习目标

1. ＿＿＿＿＿＿＿＿＿＿＿＿＿＿＿＿＿＿＿＿＿是全球发病率和死亡率最高的恶性肿瘤，＿＿＿＿＿＿＿是肺癌发生的重要危险因素和肺癌死亡率进行性增加的首要原因。

2. ＿＿＿＿＿＿＿＿＿＿＿＿＿＿＿＿＿＿＿＿＿是肺癌特征性临床症状。

3. 原发性支气管肺癌，按解剖学部位分类以＿＿＿＿＿＿＿型肺癌多见，多为鳞状上皮细胞癌和小细胞未分化癌；周围型肺癌，以腺癌较多见。按组织学分类以＿＿＿＿＿癌最常见，多见于老年男性，与吸烟关系最密切；腺癌，女性多见，对化疗、放疗敏感性较差；化疗最敏感的是＿＿＿＿＿＿＿＿＿＿＿＿＿＿＿＿＿＿＿癌且恶性程度最高，鳞癌其次，腺癌效果最差。

【课后巩固】

一、名词解释

伴癌综合征。

二、填空题

1. 支气管肺癌出现最早的症状，为刺激性干咳或少量黏液痰，癌肿增大引起支气管狭窄时，咳嗽加重，为持续性高调＿＿＿＿＿＿＿音；咯血，常为痰中带血或间断血痰，癌肿侵犯大血管时，可引起＿＿＿＿＿＿＿＿＿；发热多为＿＿＿＿热；肿瘤引起支气管部分阻塞时出现局限性＿＿＿＿＿＿＿音；肿瘤侵犯或压迫食管可有＿＿＿＿＿＿＿＿＿＿＿；喉返神经受压可致＿＿＿＿＿＿＿＿＿＿＿；压迫上腔静脉可引起＿＿＿＿＿＿＿＿＿＿＿＿＿＿综合征；肿瘤位于肺尖压迫颈交感神经可引起＿＿＿＿＿＿＿＿综合征(＿＿＿＿＿＿＿＿综合征)，出现同侧瞳孔＿＿＿＿＿＿＿、上眼睑＿＿＿＿＿＿＿、眼球＿＿＿＿＿＿＿、额部少汗等表现。

2. 胸部＿＿＿＿＿＿＿检查是发现肺癌最主要的一种方法；＿＿＿＿＿＿＿＿＿检查是简易有效的早期诊断方法；＿＿＿＿＿＿＿＿＿＿＿＿＿＿检查为诊断肺癌最可靠的手段。

3. 原发性支气管肺癌，呼吸困难患者取＿＿＿＿＿＿＿＿＿＿位；遵医嘱吸氧；保持呼吸道通畅。评估机体对化疗药物产生的毒性反应，当白细胞降至＿＿＿＿$\times 10^9$/L 时，遵医嘱输白细胞及使用抗生素预防感染，做好保护性＿＿＿＿＿＿＿。

【综合练习】

A1/A2 型题

1. 与支气管肺癌发病密切相关的最重要的危险因素是
   A. 大气污染　　　　B. 长期吸烟
   C. 在石棉矿工作　　D. 遗传因素
   E. 慢性肺部疾病

2. 按组织学分型，支气管肺癌最常见的类型为
   A. 鳞状上皮细胞癌
   B. 小细胞未分化癌
   C. 大细胞未分化癌
   D. 腺癌
   E. 细支气管-肺泡细胞癌

3. 与吸烟有密切关系，且是肺癌中恶性程度最高的一种，应是
   A. 鳞状上皮细胞癌
   B. 小细胞未分化癌
   C. 大细胞未分化癌

D. 腺癌

E. 细支气管-肺泡细胞癌

4. 周围型肺癌最常见的组织类型为

    A. 鳞状上皮细胞癌   B. 肺泡细胞癌

    C. 未分化癌   D. 腺癌

    E. 转移癌

5. 肺癌的特异性表现是

    A. 刺激性呛咳   B. 咯血

    C. 胸痛   D. 胸闷、气促

    E. 发热、消瘦

6. 刺激性呛咳或带金属音的咳嗽应首先考虑

    A. 上呼吸道感染

    B. 肺部病变早期

    C. 支气管肺癌

    D. 支气管扩张

    E. 左心功能不全

7. 肺癌患者出现声音嘶哑，应考虑

    A. 压迫食管

    B. 压迫颈交感神经

    C. 压迫喉返神经

    D. 压迫膈神经

    E. 压迫上腔静脉

8. 诊断肺癌最可靠的手段是

    A. 胸部CT检查

    B. 病史、体征

    C. 放射性核素肺扫描

    D. 胸部X线检查

    E. 细胞学、组织学病理检查

9. 早期肺癌的治疗首选

    A. 手术   B. 化学治疗

    C. 放射治疗   D. 生物学治疗

    E. 中医治疗

A3/A4型题

(1~3题共用题干)

男性，67岁，咳嗽，痰中带血丝2个月，发热10天，胸片显示右肺上叶片状阴影，呈肺炎样征象。

1. 为明确诊断，应首选

    A. 胸部CT检查

    B. 剖胸探查

    C. 纵隔镜检查

    D. 痰细胞学检查

    E. 经胸壁穿刺活组织检查

2. 患者1个月后出现右面部无汗，瞳孔缩小，上睑下垂及眼球内陷。复查胸片显示右胸顶部致密块影。诊断最可能是

    A. 转移性肺癌   B. 中央型肺癌

    C. 粟粒性肺结核   D. 纵隔淋巴肉瘤

    E. Horner综合征

3. 患者出现的以上症状是由于肿瘤侵犯或压迫了

    A. 膈神经   B. 喉返神经

    C. 臂丛神经   D. 上腔静脉

    E. 颈交感神经

(4~5题共用题干)

男性，64岁，刺激性呛咳伴胸痛、气短、乏力2月余，咳带有少量血丝的白色泡沫痰，抗感染治疗无明显效果，精神紧张伴失眠；有吸烟史40余年。查体：T 36.9 ℃，P 98次/min，R 24次/min，BP 90/60 mmHg，听诊右肺中部有局限性哮鸣音。X线检查见右肺门附近有单个不规则肿块阴影。初步诊断：中央型支气管肺癌(右侧)。

4. 入院后，患者出现了吞咽困难，是由于

    A. 侵犯肋骨所致

    B. 侵犯或压迫食管所致

    C. 压迫邻近的大支气管所致

    D. 压迫上腔静脉所致

    E. 压迫喉返神经所致

5. 该患者行放射治疗，对照射部位的皮肤护理，以下措施正确的是

    A. 只能用清水洗

    B. 可以用刺激性小的洗液

    C. 可以热敷

D．可以接受阳光浴

E．有损伤时可以涂擦红汞

(6 ~ 7 题共用题干)

男性，50 岁，咳嗽，痰中带血 3 周，胸部正位片示右肺门阴影增大，初步诊断：支气管肺癌(右侧)。

6．早期诊断肺癌最简便有效的方法是

A．胸部 CT 检查

B．痰脱落细胞检查

C．纤维支气管镜和超纤维支气管镜检查

D．抗人肺癌单克隆抗体检查

E．支气管肺泡灌洗术

7．患者放疗后，关于照射部位护理正确的是

A．擦去标记　　　　B．贴上胶布

C．局部冷敷　　　　D．涂凡士林软膏

E．忌涂药物和酒精

(8 ~ 9 题共用题干)

患者，男性，70 岁，长期吸烟，2 个月来声音嘶哑，痰中带血，低热乏力，少量黏痰，血象正常，曾有结核病接触史，胸部 X 线检查左肺上野有一直径 3 cm 密度较高的球形阴影。

8．最可能的诊断是

A．结核瘤　　　　　B．炎性假瘤

C．原发型中心性肺癌　D．错构瘤

E．淋巴瘤

9．为明确诊断，为患者行纤维支气管镜检查，检查后不宜立即饮水，是为了防止

A．呕吐　　　　B．喷嚏　　　　C．呃逆

D．误吸　　　　E．咳嗽

(10 ~ 12 题共用题干)

男，48 岁，咳嗽、咯血伴右侧胸痛 3 周就诊，临床和影像学诊断右下叶中央型肺癌。

10．本例患者需进一步确定和评价的项目中最重要的是

A．生命质量　　　　B．免疫状态

C．血细胞计数　　　D．肝肾功能

E．组织学类型和分期

11．经检查确诊为小细胞肺癌，首选的治疗应是

A．手术

B．化学治疗

C．放射治疗

D．生物学治疗

E．手术加术后化学治疗

12．患者胸痛严重时，用宽胶布固定患侧胸壁以减少疼痛，固定的时机是

A．吸气初期　　　　B．吸气末期

C．吸气末屏气后　　D．呼气初期

E．呼气末期

(编者：李冉)

第二章 循环系统疾病患者的护理

【循环系统解剖、生理要点】

循环系统由心脏、血管和调节血液循环的神经体液组成。

1. 心脏：

(1) 组织结构：四个腔室，瓣膜，心脏壁分三层。

(2) 传导系统：窦房结、结间束、房室交界区、房室束、左右束支及浦肯野纤维。

(3) 血液供应：来自冠状动脉，冠状动脉起源于主动脉根部。

(4) 功能：泵血功能。

2. 血管：

(1) 动脉：又称"阻力血管"。

(2) 静脉：又称"容量血管"。

(3) 毛细血管：又称"功能血管"。

3. 调节循环系统的神经体液：

(1) 神经：交感神经和副交感神经。

(2) 体液因素：肾素-血管紧张素-醛固酮系统；电解质、某些激素等，也是调节循环系统的体液因素。

第一节 概 述

心源性呼吸困难

【知识要点】

一、疾病概述与相关知识

1. 心源性呼吸困难：是指心力衰竭时，患者自觉空气不足、呼吸费力，出现发绀、端坐呼吸，并可有呼吸频率、深度与节律的异常。

2. 病因：左心衰竭最常见。

二、护理评估

1. 健康史：有无病因及诱因。

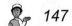

2. 身体状况：

(1) 劳力性呼吸困难：最早出现。

(2) 夜间阵发性呼吸困难：为典型表现。重者可有哮鸣音，称之为"心源性哮喘"。

(3) 端坐呼吸：晚期严重心衰的表现。

(4) 急性肺水肿：最严重的表现。

3. 辅助检查：① 血气分析；② 胸部 X 线检查。

三、主要护理诊断及合作性问题与护理措施

心源性呼吸困难患者的主要护理诊断及合作性问题与护理措施见表 2-1。

表 2-1　心源性呼吸困难患者的主要护理诊断及合作性问题与护理措施

护理诊断/问题	主要护理措施
气体交换受损： 　与肺淤血、肺水肿或伴肺部感染有关。	1. 休息。 2. 体位：一般为半卧位，严重呼吸困难时取端坐位。 3. 氧疗：一般给予中等流量(2～4 L/min)。 4. 心理护理。 5. 控制输液量和速度。 6. 病情监测。
活动无耐力： 　与氧的供需失调有关。	1. 评估活动耐力。 2. 根据心功能情况，制订活动计划。 3. 活动中出现不适应，应立即停止活动，就地休息。 4. 协助和指导患者生活自理。

心源性水肿

【知识要点】

一、疾病概述与相关知识

1. 心源性水肿：是指由于心功能不全，引起体循环静脉淤血，致使机体组织间隙有过多的液体积聚。

2. 病因：右心衰最常见。

二、护理评估

1. 健康史：有无病因及诱因。

2. 身体状况：

水肿特点：早期出现在身体低垂部位，为对称性、凹陷性，重者可延及全身，也可出现体腔积液。水肿常于活动时加重，休息时减轻。

3. 辅助检查：血浆蛋白及电解质检查，评估有无低蛋白血症及电解质紊乱。

三、主要护理诊断及合作性问题与护理措施

心源性水肿患者的主要护理诊断及合作性问题与护理措施见表 2-2。

表 2-2　心源性水肿患者的主要护理诊断及合作性问题与护理措施

护理诊断/问题	主要护理措施
体液过多：与心力衰竭导致体循环淤血有关。	1．休息与体位：多卧床休息，下肢抬高，伴胸腹水者宜采取半卧位。 2．饮食护理：给予低盐、高蛋白饮食；根据病情适当限制液体摄入量。 3．用药护理：给予利尿剂。 4．病情监测。
有皮肤完整性受损的危险：与被迫卧床、水肿部位受压及循环不良有关。	1．保护皮肤。 2．观察皮肤情况。

心　悸

【知识要点】

一、疾病概述与相关知识

1．心悸：是指一种自觉心脏跳动的不适感或心慌感。

2．病因：心律失常；心搏增强。

二、护理评估

1．健康史：有无病因及诱因。

2．身体状况：心悸严重程度不一定与病情成正比。心悸一般无危险性，但严重心律失常所致者可发生猝死。

3．辅助检查：心电图、血红蛋白、血 T_3 及 T_4 等。

三、主要护理诊断及合作性问题与护理措施

心悸患者的主要护理诊断及合作性问题与护理措施见表 2-3。

表 2-3　心悸患者的主要护理诊断及合作性问题与护理措施

护理诊断/问题	主要护理措施
焦虑：与心悸发作时心前区不适、胸闷有关。	1．增加休息时间，避免左侧卧位；不食刺激性食物。 2．心理护理：指导患者自我放松。 3．严密观察病情，及时发现有无猝死及心衰等并发症的发生。 4．遵医嘱使用抗心律失常药。

心源性晕厥

【知识要点】

一、疾病概述与相关知识

1．心源性晕厥：是由于心排血量突然减少、中断引起的一过性脑缺血、缺氧所致的短暂意识丧失。

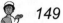

2. 病因：常见于严重心律失常和器质性心脏病。

二、护理评估

1. 健康史：有无病因及诱因。

2. 身体状况：① 心悸、黑矇等先兆症状；② 短暂意识丧失或伴有抽搐；③ 严重发作者可猝死。

3. 辅助检查：心电图、X 线、超声心动图等。

三、主要护理诊断及合作性问题与护理措施

心源性晕厥患者的主要护理诊断及合作性问题与护理措施见表 2-4。

表 2-4　心源性晕厥患者的主要护理诊断及合作性问题与护理措施

护理诊断/问题	主要护理措施
有受伤的危险： 与晕厥时意识丧失有关。	1. 休息与活动：晕厥发作频繁者应卧床休息，日常生活中给予协助。 2. 尽量避免单独外出。 3. 一旦出现先兆症状，立即平卧，以防摔伤。 4. 按医嘱给予抗心律失常药和积极治疗相关疾病。

心前区疼痛

【知识要点】

一、疾病概述与相关知识

1. 心前区疼痛：是指由各种理化因素刺激支配心脏、主动脉或肋间神经的感觉纤维引起的心前区或胸骨后疼痛。

2. 病因：冠心病心绞痛、急性心肌梗死最常见。

二、护理评估

1. 健康史：有无病因及诱因。

2. 身体状况(详见先关章节)：

(1) 注意疼痛的性质、持续时间、诱因、缓解方式。

(2) 胸痛与活动和呼吸的关系，伴发的症状。

3. 辅助检查：心电图、血清心肌坏死标记物、冠状动脉造影等。

三、主要护理诊断及合作性问题与护理措施

心前区疼痛患者的主要护理诊断及合作性问题与护理措施见表 2-5。

表 2-5　心前区疼痛患者的主要护理诊断及合作性问题与护理措施

护理诊断/问题	主要护理措施
疼痛：心前区疼痛，与冠状动脉供血不足、炎症累及心包或胸膜壁层有关。	1. 观察病情。 2. 减轻疼痛，预防复发。 3. 氧疗：一般给予中等流量(2～4 L/min)。
恐惧：与剧烈疼痛伴濒死感有关。	心理护理：针对不同病因进行解释，消除患者的恐惧感。

【课前预习】

一、基础复习

1. 循环系统解剖生理。 2. 症状学相关知识。

二、预习目标

1. 心脏是一个由肌肉构成的圆锥形、中空的器官，分四个腔室，即＿＿＿＿＿＿＿、＿＿＿＿＿＿＿、＿＿＿＿＿＿＿、＿＿＿＿＿＿＿。

2. 左心房、室间通过＿＿＿＿＿＿相通，右心房、室间通过＿＿＿＿＿＿相通，左心室和主动脉通过＿＿＿＿＿＿＿相通，右心室和肺动脉通过＿＿＿＿＿＿＿相通；心瓣膜具有防止心房和心室在收缩或舒张时出现血液反流的功能。

3. 心脏壁分为 3 层，由外向内依此为＿＿＿＿＿＿、＿＿＿＿＿、＿＿＿＿＿＿，心外膜即心包的脏层紧贴于心脏表面，与心包壁层形成心包腔，心包腔内含少量浆液起润滑作用。

【课后巩固】

一、名词解释

阿-斯综合征

二、填空题

1. 心源性呼吸困难最常见的病因是＿＿＿＿＿＿＿＿＿＿＿＿＿，心源性呼吸困难按严重程度分为① ＿＿＿＿＿＿呼吸困难、② ＿＿＿＿＿＿＿＿呼吸困难、③ ＿＿＿＿＿＿＿＿＿、④ ＿＿＿＿＿＿＿＿＿；其中最早出现也是最轻的呼吸困难是＿＿＿＿＿＿呼吸困难，在体力活动时发生或加重，休息即缓解。

2. 心源性呼吸困难患者，根据病情取＿＿＿＿＿＿或＿＿＿＿＿＿休息；静脉输液时要严格控制滴速，＿＿＿＿＿＿滴/min，防止肺水肿发生。

3. 心绞痛、急性心肌梗死患者的典型疼痛位于＿＿＿＿＿＿＿＿＿＿＿＿＿，呈阵发性＿＿＿＿＿＿，心绞痛常有活动或情绪激动等诱因，＿＿＿＿＿＿或含服＿＿＿＿＿＿＿＿可缓解。

4. 心源性水肿是由于＿＿＿＿＿＿或＿＿＿＿＿＿＿引起体循环静脉淤血，使组织间隙积聚过多液体所致，特点是早期出现在＿＿＿＿＿＿＿＿＿＿，卧床患者水肿常发生在＿＿＿＿＿＿、＿＿＿＿＿＿，用指端加压水肿部位，局部可出现凹陷，称为＿＿＿＿＿＿＿＿＿。

5. 心源性晕厥是由于心排血量突然骤减、中断或严重低血压而引起一过性脑缺血、缺氧，表现为突发的＿＿＿＿＿＿＿＿＿＿＿＿＿＿。临床常见的原因是严重心律失常、主动脉瓣狭窄、急性心肌梗死、高血压脑病等。心源性晕厥患者一旦有头晕、黑矇等先兆时应立即＿＿＿＿＿＿或＿＿＿＿＿＿，以免摔伤。

【综合练习】

A1/A2 型题

1. 心脏病患者出现心源性呼吸困难时，下列护理措施哪项不正确
   A．嘱患者平卧位，以减轻心脏负担
   B．保持情绪稳定，降低交感神经兴奋性
   C．加强生活护理，减少体力活动
   D．供给氧气
   E．密切观察呼吸困难、心功能变化情况

2. 心源性呼吸困难最先出现的是
   A．端坐呼吸
   B．阵发性夜间呼吸困难
   C．劳力性呼吸困难
   D．心源性哮喘
   E．急性肺水肿

3. 引起心前区疼痛最常见的原因是
   A．心血管神经官能症
   B．急性心包炎
   C．结核性干性胸膜炎
   D．心绞痛、心肌梗死
   E．严重主动脉瓣狭窄

4. 心源性水肿的特点是
   A．从身体疏松部位开始，如眼睑
   B．从身体下垂部位开始，久站立者以踝内侧、胫前部明显
   C．易伴胸腔积液
   D．易伴腹腔积液
   E．久站者易有骶尾部、会阴部水肿

5. 对心源性水肿患者实施的护理措施要点中，以下哪项不妥
   A．限制钠盐
   B．嘱患者应保持身心休息，以减轻心脏负荷
   C．使用利尿剂后特别观察呼吸的变化
   D．保持皮肤清洁、干燥，防止破损和感染
   E．控制输液速度

6. 端坐呼吸提示

   A．左心衰　　　　　B．肺炎
   C．哮喘　　　　　　D．胸膜炎
   E．心包炎

7. 心源性水肿的原因是
   A．左心衰竭　　　　B．心包炎
   C．右心衰竭　　　　D．心肌炎
   E．心肌病

8. 心源性呼吸困难最严重的为
   A．劳力性呼吸困难
   B．阵发性夜间呼吸困难
   C．端坐呼吸
   D．心源性哮喘
   E．急性肺水肿

9. 晕厥最常见的病因是
   A．疼痛　　　　　　B．直立性低血压
   C．低血糖　　　　　D．心律失常
   E．急性心排血受阻

10. 心律失常的基本症状是
    A．胸痛　　　　　　B．呼吸困难
    C．晕厥　　　　　　D．心悸
    E．低血压

11. 出现阵发性夜间呼吸困难提示
    A．肺结核　　　　　B．肺心病
    C．左心衰竭　　　　D．支气管哮喘
    E．大叶肺炎

12. 以下哪项属于心源性呼吸困难的护理措施
    A．加强皮肤护理，预防压疮
    B．夜间睡眠时保持半卧位
    C．准确测量尿量和体重
    D．加强心电监护
    E．饮食中限制蛋白质摄入量

13. 以下不符合心源性水肿的描述是
    A．水肿从眼睑开始
    B．水肿呈凹陷性
    C．体循环淤血导致水肿

D．水肿部位易发生溃烂

E．摄入钠盐过多可加重水肿

14．护理心源性水肿患者不正确的方法是

A．测体重、腹围每日一次

B．给予低钠、高蛋白、少产气食物

C．每日进液量控制在 500 ml 左右

D．下肢水肿时应抬高下肢

E．输液时滴速一般不超过 20~30 滴/min

15．关于心悸，以下说法正确的是

A．心悸越严重说明病情越严重

B．心功能失代偿期心悸感较明显

C．患者左侧卧位

D．严重心律失常者有猝死的危险

E．心悸一般均有危险

16．心源性水肿患者应限制的食物不包括

A．腌制品　　　　B．干海货

C．发酵面点　　　D．醋

E．碳酸饮料

17．某患者心前区较饱满。查体：有奇脉，颈静脉怒张，肝颈静脉回流征阳性。应考虑为

A．先天性心脏病　　B．右心功能不全

C．左心功能不全　　D．心包积液

E．纵隔肿瘤

18．由于心排血量突然下降出现的晕厥称为

A．预激综合征　　　B．病窦综合征

C．休克　　　　　　D．抽搐

E．阿-斯综合征

19．动脉血管又称为

A．功能血管　　　　B．阻力血管

C．容量血管　　　　D．运能血管

E．以上都不是

20．循环系统的功能一般不包括

A．内分泌功能

B．运输血液

C．保持新陈代谢正常进行

D．维持和调节血压

E．调节酸碱平衡

21．以下与心源性水肿的特征不符合的是

A．多见于右心衰竭

B．早期局限于身体低垂部位

C．常在活动后加重

D．严重患者有胸腔积液、腹水

E．浆膜腔积液为渗出液

22．二尖瓣的解剖位置是

A．左心房与左心室之间

B．右心房与右心室之间

C．右心室与肺动脉之间

D．左心室与主动脉之间

E．左心房与肺静脉之间

23．心包腔内液体的生理作用是

A．维持心包腔内压力　　B．润滑作用

C．营养心肌　　　　　　D．免疫作用

E．维持心肌张力

24．下列具有自律性的心肌细胞为

A．心房肌细胞　　　　B．心室肌细胞

C．乳头肌细胞　　　　D．心内膜细胞

E．窦房结

25．正常情况下心室的除极方向是

A．由心内膜到心外膜

B．由心外膜到心内膜

C．由心底到心尖

D．由心尖到心底

E．由左到右

26．切断支配心脏的迷走神经，会出现

A．心率减慢　　　　B．血压下降

C．传导减慢　　　　D．心肌收缩力增强

E．外周血管扩张

27．左心功能不全引起呼吸困难的主要病理变化为

A．支气管痉挛

B．肺淤血、肺水肿

C．呼吸中枢兴奋性增强

D．体循环淤血

E．肺泡牵张感受器的敏感性增强

28．心悸患者不宜取左侧卧位的原因是

A．加重呼吸困难　　B．影响睡眠

C．心衰症状加重　　D．不易消化

E．心悸感觉更明显

第二节 心力衰竭患者的护理

心力衰竭：是指在静脉回流正常的情况下，由于心肌收缩力下降，心室舒张功能受损，排血受阻，使心排血量不足以维持机体代谢需要的一组临床综合征。临床上以肺循环和(或)体循环淤血以及组织血液灌注不足为主要特征。

1. 按发生部位分类：① 左心衰竭(最常见)；② 右心衰竭；③ 全心衰竭。

2. 按发生速度分类：① 急性心力衰竭；② 慢性心力衰竭(较多见)。

慢性心力衰竭

【知识要点】

一、疾病概述与相关知识

1. 基本病因：

(1) 心肌损害：如冠心病心肌缺血、心肌梗死、心肌炎和心肌病。

(2) 心脏负荷过重：① 压力负荷(后负荷)过重；② 容量负荷(前负荷)过重。

2. 诱发因素：① 感染是最常见和最主要的诱因，特别是呼吸道感染；② 心律失常；③ 生理或心理压力过大；④ 循环血量增加或锐减；⑤ 治疗不当。

3. 发病机制：① 心室重塑：是心衰发生发展的机制。② 舒张功能不全。③ 体液因子的改变。

二、护理评估

1. 健康史：评估有无引起心衰的基本病因及诱因。

2. 身体状况：

(1) 左心衰竭：主要表现为肺循环淤血和心排血量降低。

① 症状：

a. 呼吸困难：最早出现的是劳力性呼吸困难；最典型的是夜间阵发性呼吸困难，最严重的是急性肺水肿；晚期出现端坐呼吸。

b. 咳嗽、咳痰、咯血：咳嗽、咳痰多发生在夜间，痰液特点为白色泡沫样。如发生急性肺水肿，则咳大量粉红色泡沫痰。

c. 乏力、头晕、心悸。

d. 尿量变化、肾功能损害。

② 体征：心率加快、第一心音减弱、P2 亢进、心尖区舒张期奔马律，交替脉，是左心衰竭的特征性体征。肺淤血时两肺底可闻及湿啰音并可随体位的改变而变化，急性肺水肿时两肺布满哮鸣音。

(2) 右心衰竭：主要表现为体循环静脉淤血。

① 症状：消化道症状最常见；尿量改变；呼吸困难。

② 体征：

a. 水肿：出现于身体最低部位的凹陷性、对称性水肿。

b. 颈静脉怒张；肝颈静脉反流征阳性是特征性体征。

c. 肝大和肝压痛。

d. 发绀。

e. 心脏体征：右心室奔马律，位于胸骨左缘 3 ~ 4 肋间。

(3) 全心衰竭：当左心衰竭发展至全心衰竭时，肺淤血症状有所减轻，但发绀加重。

3. 心功能评估：

(1) 心功能分级：根据临床表现和活动能力，分为四级。

(2) 6 min 步行试验。

4. 辅助检查：① 胸部 X 线检查；② 超声心动图；③ 放射性核素检查；④ 有创性血流动力学检查。

三、治疗要点

1. 治疗病因、消除诱因。

2. 药物治疗：

(1) 利尿剂应用：心力衰竭治疗中最常用的药物，包括保钾利尿剂和排钾利尿剂。

(2) 肾素-血管紧张素-醛固酮系统抑制剂：ACEI、ARB、醛固酮拮抗剂。

(3) β 受体阻滞剂。

(4) 正性肌力药物：是治疗心力衰竭的主要药物。

① 洋地黄类药物：是临床上最常用的强心药物。

a. 作用机制：正性肌力和减慢心率。

b. 适应证：充血性心力衰竭，尤其对伴有心房颤动和心室率增快的心力衰竭。

c. 禁忌证：严重房室传导阻滞、肥厚性梗阻型心肌病、急性心肌梗死 24 h 内、重度二尖瓣狭窄患者不宜使用。

d. 常用药物：毒毛花苷 K、西地兰(速效)；地高辛(中效)；洋地黄毒苷(慢效)。

e. 毒性反应：

·胃肠道表现：最常见，其中食欲下降最早出现。

·神经系统表现：黄视、绿视等。

·心脏反应：最严重的毒性反应，室早二联律最为常见。

f. 中毒的处理：

·立即停药。

·快速性心律失常时：低钾者立即补钾，血钾正常首选苯妥英钠，禁用电复律。

·传导阻滞和缓慢性心律失常者，用阿托品。

② 非洋地黄类药物。

3. 运动锻炼。

四、主要护理诊断及合作性问题与护理措施

慢性心衰患者的主要护理诊断及合作性问题与护理措施见表2-6。

表2-6 慢性心衰患者的主要护理诊断及合作性问题与护理措施

护理诊断/问题	主要护理措施
气体交换受损：与左心衰竭致肺循环淤血有关。	1. 坐位休息，限制活动量。 2. 给氧。 3. 使用血管扩张剂的护理。 4. 减少机体耗氧。 5. 呼吸状态的监测。
体液过多：与右心衰竭致体循环淤血、水钠潴留、低蛋白血症有关。	1. 水肿的评估。 2. 限制水钠摄入，补充营养。 3. 使用利尿剂的护理。 4. 控制输液量和速度。 5. 预防压疮。
活动无耐力：与心功能不全、心排出量下降有关。	1. 评估心功能状态。 2. 制订活动目标与计划。 3. 活动过程中监测。
潜在并发症：洋地黄中毒。	1. 用药注意事项。 2. 密切观察洋地黄的毒性反应。 3. 洋地黄中毒的处理。

五、健康指导

1. 向患者及其家属讲解慢性心力衰竭的病因、诱因。
2. 指导患者自我护理的方法：
(1) 避免感冒。
(2) 饮食宜清淡、易消化、富营养饮食，少食多餐。限制钠盐，每日食盐不超过 5 g。
3. 帮助患者合理安排活动与休息。
4. 教会患者自我用药监测。
5. 指导患者加强病情监测，定时测量体重。

急性心力衰竭

【知识要点】

一、疾病概述与相关知识

1. 急性心力衰竭：是指心肌遭受急性损害或心脏负荷突然增加，使心排出量急剧下降，导致组织灌注不足和淤血的综合征。以急性左心衰竭最常见，多表现为急性肺水肿。
2. 病因：急性弥漫性心肌损害；急性而严重的心脏负荷增加；慢性心衰急性加重。

二、护理评估

1. 健康史：心脏病史及诱因等。

2．身体状况：

(1) 主要症状：突发严重呼吸困难为特征性表现；咳嗽、咳痰和咯大量粉红色泡沫痰。

(2) 主要体征：心率和脉率增快，两肺满布湿啰音和哮鸣音。

3．抢救配合：

(1) 体位：置患者于两腿下垂坐位或半卧位，以减少静脉回流。

(2) 吸氧：高流量(6～8L/min)氧气，加入 20%～30% 乙醇湿化。

(3) 镇静：常用吗啡。

(4) 快速利尿：常用呋塞米。

(5) 血管扩张剂：常用硝普钠。

(6) 强心剂；毛花苷丙 0.4 mg 缓慢静脉注射。

(7) 平喘。

(8) 糖皮质激素。

(9) 应用四肢轮流三肢结扎法。

三、主要护理诊断及合作性问题与护理措施

急性心衰患者的主要护理诊断及合作性问题与护理措施见表 2-7。

表 2-7　急性心衰患者的主要护理诊断及合作性问题与护理措施

护理诊断/问题	主要护理措施
体交换受损：与肺水肿有关。	1．端坐位、双腿下垂休息。 2．给氧 6～8 L/min，采用 20%～30% 乙醇湿化吸氧。 3．遵医嘱正确用药。 4．呼吸状态的监测。
恐惧：与呼吸困难有关。	心理护理：给予精神安慰及心理支持，减轻患者的焦虑和恐惧，以增加安全感。
清理呼吸道无效：与肺淤血、呼吸道内大量泡沫痰有关。	协助患者咳嗽、排痰，以保持呼吸道通畅。
潜在并发症：心源性休克、呼吸道感染、下肢静脉血栓形成。	严密观察病情。

四、健康指导

1．积极治疗原发性心脏病。

2．在输液前告知医护人员其心脏病史，以便控制输液速度。

3．定期复查。

4．适度进行功能锻炼，促进功能恢复。

 【课前预习】

一、基础复习

1．循环系统解剖生理。

2．扩管、利尿、强心(正性肌力)药物。

二、预习目标

1. 心力衰竭是指在静脉回流正常的情况下，由于原发性心脏损害引起心排血量减少，不能维持机体代谢需要的一组临床综合征。按发生的部分可分为_____、_____和____心衰竭；按发展速度可分为急性心力衰竭和慢性心力衰竭，以_____居多。

2. 左心衰竭主要表现为_____淤血和心排血量降低。左心衰竭的主要表现，最早出现的是_____呼吸困难，最典型的是_____呼吸困难，晚期出现_____，_____是左心衰竭呼吸困难最严重的形式，发作时咳_____痰，为肺泡和支气管淤血所致；心排血量降低，出现倦怠、乏力、头晕、失眠、嗜睡、烦躁等症状，少尿及肾功能损害；体征为心率加快、心尖区舒张期(最早的典型体征)、_____湿啰音、_____脉。

3. 右心衰竭主要表现为_____。症状有恶心、呕吐、食欲缺乏、少尿、夜尿等。体征见于以下各方面：水肿，出现于身体的_____部位；颈静脉征，颈静脉怒张是_____心衰竭的主要体征，_____阳性则更具特征性，肝大伴压痛；发绀，因血液中_____增多而致。

【课后巩固】

填空题

1. 心功能分级主要是根据患者的自觉活动能力，将心功能分为4级。Ⅰ级：体力活动____受限。Ⅱ级：体力活动____度受限，_____活动可引起乏力、气急、心悸。Ⅲ级：体力活动_____受限，_____活动即引起乏力、气急、心悸。Ⅳ级：体力活动_____受限，_____时亦乏力、气急、心悸。

2. 减轻心脏负荷的措施有：① 注意休息，限制体力活动，避免精神紧张，减轻心脏负荷；② 饮食，限制_____的摄入，水肿明显时应限制____的摄入；③ _____，心力衰竭治疗中最常用的药物，通过排钠排水减轻液体潴留。_____可增强心肌收缩力，抑制心脏传导系统，对迷走神经系统有直接兴奋作用。

3. 急性心力衰竭(急性肺水肿)患者表现为严重呼吸困难，呈_____呼吸，咳嗽、咳_____痰、烦躁不安、口唇发绀、面色苍白、大汗淋漓、血压降低等；查体可见心率和脉率增快，_____湿啰音和哮鸣音，_____奔马律。

4. 洋地黄中毒最常见的表现是_____反应，表现为食欲缺乏(最早)、恶心、呕吐；神经系统表现为头痛、头晕、视物模糊及黄绿视等；心脏毒性表现为各种心律失常，最常见的是_____；一旦发生中毒应立即停用_____和_____药，积极补充钾镁盐，快速纠正心律失常，洋地黄中毒所致的室早首选药物是_____。

5. 应用硝酸酯制剂应注意观察不良反应的发生，如头痛、面红、心动过速、血压下降等；硝普钠静脉滴注时应_____，_____使用，严格掌握滴速，严密监测血压变化，改变体位时动作不宜过快，以防发生_____。

【综合练习】

A1/A2 型题

1. 以下既能解除支气管痉挛，又能增强心肌收缩力，兼有利尿作用的药物是
   A．地高辛　　　　　B．多巴酚丁胺
   C．毛花苷C　　　　D．茶碱
   E．毒毛花苷K

2. 可因长期心脏负荷过重导致心衰的疾病是
   A．心肌梗死　　　　B．病毒性心肌炎
   C．扩张型心肌病　　D．糖尿病心肌病
   E．风湿性心瓣膜病

3. 女，77岁，以"心力衰竭"入院。遵医嘱进行输液时，速度一般宜控制在
   A．20～30滴/min　　B．30～40滴/min
   C．40～50滴/min　　D．50～60滴/min
   E．60～70滴/min

4. 男，60岁，以"心力衰竭"入院。遵医嘱氢氯噻嗪 12.5 mg　tid　po。护士应重点防护
   A．低钾血症　　　　B．高钾血症
   C．高钙血症　　　　D．高镁血症
   E．高钠血症

5. 女，60岁，风湿性心脏病史8年余。近日因上呼吸道感染出现食欲减退、乏力等。护理体检:颈静脉怒张、肝颈静脉回流征阳性。最可能的诊断是
   A．心源性休克　　　B．心房颤动
   C．左心衰竭　　　　D．右心衰竭
   E．全心衰竭

6. 女，68岁，既往有风心病病史。近1个月来经常于活动后出现呼吸困难，休息后缓解。昨夜突然咳粉红色泡沫痰，强迫端坐位。该患者发生了
   A．支气管哮喘　　　B．支气管肺炎
   C．急性左心衰竭　　D．急性右心衰竭
   E．支气管扩张症

7. 男，50岁，既往高血压病史10年。1个月前出现疲乏，近日出现劳力性呼吸困难，经休息后症状缓解。心力衰竭治疗中改善症状的基本措施是
   A．利尿剂　　　　　B．强心剂
   C．血管扩张剂　　　D．β受体阻滞剂
   E．心脏再同步化治疗

8. 女，60岁，以"心力衰竭"入院。医嘱氢氯噻嗪与螺内酯各 50 mg/d 隔日交替服用。患者询问用药原理，护士解释正确的是
   A．二药合用具有协同作用
   B．平衡二药对血钠的影响
   C．平衡二药对血钙的影响
   D．平衡二药对血钾的影响
   E．平衡二药对尿酸的影响

9. 女，72岁，以"心力衰竭"入院。诊断心力衰竭方便快捷、最主要的仪器检查是
   A．心脏X线检查　　B．超声心动检查
   C．放射性核素检查　D．动态心电图检查
   E．心漂浮导管检查

10. 女，65岁，以"急性左心衰竭"入院，住院治疗后心力衰竭症状有所缓解，近2日食欲有所改善。正确的饮食指导是
    A．高热量、低蛋白、少产气
    B．低热量、低蛋白、高脂肪
    C．高蛋白、高维生素、高钠
    D．低盐、低热量、易消化
    E．低热量、少纤维、高盐

11. 女，70岁，慢性肺源性心脏病10年，现在出现心力衰竭，以下药物应慎用的是
    A．利尿剂　　　　　B．祛痰剂
    C．抗生素　　　　　D．血管扩张剂
    E．洋地黄制剂

12. 男，60岁，反复心力衰竭病史3年。2天前病情再次加重入院，给予头孢哌酮、硝普钠、地高辛等治疗。护士每日数次询问、检查患者心率及心律、食欲、辨色能力等，

其主要目的是判断

A．进食及营养情况 B．有无洋地黄中毒

C．有无低钠血症 D．有无低钾血症

E．心功能恢复情况

13．女，58 岁，冠心病 7 年、心衰病史 2 年。近 1 周因劳累后感到呼吸困难、乏力等。遵医嘱给予扩张冠状动脉、强心、利尿、营养心肌等治疗，同时嘱患者口服钾，其主要目的是防止

A．乏力 B．腹胀

C．淡漠 D．洋地黄中毒

E．心肌收缩力下降

14．女，42 岁，风湿性心脏病史。昨夜突然从睡梦中憋醒、咳痰、喘息、烦躁，被迫坐起。患者采取坐位的原因是

A．惊恐所致 B．利于咳痰

C．减轻心脏淤血 D．减轻肝淤血

E．减轻肺淤血

15．男，65 岁，冠心病病史 5 年，以"冠心病、左心功能不全、心功能Ⅱ级"入院。遵医嘱给予呋塞米、毛花苷 C、氨茶碱、硝酸甘油、10% 氯化钾等治疗。其中主要通过减少循环血容量而减轻心脏容量负荷的药物是

A．呋塞米 B．毛花苷 C

C．氨茶碱 D．硝酸甘油

E．10% 氯化钾

16．男，60 岁，冠心病史 7 年。近 1 个月来稍事活动即出现心悸、气短，体力活动明显受限，判断其心功能属于

A．心功能正常 B．心功能Ⅰ级

C．心功能Ⅱ级 D．心功能Ⅲ级

E．心功能Ⅴ级

17．男，69 岁，冠心病史 10 余年，近 3 个月来，以正常速度连续步行超过 200 m 即出现心悸、气短，需要休息较长时间症状才有所缓解，判断患者心功能属于

A．心功能正常 B．心功能Ⅰ级

C．心功能Ⅱ级 D．心功能Ⅲ级

E．心功能Ⅴ级

18．男，50 岁，高血压病史 5 年余，血压维持在(130～160)/(95～115) mmHg，拒绝降压药物治疗。近半年劳累时常出现胸闷、气急，活动耐力下降，诊断为慢性心功能不全。患者询问发生心功能不全的机制，护士解释因长期高血压导致

A．左心容量负荷增加

B．右心容量负荷增加

C．左心压力负荷增加

D．右心压力负荷增加

E．全心前、后负荷增加

19．女，53 岁，风心病病史 20 余年。因上呼吸道感染引发症状，患者自述休息时无自觉症状，但爬 3～4 层楼梯后即可出现症状，休息后很快缓解。护士应指导患者正确的活动和休息方式是

A．可不限制任何活动，增加午休时间

B．适当限制体力活动，增加午睡时间

C．严格限制一般活动，日常生活可自理

D．卧床休息为主，日常生活由他人照护

E．严格卧床休息、取半卧位或坐位

20．女，55 岁，高血压病史 7 年。5 天前因上呼吸道感染出现呼吸困难、胸闷等入院。输液过程中喘息加重、不能平卧。护理体检：呼吸 34 次/min，端坐位，口唇发绀，两肺布满湿啰音及哮鸣音。以下氧疗方法正确的是

A．浓度29%～37%并20%～30%乙醇湿化

B．浓度37%～45%并20%～30%乙醇湿化

C．浓度37%～45%并30%～50%乙醇湿化

D．浓度45%～53%并20%～30%乙醇湿化

E．浓度45%～53%并30%～50%乙醇湿化

21．女，56 岁，风心病史 23 年。因"感冒后出现发热、胸闷、心悸 3 天入院。心电图检查：心室率 126 次/min，心房纤颤。诊断：风心病、二尖瓣关闭不全、心功能不全、房颤。应用洋地黄治疗的作用是

A．减慢房室传导，减轻心脏负担

B．控制风湿活动，减轻心脏负担

C．增强心肌收缩力，降低心室率

D．降低心肌收缩力，减轻心脏负担

E．增强心肌收缩力，增加心脏负担

22．女，6岁，心脏病病史5年。2天前因着凉出现气促、乏力、喘息等入院。遵医嘱行胸部X检查，患者家属追问该检查目的，护士解释主要用于判断有无

A．肺水肿及肺淤血

B．肺部占位病变

C．支气管炎症

D．肺部炎症

E．心室肥大

23．男，65岁，高血压病史15年，以"急性左心衰"入院。起病早期，护理记录需要进一步核对的是

A．极度烦躁不安

B．面色灰白或发绀

C．大汗、皮肤湿冷

D．呼吸18～20次/min

E．双肺满布干、湿啰音

24．男，59岁，半年前出现疲乏，体力活动后双侧足踝部凹陷性、对称性水肿伴心悸，自服氢氯噻嗪2周后出现全身乏力、腹胀、肠鸣音减弱。最可能发生的是

A．麻痹性肠梗阻　B．代谢性碱中毒

C．低钠血症　　　D．低钾血症

E．低血压

25．女，57岁，突发呼吸困难，咳粉红色泡沫痰，血压190/110 mmHg，护士应首先采取的措施是

A．静脉注射毛花苷C

B．静脉滴注硝普钠

C．静脉注射氨茶碱

D．口服卡托普利

E．舌下含服硝酸甘油

26．女，35岁，高血压病史5年，反复慢性心衰1年。在患者的心衰日记中，日常行为不妥的是

A．少食发酵面食、腌制品及味素

B．注重口腔和牙齿卫生保健

C．有计划地进行有氧运动

D．出现水肿首选快速利尿

E．遵医嘱决定是否妊娠

27．男，57岁，诊断为冠心病、心功能Ⅲ级。经治疗病情好转出院。医嘱继续地高辛口服治疗。应告知患者避免与地高辛同服的药物不包括

A．维拉帕米　　　B．普罗帕酮

C．胺碘酮　　　　D．螺内酯

E．乳酸钙

28．女，38岁，因"心累、气促伴双下肢水肿3年，加重3天"入院，诊断为风心病二尖瓣关闭不全，心功能Ⅲ级。给予地高辛治疗。护士在给予地高辛药物前应检查

A．体温、面色　　B．呼吸、发绀

C．心率、心律　　D．血压、脉压

E．瞳孔、视力

A3/A4 型题

(1～2题共用题干)

女，70岁，心瓣膜疾病伴心衰病史10年。1周前因上呼吸道感染再次诱发心衰入院，给予强心、利尿、抗感染、扩血管及对症等综合治疗。

1．**若判定洋地黄中毒，首选的措施是**

A．减慢洋地黄给药速度

B．停止应用排钾利尿剂

C．停止应用洋地黄制剂

D．减少洋地黄给药剂量

E．延后洋地黄给药时间

2．**饮食护理应注意补充的是**

A．蛋白质　　　B．热量

C．钠　　　　　D．钾

E．钙

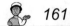

(3~5题共用题干)

男，70岁，左心衰竭病史5年，与家人争吵后出现心悸、气短、呼吸困难、不能平卧、咳泡沫痰。护理体检：血压90/60 mmHg，呼吸28次/min，神志清醒，端坐位，口唇发绀，两肺布满湿啰音及哮鸣音。

3. 此时应用洋地黄治疗的根本目的是

    A. 减慢房室传导

    B. 降低心室率

    C. 降低心肌收缩力

    D. 减轻循环淤血状态

    E. 维持最有效心排血量

4. 遵医给予糖皮质激素治疗的主要作用机制是

    A. 降低血压   B. 扩张血管

    C. 抑制炎症反应   D. 提高利尿效果

    E. 降低肺毛细血管通透性

5. 可继续使用洋地黄的情况是

    A. 出现恶心、呕吐

    B. 出现视力下降、模糊

    C. 测定心率80次/min

    D. 发生室性期前收缩呈二联律

    E. 原有房颤突然转复窦性心律

(6~8题共用题干)

女，56岁，慢性心衰病史7年，因"食欲缺乏，腹胀，乏力2周"入院。护理体检：双下肢明显水肿，给予利尿强心治疗后，患者出现乏力、腹胀、肠鸣音减弱。

6. 判断患者最可能并发的是

    A. 洋地黄中毒   B. 心源性休克

    C. 心衰加重   D. 低血钾

    E. 肠梗阻

7. 若上述诊断成立，心电图检查最可能出现的改变是

    A. 病理性Q波   B. 病理性U波

    C. P-R间期延长   D. ST段下移

    E. ST段抬高

8. 若上述诊断成立，应嘱患者多进食

    A. 鲜橙汁   B. 白梨汁

    C. 西葫芦   D. 茄子

    E. 冬瓜

(9~10题共用题干)

女，68岁，突发呼吸困难，呼吸35/min，发绀，烦躁不安，大汗，异常紧张，紧紧抓住医生不放松，眼神无助。诊断为急性左心衰竭。

9. 应首先采取的措施是遵医嘱应用

    A. 毛花苷C   B. 硝普钠

    C. 氨茶碱   D. 呋塞米

    E. 吗啡

10. 因患者年龄较大，正确的给药方式是

    A. 酌情增量或肌内注射

    B. 酌情减量或肌内注射

    C. 酌情增量或静脉注射

    D. 酌情减量或静脉注射

    E. 持续泵入

(11~12题共用题干)

男，72岁，高血压性心脏病病史10年，情绪激动后出现呼吸困难、不能平卧、咳泡沫痰、心悸等。护理体检：血压140/90 mmHg，呼吸26次/min，神志清醒，端坐位，口发绀，两肺底可闻及干、湿性啰音。

11. 用于心衰诊断、患者管理、临床事件风险评估的重要指标是

    A. 血浆B型利钠肽(BNP)

    B. 肺毛细血管楔压(PCWP)

    C. 血清肌钙蛋白(CTnl)

    D. 左室射血分数(LVEF)

    E. 中心静脉压(CVP)

12. 护士应为患者安置的合适体位是

    A. 不限制体位   B. 右侧卧位

    C. 半卧位   D. 仰卧位

    E. 膝胸位

（13～15 题共用题干）

男，54 岁，以"冠心病心绞痛"入院，遵医嘱给予改善心肌供血及对症等治疗。病情观察过程中，脉搏监护仪上出现交替脉。

13. 上述脉搏改变最可能的情况是

 A. 患者病情稳定　　　B. 发生心律失常

 C. 发生左心衰竭　　　D. 发生心包积液

 E. 发生主动脉关闭不全

14. 若判定患者左心收缩功能障碍，则左室射血分数(LVEF)应

 A. >50%　　　　　B. ≥50%

 C. ≤50%　　　　　D. ≤40%

 E. <40%

15. 能改善和延缓心室重塑、降低心衰进展、降低远期死亡率，成为目前治疗慢性心衰首选药物的是

 A. β受体阻滞剂

 B. 噻嗪类利尿剂

 C. 醛固酮受体拮抗剂

 D. 肾上腺素能受体兴奋剂

 E. 血管紧张素转换酶抑制剂

第三节　心律失常患者的护理

🧑‍🏫【知识要点】

一、疾病概述与相关知识

各种原因引起心脏冲动起源或冲动传导的异常，均可引起心脏活动的规律发生紊乱，称为心律失常。

1. 病因：器质性心脏病、药物和电解质影响、心外因素及迷走神经张力增高等。

2. 发病机制：① 冲动形成异常；② 冲动传导异常。

诱因(补充)：剧烈运动、过度劳累、情绪紧张激动、过度饮茶、饮咖啡、饮酒及吸烟等。

3. 分类：

(1) 按发作时心率的快慢可分为：快速性心律失常和缓慢性心律失常。

(2) 按发生原理可分为：冲动形成异常和冲动传导异常。

二、窦性心律失常

心脏的正常起搏点位于窦房结，其冲动产生的频率是 60～100 次/min，产生的心律称为窦性心律。心电图特征 P 波在 Ⅰ、Ⅱ、aVF 导联直立，aVR 导联倒置；P-R 间期 0.12～0.20 s；同导联的 P-P 间期相差 < 0.12 s。

1. 窦性心动过速：成人窦性心律在 100～150 次/min。

(1) 病因：① 生理性，如运动、饮酒等；② 病理性，如发热、贫血、甲亢等；③ 药物作用，如阿托品等。

(2) 临床特点：无症状或心悸。

(3) 心电图特征：窦性 P 波规律出现，频率 > 100 次/min，P-P 间期 < 0.6 s。

(4) 治疗要点：一般不需要特殊治疗。

2. 窦性心动过缓：成人窦性心律频率 < 60 次/min。

(1) 病因：① 生理因素，如运动员；② 病理因素，如颅内高压、阻塞性黄疸；③ 药物作用，如 β 受体阻滞剂、洋地黄。

(2) 临床特点：当心率过分缓慢，出现心排出量不足的症状。

(3) 心电图特征：窦性 P 波规律出现，频率 < 60 次/min，P-P 间期 > 1 s。

(4) 治疗要点：心率慢时用阿托品提高心室率，必要时起搏器治疗。

3. 窦性心律不齐(补充)：窦性心律频率在 60 ~ 100 次/min，快慢不规则。

(1) 病因：可无器质性病变，多见于青少年。

(2) 临床特点：偶有心悸。

(3) 心电图特征：窦性 P 波，P-P 间期或 R-R 间期长短不一，相差 > 0.12 s 以上。

(4) 治疗要点：症状明显者可使用提高心率的药物。

三、期前收缩(早搏)

期前收缩：窦房结以外的异位起搏点兴奋性增高，过早发出冲动引起的心脏搏动。

1. 分类：

(1) 根据异位起搏点部位的不同分为：房性、交界区性、室性期前收缩。

(2) 根据发生频率分为：偶发(≤5 次/min)，频发(> 5 次/min)。

(3) 根据早搏发生是否有规律分为：联律性、非联律性。

(4) 根据起搏点的多少分为：单源、多源。

2. 病因：

(1) 生理因素:疲劳、饮酒等；

(2) 病理因素：器质性心脏病；

(3) 其他：麻醉、药物作用等。

3. 临床特点：

(1) 症状：频发期前收缩，有心排出量降低的表现。

(2) 体征：脉搏不齐，心律不齐，期前收缩的 S1 常增强，S2 相对减弱甚至消失。

4. 心电图特征：

(1) 房性期前收缩：P 波提早出现，其形态与窦性 P 波不同；QRS 波群形态一般正常；代偿间歇不完全。

(2) 交界性期前收缩：提前产生的逆行性 P′ 波；QRS 波群形态一般正常或略有变异；代偿间歇完全。

(3) 室性期前收缩：QRS 波群提前出现，形态宽大畸形，前无相关 P 波；T 波常与 QRS 波群的主波方向相反；代偿间歇完全。

5. 治疗要点：

(1) 生理性：消除诱因，不需要特殊治疗，症状明显时可用 β 受体阻滞剂。

(2) 病理性：① 房性期前收缩：β 受体阻滞剂。② 室性期前收缩：首选利多卡因。

四、异位性心动过速

期前收缩快速而规律地连续发生 3 次或 3 次以上，称为阵发性心动过速。

分类：室上性(房性和房室交界区性)和室性心动过速。

1. 阵发性室上性心动过速：

(1) 病因：多无器质性心脏病。

(2) 临床特点：突发突止。听诊：心率快而规则。

(3) 心电图特征：连续 3 次或 3 次以上快而规则的房性或房室交界区性期前收缩，心室率常达 150～250 次/min，节律绝对规则。

(4) 治疗要点：

① 首选兴奋迷走神经的方法(有 5 种)。

② 药物治疗：首选腺苷。

③ 电刺激：同步直流电复律。

2. 持续性室性心动过速(简称"室速")：

(1) 病因：多见于器质性心脏病患者。

(2) 临床特点：

① 可出现呼吸困难、心绞痛、血压下降和晕厥、猝死等。

② 听诊：心率增快，心律可有轻度不齐，第一心音强弱不一。

(3) 心电图特征：连续 3 次或 3 次以上室性期前收缩，心室率 100～250 次/min，节律可略为不规则，可有心室夺获或室性融合波。

(4) 治疗要点：首选利多卡因静脉注射；可用同步直流电复律。洋地黄中毒引起的室速，首选苯妥英钠，不宜应用直流电复律。

五、扑动和颤动

当异位搏动的频率超过阵发性心动过速的范围时，形成的心律称为扑动或颤动。

分类：房颤、房扑；室颤、室扑。

1. 心房颤动及扑动：

(1) 病因：阵发性可见于正常人，持续性常见于心血管疾病者。

(2) 临床特点：

① 症状：心室率＞150 次/min，可诱发心绞痛或心力衰竭，有心排出量下降的表现；持久性房颤，易形成左心房附壁血栓，若脱落可引起动脉栓塞，脑栓塞最常见。

② 体征：听诊有"三不一征"。

(3) 心电图特征：

① 房颤：P 波消失，代之以 F 波，频率 350～600 次/min；QRS 波群形态正常；R-R 间隔绝对不规则。

② 房扑：P 波消失，代之以 F 波，频率 250～300 次/min，F 波与 QRS 波群可成固定的比例，QRS 波群形态一般正常。

(4) 治疗要点：① 病因治疗；② 控制心室率；③ 预防栓塞；④ 转复心律(同步电复律或药物复律)。

2. 心室颤动及扑动：是最严重的致命性心律失常，常为临终前的表现。

(1) 病因：多见于严重缺血性心脏病，如心肌梗死。

(2) 临床特点：

① 意识丧失、抽搐、呼吸停止甚至死亡。

② 听诊：心音消失，血压测不到。

③ 触诊：大动脉波动消失。

(3) 心电图特征：

① 室颤：P-QRS-T 波群消失，代之以形态、振幅与间隔绝对不规则的颤动波。频率 200 ~ 500 次/min。

② 室扑：P-QRS-T 波群消失，代之以正弦波，频率 150 ~ 300 次/min。

(4) 治疗要点：

① 立即做非同步直流电除颤，同时进行心肺脑复苏。

② 抗心律失常药物等抢救措施。

六、房室传导阻滞

房室传导阻滞：是指冲动从心房传至心室的过程中发生障碍，冲动传导延迟或不能传导，按其阻滞的程度，分为三度。

1. 病因：

(1) 生理因素：迷走神经张力增高。

(2) 病理因素：多见于器质性心脏病。

2. 临床特点：

(1) 一度房室传导阻滞：患者多无自觉症状。

(2) 二度房室传导阻滞：

① Ⅰ型(文氏型、莫氏Ⅰ型)：常有心悸和心搏脱落感。

② Ⅱ型(莫氏Ⅱ型)：心室率较慢时，可有心悸、头晕、气急、乏力等症状，脉律可不规则或慢而规则。

(3) 三度房室传导阻滞：脉率慢而规则，心率 < 40 次/min，出现心力衰竭和脑供血不足表现。心率 < 20 次/min，可引起阿-斯综合征，甚至心搏骤停。

3. 心电图特征：

(1) 一度房室传导阻滞：P-R 间期 > 0.20 s，无 QRS 波群脱落。

(2) 二度房室传导阻滞：

① 莫氏Ⅰ型：文氏现象。

② 莫氏Ⅱ型：P-R 间期固定，数个 P 波之后有 1 个 QRS 波群脱漏。

(3) 三度房室传导阻滞(完全性房室传导阻滞)：

① 心房和心室独立活动，P 波与 QRS 波群完全脱离关系。

② P-P 间期和 R-R 间期各自相等。

③ 心室率慢于心房率。

4. 治疗要点：

(1) 病因治疗。

(2) 对症治疗：

① 一度及二度Ⅰ型房室传导阻滞：心室率 < 40 次/min 或症状明显者，可选用阿托品等提高心室率。

② 二度Ⅱ型和三度传导阻滞：反复发作者首选心脏起搏器治疗。

七、护理评估

1. 健康史：有无器质性心脏病及诱发因素。

2. 身体状况：有无相关症状及体征。

3. 辅助检查：心电图最重要。

八、主要护理诊断及合作性问题与护理措施

心律失常患者的主要护理诊断及合作性问题与护理措施见表2-8。

表2-8　心律失常患者的主要护理诊断及合作性问题与护理措施

护理诊断/问题	主要护理措施
活动无耐力：与严重心律失常引起的心排出量减少有关。	1. 体位与休息。　2. 给氧。3. 制订活动计划。　4. 用药护理。
有受伤的危险：与心律失常引起的头晕、晕厥有关。	1. 评估危险因素。 2. 有头晕、晕厥发作者应卧床休息，避免单独外出。 3. 避免诱因。 4. 遵医嘱给予治疗。
焦虑：与严重心律失常导致的躯体及心理不适有关。	给予心理支持，消除恐惧心理，增加患者的安全感。
潜在并发症：心力衰竭、猝死。	1. 评估危险因素。 2. 病情观察：密切观察脉搏、呼吸、血压、心率、心律，以及神志、面色等变化。 3. 配合抢救。

九、健康指导

1. 向患者及其家属讲解心律失常的病因、诱因。

2. 指导患者自我护理的方法。

【课前预习】

一、基础复习

1. 正常心脏的传导。　2. 心电图的基础知识。　3. 正常窦性心律的特点。

二、预习目标

1. 成人窦性心律在 > _____ 次/min，称为窦性心动过速，大多属生理现象，常见原因为吸烟、饮用含咖啡因的饮料、剧烈运动、情绪激动等。在某些疾病时也可发生，如发热、贫血、甲状腺功能亢进等。其心电图特征为窦性P波规律出现，频率 > _____ 次/min，P-P间期 < _____ s。窦性心动过速大多不需要特殊治疗。

2. 成人窦性心律 < _____ 次/min，称为窦性心动过缓，多为_____神经张力增高所致，见于健康的青年人、运动员、老年人，病理情况下可见于颅内压增高、器质性心脏病、洋地黄过量、心肌炎等；其心电图特征为窦性P波规律出现，频率 < 60 次/min，P-P间期 > ____ s。窦性心动过缓一般无症状也不需要治疗；病理性心动过缓应针对病因采取相应的治疗措施。

3. 窦性心律在 60～100 次/min，快慢不规则，称为窦性心律不齐(常伴窦性心动过缓)。

心电图特征为窦性 P 波，P-P(或 R-R)间期_____，同一导联上 P-P(或 R-R)间期相差 _____ s 以上。

4. 期前收缩(早搏)是指由于窦房结以外的_____起搏点兴奋性增高，过早发出冲动引起的心脏搏动，是临床上最_____的心律失常。每分钟≤____次为偶发期前收缩，大多无症状，可有心悸或感到一次心跳加重或有心搏_____感。每分钟＞____次为频发期前收缩，心排血量降低，引起乏力、头晕、胸闷等。脉搏检查可有脉搏不齐，有时期前收缩导致脉搏减弱或不能触及，形成_____。

5. 阵发性室上性心动过速，常见于_____的正常人，也可见于各种心脏病患者，如冠心病、高血压、风心病、甲状腺功能亢进症、洋地黄中毒等患者；阵发性室性心动过速，多见于_____患者，如冠心病，特别是_____。

【课后巩固】

填空题

1. 房性期前收缩，提早出现的 P 波，其_____与窦性 P 波不同，QRS 波群形态与窦性心律相同，期前收缩有_____间歇。房室交界性期前收缩，QRS 波群提前出现，其形态与窦性心律相同，QRS 波群前或中或后有逆行的 P′ 波，其_____与窦性 P 波不同，代偿间歇大多为_____。室性期前收缩，QRS 波群提前出现，形态_____，时限＞_____ s，其前无相关的____波，T 波常与 QRS 波群的主波方向_____，期前收缩后有_____代偿间歇。

2. 偶发期前收缩无重要临床意义，一般不需要特殊治疗，亦可用小量镇静药(如地西泮)或_____普萘洛尔(心得安)等。对于反复发生、呈联律的期前收缩，需应用抗心律失常药物治疗，如频发房性、交界区性期前收缩，常选用_____ (异搏定)、胺碘酮等；室性期前收缩常选用利多卡因、_____ (慢心律)等；洋地黄中毒引起的室性期前收缩应立即停用洋地黄，并给予钾盐和_____治疗。

3. 阵发性心动过速的临床表现：① 阵发性室上性心动过速：突____突____，持续数秒至数小时或数天不等；发作时有心悸、胸闷、乏力、头痛等症状。② 阵发性室性心动过速：非持续性室性心动过速患者可无症状，持续性患者可出现呼吸困难、心绞痛、血压下降和晕厥等症状，心脏听诊第一心音_____。

4. 阵发性室上性心动过速相当于连续 3 次或 3 次以上_____、_____期前收缩，QRS 波群形态_____；频率为 150～250 次/min，P 波不易分辨。阵发性室性心动过速相当于连续 3 次或 3 次以上_____期前收缩，QRS 波群形态_____，时限＞_____ s，T 波常与 QRS 波群主波方向_____，心室率为 150～250 次/min，节律可略为不规则，可出现_____波和_____波(室性心动过速最有力的心电图证据)。

5. 阵发性室上性心动过速发作时间短暂，可自行停止者，不需要特殊治疗，如持续发作几分钟以上或原有心脏病患者应采取兴奋_____神经的方法，包括：①_____、②_____、③_____、④_____

_____、⑤_____；如上述方法无效则可选用药物治疗。阵发性室性心动过速，发作时首选_____静脉注射，其他药物有普鲁卡因胺、苯妥英钠、胺碘酮等；如上述药物无效，或患者已出现低血压、休克、心绞痛、充血性心力衰竭、脑血流灌注不足时，可用____步直流电复律；洋地黄中毒引起的室速，不宜应用_____；急性发作控制后可选用心律平、奎尼丁、普鲁卡因胺等药物维持疗效。

6. 心房颤动多发生于有器质性心脏病的患者，尤其是_____，其次是冠心病、高血压性心脏病、甲状腺功能亢进症、心力衰竭、心肌病等。患者仅有心悸、气促、心前区不适等；心室率极快者(> 150 次/min)，可因心排血量降低而发生晕厥、急性肺水肿、心绞痛或休克。心脏听诊时心律_____、第一心音_____，心率少于脉率，即_____现象；持久性房颤易形成_____附壁血栓，若脱落可引起动脉栓塞。

7. 室扑和室颤一旦发生，表现为意识_____、发绀、抽搐，体检_____消失、_____触不到，血压_____，继而呼吸_____，瞳孔散大甚至死亡。心电图改变：① 室扑，无_____波群，代之以相对规律的快速大幅波动波(_____波)，频率 150～300次/min；② 室颤，_____波群与____波消失，呈形状、振幅各异，完全无规则的波浪状曲线(____颤波)，频率 150～500 次/min。室扑和室颤可致心搏骤停，一旦发生应立即施_____除颤，同时配合胸外心脏按压和口对口人工呼吸，并经静脉注射复苏和抗心律失常药物等抢救措施。

8. 室传导阻滞的临床特点：① 一度房室传导阻滞患者_____自觉症状；② 二度Ⅰ型房室传导阻滞(文氏型房室传导阻滞)患者常有心悸和心搏_____感；③ 二度Ⅱ型房室传导阻滞(又称莫氏Ⅱ型)患者心室率较慢时，可有心悸、头晕、气急、乏力等症状，脉律_____；④ 三度房室传导阻滞患者，如心率 30～50 次/min，则患者心搏缓慢，脉率____而_____，出现心力衰竭和脑供血不足表现，有心悸、头晕、乏力的感觉，当心率 < 20 次/min时，可引起_____综合征，甚至心搏骤停。

【综合练习】

A1/A2 型题

1. 窦性心动过缓可见于
   A. 剧烈运动　　　　B. 过度紧张
   C. 高热　　　　　　D. 甲亢
   E. 运动员

2. 最严重也是致死性的心律失常类型是
   A. 期前收缩　　　　B. 室性心动过速
   C. 心房颤动　　　　D. 心室颤动
   E. 房室传导阻滞

3. 以下可导致窦性心动过速的病理状态是
   A. 颅内压增高　　　B. 梗阻性黄疸

   C. 洋地黄中毒　　　D. 甲状腺功能减退
   E. 甲状腺功能亢进

4. 以下对正常成年人窦性心律心电图的描述，不妥的是
   A. 频率为 60～100 次/min
   B. P 波在 Ⅰ、Ⅱ、aVF 导联直立
   C. P 波在 aVR 导联倒置
   D. P-R 间期在 0.06～0.12 s
   E. 冲动起源于窦房结

5. 男，55 岁，风心病、二尖瓣狭窄多年。护理体

检:心音强弱不等,心律不规整,HR 110 次/min,脉率不规则,脉搏 85 次/min,该患者可能的心律失常是

A. 心动过速   B. 室性期前收缩

C. 心房颤动   D. 房性期前收缩

E. 室性心动过速

6. **女,65 岁,自诉心慌。心电图示:提前出现 P 波,其形态与窦性 P 波不同,QRS 波群形态正常,其后有不完全代偿间歇。该患者的心电图诊断为**

A. 房性期前收缩   B. 室性期前收缩

C. 室性心动过速   D. 心房颤动

E. 房室传导阻滞

7. **男,52 岁,冠心病病史 2 年,频发室性期前收缩、二联律。患者恐惧、焦虑,问可预防或减少心律失常再次发作的方法。护士解释正确的是**

A. 常规应用抗心律失常药

B. 保持良好的生活习惯

C. 积极治疗冠心病

D. 常规体格检查

E. 减轻恐惧焦虑

8. **女,35 岁,风心病、二尖瓣狭窄病史,因持续快速房颤,以胺碘酮持续治疗。健康指导中,护士应告知患者该药最严重的心脏外毒性反应是**

A. 眼球震颤   B. 运动失调

C. 面色潮红   D. 精神抑郁

E. 肺纤维化

9. **男,66 岁,因"心前区顽固性疼痛 30 min"入院。患者焦虑,大汗淋漓,自述 30 min 前出现心前区疼痛,经休息和含服硝酸甘油后疼痛未缓解。下列可随时导致患者猝死的心律失常是**

A. 房室率<100 次/min

B. 发生室性期前收缩,少于 10 次/min

C. 室性期前收缩,二联律

D. 室上性心动过速

E. 心室扑动与颤动

10. **女,48 岁,无自主症状,例行体检时心电图诊断:房性期前收缩,不完全代偿间歇。以下健康指导不妥的是**

A. 多属于功能性

B. 通常无须治疗

C. 是临床上常见的心律失常

D. 60% 的人存在房性期前收缩

E. 除酒精外,其他饮品不限

11. **女,62 岁,因"心前区剧烈疼痛 2 h"入院。诊断为急性心肌梗死、心源性休克。若患者并发室性心动过速,首选的措施是**

A. 利多卡因静脉滴注

B. 利多卡因静脉注射

C. 胺碘酮静脉注射

D. 胺碘酮口服

E. 胸外电复律

12. **男,45 岁,因"饮酒后突然出现心悸,自觉心跳加强 20 min"来诊,诊断为阵发性室上性心动过速。下列符合其诊断的心电图描述是**

A. 起始慢

B. 心率通常超过 150 次/min

C. 心律绝对不齐

D. QRS 波群形态宽大畸形

E. P 波与 QRS 波群关系不恒定

13. **男,60 岁,因"反复心悸 3 天"入院。心电图诊断:频发室性期前收缩,二联律。下列护理病历中的描述与室性期前收缩不符的是**

A. 室性期前收缩越频发症状越明显

B. 患者有心脏"停跳"感

C. 可伴心悸、头晕等

D. 听诊时期前收缩后有较长间歇

E. 脉搏可减弱或消失

14. **女,48 岁,反复发生突然心悸又自行终止,莫名恐慌,来院就诊。咨询能明确诊断、快速又无创的检查,护士首选推荐的是**

A. 食管心电图   B. 常规心电图

C. 动态心电图   D. 运动负荷试验

E．心腔内电生理

15．女，60岁，因"反复乏力、心慌、胸闷1个月"来院。心电图检查：心律失常，频发多源早搏、RonT室性期前收缩。患者咨询病情，护士回答正确的是

　　A．预后绝对不良

　　B．必须绝对卧床

　　C．有潜在猝死危险

　　D．随时有猝死危险

　　E．需立即电除颤治疗

16．男，55岁，以"急性心肌梗死"入院，病情发展过程中出现房室传导阻滞。心电图上区别一度与二度房室传导阻滞最简单的是

　　A．P-R间期时限

B．P-P间期时限

C．R-R间期时限

D．有无P波受阻

E．有无QRS波群形态异常

17．女，60岁，以"急性心肌梗死"入院。经溶栓治疗后，疼痛缓解，但出现缓慢性心律失常。为纠正其心律失常可选用的药物是

　　A．硝酸甘油　　　　B．呋塞米

　　C．硝酸异山梨酯　　D．美托洛尔

　　E．阿托品

18．某老人做心电图检查，常规心电图平均P-P间隔为15小格，其心率为

　　A．60次/min　　　B．70次/min

　　C．80次/min　　　D．90次/min

　　E．100次/min

A3/A4 型题

(1～2题共用题干)

　　男，66岁，以"急性心梗"入院。心电监护过程中,示波器上心电图无法辨认QRS波群、ST段与T波，显示的是波形、振幅及频率均极不规则的波形。

1．此时患者的脉搏与血压特征是

　　A．脉搏快且弱但较规则，血压升高

　　B．脉搏弱但较规则，血压降低

　　C．脉搏快且弱但不规则，血压降低

　　D．脉搏弱但不规则，血压降低

　　E．脉搏测不到，血压测不到

2．首选的急救措施是

　　A．非同步直流电复律

　　B．同步直流电复律

　　C．胸外心肺复苏

　　D．利多卡因静脉注射

　　E．肾上腺素静脉注射

(3～4题共用题干)

　　男，78岁，高血压及动脉硬化病史10年。平素常感疲倦、乏力，偶有头晕、黑矇、心绞痛等。经动态心电图检查后确诊为心律失常。

3．若出现暂时性意识丧失伴抽搐，临床称为

　　A．干燥综合征　　　B．唐氏综合征

　　C．阿-斯综合征　　 D．Charcot三联征

　　E．Horner综合征

4．若经心电图检查诊断为三度房室传导阻滞，首选的措施是

　　A．异丙肾上腺素静脉注射

　　B．盐酸阿托品静脉注射

　　C．持续高流量吸氧

　　D．心脏起搏器治疗

　　E．绝对卧床休息

(5～8题共用题干)

　　女，40岁，风心病二尖瓣狭窄病史。护理体检：第一心音强弱不等，心律极其不规律。心电图检查出现F波。

5．判断患者发生的心律失常是

　　A．窦性心动过速　 B．房性期前收缩

　　C．室性期前收缩　 D．心房扑动

　　E．心房纤颤

6．若患者心室率快，可出现

A．水冲脉　　　　B．短绌脉

C．交替脉　　　　D．吸停脉

E．间歇脉

7．为上述患者测量脉搏的方法正确的是

 A．先听心率，再测脉率，1人完成

 B．由2人分别测心率与脉率，分别记录

 C．由2人同时起止测心率与脉率1 min

 D．由2人不同时测心率与脉率1 min

 E．1人测心率，1人测脉率，1人记录

8．遵医嘱为患者服用华法林的目的是

 A．治疗原发病　　　B．控制心室率

 C．控制心房率　　　D．转复窦性心律

 E．抗凝，预防栓塞

（9～10题共用题干）

 男，80岁，因突发心前区疼痛，并伴有胸闷、气促，来医院就诊。既往有糖尿病史10年、胃溃疡15年，吸烟60年。经检查后诊断为广泛前壁心肌梗死。入院后患者出现心律失常，病情不稳定。

9．预示可能发生心室颤动的心律失常是

 A．心房颤动

 B．窦性心动过速

 C．室上性心动过速

 D．多形性室性心动过速

 E．三度房室传导阻滞

10．发生室颤时患者的脉搏特征是

 A．快、弱但规则

 B．慢、弱但规则

 C．快、弱但不规则

 D．慢、弱但不规则

 E．脉搏触不到

第四节　原发性高血压患者的护理

【知识要点】

一、疾病概述与相关知识

原发性高血压：指以体循环动脉血压持续升高为主要表现的临床综合征，简称高血压。

1．病因：病因不明，遗传因素和多种环境因素的作用。

2．分类：①原发性（最常见）；②继发性（肾性高血压最常见）。

3．发病机制：①交感神经系统活性亢进；②肾性水钠潴留；③RAAS 激活；④细胞膜离子转运异常；⑤胰岛素抵抗。

4．成人血压水平分类：分3级。

二、护理评估

1．健康史：家族史、高钠盐饮食、长期精神紧张等。

2．身体评估：

(1) 一般表现：

① 症状：无症状或有头痛、头晕等。

② 体征：A2 亢进、左心室肥厚相关体征。

(2) 并发症：①脑血管并发症；②心血管并发症；③肾脏并发症；④视网膜病变；⑤主动脉夹层。

(3) 高血压急症：① 恶性或急进性高血压；② 高血压危象；③ 高血压脑病。

3. 高血压患者的心血管危险度分层：4 层。

4. 辅助检查：

(1) 常规检查：实验室检查、心电图、X 线检查、彩色超声心动图、眼底检查。

(2) 特殊检查：24 h 动态血压监测。

三、治疗要点

1. 治疗目的：控制血压达正常范围，减低高血压危险因素，降低并发症、病死率和病残率。

2. 治疗原则：

(1) 非药物治疗：改善生活行为，适用于所有高血压患者。

(2) 药物治疗：(注：适应证及原则)

① 利尿药(排钾及保钾)。

② ACEI(××普利)。

③ β受体阻滞剂(××洛尔)。

④ 钙通道阻滞剂(××地平及维拉帕米和地尔硫卓)。

⑤ 血管紧张素Ⅱ受体拮抗剂(××沙坦)。

(3) 高血压急症的治疗：① 快速降压(首选硝普钠)；② 减轻脑水肿；③ 制止抽搐。

四、主要护理诊断及合作性问题与护理措施

原发性高血压患者的主要护理诊断及合作性问题与护理措施见表 2-9。

表 2-9　原发性高血压患者的主要护理诊断及合作性问题与护理措施

护理诊断/问题	主要护理措施
疼痛：头痛，与血压升高有关。	1. 避免引起或加重头痛的因素。 2. 遵医嘱应用降压药物治疗，注意观察药物的不良反应。 3. 活动期疼痛明显时可卧床休息几天到 1～2 周，轻者鼓励活动。
有受伤的危险：与头晕、视力模糊、意识改变或发生直立性低血压有关。	1. 预防受伤。 2. 直立性低血压的预防和处理。
知识缺乏：缺乏保健和用药知识。	介绍药物的不良反应及注意事项。
潜在并发症：高血压急症。	1. 避免诱因。　2. 病情观察。　3. 高血压急症的护理。

五、健康指导

1. 疾病发生的相关知识。

2. 建立良好生活饮食习惯，饮食结构合理。

3. 合理用药指导。

4. 合理安排运动量。

5. 定期复诊。

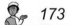

【课前预习】

一、基础复习

1. 正常血压值及高血压的诊断标准。
2. 降压药物的种类，代表药物及副作用。

二、预习目标

1. 正常血压的范围：收缩压_____mmHg，舒张压_____mmHg。Ⅰ级高血压：收缩压_____mmHg，舒张压_____mmHg。Ⅱ级高血压：收缩压_____mmHg，舒张压_____mmHg。Ⅲ级高血压：收缩压≥_____mmHg，舒张压≥_____mmHg。

2. 原发性高血压是指病因未明的、以体循环_____血压升高为主要表现的临床综合征。我国采用国际上统一的诊断标准，即在非药物状态下，收缩压≥_____mmHg和(或)舒张压≥_____mmHg。目前认为原发性高血压是在一定的_____背景下由于多种后天环境因素作用，使正常血压调节机制失代偿所致。影响血压的因素众多，从血流动力学角度，主要取决于心排血量及体循环的外周血管阻力。高血压的血流动力学特征主要是_____增高。主要发病机制有：① _____亢进；② 肾性水、钠潴留；③ 肾素-血管紧张素-醛固酮系统激活；④ 细胞膜离子转运异常；⑤ 胰岛素抵抗。

【课后巩固】

填空题

1. 高血压急症：是指短时期内(数小时或数天)血压重度升高，舒张压＞130 mmHg和(或)收缩压＞200 mmHg，伴有重要器官组织如心、脑、肾、眼底、大动脉的严重功能障碍或不可逆损害。包括：① 恶性或急进型高血压，发病急骤，血压急剧升高，以_____压升高为主，可持续高于_____mmHg，伴头痛、视物模糊，_____损害突出，病情进展迅速，预后差；② 高血压危象，表现为头痛、烦躁、眩晕、心悸、气急、恶心、呕吐、视物模糊等严重症状，以及伴有动脉痉挛，累及靶器官缺血症状；③ 高血压脑病，血压极度升高、突破了脑血流自动调节范围，出现以脑病的症状与体征为特点的临床表现，如严重_____、_____及不同程度的_____，血压降低即可逆转。

2. 高血压的治疗目标：使血压降至正常范围；防止和减少心脑血管及肾的并发症，降低病死率和病残率。

(1) 非药物治疗，适合于各级高血压患者，包括使用降压药物治疗的患者：① 减轻_____；② 限制_____摄入；③ 补充钾和钙盐；④ 减少食物中饱和脂肪酸的含量和脂肪总量；⑤ 戒____限____；⑥ 适当_____；⑦ 减轻精神压力，保持_____。

(2) 降压药物治疗，目前常用的降压药物分5类，即：① _____、② _____、③ _____、④ _____、⑤ _____。

3. 降压药物应用方案：宜从_____剂量开始，逐步递增剂量，达到满意血压水平所需药物的种类与剂量后进行长期降压治疗。高血压急症的治疗：迅速降低血压，采取逐步控制性降压的方式将血压逐步降到正常水平，＿＿＿＿＿＿＿＿＿＿通常为首选药。有高血压脑病时给予＿＿＿＿＿＿＿剂；伴烦躁、抽搐者应用镇静类药物；脑出血急性期原则上实施血压监控与管理，只有在血压＞200/130 mmHg时，才考虑在严密监测血压的情况下将血压控制在不低于160/100 mmHg的水平；急性冠脉综合征患者的血压控制目标是疼痛消失，舒张压＜100 mmHg。

4. 服用降压药后，如有晕厥、恶心、乏力的症状，应立即平卧，取＿＿＿＿＿＿＿＿＿＿＿位；避免＿＿＿＿＿＿＿突然改变；避免用过热的水洗澡或蒸汽浴，防止周围血管扩张导致＿＿＿＿＿＿＿＿＿＿＿＿＿＿＿。

5. 高血压患者宜坚持低＿＿＿＿、低＿＿＿＿、低＿＿＿＿＿＿＿＿饮食，补充适量蛋白质，多吃新鲜蔬菜、水果，防止便秘。肥胖者控制体重，减少每日总热量摄入，养成良好的饮食习惯，如细嚼慢咽，避免过饱，少吃零食等。

【综合练习】

A2 型题

1. 男，40岁，患高血压5年，今日突然出现头痛、呕吐、心悸、胸闷、多汗、面色苍白、视物模糊，测量血压为240/130 mmHg，诊断为高血压急症。下列可用于各种高血压急症的药物是
   A．硝酸甘油　　　　B．硝普钠
   C．尼卡地平　　　　D．拉贝洛尔
   E．坎地沙坦

2. 男，71岁，高血压病史30年，糖尿病史20年。尿蛋白(+)2年。指导患者首选的降压药物是
   A．利尿剂
   B．钙离子拮抗剂
   C．血管紧张素转换酶抑制剂
   D．血管紧张素Ⅱ受体阻滞剂
   E．β受体阻滞剂

3. 女，42岁，高血压病史3年。平时性情温和，体态匀称；素以面食为主，饮食清淡，喜食咸菜等腌制食品。目前对其最重要的饮食护理指导是
   A．低脂饮食　　　　B．低钾饮食
   C．低钠饮食　　　　D．低蛋白饮食
   E．低纤维素饮食

4. 男，45岁，诊断为原发性高血压，遵医嘱服用吲达帕胺缓释片1.5 mg/d，患者咨询该药类别，护士解释正确的是
   A．醛固酮拮抗剂
   B．噻嗪类利尿剂
   C．β受体阻滞剂
   D．钙通道阻滞剂
   E．血管紧张素转换酶抑制剂

5. 男，60岁，吸烟，腹型肥胖，原发性高血压病史5年，目前血压为160/95 mmHg左右。以下对患者治疗及生活行为方式干预不妥的是
   A．少吃或不吃动物内脏
   B．控制体重
   C．戒烟
   D．降压治疗越快越好
   E．可补充叶酸制剂

6. 女，56岁，原发性高血压并心功能不全、眼底改变，医生建议最好联用药。护士应指导患者尽量避免
   A．氢氯噻嗪＋卡托普利
   B．螺内酯＋卡托普利
   C．氨氯地平＋阿替洛尔
   D．地尔硫卓＋螺内酯
   E．替米沙坦＋氯噻酮

7. 男，63 岁，诊断为原发性高血压。在健康
　　史采集时，患者反省自身患病的相关因素，
　　进行资料核实时，护士应进一步核实并告
　　知患者与其高血压发病无关的是
　　A．喜欢吃肉，应该清淡饮食
　　B．体重超重，应该运动减肥
　　C．年龄较大又吸烟，应该戒烟
　　D．体质较差，应该提高机体免疫力
　　E．母亲有高血压，可能与遗传有关

8. 男，78 岁，高血压病史 3 年，目前应用降
　　压药物治疗。血压控制良好。患者家属描
　　述日常护理注意事项正确的是
　　A．为患者改变体位时动作宜缓慢
　　B．降血压时尽快将血压降至较低水平
　　C．淋浴时水温应相对较高，以免受凉
　　D．头晕、恶心时协助其半卧位
　　E．避免粗纤维饮食，以免影响消化

9. 男，60 岁，以"高血压急症"急诊入院。
　　以下选择降压药物的原则，不妥的是
　　A．作用时间持久　　　B．药效起效快
　　C．作用消失快　　　　D．不良反应小
　　E．对心排血量影响小

10. 男，45 岁，既往高血压病史 2 年，近半年
　　来血压升高较快，常出现心悸、多汗、头
　　痛等症状，目前进行性加重，心、肾功能
　　进行性恶化。对该患者最可能的诊断是
　　A．恶性高血压　　　　B．继发性高血压
　　C．高血压亚急症　　　D．高血压急症
　　E．白大衣高血压

11. 女，69 岁，原发性高血压病史 10 年。因
　　精神紧张，2 h 前血压突然升高，自测血
　　压 190/135 mmHg，伴剧烈头痛、头晕、
　　视物模糊、呕吐、抽搐。最可能的诊断是
　　A．急进型高血压　　　B．高血压危象
　　C．高血压脑病　　　　D．脑血栓形成
　　E．高血压脑出血

12. 女，63 岁，原发性高血压病史 3 年，医嘱
　　给予降压药口服治疗。护士指导患者应自
　　行测量、记录血压，并着重强调测量血压

的最佳时间是
　　A．服用降压药前
　　B．服用降压药后
　　C．两次服用降压药之间
　　D．服用降压药 30 min 后
　　E．服用降压药后 2 h

13. 男，56 岁，高血压病史 12 年，支气管哮
　　喘病史 30 余年。用药指导时告知患者避
　　免使用的降压药物是
　　A．呋塞米　　　　　　B．阿替洛尔
　　C．硝苯地平　　　　　D．卡托普利
　　E．哌唑嗪

14. 男，45 岁，近半年来血压升高较快，伴有
　　心悸、多汗、头痛、烦躁等。上周出现视物模
　　糊征象来诊。护理体检：BP 260/128 mmHg，
　　HR180 次/min。该患者可能是
　　A．高血压Ⅰ级　　　　B．高血压Ⅱ级
　　C．恶性高血压　　　　D．高血压危象
　　E．高血压脑病

15. 男，51 岁，被诊断为原发性高血压。对其
　　进行健康指导时，应告知患者钠盐的摄入
　　量最好控制在
　　A．<2 g/d　　　　　　B．<3 g/d
　　C．<4 g/d　　　　　　D．<5 g/d
　　E．<6 g/d

16. 男，67 岁，糖尿病病史 8 年。对其健康指
　　导中应重点告知患者，在选用降压药物时
　　尽量小剂量使用的是
　　A．噻嗪类利尿剂
　　B．β受体阻滞剂
　　C．钙离子拮抗剂
　　D．血管紧张素Ⅱ受体阻滞剂
　　E．血管紧张素转换酶抑制剂

17. 女，52 岁，被诊断为原发性高血压。经改
　　善生活行为方式半年，血压仍为(150～
　　180)/(95～105)mmHg，遵医嘱使用降压
　　药。下列护理措施正确的是
　　A．一周量血压 1 次
　　B．最好睡前服用降压药

C．降压药从小剂量开始

D．血压正常后及时停药

E．尽快将血压降至正常或以下

18．男，69 岁，高血压病史 12 年，平时血压持续在(160 ~ 170)/(100 ~ 105) mmHg，肾功能检查示：蛋白尿(+)，管型(+)。眼底动脉交叉压迫。其危险度分层属于

A．无危险组　　　　B．低度危险组

C．中度危险组　　　D．高度危险组

E．极高度危险组

19．女，55 岁，被诊断为原发性高血压。指导患者及家属自测血压时，下列指导不妥的是

A．避免臂围粗大者使用普通袖带

B．避免袖带置于有弹性的衣服(毛衣)外

C．听诊器胸件应置于袖带内

D．血压计放气速度不宜过快

E．听诊器的胸件不宜过度用力按压

20．男，67 岁，以口服降压药物控制血压，自述用药后常出现头晕、视物模糊、乏力。自测 BP(90 ~ 110)/(60 ~ 80) mmHg，P 80 ~ 90 次/min。护士应告知患者发生类似现象宜选择的措施是

A．立即饮用糖水

B．继续监测血压

C．立即拨打 120 电话

D．停服降压药物

E．最好平卧休息

21．男，52 岁，因"头晕、头痛半年"来就诊。确诊为原发性高血压，给予利尿剂，其降低血压的主要机制是

A．减少外周血容量

B．阻断 α 受体　　　C．阻断 β 受体

D．阻断钙通道　　　E．扩张小动脉

A3/A4 型题

(1 ~ 2 题共用题干)

女性，58 岁，高血压病 1 年，2 h 前发现血压急剧升高，剧烈头痛、呕吐、大汗，医生确诊为高血压危象，给予降压药硝普钠治疗。

22．男，66 岁，既往冠心病病史 5 年，现诊断为原发性高血压，患者血压控制的目标值是

A．<120/80 mmHg　　B．<130/80 mmHg

C．<130/85 mmHg　　D．<135/85 mmHg

E．<140/90 mmHg

23．男，45 岁，因"乏力、头晕、耳鸣 4 个月"就诊。诊断为原发性高血压。遵医嘱口服氨氯地平，其降压的主要机制是

A．阻滞细胞外钙进入血管平滑肌细胞内，降低血管阻力

B．阻滞细胞外钾进入血管平滑肌细胞内，降低血管阻力

C．阻滞细胞外钠进入血管平滑肌细胞内，降低血管阻力

D．阻滞细胞外镁进入血管平滑肌细胞内，降低血管阻力

E．阻滞细胞外氢进入血管平滑肌细胞内，降低血管阻力

24．男，56 岁，高血压病史 3 年。入院后给予降压药物等治疗，在用药护理中指导患者改变体位动作宜慢，其目的是为了防止

A．高血压脑病　　　B．高血压危象

C．急进型高血压　　D．直立性低血压

E．脑出血

25．男，45 岁，高血压病史半年，以下关于联合用药指导描述不妥的是

A．Ⅱ级以上高血压常需联合用药

B．血压 160/100 mmHg 者起始即可两药联合

C．高于目标血压 20/10 mmHg 即可两药联合

D．高危及以上者起始即可两药联合

E．单片复方制剂不利于提高血压达标率

1．以下关于药物护理不正确的是

A．应避光输液

B．根据血压水平调节速度

C．严密监测血压，1 ~ 2 h 测血压 1 次

D．严密监测血压，15～30 min 测血压 1 次

E．药物要现配现用

2. **若患者出现烦躁不安时，应采取的护理措施是**

A．尽早协助患者外出检查

B．等患者平稳时再测量血压

C．应用脱水剂速度宜慢

D．有人陪伴，避免受伤

E．应用硝酸甘油制剂速度宜快

（3～5 题共用题干）

某原发性高血压(第 2 期)患者，突然血压升至 230/130 mmHg，伴剧烈头痛、恶心、呕吐、抽搐及嗜睡。

3. **应考虑发生**

A．高血压危象　　　B．高血压脑病

C．短暂性脑缺血发作　D．脑栓塞

E．脑出血

4. **若患者频繁呕吐，意识障碍突然加重，呼吸慢而不规则，瞳孔两侧大小不等。在通知医生的同时，应准备给予**

A．吸氧

B．静脉滴注甘露醇

C．静脉滴注 5% 葡萄糖液

D．置于高枕位

E．辅助呼吸

5. **患者经治疗后病情好转，处于恢复期。以下哪项措施不妥**

A．帮助心理康复

B．开始功能训练

C．进食后保持卧位

D．训练自行排便

E．培养定时排便习惯

（6～7 题共用题干）

男，50 岁，患高血压病 5 年，间断服降压药，血压波动在 160/100～140/90 mmHg，患者未予重视，头晕、头痛明显就服药，症状消失就停药，20 年吸烟史，身体肥胖多年。近 3 天工作过度劳累，1 天来剧烈头痛、头晕、恶心，未呕吐，测 BP 200/120 mmHg，家人速将患者送急诊。经入院检查，医生确诊为高血压病，治疗 5 天症状消失，血压恢复至 140/90 mmHg。

6. **病房责任护士经上述护理评估后，认为目前患者存在的主要护理诊断是**

A．有受伤的危险　　B．活动无耐力

C．知识缺乏　　　　D．疼痛

E．潜在并发症：脑血管意外

7. **责任护士向患者讲述服用降压药的注意事项，下列哪项不妥**

A．应遵医嘱用药，不可自行增减

B．使用两种或以上药物，即联合用药可增强疗效，减少副作用

C．降压药需长期服用，不可停药

D．服药期间出现头晕应立即平卧

E．服药期间可以不采用非药物治疗

（8～10 题共用题干）

患者，女，78 岁，因右侧肢体活动不便 4 h 入院，入院时神志清楚，呼吸 18 次/min，脉搏 90 次/min，血压 165/95 mmHg，右侧肢体肌力 2 级，既往有高血压和糖尿病史。

8. **护士对该患者及其家属进行入院宣教，宣教重点是**

A．请不要到医生、护士办公室翻看病历

B．主治医生的专业方向

C．应该尽早开始进行康复锻炼

D．当前应该卧床休息，不可自行起床活动

E．应该每天进行身体清洁

9. **医嘱要求急送该患者行 CT 检查，护士首先**

A．告诉其家属 CT 室方位

B．先给患者吸氧 30 min 后再送检查

C．安排用平车送患者前往

D．查看检查单是否已经收费

E．报告护士长请求外出

10．该患者回到病床后，护士应该立即完成的护理措施是

A．让患者睡硬板床　　B．双侧上床栏

C．插留置导尿管　　　D．保持左侧卧位

E．进行手术前准备

（11～12 题共用题干）

男，67 岁，原发性高血压和糖尿病病史 5 年。近半年血压为 (160～180)/(90～95) mmHg，心脏彩超示左心室肥厚。

11．患者高血压病的危险度分层为

A．Ⅱ级　　　　　　　B．Ⅲ级

C．中危　　　　　　　D．高危

E．极高危

12．同病房病友被诊断为高血压危象，患者恐惧，询问高血压危象的发生时间段，护士解释正确的是

A．高血压初期　　　　B．高血压中期

C．高血压晚期　　　　D．开始用药早期

E．早期与晚期均可发生

第五节　冠状动脉粥样硬化性心脏病患者的护理

冠状动脉粥样硬化性心脏病是冠状动脉粥样硬化后造成管腔狭窄、阻塞和(或)冠状动脉功能性痉挛，导致心肌缺血、缺氧引起的心脏病，简称冠心病，又称缺血性心脏病。

1．冠心病的病因：与年龄、性别、血脂异常、高血压、吸烟、糖尿病和糖耐量异常有关。

2．冠心病的发病机制：冠脉供血与心肌需血之间发生矛盾。

3．冠心病的分型：分为 5 型。

心绞痛

【知识要点】

一、疾病概述与相关知识

心绞痛是指在冠状动脉粥样硬化的基础上发生的冠状动脉供血不足导致的心肌短暂、急剧缺血、缺氧所引起的临床综合征。

1．病因：冠脉管腔狭窄和痉挛。

2．诱因：劳累、情绪激动、饱食、受寒、急性循环衰竭。

3．分型：① 稳定型心绞痛（最常见的类型）；② 不稳定型心绞痛（3 种）。

二、护理评估

1．健康史：心脏病史、心绞痛发作史；危险因素、诱发因素等。

2．身体状况：

(1) 症状：胸痛。

① 部位：主要在胸骨体上、中段之后，可有放射痛。

② 性质：压榨样、窒息样，无锐痛或刺痛。

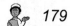

③ 诱因：劳累、情绪激动最常见，疼痛发生于当时。

④ 持续时间；一般持续 3~5 min，很少超过 15 min。

⑤ 缓解方式；经休息或舌下含服硝酸甘油可缓解。

⑥ 发作频率不等。

(2) 体征：发作时有面色苍白、出汗、血压升高等，缓解期无。

(3) 心绞痛严重程度分级：4 级。

3. 辅助检查：

(1) 心电图检查：

① 常规心电图：发作时，ST 段压低、T 波低平或倒置，缓解后逐渐恢复。

② 运动负荷试验。

③ 24 h 动态心电图。

(2) 冠状动脉造影："金标准"，具有确诊价值。

(3) 放射性核素检查。

三、治疗要点

1. 发作时：① 立即休息；② 硝酸酯制剂舌下含化；③ 吸氧。

2. 缓解期：① 避免诱因；② 长效硝酸酯制剂；③ β 受体阻滞剂；④ 钙通道阻滞剂；⑤ 非药物治疗，如运动、PICC 等。

四、主要护理诊断及合作性问题与护理措施

心绞痛患者的主要护理诊断及合作性问题与护理措施见表 2-10。

表 2-10　心绞痛患者的主要护理诊断及合作性问题与护理措施

护理诊断/问题	主要护理措施
疼痛：胸痛。	1. 立即停止活动，休息。 2. 吸氧。 3. 心理护理。 4. 疼痛观察。 5. 用药护理。 6. 减少或避免诱因。
活动无耐力：与心肌的氧供失调有关。	1. 评估活动受限程度。 2. 制订活动计划。 3. 观察与处理活动中的不良反应。
焦虑：与胸痛反复发生有关。	1. 改善病房环境，患者注意休息、保证睡眠。 2. 心理护理。
潜在并发症：急性心肌梗死、心律失常。	1. 注意病情观察。 2. 及时控制病情。

五、健康指导

1. 改变生活方式。

2. 避免诱发因素。

3. 病情自我监测指导。

4. 用药指导。

5. 定期复查。

急性心肌梗死

【知识要点】

一、疾病概述与相关知识

急性心肌梗死是由于冠状动脉发生急剧血供减少或中断，导致相应心肌坏死的临床综合征。

1. 病因：冠状动脉血流量锐减、血管持续痉挛、管腔完全闭塞。

2. 诱因：

(1) 清晨 6 时到中午 12 时，生理变化使心脏负担加重。

(2) 饱餐。

(3) 重体力活动、情绪过分激动、用力大便。

(4) 休克、脱水、出血、外科手术、严重心律失常等。

3. 发病机制：心肌血氧供需矛盾、心肌血氧供应持续减少 1 h 以上。

二、护理评估

1. 健康史：有无冠心病史、冠心病危险因素、各种诱因、心前区疼痛特点等。

2. 身体状况：

(1) 先兆：心悸、乏力、胸闷、心绞痛等，其中以新发心绞痛或原有心绞痛加重最突出。

(2) 症状：

① 疼痛：最早、最突出的症状。与心绞痛相比，持续时间更长、程度更重，休息或舌下含服硝酸甘油不能缓解。

② 全身症状：发热。

③ 胃肠道症状：均与坏死心肌有关。

④ 心律失常：极常见，是最主要的死亡原因，多发生在起病 24 h 内，以室性期前收缩最多见，室颤是早期死亡的主要原因。

⑤ 低血压或休克：主要为心源性休克。

⑥ 心力衰竭：主要为急性左心衰。

(3) 体征：心脏、血压、心率均可发生变化。

(4) 并发症：5 个。

3. 辅助检查：

(1) 心电图：

① 特征性表现：病理性 Q 波，ST 段呈弓背向上抬高，T 波倒置。

② 动态演变：是最可靠的心电图诊断依据，分 4 期。

③ 病灶定位：如广泛前壁 $V_1 \sim V_5$ 导联，下壁 Ⅱ、Ⅲ、aVF 导联出现特征性改变。

(2) 实验室检查：

① 白细胞及中性粒细胞增高，血沉加快，C. 反应蛋白增高等。

② 血心肌坏死标志物测定：心肌酶谱 CK、AST、LDH，肌红蛋白、肌钙蛋白升高，其中肌钙蛋白的特异性最高；CK-MB 增高的程度能较准确地反映梗死范围，其高峰出现时间是否提前有助于判断溶栓治疗是否成功。

③ 放射性核素检查。

④ 超声心动图检查。

三、治疗要点

1. 监护和一般治疗。

2. 对症治疗：① 镇静止痛；② 消除心律失常；③ 控制休克；④ 治疗心力衰竭，24 h 内不宜用洋地黄。

3. 再灌注心肌：是抢救急性心肌梗死的积极措施。

(1) 尿激酶、链激酶溶栓治疗：应在发病后 6 h 内实施。

(2) 介入治疗。

(3) 主动脉-冠状动脉旁路移植术。

4. 其他治疗：① β 受体阻滞剂；② 钙拮抗剂；③ 血管紧张素转换酶抑制剂和血管紧张素受体拮抗剂；④ 极化液；⑤ 抗凝疗法。

四、主要护理诊断及合作性问题与护理措施

急性心肌梗死患者的主要护理诊断及合作性问题与护理措施见表 2-11。

表 2-11　急性心肌梗死患者的主要护理诊断及合作性问题与护理措施

护理诊断/问题	主要护理措施
疼痛：胸痛。	1．饮食与休息。 2．给氧。 3．心理护理。 4．止痛、溶栓的护理。
活动无耐力：与心肌的氧供失调有关。	1．评估进行康复训练的适应证。 2．解释合理运动的重要性。 3．制订个体化运动方案。 4．活动的监测。
有便秘的危险：与进食少、活动少等有关。	1．评估排便情况。 2．指导患者采取通便措施。
潜在并发症：心律失常、心力衰竭、心源性休克。	1．急性期严密心电监护，准备抢救药物及仪器。 2．注意病情观察。 3．及时控制病情。

五、健康指导

1. 控制心血管病的危险因素。

2. 康复指导。

3. 自我护理指导，教会家属心肺复苏的基本方法。

【课前预习】

一、基础复习

1. 心肌的血供。　　2. 能扩张血管及减轻心脏负荷的药物。

二、预习目标

1. 冠心病在临床上分为 5 种类型，即：① _____、② _____、③ _____、④ _____、⑤ _____。

2. 心绞痛是指冠状动脉因狭窄或痉挛引起供血不足，导致心肌暂时_____

所引起的临床综合征；主要病因是_____，冠状动脉痉挛也可引起心绞痛。

3. 心绞痛的主要表现为发作性胸痛，多发生在_____或_____部位，常放射至_____，沿左臂内侧致环指和小指；胸痛呈_____样、憋闷、紧缩、烧灼或窒息感。一般持续 2~3 min，不超过_____min。发作：常因_____、_____、饱餐、寒冷、吸烟等情况而诱发。体征：发作时可见患者心率增快、面色苍白、冷汗、血压升高。

4. 冠状动脉急性完全或几乎完全闭塞，尤其是在冠脉血流量锐减以及心肌耗氧量剧增的情况下，使心肌严重而持久地急性缺血达 1 h 以上，均可发生心肌梗死。其基本病因是_____。

【课后巩固】

填空题

1. 心绞痛发作时应立即_____，协助患者满足生活需要；给予持续吸氧，氧流量为 2~4 L/min；药物治疗，_____类药物是最有效、终止心绞痛发作作用最快的药物，可扩张冠脉，增加冠脉血流量，同时扩张外周血管，减轻心脏负担，从而缓解心绞痛。如舌下含化_____，_____ min 开始起效，作用持续_____ min 左右，含药后应平卧，以防_____的发生，药物需_____保存。

2. _____是心肌梗死最早出现的症状，其性质和部位与心绞痛相似，但程度更剧烈，伴有烦躁、大汗、濒死感，一般无明显的诱因，疼痛可持续数小时或数天，经休息和含服硝酸甘油无效。疼痛发生后 24~48 h 有发热，由_____吸收引起。患者因休克出现面色苍白、嗜睡、发绀，也可因_____而出现呼吸困难、咳嗽，随后因右心衰竭出现颈静脉怒张等表现。心律失常则以室性为主(前壁梗死)，下壁梗死易发生_____和_____；多发生于起病 1~2 周内，尤以_____ h 以内最多见。体征包括心率增快或变慢，心尖部第一心音减弱，可闻及第四心音奔马律。

【综合练习】

A2 型题

1. 男，55 岁，以"急性心肌梗死"入院。经与患者家属沟通，同意行药物溶栓治疗。建议优先选择的溶栓药是
　A．尿激酶　　　　B．链激酶
　C．重组链激酶　　D．阿替普酶
　E．降纤酶

2. 男，68 岁，以"急性心肌梗死"入住 ICU 病房。以下护理措施正确的是

　A．如有便秘给予硫酸镁导泻
　B．病情稳定后不必限制探视
　C．心源性休克者应快速补液
　D．给予 4~6 L/min 氧气吸入
　E．急性期绝对卧床休息

3. 女，60 岁，以"急性心肌梗死"入住 CCU，目前病情不稳定，为预防室颤发生，护士需高度警惕

A．房室传导阻滞　　　B．窦性心律失常

C．室上性心律失常　　D．心房颤动

E．室性心律失常

4. 男，**69 岁**，以"急性心肌梗死"入院。第 **2 天**患者出现室上性快速心律失常，此时常选用的药物是

A．肾上腺素　　　　　B．右旋糖酐

C．利多卡因　　　　　D．维拉帕米

E．阿托品

5. 男，**48 岁**，以"急性心肌梗死"入院。行 **PTCA**(经皮穿刺腔内冠状动脉成形术)。术后护理正确的是

A．术肢制动 6 h

B．持心电监护 72 h

C．拔出管后穿刺部位压迫 15～20 min

D．卧床休息 48 h

E．术后 3 天内避免抬重物

6. 男，**70 岁**，以"急性心肌梗死"入院。治疗过程中并发急性左心衰，以下对患者急性左心衰处理的措施正确的是

A．以吸氧为主

B．以洋地黄为主

C．以多巴酚丁胺为主

D．以吗啡和利尿剂为主

E．以控制液体摄入量为主

7. 男，**67 岁**，以"急性心肌梗死"入院。患者突然出现呼吸费力、呼吸频率加快，双肺底少许湿啰音。护士应协助患者采取的体位是

A．平卧位，床头抬高

B．平卧位，下肢略抬高

C．右侧卧位，下肢略抬高

D．半卧位或端坐位

E．中凹位

8. 男，**50 岁**，以"急性心肌梗死"急诊入院。遵医嘱给予尿激酶溶栓治疗，为防止药物副作用，护士应重点观察

A．血压　　　　　　　B．精神状态

C．睡眠形态　　　　　D．出血倾向

E．二便情况

9. 男，**66 岁**，因"心前区疼痛 1 h"急诊入院，经心电图及心肌酶等检查诊断为急性心肌梗死、心功能不全。护士核对医嘱时应提出质疑并进一步确认的是

A．持续心电、呼吸、血压监护

B．吗啡 3 mg，稀释后缓慢静脉注射

C．毛花苷 C 0.2 mg，缓慢静脉注射

D．硝酸甘油 5 mg + 5%GS 静脉注射

E．硝酸甘油 0.3 mg，舌下含服

10. 女，**50 岁**，自述 **2 h** 前无明显诱因出现心前区疼痛，含服硝酸甘油未缓解，为明确诊断和治疗速来院。护士收集评估资料时与心肌梗死诊断关系最密切的是

A．家族遗传史　　　　B．高血压病史

C．心绞痛病史　　　　D．生育史

E．职业

11. 男，**53 岁**，因"心前区闷痛"，经检查诊断为冠心病心绞痛。患者家属询问病因，护士解释准确的是

A．血脂过高、血液黏稠

B．心力衰竭、体循环淤血

C．年龄过大、血液黏稠度增高

D．冠脉管腔狭窄或痉挛

E．冠脉管腔斑块出血并栓塞

12. 女，**66 岁**，因"心前区疼痛 20 min"入院，诊断为急性心肌梗死。在治疗过程中发生频发室性期前收缩，以下处理正确的是

A．立即给予利多卡因静脉注射

B．立即用阿托品肌内注射

C．糖皮质激素静脉滴注

D．肾上腺素肌内注射

E．应用洋地黄药物

13. 女，**54 岁**，因心前区疼痛，诊断为急性心肌梗死入住 **CCU**。病后 **6 h** 患者出现便意，要求自行到厕所大便，护士正确的处理是

A．嘱家属先给予腹部按摩，再自行到厕所大便

B．给予缓泻剂，20 min 后再自行到厕所大便

C．签知情同意书后，再自行到厕所大便

D．至少由一名家属陪同进入卫生间，以防意外

E．解释绝对卧床的重要性，帮助其在床上使用便器

14．女，57岁，因"心前区压榨性疼痛20 min，含服硝酸甘油不缓解"急诊入院。若考虑急性心肌梗死，其血清检查升高最早的物质是
A．肌红蛋白　　　　　　B．肌钙蛋白
C．肌酸激酶　　　　　　D．乳酸脱氢酶
E．天门冬氨酸氨基转移酶

15．男，60岁，因"心前区压榨样疼痛4 h，伴冷汗、恐惧、濒死感"急诊来院。诊断为急性心肌梗死。经治疗后准备出院，护士所做的预防复发的健康指导属于
A．冠心病初级保健指导
B．冠心病一级预防
C．冠心病二级预防
D．冠心病三级预防
E．冠心病四级预防

16．女，63岁，因"心前区剧烈疼痛伴濒死感30 min"入院。诊断为急性局限前壁心肌梗死，最具特征性的心电图改变发生于
A．$V_1 \sim V_5$导联深而宽Q波
B．$V_1 \sim V_3$导联深而宽Q波
C．$V_3 \sim V_5$导联深而宽Q波
D．$V_5 \sim V_7$导联深而宽Q波
E．$V_7 \sim V_8$导联深而宽Q波

17．男，56岁，以"急性心肌梗死"入院。急性期护理措施正确的是
A．为稳定患者情绪，鼓励家人探望
B．提高监护仪报警音以利于发现
C．快速补液，防止休克
D．尽早活动，避免便秘
E．12 h内流质饮食，避免过饱

18．男，70岁，以"广泛前壁ST段抬高性急性心肌梗死"急诊入院。患者家属询问此病临床最常见的心律失常类型，护士解释正确的是
A．室性期前收缩
B．窦性心动过速
C．室上性心动过速
D．心房颤动
E．房室传导阻滞

19．女，73岁，因"突发心前区疼痛伴大汗1 h"急诊就医。急查血心肌坏死标志物，对诊断急性心肌梗死最特异和敏感的首选指标是
A．肌钙蛋白(CTnI和CTnT)
B．肌红蛋白
C．肌酸激酶同工酶
D．乳酸脱氢酶
E．天门冬氨酸氨基转移酶

20．男，70岁，冠心病史5年。因"心前区压榨样疼痛2 h"入院，诊断为急性心肌梗死，患者家属询问患者病情，护士解释预后较差的冠状动脉发生在
A．右冠状动脉　　　　B．左冠状动脉主干
C．左回旋支　　　　　D．左前降支
E．左对角支

21．男，71岁，因"情绪激动后感到胸部及下颌有紧缩性发闷，放射至颈部持续3～5 min"急诊来院。来院前自含服硝酸甘油后，心前区憋闷逐渐缓解，最可能的诊断是
A．三叉神经痛　　　　B．颈椎病
C．咽喉炎　　　　　　D．心绞痛
E．牙周炎

22．男，71岁，以"急性广泛前壁心肌梗死"入院，经治疗疼痛缓解。1天后患者出现躁动，测BP80/60 mmHg、P112次/min，心律规整。可能发生的情况是
A．氰化物中毒　　　　B．心源性休克
C．急性心包积液　　　D．窦性心动过速
E．急性左心衰

23．女，59岁，因"心前区剧烈疼痛0.5 h"急诊入院。经查心电图后初步诊断为急性下壁心肌梗死。该患者最易并发的心律失常是
A．窦性心动过速
B．房室传导阻滞
C．室性期前收缩二联律
D．室上速
E．室速

A3/A4 型题

(1~3 题共用题干)

男，73 岁，原有心绞痛，3 天前因心绞痛疼痛剧烈，心电图出现大 Q 波及 ST 段抬高呈弓背向上，诊断为急性心肌梗死，入住心电监护室。

1. 住入心电监护室主要观察

A．血压是否下降

B．是否发生心律失常

C．是否发生呼吸困难

D．是否发生脑栓塞

E．是否发生脑出血

2. 心电图显示最严重的是

A．期前收缩，每分钟 10 次

B．连续 3 次室性期前收缩

C．房颤

D．I 度房室传导阻滞

E．室颤

3. 在心电监测时，发生何种图像即可认为危险应报告医生

A．室性期前收缩>5 次/min

B．RonT

C．I 级房室传导阻滞

D．多形室性期前收缩

E．ST 段下降>0.5 mV

(4~6 题共用题干)

某公司经理，男性，56 岁，午餐后不久感到胸闷、大汗，心前区压迫样疼痛紧急就诊，拟诊"急性心肌梗死"。

4. 最有助于诊断"急性心肌梗死"的心电图表现为

A．ST 段抬高呈弓背形单向曲线

B．某些导联 ST 段显著下降

C．T 波对称性倒置

D．R 波显著下降

E．出现异常 Q 波

5. 护士给患者实施的护理措施不对的是

A．立即通知医生

B．嘱患者尽量多饮水补充水分

C．吸氧

D．限制探视

E．给予心电监护

6. 监护中突然频发室性早搏，护士首先应该

A．准备除颤器

B．观察一段时间再说

C．加大吸氧量

D．准备注射利多卡因

E．立即口服硝酸甘油

(7~9 题共用题干)

女，57 岁，因"心前区剧烈疼痛含服硝酸甘油无缓解"急诊入院。诊断为急性心梗并入住 CCU，实施心电、血压、呼吸等监护。

7. 若患者发生室性心动过速，首选的治疗是

A．非同步直流电复律

B．同步直流电复律

C．利多卡因静脉注射

D．肾上腺素静脉注射

E．胺碘酮静脉注射

8. 若上述心律失常控制不良，则可能演变为

A．室颤　　　　B．房颤

C．窦性心动过速　D．室上性心动过速

E．房室传导阻滞

9. 若已演变为上述恶性心律失常，首选的措施是

A．非同步直流电复律

B．同步直流电复律

C．胸外心脏按压

D．肾上腺素静脉注射

E．阿托品静脉注射

(10~11 题共用题干)

男，50 岁，因"心前区压榨样疼痛 1.5 h 不缓解，伴冷汗、恐惧，精神高度紧张伴濒死感"，急诊 120 急救车接诊。初步诊断为急性心肌梗死。

10. 护士收集下列健康评估资料，最有利于病情评估的是

A．家族史
B．职业、性格
C．年龄、嗜好
D．饮食习惯
E．既往病史

11. 若准备送至有 PCI 治疗条件的医院实施 PCI 治疗，完成心肌再灌注的时间是

A．30 min
B．60 min
C．90 min
D．120 min
E．150 min

(12～14 题共用题干)

男，50 岁，劳累后突然心前区疼痛，伴胸闷、心慌、微汗，来院查心电图，出现 ST 段压低，T 波倒置。

12. 最可能的诊断是

A．肥厚型心肌病
B．主动脉狭窄
C．肋间神经痛
D．心脏神经官能症
E．冠心病心绞痛

13. 缓解患者典型症状首选的药物是

A．阿司匹林
B．硝苯地平
C．阿替洛尔
D．硝酸甘油
E．曲美他嗪

14. 为使上述药物迅速起效，首选的给药方法是

A．雾化吸入
B．舌下含服
C．静脉推注
D．静脉滴注
E．口服给药

第六节　心脏瓣膜病患者的护理

【知识要点】

一、疾病概述与相关知识

心脏瓣膜病：是由于多种原因引起的单个或多个瓣膜的结构异常和功能异常，导致瓣口狭窄和(或)关闭不全的一组心脏病。

1. 病因：心脏瓣膜病以风湿性心脏瓣膜病最常见，主要与甲族乙型溶血型链球菌反复感染有关，最常受累者为二尖瓣，其次为主动脉瓣。

2. 病理生理：

(1) 二尖瓣狭窄：主要累及左心房，肺动脉高压形成可致右心衰竭。

(2) 二尖瓣关闭不全：主要累及左心房和左心室，导致左心衰竭；晚期可出现全心衰。

(3) 主动脉瓣狭窄：主要累及左心室，导致左心功能不全。

(4) 主动脉瓣关闭不全：主要累及左心室，导致左心功能不全。

二、护理评估

1. 健康史：有无风湿热、链球菌感染史；近期有无风湿活动及呼吸道感染等。

2. 身体状况：

(1) 二尖瓣狭窄：

① 症状：肺淤血表现，严重时可导致急性肺水肿。

② 体征："二尖瓣面容"；心尖部可闻及舒张期"隆隆"样杂音，不传导，是最具特征性的体征，常伴舒张期；S1 亢进和二尖瓣开瓣音提示二尖瓣活动尚好。

③ 并发症：心房颤动、右心衰、急性肺水肿、血栓栓塞、肺部感染等。

(2) 二尖瓣关闭不全：

① 症状：左心功能不全的表现。

② 体征：心尖部可闻及收缩期粗糙吹风样杂音向腋下传导，是最重要的体征。

③ 并发症：与二尖瓣狭窄相似，但出现较晚。

(3) 主动脉瓣狭窄：

① 症状：劳力性呼吸困难、心绞痛、晕厥是主动脉瓣狭窄的典型三联征。

② 体征：胸骨右缘第2肋间闻及响亮粗糙的收缩期吹风样杂音，可向颈部传导，是最重要的体征。

③ 并发症：左心衰、感染性心内膜炎、心律失常等。

(4) 主动脉瓣关闭不全：

① 症状：左心功能不全的表现；反流量大，可出现心绞痛。

② 体征：胸骨左缘第3～4肋间可听到舒张早期叹气样杂音，可向心尖传导；周围血管征；左心室肥大体征。

③ 并发症：左心衰是最主要的并发症。

3. 辅助检查：

(1) X线：二尖瓣狭窄为"梨形心"；主动脉瓣关闭不全为"靴形心"。

(2) 心电图：二尖瓣狭窄为"二尖瓣型P波"，最常出现房颤。

(3) 超声心动图检查：是最敏感、最特异的诊断方法。

三、治疗要点

1. 预防与治疗风湿活动；长期、甚至终身使用长效青霉素。

2. 并发症治疗。

3. 介入治疗。

4. 外科治疗：是根本解决瓣膜病的手段。

四、主要护理诊断及合作性问题与护理措施

心脏瓣膜病患者的主要护理诊断及合作性问题与护理措施见表2-12。

表2-12 心脏瓣膜病患者的主要护理诊断及合作性问题与护理措施

护理诊断/问题	主要护理措施
活动无耐力： 与心排出量减少有关。	1. 活动与休息：按心功能分级安排适当的活动。 2. 并发主动脉病变者应限制活动。 3. 风湿活动时卧床休息。
有感染的危险： 与肺淤血、风湿活动有关。	1. 风湿的预防与护理。 2. 心衰的预防与护理及预防呼吸道感染。 3. 适量补充营养，提高机体抵抗力。
潜在并发症： 心衰、栓塞、心律失常。	1. 给予低热量、易消化饮食，保持大便通畅。 2. 如发生心力衰竭，安置患者半卧位同时吸氧。 3. 防止栓塞发生。 4. 严密观察病情。

五、健康指导

1. 告诉患者及家属此病的病因和病程发展特点。
2. 指导患者避免诱发因素。
3. 育龄妇女要在医生指导下，根据心功能情况，控制好妊娠与分娩时机。
4. 教育患者坚持按医嘱服药，提高患者依从性。

【课前预习】

一、基础复习

1. 心脏瓣膜、腔室结构。　2. 心脏收缩、舒张时瓣膜的活动、血流方向。

二、预习目标

1. 心脏瓣膜病是由于炎症、退行性改变、黏液样变性、先天性畸形、缺血性坏死、创伤等原因引起单个或多个瓣膜的功能或结构异常，导致瓣口_____和(或)_____。以_____瓣膜最常受累，其次是_____。

2. _____是风湿性心瓣膜病首要的潜在并发症；心律失常以_____最常见，尤其多见于_____心脏病_____;栓塞以_____最多见;_____为重度二尖瓣狭窄的严重并发症；主动脉瓣关闭不全的主要并发症是_____。

3. _____是诊断心脏瓣膜病最有价值的方法，二维和多普勒超声可见瓣膜狭窄、关闭不全及血液反流的程度。

【课后巩固】

填空题

1. 二尖瓣狭窄患者代偿期无症状或仅有轻微症状。失代偿期可有不同程度的_____，重度二尖瓣狭窄常有_____面容，双颧绀红，伴有____心衰竭时可有颈静脉怒张、肝大、下肢水肿等。

2. 二尖瓣关闭不全轻度患者可终身无症状，严重反流时有心排血量减少，首先出现的突出症状是_____，肺淤血的症状如_____出现较晚。

3. 主动脉瓣关闭不全，早期可无症状，或仅有心悸、心前区不适、脑动脉搏动感等。病变严重时可出现____心室、____心房代偿性肥大和扩张、肺淤血，继而出现_____高压、劳累后呼吸困难等____心衰竭的表现，常有体位性头晕。当冠状动脉灌注不足时，可出现_____。颈动脉搏动明显，脉压增大产生周围血管征，如_____征、_____脉、大动脉枪击音、Duroziez 征等。

6. 二尖瓣狭窄的典型杂音：_____杂音。二尖瓣关闭不全的典型杂音：_____。主动脉瓣狭窄的典型杂音：闻及_____粗糙响亮的_____，可向_____传导。主动脉瓣关闭不全的典型杂音：_____，可向_____传导。

【综合练习】

A2 型题

1. 女，50 岁，二尖瓣狭窄病史 20 年。符合本病病理生理改变的是
   - A．先左心房衰竭，再右心室衰竭
   - B．先右心房衰竭，再右心室衰竭
   - C．先左心房衰竭，再左心室衰竭
   - D．先右心房衰竭，再左心室衰竭
   - E．先左心室衰竭，再右心室衰竭

2. 女，19 岁，反复扁桃体炎病史 10 余年，无高血压及糖尿病史。常规体检时于心尖部闻及舒张期中晚期低调的"隆隆"样杂音。最可能的诊断是
   - A．风心病二尖瓣关闭不全
   - B．风心病二尖瓣狭窄
   - C．风心病主动脉瓣狭窄
   - D．风心病主动脉瓣关闭不全
   - E．风心病肺动脉瓣关闭不全

3. 女，42 岁，反复扁桃体炎病史 13 年。因"劳力性呼吸困难伴咳嗽、咳痰 3 个月"入院，疑为风湿性心脏瓣膜病。为确诊首选的检查是
   - A．常规心电图　　　B．超声心动图
   - C．心脏 CT　　　　D．胸部 X 线
   - E．动态心电图

4. 女，58 岁，预约结肠镜检查前，护士询问该患者是否有风心病史，其目的是
   - A．检查前给予抗生素预防心内膜炎
   - B．检查时给予抗生素以防肠道感染
   - C．检查后给予抗生素以防肠道感染
   - D．预防性应用止血药防止肠道出血
   - E．常规病史询问以便完善护理病历

5. 男，35 岁，因"活动后心悸、气促 1 个月"来诊，X 线检查示心影呈梨形。该患者最可能的心脏瓣膜病类型是
   - A．主动脉瓣关闭不全
   - B．二尖瓣关闭不全
   - C．二尖瓣狭窄
   - D．主动脉瓣狭窄
   - E．肺动脉瓣狭窄

6. 女，25 岁，被诊断为风湿性心脏瓣膜病、二尖瓣狭窄、房颤。若准备实施复律，预防栓塞的措施正确的是
   - A．复律前 3 周和复律后 4 周口服华法林
   - B．复律前 3 周和复律后 3 周口服华法林
   - C．复律前 2 周和复律后 3 周口服华法林
   - D．复律前 2 周和复律后 2 周口服华法林
   - E．复律前 1 周和复律后 2 周口服华法林

7. 女，23 岁，因"反复头晕半年"来院，经超声心动检查确诊为主动脉瓣狭窄。患者最重要的体征是
   - A．主动脉瓣区收缩期喷射样杂音
   - B．主动脉瓣区响亮、粗糙的收缩期喷射样杂音
   - C．主动脉瓣区第二听诊区响亮、粗糙的舒张期吹风样杂音
   - D．主动脉瓣区舒张早期叹气样杂音
   - E．主动脉瓣第二听诊区舒张早期叹气样杂音

8. 女，40 岁，严重二尖瓣狭窄。今突然发生大咯血。最可能的原因是
   - A．支气管动脉梗死
   - B．支气管动脉破裂出血
   - C．支气管小动脉破裂
   - D．肺静脉压增高，支气管静脉破裂
   - E．食管-胃底静脉曲张、破裂出血

9. 男，25 岁，风湿性心脏瓣膜病病史 3 年。体检时心脏彩超提示左心房存在 4 mm × 10 mm 赘生物。评估该患者最常发生栓塞的部位是
   - A．肺动脉　　　　　B．脾动脉
   - C．脑动脉　　　　　D．肾动脉

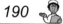

E．四肢动脉

10．女，29 岁，反复风湿热近 10 年。护理体检：心尖部闻及舒张期"隆隆"样杂音伴震颤，P2 亢进。患者可能的心电图改变为

A．双峰 P 波　　B．P 波高尖

C．T 波高尖　　D．病理性 U 波

E．病理性 Q 波

11．女，42 岁，风心病史 10 余年。护理体检：心尖区舒张期"隆隆"样杂音，第一心音亢进，可闻及开瓣音，P2 亢进，胸片示"梨形心"。适合该患者的治疗方法是

A．应用利尿药

B．应用抗生素

C．行经皮球囊扩张术

D．行人工瓣膜置换术

E．行心脏移植术

12．女，23 岁，1 年前诊断为风湿性心脏瓣膜病。3 日前因上呼吸道感染后病情加重入院。护理措施正确的是

A．无须控制饮食

B．避免外出，防止风湿活动

C．饭后服用阿司匹林

D．为减轻气促，协助患者取平卧位

E．为防止动脉栓塞，应绝对卧床休息

13．女，39 岁，因"乏力、心悸、气促 1 周"入院。护理体检：心尖搏动呈抬举性，胸骨左缘第 3～4 肋间闻及舒张早期叹气样杂音。胸部 X 线检查可能为

A．心影普遍增大

B．心影垂直狭长

C．心影呈梨形

D．心影呈靴形

E．心影呈烧瓶形

14．男，48 岁，5 年前诊断为风心病三尖瓣关闭不全，否认肺气肿病史。活动中突然心悸，随即出现剧烈胸痛，呼吸困难，发绀，咯血，大汗。可能发生的是

A．主动脉夹层破裂

B．心血管神经官能症

C．自发性气胸

D．心绞痛发作

E．肺动脉栓塞

15．女，30 岁，风湿性心脏病并发心功能不全，遵医嘱给予抗感染、强心、利尿及对症治疗。患者对风心病的健康保健知识理解有误，护士应予纠正的是

A．保持心情舒畅，树立战胜疾病的信心

B．坚持使用青霉素控制链球菌感染

C．反复扁桃体炎者行扁桃体摘除术

D．心衰纠正后，不影响妊娠和分娩

E．适当锻炼，增强机体抵抗力

16．女，29 岁，风心病史 8 年。近 1 个月来常于夜间憋醒，呼吸深快，伴有哮鸣音，端坐后可稍缓解。对患者夜间易发生的机制，正确的叙述是

A．平卧时回心血量增加

B．膈肌抬高

C．交感神经张力增加

D．小支气管舒张

E．全身小动脉痉挛

17．女，35 岁，超声心动诊断为单纯二尖瓣狭窄，且左心房内无血栓形成。护理体检：心尖区舒张中晚期"隆隆"样杂音并可触及震颤；P2 亢进伴分裂；心尖部可闻及第一心音亢进和二尖瓣开瓣音。提示可行经皮球囊二尖瓣成形术的体征是

A．心尖区隆隆样杂音

B．心尖区可触及震颤

C．二尖瓣开瓣音

D．心尖区第一心音亢进

E．P2 亢进或伴分裂

18．女，30 岁，风心病二尖瓣狭窄病史 8 年。患者询问彻底治疗本病的有效方法，护士回答准确的是

A．手术或介入治疗　　B．避免过度劳累

C．控制风湿活动　　D．对症治疗

E．抗凝治疗

19．女，61 岁，风心病二尖瓣狭窄病史近 30

年。出现症状时二尖瓣狭窄瓣膜口面积常小于

A．10 cm^2 B．1.5 cm^2

C．2 cm^2 D．2.5 cm^2

E．3.0 cm^2

20. **女，71 岁，风心病二尖瓣狭窄病史近 40 年。5 天前因上呼吸道感染再次入院治疗。患者家属询问病情，护士解释本病晚期最常见的并发症和最主要的致死原因是**

A．动脉血栓形成和栓塞

B．感染性心内膜炎

C．充血性心力衰竭

D．各种心律失常

E．休克

21. **女，37 岁，风心病二尖瓣狭窄病史 8 年。**

A3/A4 型题

（1～2 题共用题干）

女，48 岁，诊断为风心病主动脉瓣关闭不全。

1. **该患者最可能出现的体征是**

A．奇脉   B．杵状指

C．心包摩擦音   D．异常支气管呼吸音

E．周围血管征

2. **该患者心脏 X 线检查呈"主动脉型"，即心影呈**

A．梨形   B．靴形

C．烧瓶形   D．球形

E．垂直形

（3～4 题共用题干）

女，42 岁，反复扁桃体炎病史，15 年前经超声心动图诊断为风心病、主动脉瓣关闭不全。

3. **护理病历中关于血压变化描述准确的是**

A．收缩压增高，舒张压增高，脉压不变

B．收缩压增高，舒张压下降，脉压增大

C．收缩压下降，舒张压增高，脉压减小

D．收缩压下降，舒张压下降，脉压不变

E．收缩压不变，舒张压不变，脉压不变

4. **将听诊器钟形体件稍加压力放于患者股动**

因"呼吸困难、不能平卧 2 h 入院"。诊断为风心病，二尖瓣狭窄，急性肺水肿。首选的药物是

A．毛花苷 C   B．硝普钠

C．依那普利   D．地高辛

E．硝酸甘油

22. **女，20 岁，反复关节红肿疼痛 4 年。活动后心悸、气促 3 日，听诊心尖部闻及舒张期隆隆样杂音。该患者典型的心电图改变为**

A．P 波宽度>0.12 s

B．P 波振幅>0.25 mV

C．P-R 间期<0.125 s

D．ST 段抬高>0.05 mV

E．电轴左偏

脉处，可闻及收缩期与舒张期吹风样杂音，该杂音称为

A．毛细血管搏动征阳性

B．点头征

C．Duroziez 双重音

D．股动脉枪击音

E．水冲脉

（5～7 题共用题干）

女，30 岁，反复咽峡炎近 10 年。自述 1 周前上呼吸道感染后出现发热，微感胸闷、气促伴咳嗽，未予重视；昨夜咳嗽加重，且出现痰中带血。为明确诊断来院。

5. **视诊：两颊紫红，口唇发绀，最可能的诊断是**

A．甲亢   B．破伤风

C．大叶性肺炎   D．库欣综合征

E．二尖瓣狭窄

6. **为明确诊断并确定病变程度，首选的检查是**

A．血清特殊抗体检查

B．食管心电图检查

C．胸部 X 线检查

D．超声心动图检查

E．血液培养检查

7. 与本病有关的细菌最常见的是

A．肺炎球菌感染

B．破伤风杆菌感染

C．甲型溶血性链球菌感染

D．乙型溶血性链球菌感染

E．丙型溶血性链球菌感染

(8～11题共用题干)

李女士，47岁，患风湿性心脏病二尖瓣狭窄6年余。近日上呼吸道感染后出现心力衰竭表现，即乏力，稍事活动就心慌、憋气，伴有食欲不振、肝区胀痛；双下肢轻度水肿，双肺底湿啰音，心率128次/min。

8. 病变最先累及

A．右心房　　　　B．左心房

C．右心室　　　　D．左心室

E．心尖部

9. 此患者并发的心律失常最常见的是

A．心房颤动　　　B．房性早搏

C．室性早搏　　　D．阵发性心动过速

E．房室传导阻滞

10. 此患者不可能出现的症状和体征是

A．呼吸困难

B．咳嗽，咯血

C．脑动脉栓塞

D．心尖部可闻及"隆隆"样舒张杂音

E．心尖部第一心音减弱，全收缩期粗糙的高调吹风样杂音

11. 预防风湿性心脏瓣膜病的根本措施是

A．长期服用抗风湿药物

B．积极防治链球菌感染

C．防止复发，卧床休息

D．增加营养，避免过劳

E．居室要防寒避湿

(12～14题共用题干)

女性，32岁，反复胸闷气急，咳嗽。查体：心界稍大，心律100次/min，律齐，S1增强，P2亢进，可闻及开瓣音，心尖部可闻及舒张中晚期隆隆样杂音。既往有"游走性关节炎"病史。

12. 对该患者可能的诊断是

A．风湿性心脏病二尖瓣狭窄

B．风湿性心脏病二尖瓣关闭不全

C．风湿性心脏病主动脉瓣狭窄

D．风湿性心脏病主动脉瓣关闭不全

E．风湿性心脏病二尖瓣狭窄伴关闭不全

13. 为进一步确诊，应首先考虑的检查是

A．胸部X线　　　B．心电图

C．超声心动图　　D．心电图运动试验

E．心导管检查

14. 最常见的并发症是

A．亚急性感染性心内膜炎

B．心律失常

C．栓塞

D．充血性心力衰竭

E．肺部感染

第七节　感染性心内膜炎患者的护理

【知识要点】

一、疾病概述与相关知识

感染性心内膜炎：是指心内膜表面的微生物感染伴赘生物形成。最常见的受累部位是瓣膜。

1. 分类：

(1) 根据病程分为：急性和亚急性，后者多见。

(2) 根据获得途径分为：卫生保健相关性、社区获得性和静脉毒品滥用。

(3) 根据瓣膜材质分为：自体瓣膜和人工瓣膜。

2. 病因：

(1) 急性感染性心内膜炎致病菌以金黄色葡萄球菌最常见。

(2) 亚急性感染性心内膜炎致病菌以草绿色链球菌最常见。

3. 发病机制：主要发生于器质性心脏病的基础上，以心瓣膜病为主，尤其是瓣膜关闭不全。

二、护理评估

1. 健康史：有无器质性心脏病尤其是瓣膜病等。

2. 身体状况：

(1) 症状和体征：

① 全身感染表现：发热最常见。亚急性心内膜炎多低于 39 ℃，呈弛张热；急性感染性心内膜炎有寒战高热、突发心力衰竭等。晚期可有脾肿大、杵状指。

② 心脏杂音：急性比亚急性者更易出现杂音强度和性质的变化(特征性表现)，或出现新的杂音。

③ 动脉栓塞：脑栓塞最多见。

④ 周围体征：瘀点；指、趾甲下线状出血；Roth 斑；Osler 结节；Janeway 损害。

(2) 并发症：心力衰竭最常见。

3. 辅助检查：

(1) 血培养：是最有价值的诊断方法。

(2) 血液检查：RBC 及 Hb 降低，WBC 正常或升高，血沉可增快。

(3) 尿常规检查：镜下血尿，轻度蛋白尿。

(4) 心电图检查：无特异性。

(5) 超声心动图：发现赘生物对明确诊断有重要价值。

三、治疗要点

1. 抗生素药物治疗：是主要措施。

(1) 用药原则：① 早期；② 充分、大剂量、长疗程；③ 静脉用药为主。

(2) 药物选择：最好根据药敏试验选择，一般首选青霉素。

2. 手术治疗。

四、主要护理诊断及合作性问题与护理措施

感染性心内膜炎患者的主要护理诊断及合作性问题与护理措施见表 2-13。

表 2-13　感染性心内膜炎患者的主要护理诊断及合作性问题与护理措施

护理诊断/问题	主要护理措施
体温过高：与感染有关。	1．观察体温及皮肤黏膜的变化。 2．正确采集血标本：每次采血 10～20 ml 左右，无须在体温升高时采血。 3．发热护理。 4．抗生素应用的护理。
营养不良： 低于机体需要量。	1．给予高热量、高蛋白、高维生素、低胆固醇、清淡、易消化的半流质或软食，鼓励患者多饮水。 2．定期营养监测。
焦虑：与出现并发症、疗程长有关。	1．改善病房环境，患者注意休息、保证睡眠。 2．及时控制病情。
潜在并发症： 心力衰竭、栓塞。	1．注意病情观察。 2．及时控制病情。 3．有巨大赘生物的患者，应绝对卧床休息。

五、健康指导

1．疾病发生的相关知识。

2．提高患者的治疗依从性。

3．告诉患者在就诊时应向医生讲明本人有心内膜炎病史。

4．指导患者预防感染。

5．帮助患者掌握病情自我观察方法。

【课前预习】

一、基础复习

1．心壁的分层。

2．血液标本的采集。

3．对草绿色链球菌和金黄色葡萄球菌敏感的抗生素。

二、预习目标

1. 亚急性感染性心内膜炎致病菌以＿＿＿＿＿＿＿＿＿＿最多见，而急性感染性心内膜炎致病菌则以＿＿＿＿＿＿＿＿＿＿最多见。

2. 感染性心内膜炎患者的特征性表现是杂音＿＿＿＿＿＿＿＿＿易改变。周围体征包括：① 瘀点；② 指甲下出血；③ Janeway 损害；④ Osier 结节；⑤ 杵状指(趾)；⑥ Roth 斑。动脉栓塞以＿＿＿栓塞最多见。

【课后巩固】

填空题

1．感染性心内膜炎的用药原则为：早期、＿＿＿＿＿＿＿、＿＿＿＿＿＿＿、选用杀菌剂、静脉用药为主、监测血清杀菌滴度来调整药物剂量、联合用药。

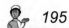

2. 留取血培养标本的方法：对于未开始治疗的亚急性感染性心内膜炎患者，应在第1日每间隔1h采血1次，共3次。已用过抗生素的患者，应停药_____后采血。急性感染性心内膜炎患者应在入院后3h内，每隔_____采血1次，共取____个血标本后开始治疗。每次取静脉血_____ml，做有氧和厌氧培养。

【综合练习】

A1/A2型题

1. 感染性心内膜炎最常见的病变部位是
   - A. 间隔缺损部位
   - B. 动脉狭窄处
   - C. 心壁内膜
   - D. 心瓣膜
   - E. 腱索

2. 女，30岁，既往二尖瓣关闭不全史，反复发生扁桃体炎。因"反复发热、乏力、体重下降1年"来诊，超声心动显示二尖瓣关闭不全、二尖瓣左心房查见多个赘生物，最大一处赘生物5 mm×12 mm。诊断为亚急性感染性心内膜炎。护士告知患者易发生栓塞，其原因是
   - A. 病程长
   - B. 机体状态差
   - C. 赘生物较大
   - D. 反复扁桃体感染
   - E. 有基础瓣膜病病史

3. 亚急性感染性心内膜炎患者一般不出现的体征是
   - A. 瘀点
   - B. Roth斑
   - C. Osler结节
   - D. Janeway损害
   - E. 指(趾)甲下线状出血

4. 感染性心内膜炎患者最常见的心脏并发症是
   - A. 心肌病
   - B. 心肌炎
   - C. 心力衰竭
   - D. 心肌梗死
   - E. 化脓性心包炎

5. 以下关于感染性心内膜炎的描述，准确的是
   - A. 亚急性感染性心内膜炎以草绿色链球菌感染多见
   - B. 急性感染性心内膜炎以肺炎链球菌感染多见
   - C. 亚急性感染性心内膜炎患者迁移感染多见
   - D. 亚急性感染性心内膜炎患者中毒症状严重
   - E. 急性感染性心内膜炎患者多有脾大

6. 女，35岁，无手术及外伤史。半年前诊断为亚急性感染性心内膜炎，遵医嘱行抗生素治疗。一般应用抗生素疗程
   - A. <2周
   - B. 2~4周
   - C. 4~6周
   - D. 6~8周
   - E. >8周

7. 诊断感染性心内膜炎最重要的方法是
   - A. 血常规+血培养
   - B. 血培养+超声心动图
   - C. 免疫学检查+血常规
   - D. 超声心动图+血沉测定
   - E. 血沉测定+免疫学检查

8. 男，29岁，因"发热、全身不适、乏力伴体重减轻等2个月"来就诊。护理体检：在指和趾垫可见Osler结节。最可能的诊断是
   - A. 急性感染性心内膜炎
   - B. 亚急性感染性心内膜炎
   - C. 类风湿关节炎
   - D. 肾病综合征
   - E. 系统性红斑狼疮

9. 女，28岁，因"发热、乏力、全身不适3个月"入院，经检查后诊断为亚急性感染性心内膜炎，在细菌培养及药敏检验结果未出之前，首选的药物是
   - A. 呋布西林
   - B. 庆大霉素
   - C. 氨苄西林
   - D. 先锋必
   - E. 青霉素

10. 男，18 岁，以"急性感染性心内膜炎"入院，下列符合该诊断的描述是
    A．多发生于正常心脏者
    B．发热是早期常见症状
    C．多于锁骨以上皮肤出现瘀点
    D．多表现为进行性贫血
    E．多伴脾大

11. 男，24 岁，因"寒战高热、全身不适 1 周"入院。临床初步诊断：急性感染性心内膜炎。遵医嘱行血培养，护士应采集的血量是

A．< 2 ml   B．2 ~ 4 ml
C．5 ~ 10 ml   D．10 ~ 20 ml
E．20 ~ 30 ml

12. 女，43 岁，因"发热、全身肌肉疼痛 1 个月"入院，诊断为亚急性感染性心内膜炎。患者最常见的护理诊断是
    A．疲乏
    B．焦虑
    C．体温过高
    D．营养失调：低于机体需要量
    E．潜在并发症：心力衰竭、栓塞

A3/A4 型题

(1 ~ 4 题共用题干)

女，40 岁，风湿性心脏病史 10 余年。因"不明原因反复发热、食欲减退、体重降低半年"来诊。诊断为风心病、三尖瓣关闭不全、亚急性感染性心内膜炎。

1. 欲行血培养检查，护士采集血标本正确的是
   A．采血须待体温升高时，每次采血 2 ~ 4 ml
   B．经抗生素治疗者，入院 3 h 后采血 3 次
   C．未经抗生素治疗者，入院立即连续采血 3 次
   D．经抗生素治疗者，入院第 1 天每间隔 3 h 采血 1 次，共 3 次
   E．未经抗生素治疗者，入院第 1 天每间隔 1 h 采血 1 次，共 3 次

2. 应用抗生素原则不妥的是
   A．早期用药
   B．大量用药
   C．静脉用药为主
   D．疗程至少 6 ~ 8 周
   E．待病原菌明确后再用药

3. 若发生栓塞，该患者最可能栓塞的部位是
   A．脑动脉   B．肺动脉
   C．肾动脉   D．四肢动脉
   E．肠系膜上动脉

4. 对患者进行的健康指导不妥的是

A．避免感冒
B．保持口腔卫生
C．不可挤压痤疮
D．拔牙后需抗生素治疗
E．定期超声心动图检查

(5 ~ 6 题共用题干)

女，27 岁，风湿性心脏病病史 5 年。近 1 个月来不明原因发热，体温波动在 37.5 ~ 38.5 ℃，应用多种抗生素治疗无效，以"感染性心内膜炎"入院。

5. 遵医嘱行血培养检查，采集血标本正确的是
   A．入院立即采血，连续采血共 3 次
   B．入院立即采血，间隔 1 h 采血 1 次，共 3 次，无须体温升高时采血
   C．停用抗生素 2 ~ 7 天后采血，共 3 次，寒战时采血
   D．停用抗生素 3 ~ 5 天后采血，共 3 次，须待体温升高时采血
   E．停用抗生素 2 ~ 7 天后采血，共 3 次，无须体温升高时采血

6. 患者入院后，心脏彩超检查示二尖瓣上有一大小约为 10 mm × 10 mm 的赘生物，应告知患者及家属，该患者可能发生的并发症是
   A．心力衰竭   B．心律失常
   C．静脉血栓   D．肺动脉栓塞
   E．脑动脉栓塞

（7～10题共用题干）

患者，女性，32岁，风湿性心脏病、二尖瓣狭窄并发关闭不全8年。近日持续发热半月，全身肌肉、关节痛，轻度贫血，口腔黏膜见针尖大小瘀点，轻度杵状指，心界向左扩大，心尖部可闻及舒张期、收缩期杂音，两肺底少许湿啰音，肝肋下2 cm。

7. 应考虑该患者已并发

A. 亚急性细菌性心内膜炎

B. 支气管肺炎

C. 风湿活动期

D. 败血症

E. 肺结核

8. 为明确诊断，最有意义的检查是

A. 心电图　　　　　　B. 心脏超声

C. 血细菌培养　　　　D. 肝功能检查

E. X线检查

9. 为患者采集血标本时不正确的是

A. 采血应在抗生素应用之前

B. 已用抗生素者则在停药后即采血

C. 向患者说明反复多次采血进行细菌培养的必要性

D. 未经治疗者第一日间隔1 h采血1次，共3次

E. 如次日未见细菌生长，重复采血3次

10. 护理该患者应密切注意观察

A. 体温变化　　　　　B. 皮肤瘀点情况

C. 肝脾大情况　　　　D. 杵状指

E. 是否有栓塞

第八节　心肌疾病患者的护理

心肌病是指伴有心肌功能障碍的一组心肌疾病。

扩张型心肌病

【知识要点】

一、疾病概述与相关知识

1. 临床最常见的心肌病，主要是以一侧或双侧心腔扩大、室壁变薄、心肌收缩功能障碍、伴或不伴有充血性心力衰竭为特征，常并发心律失常。

2. 病因：尚不清楚，与遗传、感染等有关，病毒感染最常见。

二、护理评估

1. 健康史：有无造成心肌损害的因素。

2. 身体状况：

(1) 左心损害：心悸、呼吸困难等左心衰的症状及体征。

(2) 全心功能损害：心脏扩大为主要体征。

(3) 其他：心律失常，部分患者可发生栓塞或猝死。

3. 辅助检查：

(1) 超声心动图检查：以左心室扩大显著，有"腔大、壁薄、口小、收缩弱"的改变。

(2) X 线检查：心影明显增大、肺淤血征。

(3) 心脏磁共振检查。

(4) 心电图检查：可见各种心律失常，可有 ST 段改变，低电压，R 波减低，可见病理性 Q 波。

三、治疗要点

1. 病因治疗：寻找病因，预防诱因。

2. 心力衰竭的治疗：本病易发生洋地黄中毒，应慎用。

3. 手术介入治疗。

4. 其他对症治疗。

肥厚型心肌病

【知识要点】

一、疾病概述与相关知识

肥厚型心肌病：是以心室非对称性肥厚，并累及室间隔，使心室腔变小为特征，以左心室血液充盈受阻、舒张期顺应性下降为基本病态的心肌病。

二、护理评估

1. 健康史：有无家族史及感染、劳累等诱发因素。

2. 身体评估：

(1) 症状：最常见的症状是劳力性呼吸困难；最常见的心律失常为房颤；还可出现心悸、胸痛、头晕、晕厥甚至猝死。

(2) 体征：流出道有梗阻的患者可在胸骨左缘第 3～4 肋间或心尖部听到较粗糙的吹风样收缩期杂音。

3. 辅助检查：

(1) 超声心动图检查：是主要的诊断手段。可显示室间隔的非对称性肥厚，舒张期室间隔厚度与左心室后壁厚度之比≥1.3。

(2) 心电图检查：可见各种心律失常，可有 ST 段改变，低电压，R 波减低，可见病理性 Q 波。

(3) X 线检查：心影增大多不明显。

三、治疗要点

1. 药物治疗：治疗药物以 β 受体阻滞剂和钙通道阻滞剂为主，降低流出道梗阻，减慢心率，防止心动过速。

2. 非药物治疗：室间隔切除术、消融术等。

四、主要护理诊断及合作性问题与护理措施

心肌病患者的主要护理诊断及合作性问题与护理措施见表 2-14。

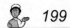

表 2-14 心肌病患者的主要护理诊断及合作性问题与护理措施

护理诊断/问题	主要护理措施
活动无耐力：与心肌病变使心肌收缩力减弱、心排出量减少有关。	1．评估互动受限程度。 2．限制体力活动。
疼痛：胸痛，与肥厚心肌耗氧量增加、冠状动脉供血相对不足有关。	1．评估疼痛情况。 2．发作时应立即停止活动，卧床休息。 3．应用 β 受体阻滞剂和钙通道阻滞剂，不宜用硝酸酯类药物。 4．吸氧
潜在并发症：心力衰竭。	1．应用洋地黄时应警惕发生中毒。 2．严格控制输液量及滴速，防止诱发急性肺水肿。 3．注意观察病情。

五、健康指导

1. 疾病发生的相关知识。

2. 给予高蛋白、高维生素的清淡饮食，少食多餐，避免饱餐。心力衰竭时低盐饮食，限制水分摄入。

3. 预防感染：保持室内空气新鲜，预防上呼吸道感染。

4. 遵医嘱用药与随访。

【课前预习】

一、基础复习

1. 心脏的分层。　2. 心衰的治疗与护理。

二、预习目标

1. 扩张型心肌病主要是以一侧或双侧心腔_____、室壁_____、心肌收缩功能障碍，伴或不伴有充血性心力衰竭为特征。

2. 肥厚型心肌病的治疗：应避免使用_____的药物，如洋地黄等，以及减轻心脏负荷的药物，禁用_____药物，以避免加重左心室流出道梗阻。

【课后巩固】

填空题

1. 肥厚性心肌病以室间隔_____肥厚为特征，超声心动图显示舒张期室间隔厚度与左心室后壁厚度之比≥_____，间隔运动低下。最常见的心电图表现是_____肥大和继发性 ST 段改变。

2. _____是肥厚型心肌病患者晚期猝死的主要原因。部分患者因肥厚心肌耗氧增多导致心绞痛，服用硝酸甘油和休息_____缓解。

【综合练习】

A1/A2 型题

1. 男，35 岁，被诊断为肥厚型心肌病，对患者进行猝死风险评估，不属于猝死高危风险因素的是
   A．一级亲属中有肥厚型心肌病猝死发生
   B．动态心电图证实反复持续性室性心动过速
   C．左心室严重肥厚 230 mm
   D．运动时血压改变不明显
   E．有不明原因晕厥

2. 男，34 岁，3 年前因不明原因的晕厥诊断为扩张性心肌病。近日动态心电图示：心律失常，三度房室传导阻滞，HR 34 ～ 42 次/min。首选的护理措施是
   A．绝对卧床休息
   B．严密观察心率、血压
   C．遵医嘱应用阿托品
   D．遵医嘱应用异丙肾上腺素
   E．安装人工心脏起搏器

3. 男，30 岁，反复心悸、胸痛 1 年余，近 1 个月发生晕厥 2 次，初步诊断为肥厚型心肌病。以下措施不妥的是
   A．嘱患者避免剧烈运动
   B．重症患者可采用介入及手术治疗
   C．应用钙通道阻滞剂改善心室功能
   D．应用 β 受体阻滞剂改善心室功能
   E．应用硝酸酯制剂缓解心前区疼痛

4. 以下关于肥厚型心肌病患者心脏杂音特点的描述，正确的是
   A．位于胸骨右缘第 2 ～ 3 肋间隙
   B．呈柔和的吹风样杂音
   C．呈舒张期"隆隆"样杂音
   D．粗糙的喷射性收缩期杂音
   E．下蹲位可使杂音增强

5. 男，30 岁，因"运动时出现胸痛，呼吸困难"急诊入院，诊断为肥厚型心肌病。与本病病变不符的超声心动改变是
   A．舒张期室间隔厚度达 15 mm
   B．心室非对称性肥厚且左心室内径增大
   C．可见室间隔流出道部分向左心室突出
   D．可有左心室舒张功能障碍及顺应性减低
   E．舒张期室间隔厚度与左心室后壁厚度之比 ≥1.3

6. 女，48 岁，因"反复劳累后胸闷、气促 1 年"来诊，经超声心动图检查，诊断为扩张型心肌病。患者询问导致本病的原因，护士解释最常见的病因是
   A．人类免疫缺陷病毒感染
   B．小儿麻痹症病毒感染
   C．柯萨奇 B 组病毒感染
   D．巨细胞病毒感染
   E．腺病毒感染

7. 男，37 岁，心悸、气短 2 年余，诊断为扩张型心肌病。本病胸部 X 线的主要表现是
   A．心影增大，心胸比>20%
   B．心影增大，心胸比>30%
   C．心影增大，心胸比>40%
   D．心影增大，心胸比>50%
   E．心影增大，心胸比>60%

8. 男，50 岁，因"反复心悸、气短 5 年余，加重伴呼吸困难 1 天"入院。护理体检：颈静脉怒张，心界扩大，心尖部可听到收缩期吹风样杂音，双下肢水肿。为明确诊断，首选的检查是
   A．心电图检查　　B．心肌核素显像
   C．X 线检查　　　D．超声心动图
   E．心包穿刺

9. 女，27 岁，间歇性胸痛、气短 5 个月。超声心动图提示肥厚型心肌病。若存在严重流出道梗阻，可推荐实施
   A．起搏器治疗　　B．应用硝酸酯类药物

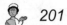

C．室间隔切除术 　　D．应用洋地黄

E．应用利尿剂

10．男，36 岁。患者自述既往体健，2 天前过度劳累后出现气促、憋闷、心悸等，经检查诊断为扩张型心肌病。导致该患者气促、胸闷的主要原因是

A．左心功能不全

B．右心功能不全

C．心血管神经官能症

D．病毒性心肌炎

E．冠心病心肌缺血

11．青少年运动猝死的最主要原因之一是

A．冠心病急性心梗

B．风心病心力衰竭

C．扩张型心肌病

D．肥厚型心肌病

E．代谢性心肌病

12．男，23 岁，于常规体检时行超声心动图检查，诊断为扩张型心肌病。下列病情描述与诊断不符的是

A．早期明显全心扩大

B．后期以左心室扩大为主

C．后期 LVEF 明显降低

D．可有室壁运动减弱

E．可有瓣膜关闭不全

13．男，30 岁，既往体健，以"劳累后呼吸困难、乏力 3 天"入院，超声心动图提示肥厚型心肌病。减轻流出道梗阻的一线治疗药物是

A．硝酸异山梨酯 　　B．维拉帕米

C．卡维地洛 　　D．氢氯噻嗪

E．地高辛

14．有望彻底治疗扩张型心肌病的方法是

A．寻找并去除病因

B．预防感染等诱因

C．积极对症治疗

D．坚持药物治疗

E．心脏移植

15．男，32 岁，因"乏力、劳累后胸闷、气促 3 个月"就诊。确诊为肥厚型心肌病。以下护理措施正确的是

A．症状轻者可参加各种竞技运动

B．症状轻者无须控制输液量及速度

C．有晕厥病史者不可外出

D．出现心衰首选用毛花苷 C

E．高蛋白、高维生素、低盐饮食

16．男，54 岁，扩张型心肌病病史 10 年余。2 天前受凉感冒后出现咳嗽、咳痰、呼吸困难加重。患者终末期的表现是

A．持续顽固低血压

B．持续顽固呼吸困难

C．持续顽固心力衰竭

D．持续顽固心律失常

E．持续顽固水肿

17．可使肥厚型心肌病患者杂音减弱的因素是

A．应用正性肌力药物

B．含服硝酸酯类药物

C．做 Valsalva 动作

D．应用 β 受体阻滞剂

E．取站立位

A3/A4 型题

(1 ~ 2 题共用题干)

男，29 岁，因"活动后心悸、气短 5 年，加重伴反复双下肢水肿 1 年"来诊。既往无高血压、冠心病、风心病病史。胸部 X 线检查心胸比 > 50%，诊断为扩张型心肌病 (DCM)。

1．诊断和评估 DCM 最常用的重要检查手段是

A．心内膜活组织检查

B．心肌核素显影检查

C．超声心动图检查

D．胸部 X 线检查

E．心电图检查

2. 本病早期尚未出现心衰时，应积极实施药物干预，但不包括

　　A．缬沙坦　　　　　B．地高辛

　　C．依那普利　　　　D．比索洛尔

　　E．坎地沙坦

（3～5题共用题干）

男，26岁，因"剧烈运动后晕厥"入院。患者自述平素无明显异常，经详细询问病史及体格检查后，初步诊断为肥厚型心肌病。

3. 本病目前已知病因是

　　A．性染色体显性遗传

　　B．性染色体隐性遗传

　　C．常染色体显性遗传

　　D．与病毒感染有关

　　E．与药物作用有关

4. 本病最常见的持续性心律失常是

　　A．窦性心动过缓

　　B．室上性心动过速

　　C．室性期前收缩

　　D．室性心动过速

　　E．心房纤颤

5. 出现持续性房颤时，为控制其心室率可给予

　　A．洋地黄类药物

　　B．利尿剂

　　C．血管紧张素转换酶抑制剂

　　D．β受体阻滞剂

　　E．钙离子拮抗剂

（6～7题共用题干）

男，40岁，心悸、气短15年，加重伴反复双下肢水肿1年来诊。既往无高血压、冠心病、风心病病史。护理体检：颈静脉充盈，心界向左右两侧扩大，不随体位而改变，HR 110次/min。胸部X线检查示心胸比＞50%。

6. 最可能的诊断是

　　A．心力衰竭　　　　B．心包积液

　　C．扩张型心肌病　　D．肺源性心脏病

　　E．病毒性心肌炎

7. 该患者最主要的护理诊断是

　　A．知识缺乏

　　B．体液过多

　　C．焦虑

　　D．潜在并发症：栓塞、猝死

　　E．清理呼吸道无效

第九节　心包炎患者的护理

心包炎：指多种因素引起的心包脏层和壁层炎性病变。

分类：

1. 按病因分：感染性和非感染性。感染性以结核性心包炎为最常见。

2. 按病程进展分：急性心包炎和慢性缩窄性心包炎最常见。

急性心包炎

【知识要点】

一、疾病概述与相关知识

急性心包炎：指心包脏层和壁层的急性炎症。

1. 病因：

(1) 感染性：病毒感染最常见。

(2) 非感染性：特发性、过敏性等因素。

2. 发病机制

(1) 纤维蛋白性心包炎：纤维蛋白、白细胞等炎性渗出，为早期表现。

(2) 渗出性心包炎：心包腔渗出液增多，为晚期表现，有心脏压塞征。

二、护理评估

1. 健康史：有无感染史及心肌梗死、尿毒症等。

2. 身体状况：

(1) 症状：

① 心前区疼痛：为纤维蛋白性心包炎最主要的症状，多呈尖锐性疼痛，咳嗽、深呼吸或变换体位时加重。

② 呼吸困难：是渗出性心包炎最突出的症状。

③ 其他表现：发热、干咳等。

(2) 体征：

① 心包摩擦音：为纤维蛋白性心包炎的典型体征，心前区最明显，当积液增多时，摩擦音可消失。

② 心包积液：见于渗出性心包炎，可有奇脉、颈静脉怒张等。

3. 辅助检查：

(1) 血液检查：血沉增快，早期 WBC 增高。

(2) X 线检查：大量心包积液时，可见"烧瓶心"。

(3) 超声心动图：对心包积液有确诊价值。

(4) 心电图：心包积液时，可见 QRS 波群低电压。

(5) 心包活检：有助于明确病因。

三、治疗要点

1. 病因治疗：针对病因应用抗结核药、抗生素等治疗。

2. 对症处理：呼吸困难者给予半卧位、吸氧；疼痛者给予止痛剂等。

3. 心包穿刺：抽液减压、心包内用药。

4. 心包切开引流术及心包切除术。

缩窄性心包炎

【知识要点】

一、疾病概述与相关知识

缩窄性心包炎：心脏被致密厚实的纤维化或钙化的心包所包围，限制了心脏舒张。

病因：常继发于急性心包炎，以结核性心包炎最常见。

二、护理评估

1. 健康史：是否患过急性心包炎。

2．身体状况：

(1) 症状：劳力性呼吸困难为最早的症状。

(2) 体征：颈静脉怒张(最重要的体征之一)；奇脉；胸骨左缘 3～4 肋间闻及心包叩击音。

3．辅助检查：

(1) CT 检查：心包增厚、钙化等。

(2) X 线检查：心包钙化、心缘平行僵硬。

(3) 超声心动图。

(4) 心电图。

三、治疗要点

1．尽早施行心包剥离术。

2．积极治疗原发病。

四、主要护理诊断及合作性问题与护理措施

心包炎患者的主要护理诊断及合作性问题与护理措施见表 2-15。

表 2-15　心包炎患者的主要护理诊断及合作性问题与护理措施

护理诊断/问题	主要护理措施
疼痛： 胸痛，与心包炎症有关。	1．评估疼痛情况。 2．卧床休息，勿用力咳嗽、深呼吸或突然改变体位。 3．给予解热镇痛、抗炎药，做好相应的观察和护理。
气体交换受损： 与肺或支气管受压、肺淤血有关。	1．呼吸状况的监测。 2．体位：半卧或前倾。 3．保持环境安静，温、湿度适宜。 4．胸闷、气急者给予吸氧。 5．心包穿刺术的配合与护理。
营养不良： 低于机体需要量。	1．高热量、高蛋白、高维生素、半流质或软食，适当限制钠盐摄入。 2．定期营养监测。
焦虑。	1．改善病房环境，患者注意休息、保证睡眠。 2．及时控制病情。

五、健康指导

1．疾病发生的相关知识。

2．生活指导。

3．用药与治疗的指导。

【课前预习】

一、基础复习

1．心包膜的分层。　2．什么是心包腔。

二、预习目标

急性纤维蛋白性心包炎的主要症状是＿＿＿＿＿＿疼痛，最典型的体征是＿＿＿＿＿＿

_____；急性渗出性心包炎最突出的症状是_____，大量心包积液可致心脏压塞，出现收缩压_____、脉压_____、静脉压_____、_____阳性、_____脉。

【课后巩固】

填空题

1. _____是纤维蛋白性心包炎的典型体征，多位于心前区，以_____肋间最明显，在前倾坐位、深吸气时更易听到。

2. 心包积液的临床特征：心浊音界向两侧扩大，心尖搏动_____，心音_____、遥远；积液量大时可在左肩胛骨下叩诊浊音和闻及支气管呼吸音。

3. 在心电监护下进行心包穿刺，嘱患者勿_____或深呼吸；严格无菌操作，抽液过程中随时夹闭胶管，防止空气进入心包腔；抽液要缓慢，一般第 1 次抽液量不超过_____ ml，若抽出鲜血时，应_____。

【综合练习】

A1/A2 型题

1. 女，30 岁，因"低热，乏力半年，劳力性呼吸困难、心前区不适 1 个月"入院。经检查诊断为缩窄性心包炎，最可能的病因是
   A．病毒感染   B．结核菌感染
   C．肿瘤因素   D．风湿性因素
   E．自身免疫因素

2. 因大量心包积液发生心脏压塞时，能快速解除压迫症状的措施是
   A．取端坐位
   B．呋塞米静脉注射
   C．地塞米松静脉注射
   D．心包穿刺引流
   E．头孢克肟静脉滴注

3. 女，34 岁，因"发热、劳累后心悸、气短 1 个月"入院。自述 1 个月前出现心前区疼痛，自服止痛药后症状缓解，但 1 周后逐渐出现胸闷、乏力，故来院诊治。初步诊断为急性心包炎，为了明确诊断及对因治疗，应选择的检查是

A．心包穿刺   B．超声心动图
C．胸部 CT   D．血常规
E．心电图

4. 男，38 岁，因"发热、乏力、食欲不振、呼吸困难 1 周"入院，诊断为急性心包积液。除 aVR 和 V_1 导联外，以下对心电图改变描述正确的是
   A．ST 段弓背向上抬高，QRS 波群低电压
   B．ST 段弓背向下抬高，QRS 波群低电压
   C．ST 段鱼钩样改变，QRS 波群低电压
   D．ST 段斜行下移，QRS 波群低电压
   E．ST 段水平下移，QRS 波群低电压

5. 急性纤维蛋白性心包炎最主要的症状是
   A．心前区疼痛   B．呼吸困难
   C．发热乏力   D．吞咽困难
   E．声音嘶哑

6. 缩窄性心包炎患者早期最典型的症状是
   A．劳力性呼吸困难
   B．食欲不振、腹胀

C. 胸痛

D. 心悸

E. 疲乏

7. 以下关于心包的描述，准确的是

　A. 心包分纤维层和壁层

　B. 纤维层分脏层和壁层

　C. 心包内少量液体有润滑和营养的作用

　D. 心包对心脏解剖位置有固定和保护的作用

　E. 手术切除心包后会出现严重的临床后果

8. 男，33 岁，因"发热、心悸、气短 3 天"入院。经检查诊断为急性心包炎、心包积液。可作为诊断心包积液有力证据的 X 线表现是

　A. 心影呈"狭长形"

　B. 心影呈"球形"

　C. 心影呈"靴形"

　D. 心影呈"梨形"

　E. 心影呈"烧瓶状"

9. 男，40 岁，既往曾患结核性心包炎。近 1 个月来出现活动后气促，伴腹部闷胀不适，食欲减退，消瘦，但体重未减轻。诊断为缩窄性心包炎，患者咨询相关情况，护士解释正确的是

　A. 需坚持低热量、低蛋白、低盐饮食

　B. 需坚持终生应用抗结核药物治疗

　C. 心包切除是本病唯一的治疗措施

　D. 强心、利尿治疗有望彻底改善症状

　E. 目前只能对症治疗，无法根治

10. 女，31 岁，乏力、气促半年余，近 1 个月来出现腹胀、乏力、食欲不振。护理体检：颈静脉怒张，肝肋下 2 cm，Kussmaul 征阳性。初步诊断为缩窄性心包炎。为了评价心包受累的范围和程度，进一步检查应选择

　A. 心电图　　　　B. 血常规

　C. 胸部 X 线　　　D. 心脏 MRI 或 CT

　E. 超声心动图

11. 女，51 岁，因"反复低热、乏力、心前区不适 2 年"来诊，诊断为缩窄性心包炎。护理记录中与本病体征不符的是

　A. 心尖搏动减弱

　B. 颈静脉怒张(+)

　C. Kussmaul 征(+)

　D. 心音增强

　E. 双下肢水肿

12. 女，55 岁，因"反复低热、盗汗、心前区不适 3 个月"来诊，诊断为缩窄性心包炎。护理记录中对心脏体征描述不妥的是

　A. 心尖搏动减弱或消失

　B. 心尖搏动呈抬举性

　C. 心浊音界可正常或稍增大

　D. 心音低弱而遥远

　E. 可闻及心包叩击音

13. 心脏压塞的临床特征"Beck 三联征"是指

　A. 低血压、心音低钝、颈静脉怒张

　B. 低血压、心音低钝、Kussmaul 征

　C. 低血压、心音低钝、静脉压升高

　D. 低血压、心音低钝、下肢水肿

　E. 低血压、心音低钝、奇脉

14. 男，52 岁，以"大量心包积液"入院。遵医嘱行心包穿刺引流，术中患者突然面色苍白、脉搏加快，血压下降。正确的处理措施是

　A. 立即停止抽液，协助患者平卧位

　B. 减慢抽液速度，告知患者马上结束

　C. 减慢抽液速度，皮下注射吗啡镇静

　D. 加快抽液速度，含服硝酸甘油

　E. 鼓励患者要坚强，给予吸氧

15. 女，25 岁，乏力、气促 3 个月余，近 2 日来出现腹胀，腹痛不适。护理体检：颈静脉怒张，肝肋下 3 cm，可见 Kussmaul 征。对该患者目前诊断考虑为

　A. 右心衰　　　　B. 肝硬化

　C. 心包积液　　　D. 缩窄性心包炎

　E. 急性戊型肝炎

16. 男，18 岁，主诉心前区刺痛不适 1 周入院，2 周前曾有受凉感冒史，1 周前出现咳嗽、胸痛、改变体位时疼痛加重。护理体检：心前区可闻及心包摩擦音，坐位、身体前倾时更明显。心电图：窦性心律，T 波低平。最可能的诊断是

A．冠心病心绞痛

B．急性心包炎

C．二尖瓣狭窄并肺淤血

D．急性心肌梗死

E．心脏神经官能症

A3/A4 型题

(1 ~ 3 题共用题干)

女，47 岁，因"低热、盗汗、乏力半个月"入院，诊断为急性纤维素性心包炎。

1. 听诊心包摩擦音时，护士应协助患者取

A．平卧位　　　　B．半卧位

C．前倾坐位　　　D．左侧卧位

E．右侧卧位

2. 与摩擦音同时存在的最典型症状是

A．疼痛　　　　　B．发热

C．乏力　　　　　D．水肿

E．食欲减退

3. 主要的护理诊断是

A．疲乏

B．焦虑

C．疼痛：胸痛

D．体温过高

E．营养失调：低于机体需要量

(4 ~ 6 题共用题干)

男，25 岁，因"发热伴呼吸困难 3 天"入院。诊断为急性心包积液，护理记录描述"Ewart"征。

4. 叩诊时，其心浊音界变化，以下描述准确的是

A．向左扩大，不随体位而改变

B．向左下扩大，随体位而改变

C．向下扩大，不随体位而改变

D．向两侧扩大，不随体位而改变

E．向两侧扩大，随体位而改变

5. 其特征性的脉搏是

A．水冲脉　　　　B．吸停脉

C．交替脉　　　　D．间歇脉

E．短绌脉

6. 若胸部 X 线检查显示心影增大，则其心包积液量应超过

A．100 ml　　　　B．150 ml

C．200 ml　　　　D．250 ml

E．300 ml

(7 ~ 9 题共用题干)

女，30 岁，因"低热、乏力 4 个月，近 1 周来加重伴呼吸困难、心前区不适"入院。护理体检：T 37.5 ℃，P 95 次 /min，BP 90/60mmHg，颈静脉怒张，左下肺呼吸音低，心界扩大，肝大，双下肢水肿。胸部 X 线：双侧肺野清晰。

7. 该患者可能的诊断是

A．右心衰　　　　B．心包积液

C．扩张型心肌病　D．病毒性心肌炎

E．结核性胸膜炎

8. 诊断心包积液简单易行又迅速可靠的检查是

A．心电图　　　　B．胸部 CT

C．超声心动图　　D．胸部 X 线

E．心包穿刺

9. 若患者出现心脏压塞，解除其心脏压塞最简单有效的方法是

A．呋塞米静脉注射

B．心包穿刺引流

C．限制水的摄入量

D．严格限制钠的摄入量

E．积极寻找并去除病因

第十节　病毒性心肌炎患者的护理(补充)

【知识要点】

一、疾病概述与相关知识

病毒性心肌炎是由嗜心肌病毒感染引起的以心肌非特异性间质性炎症为主要病变的心肌炎症。

1. 病因：呼吸道和肠道病毒感染较常见，尤其是柯萨奇 B 组病毒。

2. 发病机制：病毒的直接作用与免疫机制产生的心肌损害和微血管损伤。

二、护理评估

1. 健康史：发病前 1～3 周有无呼吸道和肠道病毒感染史；有无营养不良、寒冷、酗酒等诱因。

2. 身体状况：

(1) 病毒感染的症状：发热、倦怠、恶心、呕吐、腹泻等呼吸道和肠道病毒感染的症状。

(2) 心脏受累症状：心悸、心前区疼痛，严重时可有呼吸困难、水肿、阿-斯综合征。

(3) 体征：

① 与发热程度不成正比的心动过速。

② 心律失常：是最主要的表现，以室性早搏多见，AVB 次之。

③ 心力衰竭相应的体征：左、右心衰。

④ 其他：心尖 S1 减弱、心源性休克等。

3. 辅助检查：

(1) 心肌损伤的参考指标：CTnI、CTnT、CK 及 CK-MB 等增高。

(2) 心电图：各类心律失常的心电图改变等，室性早搏最多见。

(3) 影像学检查：X 线、超声心动图。

(4) 病毒学检查。

三、治疗要点

无特异性治疗，以综合治疗为主，强调对症支持治疗与休息，可用糖皮质激素、中西医结合、抗病毒治疗等。

四、主要护理诊断及合作性问题与护理措施

病毒性心肌炎患者的主要护理诊断及合作性问题与护理措施见表 2-16。

表 2-16　病毒性心肌炎患者的主要护理诊断及合作性问题与护理措施

护理诊断/问题	主要护理措施
活动无耐力。	1. 急性期卧床休息 1 个月；重症心肌炎患者应卧床休息 3 个月以上。 2. 活动监测。 3. 饮食应进高蛋白、高维生素、富于营养、易消化饮食。
焦虑。	1. 改善病房环境，患者应注意休息、保证睡眠。 2. 给予心理疏导。
潜在并发症：心律失常、心力衰竭、心源性休克征象。	1. 急性期严密心电监护。 2. 密切观察生命体征的变化，有无心律失常、心功能不全和心源性休克征象。 3. 及时控制病情。

五、健康指导

1. 饮食指导。

2. 出院后需继续休息 3 ~ 6 个月，6 个月至 1 年内应避免重体力劳动、剧烈运动、妊娠等。

3. 自我保健与监测。

【课前预习】

一、基础复习

心脏的解剖结构。

二、预习目标

1. 病毒性心肌炎是由病毒感染引起的心肌炎症性病变。病因以_____和_____感染的病毒最常见，尤其是_____病毒。

2. 病毒性心肌炎的临床表现差异很大，轻者可无明显症状，重者可猝死。在发病前 1 ~ 3 周，有发热"感冒"样症状或_____症状。心脏受累症状：常出现心悸、胸闷、呼吸困难、心前区隐痛、乏力等表现，严重者甚至出现阿-斯综合征、心源性休克。主要体征：发热程度与心动过速_____，可有心律失常，心尖部第一心音_____、舒张期_____，或有心力衰竭体征，重症出现心源性休克体征。

【课后巩固】

填空题

1. 病毒性心肌炎心力衰竭时使用利尿药、血管扩张药、血管紧张素转换酶抑制药。频发室性期前收缩或有快速性心律失常者，可选用抗心律失常药物；完全性房室传导阻滞者，可使用_____。目前不主张早期使用_____。

2. 病毒性心肌炎患者急性期应绝对卧床休息____个月，重症需绝对卧床休息____个月，保证充足的睡眠。待症状消失，心肌酶、病毒中和抗体、白细胞等化验及体征正常后，方可逐渐增加活动。饮食应给予易消化、富含维生素和优质蛋白质的饮食，心力衰竭者限制_____摄入，避免刺激性食物，如浓茶、浓咖啡等，戒烟、酒；保持情绪稳定；进行心电监护，注意有无心律失常和心功能的改变，特别当有二度、三度房室传导阻滞交替出现或频发性多源性室性心律失常时，应做好急救的准备和随时安装_____的准备。

【综合练习】

A1/A2 型题

1. 下列哪项内容与病毒性心肌炎患者的体征不符

A．第一心音低钝

B．交替脉

C．心率增快与体温升高成比例

D．心脏扩大

E．舒张期奔马律

2. **引起心肌炎最常见的病毒是**

A．流感病毒　　　　B．疱疹病毒

C．柯萨奇 B 组病毒　D．风疹病毒

E．脊髓灰质炎病毒

3. 某病毒性心肌炎患者，每两个窦性搏动后出现一个室性期前收缩，需及早进行以下哪种处理

　A．病因治疗

　B．吸氧

　C．心电监护，抗心律失常治疗

　D．卧床休息

　E．减少体力活动

4. 选择治疗病毒性心肌炎的药物时，不恰当的是

　A．维生素 C　　　B．复方丹参滴丸

　C．极化液　　　　D．糖皮质激素

　E．辅酶 A

5. 病毒性心肌炎的有关检查中，下列哪项对诊断本病有帮助

　A．血红蛋白下降　　B．白细胞总数偏高

C．血沉增快　　　　D．肝肾功能受损

E．血清心肌酶增高

6. 病毒性心肌炎的护理重点是

　A．小量应用糖皮质激素

　B．接种疫苗，预防感冒

　C．绝对卧床半年，低盐饮食

　D．加强锻炼，增强机体抵抗力

　E．充分休息，保证丰富的营养

7. 患者，女性，13 岁，1 周前因受凉，最高体温达 39 ℃，近 2 天来感到心悸、气短、乏力。查体：血压 112/64 mmHg，心率 104 次/min，体温 37.1 ℃，心电图示"阵发性室性心动过速"，门诊以"病毒性心肌炎"收入监护室。由于患者尚在上学，担心影响学业，再三要求出院，该患者目前首优的护理问题是

　A．焦虑　　　　　　B．知识缺乏

　C．活动无耐力　　　D．执行治疗方案无效

　E．潜在并发症：心律失常

A3/A4 型题

（1~3 题共用题干）

患者，女性，15 岁。1 周前发热，体温 38 ℃，伴有恶心、呕吐、腹泻，按肠炎治疗好转。近 3 天来感到胸闷、憋气、头晕、乏力。查体：血压 120/60 mmHg，心率 100 次/min，律齐，体温 36 ℃，双肺野清晰。心电图示：一度房室传导阻滞，T 波倒置。

1. 导致该患者上述症状的可能原因是

　A．非 Q 波心肌梗死

　B．扩张性心肌病

　C．病毒性心肌炎

　D．自主神经功能紊乱

　E．缩窄性心包炎

2. 有助于该病诊断的检查结果是

　A．CK、AST、LDH、C 反应蛋白增高

　B．类风湿因子滴度增高

　C．抗核抗体荧光实验阳性

　D．抗链"O"阳性

　E．白细胞增多，血沉减慢

3. 以下有关该病的治疗措施，不妥的是

　A．急性期卧床休息

　B．使用改善心肌营养和代谢的药物

　C．如发生心力衰竭可使用利尿药

　D．给予易消化、富含维生素、优质蛋白质饮食

　E．好转出院后，可以从事体力劳动

（编者：王以君）

第三章 消化系统疾病患者的护理

【消化系统解剖、生理要点】

消化系统由消化道(以屈氏韧带为界分为上、下消化道)和消化腺两部分组成，其作用是协力完成食物的消化和吸收，还具有分泌激素和参与免疫反应的功能。

1. 食管：分为颈、胸、腹三部分。有三处狭窄：一处在食管上端；另一处在主动脉弓水平位置；最后一处在食管下端，即食管穿过膈的裂孔处。三处狭窄常为瘢痕、憩室、肿瘤等病变的好发部位。

2. 胃：分为贲门、胃底、胃体和幽门部。胃壁分四层，其中黏膜层有丰富的腺体，由不同细胞组成：① 主细胞，分泌胃蛋白酶原和凝乳酶原；② 壁细胞，分泌盐酸和内因子；③ 黏液细胞，分泌碱性黏液；④ G 细胞，分泌促胃液素。

3. 肠：

(1) 小肠：包括十二指肠、空肠、回肠。十二指肠球部是溃疡好发部位，十二指肠液含有胆汁、胰液等多种消化液。小肠是吸收营养物质的主要部位。

(2) 大肠：包括盲肠、升结肠、横结肠、降结肠和乙状结肠，下接直肠。结肠的主要生理功能是吸收水分、储存和转运粪便，结肠内的大量细菌还能合成维生素 K、维生素 B 复合物和短链脂肪酸等。

4. 肝：人体最大消化腺，75%的血供来自门静脉，收集来自腹腔内的血流。主要功能：物质代谢、生成胆汁和解毒功能。

5. 胆：具有浓缩胆汁和调解胆流的作用。

6. 胰：具有内分泌和外分泌功能。A 细胞分泌胰高血糖素；B 细胞分泌胰岛素。

第一节 常见症状的护理

【知识要点】

一、恶心与呕吐

1. 概述：

(1) 恶心：为一种上腹部不适、紧迫欲吐的感觉。

(2) 呕吐：是通过胃的强烈收缩迫使胃或部分小肠内容物经食管、口腔而排出体外的现象。大部分患者先有恶心，继而呕吐，两者也可单独发生。

2. 护理评估：

(1) 健康史：询问患者有无消化、循环、泌尿等系统的病史，了解患者有无恶心、呕吐的诱因。

(2) 身体状况：按发生机制分为反射性呕吐、中枢性呕吐、前庭功能障碍性呕吐、神经性呕吐。

(3) 因疾病不同，需要评估患者呕吐的性质、时间，呕吐物的量、颜色、气味等。

① 呕吐的性质：中枢性呕吐多无先兆，剧烈呕吐呈喷射状，呕吐后不感到轻松，可伴有剧烈头痛和意识障碍。

② 呕吐的时间：前庭功能障碍引起的呕吐多发生在头部位置改变时；妊娠呕吐多发生在晨起时；幽门梗阻性呕吐多发生在夜间。

③ 呕吐物的量、性状和气味：低位肠梗阻的呕吐物常有粪臭味；急性胰腺炎的呕吐物常含有较多胆汁；幽门梗阻的呕吐物有酸腐宿食；霍乱的呕吐物为米泔样；有机磷农药中毒的呕吐物有大蒜味。

3. 主要护理诊断及合作性问题与护理措施：见表 3-1。

表 3-1　恶心与呕吐的主要护理诊断及合作性问题与护理措施

护理诊断/问题	主要护理措施
有体液不足的危险。	1. 失水征象监测。 2. 呕吐的观察与处理。 3. 积极补充水分和电解质。 4. 生活与安全的护理、心理护理。

二、腹痛

1. 概述：腹痛是腹部感觉神经纤维受到某些因素刺激后产生的一种疼痛和不适感。按病程分为急性腹痛和慢性腹痛。

2. 护理评估：

(1) 健康史：各种器质性病变和功能性病变均可引起腹痛，如急慢性炎症、脏器扭转或梗阻等。

(2) 身体状况：注意病变急缓、部位、性质、持续时间，有无放射痛，疼痛的诱因，与进食的关系。

3. 主要护理诊断及合作性问题与护理措施：见表 3-2。

表 3-2　腹痛的主要护理诊断及合作性问题与护理措施

护理诊断/问题	主要护理措施
疼痛：腹痛。	1. 疼痛监测。　　2. 三阶梯镇痛法。　　3. 诊断不明时慎用止痛药。

三、腹泻与便秘

1. 概述：

(1) 腹泻：排便次数增多，粪质稀薄，或带有黏液、脓血或未消化的食物。根据病程分为急性和慢性腹泻(病程超过 2 个月者)。

(2) 便秘：排便次数减少，1 周内排便次数少于 2～3 次，粪便干结，排便困难；分为功能性便秘和器质性便秘。

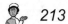

2．护理评估：

(1) 健康史：多由胃肠疾病引起，其他原因有肝胆胰疾病、食物中毒、全身性疾病、药物、过敏和心理因素等。

(2) 身体状况：

① 注意腹泻的时间、急缓、诱因、病程等；评估大便的次数、性状、颜色、量及气味及伴随症状；有无脱水表现。慢性腹泻患者应注意有无消瘦、贫血等。

② 便秘者注意发生的时间、排便是否费力。了解患者的饮食、饮水、运动情况；是否经常用缓泻剂；是否有腹泻与便秘交替的现象。

3．主要护理诊断及合作性问题与护理措施：见表3-3。

表3-3　腹泻与便秘的主要护理诊断及合作性问题与护理措施

护理诊断/问题	主要护理措施
腹泻与便秘。	1．观察排便情况、伴随症状等。 2．腹泻患者饮食以少渣、易消化食物为主；便秘患者多食粗纤维。 3．提供舒适的排便环境，建立规律的排便习惯。 4．顺时针腹部按摩，必要时灌肠。 5．肛周皮肤护理。 6．用药护理。
有体液不足的危险(腹泻患者)。	补充水分和电解质。

四、黄疸

1．概述：黄疸是各种原因引起的血清中胆红素浓度增高，导致巩膜、黏膜和皮肤黄染的现象。

2．护理评估：见表3-4。

表3-4　黄疸的分类及鉴别要点

分类	病因	身体状况	实验室检查
溶血性黄疸	溶血的疾病	黄疸为轻度，呈浅柠檬色。	TB↑，以 UCB↑为主，尿胆原↑，粪胆素↑。
肝细胞性黄疸	肝细胞严重损害的疾病	皮肤、黏膜、巩膜呈浅黄至深黄色不等，可伴有轻度皮肤瘙痒，尿色深。	CB 与 UCB 均↑，尿胆红素(+)。
胆汁淤积性黄疸(阻塞性黄疸)	肝内或肝外胆汁淤积	皮肤呈暗黄，甚至呈黄绿色，皮肤瘙痒明显，常伴心动过速，尿色深，粪便颜色变浅或呈白陶土色。	TB↑，以 CB↑为主，尿胆红素(++)。

3．主要护理诊断及合作性问题与护理措施：见表3-5。

表3-5　黄疸的主要护理诊断及合作性问题与护理措施

护理诊断/问题	主要护理措施
有皮肤完整性受损的危险。	1．注意休息，饮食指导，心理疏导，必要时隔离。 2．皮肤护理：保持皮肤清洁，必要时使用止痒剂或抗过敏药物。 3．病情观察。

五、呕血与黑便

1. 概述：

(1) 呕血：是指上消化道疾病(屈氏韧带以上的消化道，包括食管、胃、十二指肠、肝、胆、胰疾病)或全身性疾病所致的上消化道出血，血液经口腔呕出。

(2) 黑便：又称柏油样便，是因血红蛋白经肠道硫化物的作用形成黑色的硫化铁所致。

2. 护理评估：

(1) 健康史：最常见的原因是消化性溃疡。

(2) 身体状况：颜色和性状取决于出血量的多少、血液在胃肠道内停留时间的长短以及出血的部位。注意呕血和咯血的鉴别。

3. 主要护理诊断及合作性问题与护理措施：见"上消化道出血患者的护理"。

【课前预习】

一、基础复习

1. 胃的解剖结构。

2. 主细胞、壁细胞、黏液细胞、G 细胞。

3. 肝脏功能。

4. 胰腺内、外分泌功能。

二、预习目标

1. 消化系统包括_____和_____，上消化道指_____、_____、_____。

2. 十二指肠_____是消化性溃疡的好发部位。

3. 主细胞分泌_____，壁细胞分泌_____和_____，黏液细胞分泌_____。

4. 胰腺分为头、体、尾。胰腺的外分泌功能产生_____；内分泌功能中的 A 细胞分泌_____，B 细胞分泌_____。

5. 黄疸按病因分为_____性黄疸、_____性黄疸、_____性黄疸和先天性非溶血性黄疸。

6. 呕血最常见的病因是_____，典型的呕血为_____，也可呈鲜红色；典型的黑便为_____(_____、_____、_____)。

【课后巩固】

一、名词解释

黄疸　　便秘　　柏油样黑便　　腹膜刺激征

二、填空题

1. 对呕吐者应观察生命体征，包括观察患者有无_____、_____等症状，注意将患者头部_____；观察_____的特点，记录呕吐物的_____、_____、颜色、次数及气味,注意预防_____和因持续性呕吐使大量胃液丢失而发生_____。

2. 呕吐大量宿食提示_____,呕吐物为咖啡色或鲜红色提示_____,呕吐物有粪臭味提示_____。

3. 腹泻的身体状况中常可伴有_____、_____及_____等症状。护理措施包括:① 准确记录大便情况,严格记录患者的排便_____、____和_____;② 给予_____、_____、_____食物,避免_____、多纤维、刺激性的食物,嘱患者多_____,以防频繁腹泻引起脱水;③ 注意腹部保暖,可用_____以缓解腹泻时伴随的腹痛症状;④ 对于频繁腹泻的患者,应注意保护_____皮肤,嘱患者便后使用软纸擦拭,每日用温水清洗肛门,并涂_____保护皮肤。

4. 小肠病变时呈_____,并有腹泻、腹胀的表现。大肠病变所致的腹痛常为腹部_____或_____疼痛。急性胰腺炎常出现上腹部剧烈疼痛,并向腰背部呈_____。

【综合练习】

A1/A2 型题

1. **阿米巴痢疾患者的大便性状是**
   A. 黏液便　　　　B. 果酱样便
   C. 脓血便　　　　D. 柏油样便
   E. 蛋花汤样便

2. **呕吐物有粪臭味提示**
   A. 急性胃炎　　　B. 急性胰腺炎
   C. 急性胆囊炎　　D. 肠梗阻
   E. 幽门梗阻

3. **下列关于消化系统疾病的描述,不正确的是**
   A. 消化系统的疾病主要包括食管、胃、肠、肝、胰、脾等器官的病变
   B. 感染、理化因素、营养缺乏、代谢紊乱等可以引起消化系统疾病
   C. 消化系统与外界相通,因此容易发生感染、炎症和损伤
   D. 多数消化系统疾病是急性病程
   E. 消化系统疾病与患者的心理状态和行为方式密切相关

4. **患者,女性,21 岁,腹泻、呕吐半天,诊断为急性胃肠炎,正确的护理措施是**
   A. 嘱患者不要服用抗生素
   B. 给予冷牛奶口服,以保护胃黏膜
   C. 遵医嘱静脉输液,防止水、电解质紊乱
   D. 鼓励患者进行适当的活动,以增加食欲
   E. 腹泻 3 天以上还未停止,方可使用止泻剂

5. **患者,男,36 岁,突然呕血 2 000 ml,伴柏油样便,血压 60/25 mmHg,心率 170 次/min,此时首先应采取的措施是**
   A. 准备肌注给予止血药物
   B. 立即开放静脉通道补充血容量
   C. 准备抗酸药物
   D. 准备急查 B 超
   E. 嘱患者严格卧床休息

6. **某肿瘤化疗患者,出现恶心、呕吐并伴腹痛、腹泻,患者因此拒绝继续化疗,以下采取的护理措施不正确的是**
   A. 立即停药
   B. 指导患者心理放松
   C. 做好口腔护理
   D. 改成晚间用药,以减少反应
   E. 观察腹痛、腹泻情况,对症处理

7. 某患者于中午进餐后，晚 6:00 出现脐上腹痛，伴呕吐。护理查体：体温 37.7 ℃，上腹部压痛明显，但无放射，肠鸣音亢进，血常规白细胞 11.3×10^9，大便常规无异常。考虑该患者最可能患哪种疾病

　　A．急性胃炎　　　　　B．急性胰腺炎

　　C．急性胆囊炎　　　　D．急性肠炎

　　E．胃溃疡

8. 患者，男性，31 岁，急性胃肠炎，呕吐、腹泻 2 天。对其输液治疗的主要目的是

　　A．改善微循环

　　B．补充能量，增加营养

　　C．补充蛋白质

　　D．增加血容量，维持血压

　　E．纠正水、电解质失衡，治疗疾病

9. 对于腹泻患者的饮食指导，以下哪项不合理

　　A．摄取营养丰富、低脂肪、易消化、少纤维的食物

　　B．适当补充水分和食盐

　　C．根据病情采取禁食

　　D．多吃韭菜、芹菜等粗纤维食物

　　E．避免刺激性强的调味品

10. 患者，男性，35 岁，上腹部疼痛间歇性发作 4 年，多出现在夜间，进食可缓解。近 1 周反复呕吐，呕吐大量呈酸腐味的宿食，呕吐后疼痛减轻。对此患者最可能的诊断是

　　A．胃溃疡伴幽门梗阻

　　B．胃癌

　　C．慢性胃炎

　　D．溃疡癌变

　　E．十二指肠溃疡伴幽门梗阻

11. 女性，26 岁，反复右下腹疼痛、腹泻 3 个月，大便呈糊状，无黏液及脓血，每日 2～4 次。X 线钡剂检查发现回盲部有跳跃征。针对该患者的情况，首先考虑

　　A．溃疡性结肠炎　　　B．肠结核

　　C．上消化道出血　　　D．结肠癌

　　E．急性胃肠炎

12. 患者，男，40 岁，因头痛、呕吐、视物不清来院就诊，初步诊断为"颅内占位性病变"。该患者呕吐时可表现为

　　A．喷射性，有恶心，呕吐后轻松

　　B．喷射性，无恶心，呕吐后不轻松

　　C．非喷射性，有恶心，呕吐后不轻松

　　D．非喷射性，无恶心，呕吐后轻松

　　E．喷射性，无恶心，呕吐后轻松

13. 男，50 岁，在进食 2 h 后突发中上腹部疼痛，急诊入院，暂时对症观察治疗，尚未明确诊断。下列护理措施正确的是

　　A．协助平卧位　　　　B．给予止痛药

　　C．暂时禁食、禁饮　　D．紧急针灸止痛

　　E．腹部热敷

14. 男，35 岁，自诉饮酒后中上腹部闷痛不适，呕吐咖啡色胃内容物。患者及家属询问呕吐物为何呈咖啡色，以下解释最准确的是

　　A．说明出血速度快

　　B．说明出血的量较大

　　C．说明病变在十二指肠

　　D．血液与硫化氢作用

　　E．血液在胃内与胃酸作用

15. 患者，男，40 岁，因腹痛、腹泻就诊，在粪便中检查到霍乱弧菌，该患者典型的粪便特点是

　　A．米泔样或水样　　　B．细条样便

　　C．果酱样便　　　　　D．蛋花汤样便

　　E．黏液脓血便

16. 女，33 岁，以"脑外伤"入院。护理病历中关于呕吐的描述与疾病相符的是

　　A．呕吐物含有血液和胃内容物

　　B．呕吐与进食关系密切

　　C．呕吐多呈喷射性

　　D．呕吐前反复恶心

　　E．呕吐多发生于清晨

17. 呕血是

　　A．上呼吸道出血的先兆表现

　　B．肺出血的特征性表现

　　C．食道出血的特征性表现

　　D．上消化道出血的特征性表现

E. 下消化道出血的最主要表现

18. 男，20岁，腹痛、腹胀1天入院，诊断为幽门梗阻，其呕吐的特点是
    A. 呕吐物含发酵宿食
    B. 呕吐物带粪臭味
    C. 呕吐物常含胆汁
    D. 呈喷射状
    E. 每次呕吐物量不多

19. 女，35岁，自述反复上腹部饱胀不适伴有腹痛、纳差半年，自服助消化药物无好转，担心患了不治之症。为明确病因、消除顾虑，建议患者首选的检查为
    A. 胃液分析
    B. 幽门螺杆菌检查
    C. 胃镜及活组织检查
    D. 胃肠道钡餐检查
    E. 血清抗内因子抗体检查

20. 男，22岁，因"腹泻2天"入院，疑为感染性腹泻。下列护理措施不妥的是
    A. 糖盐水口服
    B. 伴腹痛者慎用止痛药
    C. 便后温水坐浴

D. 给予浓肉汤
E. 少渣饮食

21. 习惯性便秘多发于
    A. 婴幼儿
    B. 孕妇
    C. 青壮年男性
    D. 青壮年女性
    E. 中老年女性

22. 既是区别上、下消化道界限的重要标志，同时也是空肠的起点的是
    A. 胃脾韧带
    B. 脾肾韧带
    C. 冠状韧带
    D. 镰状韧带
    E. 屈氏韧带

23. 慢性腹泻是指病程至少超过
    A. 15天
    B. 1个月
    C. 2个月
    D. 3个月
    E. 1年

24. 慢性便秘患者最主要的临床表现是
    A. 腹痛、面色苍白
    B. 里急后重感
    C. 缺乏便意、排便艰难
    D. 腹部坠胀感
    E. 恶心、呕吐

A3/A4 型题

(1~4题共用题干)

患者，男性，18岁，腹痛3h。既往健康，腹痛当天曾在学校门口附近大排档吃晚餐。

1. 护士在评估患者腹痛特点时，应除外的是
    A. 腹痛的历史
    B. 腹痛的部位
    C. 腹痛的持续时间
    D. 腹痛的性质
    E. 腹痛的原因或诱因

2. 患者自称腹痛难以忍耐，要求立即给予止痛药物，但未获医护人员支持，护士解释其原因是
    A. 未交有关费用
    B. 药房暂时缺药

C. 药物还未准备好
D. 非药物止痛即可
E. 诊断未明确不可随意给予止痛药，以免掩盖症状，贻误病情

3. 护士向患者讲述非药物性缓解疼痛的方法，不正确的是
    A. 指导式想象
    B. 挤压患处
    C. 艾灸疗法
    D. 深呼吸
    E. 局部热疗

4. 随后患者频繁腹泻共计5次，不属于该患者的健康问题的是
    A. 疼痛：腹痛
    B. 腹泻
    C. 营养失调：低于机体需要量

D．有体液不足的危险

E．PC：肠梗阻

(5~7题共用题干)

某消化性溃疡病患者，原有疼痛节律消失，变为持续上腹痛伴频繁呕吐，呕吐物含发酵性宿食。

5．最可能的并发症是

　A．幽门梗阻　　　　B．急性胰腺炎

　C．穿孔　　　　　　D．胰腺癌

　E．上消化道出血

6．如患者反复呕吐，可能并发的酸碱与电解质紊乱是

　A．代谢性碱中毒并高血钾

　B．代谢性碱中毒并高血氯

　C．代谢性酸中毒并高血钾

　D．代谢性酸中毒并高血钠

　E．代谢性碱中毒并低血钾

7．急性呕吐与腹泻的患者，优先考虑的护理问题是

　A．营养失调：低于机体需要量

　B．有口腔黏膜完整性受损的危险

C．有体液不足的危险

D．活动无耐力

E．焦虑

(8~10题共用题干)

患者，男，26岁，乏力，巩膜黄染5天，免疫学检查抗-HAV IgM 阳性。

8．首先考虑该患者患有哪种疾病

　A．肝硬化　　　　　B．脂肪肝

　C．乙型肝炎　　　　D．甲型肝炎

　E．胆道结石

9．黄染的原因是

　A．溶血性黄疸

　B．肝细胞性黄疸

　C．胆汁淤积性黄疸

　D．先天性黄疸

　E．药物因素

10．患者粪便的特点为

　A．陶土色　　　　　B．柏油样

　C．深黄色　　　　　D．砖红色

　E．脓血便

第二节　胃炎患者的护理

【知识要点】

一、概述

胃炎：是指不同病因引起的胃黏膜炎症，常伴有上皮损伤、黏膜炎症和上皮细胞再生三个过程。分为急性和慢性两大类型，其中慢性胃炎发病率在各种胃病中居首位。

1．急性胃炎：以急性糜烂性胃炎最多见。常见病因：① 药物(NSAID 最常见)；② 急性应激；③ 酒精；④ 十二指肠液反流；⑤ 细菌或毒素。

2．慢性胃炎：主要是由 Hp 感染所引起的胃黏膜慢性炎症，常好发于胃窦部。

3．慢性胃炎分为三类：浅表性、萎缩性、特殊类型；其中萎缩性胃炎分为自身免疫性和多灶性胃炎。

二、护理评估

1．健康史：饮食、用药、应激、Hp 感染史等。

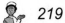

2. 身体状况：

(1) 急性胃炎：

① 症状：急性糜烂出血性胃炎患者以突发呕血和(或)黑便为首发症状。

② 体征：上腹部压痛是最常见体征。

(2) 慢性胃炎：

① 症状：病程迁延，有消化不良症状。自身免疫性胃炎患者血液中存在壁细胞抗体(PCA)和内因子抗体(IFA)，可破坏壁细胞，使胃酸分泌减少乃至缺失，影响维生素 B_{12} 的吸收而导致恶性贫血。

② 体征：可有上腹轻压痛。

3. 辅助检查：

(1) 胃镜检查：是确诊急性胃炎的依据。

(2) 胃镜及胃黏膜活组织检查：是慢性胃炎最可靠的诊断方法。

(3) 幽门螺杆菌检测。

(4) 血清胃泌素测定。

(5) 胃液分析。

三、治疗要点

1. 急性胃炎：针对原发病和病因采取防治措施。

2. 慢性胃炎：① 根除 Hp；② 对症处理；③ 手术治疗。

四、主要护理诊断及合作性问题与护理措施

急性胃炎患者和慢性胃炎患者的主要护理诊断及合作性问题与护理措施见表 3-6 和表 3-7。

表 3-6　急性胃炎患者的主要护理诊断及合作性问题与护理措施

护理诊断/问题	主要护理措施
知识缺乏。	1. 评估患者对疾病的认知度。 2. 指导休息与活动。 3. 饮食规律，温凉，避免刺激性食物。 4. 用药护理。
PC：上消化道出血。	详见"上消化道出血患者的护理"。

表 3-7　慢性胃炎患者的主要护理诊断及合作性问题与护理措施

护理诊断/问题	主要护理措施
疼痛：上腹痛。	1. 指导患者休息与活动。　2. 针灸、热敷。　3. 用药护理。
营养失调：低于机体需要量。	饮食护理：规律，温凉，避免刺激性食物。

五、健康教育

1. 疾病发生的相关知识。

2. 建立良好的生活饮食习惯，饮食结构合理。

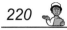**【课前预习】**

一、基础复习

1. 胃壁结构。   2. 幽门螺杆菌。   3. NSAID。   4. 隐血试验。   5. 内因子。

二、预习目标

1. 最常见的急性胃炎是_____胃炎，以突发的_____和(或)_____为首发症状。粪便隐血试验为_____。

2. 慢性胃炎分为_____(浅表性)、_____和_____三大类。发生的部位以_____多见。

3. 慢性胃炎的主要病因包括：① _____感染；② _____；③ _____性疾病。其中_____感染是最主要的原因。

4. _____及_____是慢性胃炎最可靠的诊断方法。

【课后巩固】

一、名词解释

恶性贫血   急性糜烂出血性胃炎

二、填空题

1. 慢性胃炎的病因治疗中，常用抗生素_____、_____、_____等和(或)_____或_____四联或三联治疗抗幽门螺旋杆菌感染。枸橼酸铋钾(CBS)为常用胃黏膜保护制剂，因其在酸性环境中方起作用，故宜在_____服用。

2. 慢性胃炎患者有胆汁反流者，可用_____或_____吸附。因服用药物引起的，应立即_____，并用_____或_____等胃黏膜保护药。硫糖铝在餐前_____或_____服用效果最好，如需同时使用制酸药，制酸药需在硫糖铝服用____30 min 或服用____1 h 给予。还可用吗丁啉或西沙必利等胃肠动力药，加速胃排空，应在饭前____h 或_____服用，不宜与阿托品等_____合用。枸橼酸铋钾服用后_____变黑。

3. 自身免疫性胃炎由于影响_____的吸收而导致恶性贫血，可注射_____及_____加以纠正。

4. 慢性胃炎饮食护理。急性发作期患者可给予_____、_____的温热饮食；如患者有少量出血可给予_____、_____等，以中和胃酸，利于黏膜的恢复；剧烈呕吐、呕血的患者应_____，进行静脉补充营养。恢复期给予_____、_____、_____、_____的饮食，避免使用_____、_____、_____、____等刺激性食物。_____进餐、_____多餐、_____，养成良好的饮食卫生习惯。

5. 健康教育时应指导胃炎患者避免使用对胃黏膜有刺激的药物，如_____、_____、_____等。

【综合练习】

A1/A2 型题

1. 胃炎患者有少量出血可
   A. 静脉注射垂体后叶素
   B. 进食少量温凉流质
   C. 冰水洗胃
   D. 禁食至患者康复
   E. 进食普食

2. 慢性浅表性胃炎的最主要原因是
   A. 幽门螺杆菌感染
   B. 胆汁反流
   C. 非甾体消炎药
   D. 烟酒等不良嗜好
   E. 自身免疫

3. 下列对慢性胃炎患者的健康教育中，不正确的是
   A. 养成细嚼慢咽的进食习惯
   B. 戒烟、戒酒
   C. 硫糖铝应在餐后 1 h 服用
   D. 吗丁啉等促胃肠动力药应在饭前 30 min 服用
   E. 避免使用泼尼松及利血平

4. 符合自身免疫性胃炎表现的是
   A. 病变以胃窦部为主
   B. 较多灶萎缩性胃炎常见
   C. 抗壁细胞抗体滴度较低
   D. 易发生恶性贫血
   E. 大多由幽门螺杆菌引起

5. 硫糖铝服药的适宜时间是
   A. 餐前 2 h   B. 餐前 1 h
   C. 餐中   D. 餐后 1 h
   E. 餐后 2 h

6. 以下对慢性胃炎患者的健康指导，说法不对的是
   A. 戒烟、戒酒
   B. 养成细嚼慢咽的习惯
   C. 避免过冷、过热的食物
   D. 腹痛时口服阿司匹林
   E. 定期门诊复查

7. 慢性胃炎的身体状况一般不包括
   A. 食欲不振   B. 餐后腹胀
   C. 恶心呕吐   D. 反酸嗳气
   E. 规律性上腹痛

8. 下列有关慢性胃炎的预防措施哪项不当
   A. 避免服用刺激性食物和药物
   B. 注意饮食卫生
   C. 戒酒、戒烟
   D. 常规应用抗生素
   E. 定期复查

9. 对慢性胃炎患者的饮食安排是
   A. 剧烈呕吐者给予无渣、半流质饮食
   B. 少量出血者不可给予米汤
   C. 恢复期给予维生素 C 含量丰富的辣椒
   D. 胃酸缺乏者酌情食用米醋
   E. 急性发作期经鼻饲补充营养

10. 患者，男性，53 岁，因反复上腹隐痛伴嗳气、食欲减退 3 个月，经检查诊断为"慢性胃窦炎"。下列项目中，最有诊断意义的是
    A. 消化道症状   B. 胃液分析
    C. 胃镜检查   D. 血清学检查
    E. X 线

11. 女性，40 岁，上腹部不适 4 年，近 1 个月进食后有饱胀感，有时嗳气。血清学检查：抗壁细胞抗体阴性。胃镜检查：黏膜呈颗粒状，血管网显露。对该患者最可能的诊断是
    A. 慢性浅表性胃炎
    B. 十二指肠溃疡
    C. 萎缩性胃炎
    D. 胃癌
    E. 胃溃疡

12. 患者，王某，70 岁，近日常感到上腹部隐痛，食欲减退、餐后饱胀。医生建议行胃镜检查，检查结果显示：慢性胃炎。医生嘱其口服 1% 稀盐酸，对于该患者进行的护理措施错误的是
    A．缓解身心不适
    B．应给予富有营养、易消化、适合患者口味的饮食，并少量多餐
    C．注意饮食卫生
    D．忌暴饮暴食、饮烈性酒、吸烟
    E．稀盐酸直接口服，不可稀释

13. 患者，女性，25 岁，近 2 年出现左上腹痛，常在进食后疼痛，胃肠钡餐检查未发现明显异常，体检时仅上腹压痛。该患者最有可能患的是
    A．慢性胃炎   B．胃癌
    C．胃溃疡   D．肠梗阻
    E．十二指肠溃疡

14. 女，25 岁，因"上腹部胀痛，饭后嗳气、反酸 5 个月"来诊，胃镜报告显示慢性胃炎。患者的饮食可以是
    A．咖啡   B．冷牛奶
    C．山楂   D．肉汤
    E．小米粥

15. 下列与慢性胃炎发病有关的药物是
    A．阿莫西林   B．阿托品
    C．阿司匹林   D．泮托拉唑
    E．西咪替丁

16. 男，32 岁，以"慢性胃炎"入院。护士告知禁食含铁丰富的食物、瘦肉及绿色蔬菜 3 日。据此判断患者可能进行的检查是
    A．尿浓缩稀释试验
    B．粪便隐血试验
    C．胆囊造影
    D．血肌酐测定
    E．胃镜检查

17. 男，43 岁，行胃镜检查确诊为慢性胃炎，查 Hp 阳性，遵医嘱给予联合用药。下列

属于质子泵抑制剂的是
    A．克拉霉素   B．兰索拉唑
    C．雷尼替丁   D．枸橼酸铋钾
    E．甲硝唑

18. 女，45 岁，慢性萎缩性胃炎病史 1 年。对其日常行为应给予指导纠正的是
    A．三餐规律   B．早睡早起
    C．喜饮浓姜茶   D．喜食水果蔬菜
    E．喜食软食、浓汤

19. 幽门螺杆菌引起的慢性胃炎的黏膜病损以
    A．胃体小弯侧为主
    B．胃体大弯侧为主
    C．贲门为主
    D．胃底为主
    E．胃窦为主

20. 女，25 岁，被诊断为慢性胃炎，幽门螺杆菌检查(+)。在杀灭幽门螺杆菌治疗的两联用药中效果最佳的是
    A．硫糖铝+泮托拉唑
    B．阿莫西林+奥美拉唑
    C．雷尼替丁+奥美拉唑
    D．枸橼酸铋钾+奥美拉唑
    E．阿司匹林+甲硝唑

21. 女，50 岁，慢性胃炎病史 6 年，护士准备执行医嘱时，应着重与医生进行强调沟通的是下列哪一项
    A．东莨菪碱口服   B．泼尼松口服
    C．吗丁啉口服   D．消胆胺口服
    E．法莫替丁口服

22. 女，29 岁，反复中上腹饱胀不适 6 年，无黑便和贫血。消化内镜提示慢性胃窦胃炎伴糜烂。为明确病因，还需进行的检查是
    A．二便常规检查
    B．幽门螺杆菌检查
    C．粪便隐血试验
    D．胃液分析检查
    E．X 线钡餐检查

23. 男，40 岁，因进食后"胃胀、胃痛、嗳

气、反酸、乏力、精神萎靡 2 个月"来诊。胃镜报告示慢性浅表性胃炎。正确的饮食指导是

A．饮浓茶醒神

B．饮咖啡提神

C．多食山楂助消化

D．多食腊肉补充蛋白质

E．进食软饭、烂面易于消化

A3/A4 型题

(1~6 题共用题干)

男，32 岁，从今年冬季开始每日进食后胃区不适且有打嗝，返酸持续约 20 天。查体：在剑突左侧有局限性压痛，但无反跳痛。

1．应做何种检查可以确诊

A．化验胃酸　　　B．胃镜

C．CTD　　　　　D．B 超

E．化验血常规

2．进行该项检查前正确的护理措施是

A．嘱术前禁食 4 h

B．检查前一天可以进食少渣饮食

C．检查前一晚注射地西泮

D．检查前无须戒烟

E．消除患者紧张心理

3．考虑为何病所致

A．慢性胃炎　　　B．急性胃炎

C．胃溃疡　　　　D．十二指肠溃疡

E．食管憩室

4．目前认为是何种细菌感染

A．链球菌　　　　　B．绿脓杆菌

C．肺炎球菌　　　　D．化脓球菌

E．幽门螺杆菌

5．该患者最常见的表现是

A．饥饿痛、夜间痛　　B．反酸、嗳气

C．饱餐痛　　　　　　D．消瘦

E．饱胀、呕吐

6．患者出示去年血常规检查，提示红细胞计数 1×10^{12}/L，内因子抗体(+)经治疗已明显

好转，患者询问可能发生过什么疾病

A．小细胞低色素性贫血

B．再生障碍性贫血

C．白血病

D．恶性贫血

E．消化性溃疡

(7~9 题共用题干)

女，49 岁，上腹部饱胀不适 10 余年，近半年来食欲减退、呕吐、消瘦。护理体检：面色苍白，腹部无压痛亦未触及包块。抗壁细胞抗体及抗内因子抗体(+)。

7．对该患者可能的临床诊断是

A．慢性萎缩性胃炎

B．慢性浅表性胃炎

C．消化性溃疡

D．胃食管反流性胃炎

E．慢性胰腺炎

8．患者抗内因子抗体(+)可能导致

A．食欲减退　　　　B．腹痛

C．腹胀　　　　　　D．反酸

E．贫血

9．对于上述诊断有效的治疗方法是

A．肌内注射重组促红细胞生成素

B．注射内因子

C．肌内注射维生素 B_{12}

D．口服维生素 B_{12}

E．口服铁剂

24．女，33 岁，因皮肤真菌感染用泼尼松治疗 1 年多。今晨无明显诱因呕暗红色血约 60 ml，为明确病因需做胃镜检查，最佳检查时间为出血后

A．立即检查　　　　B．24~36 h

C．12~24 h　　　　D．6~2 h

E．24~48 h

第三节 消化性溃疡患者的护理

【知识要点】

一、概述

消化性溃疡主要是指发生在胃和十二指肠的慢性溃疡，即胃溃疡(GU)和十二指肠溃疡(DU)。由于溃疡的形成与胃酸及胃蛋白酶的消化作用有关，故称为消化性溃疡。

二、疾病相关知识

与幽门螺杆菌感染、非甾体消炎药、胃酸和胃蛋白酶、精神因素等有关，其中胃酸在溃疡发病的过程中起决定作用。这些因素导致胃、十二指肠局部黏膜损害因素和黏膜保护因素之间失去平衡。

三、护理评估

1. 健康史。

2. 身体状况：典型的消化性溃疡具有慢性、周期性、节律性上腹疼痛三大特点（见表3-8）。

(1) 症状：

① 上腹痛，是消化性溃疡最典型的表现；

② 其他表现，如反酸、嗳气、恶心、呕吐等。

(2) 体征：缓解期多无明显体征，发作时可有上腹部局限性压痛。

表 3-8   消化性溃疡的疼痛特点比较

分类	胃溃疡	十二指肠溃疡
疼痛部位	上腹正中或偏左	上腹正中或偏右
疼痛时间	餐后痛、饱餐痛	饥饿痛、空腹痛、午夜痛
疼痛性质	烧灼痛或痉挛感	烧灼痛或饥饿感
疼痛规律	进食—疼痛—缓解	疼痛—进食—缓解

(3) 并发症：常见有出血(最常见的并发症)、穿孔(最严重的并发症)、幽门梗阻、癌变。

3. 辅助检查：

(1) 胃镜检查和胃黏膜活组织检查对消化性溃疡有确诊价值。

(2) X线钡餐检查溃疡的龛影征象；幽门螺杆菌检测；胃液分析；粪便潜血试验。

四、治疗要点

1. 治疗目的：消除病因、缓解症状、促进愈合、防止复发、防治并发症。

2. 治疗方法：

(1) 内科治疗：三联疗法根治幽门螺杆菌，推荐以质子泵抑制剂(PPI)或胶体铋剂为基础加上两种抗生素；降低胃酸；保护胃黏膜。

(2) 手术治疗：适用于急性穿孔、幽门梗阻、大量出血和恶性溃疡等并发症的消化性溃疡患者。

五、主要护理诊断及合作性问题与护理措施

消化性溃疡患者的主要护理诊断及合作性问题与护理措施见表 3-9。

表 3-9　消化性溃疡患者的主要护理诊断及合作性问题与护理措施

护理诊断/问题	主要护理措施
疼痛：腹痛。	1．认识和去除病因。 2．指导缓解疼痛。 3．活动期疼痛明显时可卧床休息几天到 1～2 周，轻者鼓励活动。
营养不良： 低于机体需要量。	1．选择营养丰富，易于消化的食物。 2．定期营养监测。
知识缺乏： 缺乏防病知识。	1．指导患者合理饮食。 2．劳逸结合，避免精神过度紧张，保持乐观情绪。 3．注意观察病情，如出血等。
焦虑。	1．改善病房环境，患者注意休息、保证睡眠。 2．及时控制病情，如疼痛、出血等。
PC： 上消化道出血、穿孔。	病情观察、及时控制病情。

六、健康教育

1．疾病发生的相关知识。

2．建立良好的生活饮食习惯，饮食结构合理。

3．用药指导。

【课前预习】

一、基础复习

1．PPI。　　2．H_2 受体拮抗剂。　　3．胃酸的作用。

二、预习目标

1．消化性溃疡包括：＿＿＿＿＿＿＿＿(GU)和＿＿＿＿＿＿＿＿＿＿＿＿(DU)。

2．消化性溃疡的病程以＿＿＿＿＿病程、＿＿＿＿＿＿＿发作、＿＿＿＿＿＿上腹痛为特点，一般＿＿＿＿＿季节易发作。

3．根除幽门螺杆菌治疗：常用"＿＿＿＿＿＿＿＿＿＿＿＿＿＿＿＿＿＿＿＿"方案，即：＿＿＿＿＿＿＿＿＿＿＿＿＿或＿＿＿＿＿＿＿＿加上＿＿＿＿＿和＿＿＿＿＿＿＿或＿＿＿＿＿＿＿＿。

【课后巩固】

一、名词解释

龛影　　三联疗法　　消化性溃疡

二、填空题

1. 消化性溃疡的发病是由于消化道黏膜的_____和_____失去平衡所致。胃溃疡发病占主导地位的是_____因素下降，而十二指肠溃疡发病占主导地位的是_____因素增强。其中，损害因素包括：① _____，为消化性溃疡的重要发病原因；② _____；③ 药物；④ 饮食失调；⑤ 吸烟；⑥ 精神因素。保护因素包括：① _____屏障；② 黏膜的良好_____和_____更新；③ _____。

2. 消化性溃疡的症状包括：

(1) _____为消化性溃疡的主要症状。① 性质：胃溃疡的疼痛性质为_____或_____，十二指肠溃疡为_____、灼痛、胀痛或剧痛，或仅有饥饿样不适感。② 部位：胃溃疡的疼痛部位在_____或_____，十二指肠的疼痛在_____或_____。③ 规律：胃溃疡的疼痛常在餐后_____ min ~ ____ h出现，至下次进餐前自行消失，即_____(故称餐后痛)，午夜痛较少发生。十二指肠溃疡的疼痛在餐后_____h可以出现，若不服药或进食则持续至下次进餐后才缓解，呈_____规律，故又称空腹痛。约半数患者于午夜出现疼痛，称"午夜痛"。

(2) 消化性溃疡的胃肠道症状表现为反酸、嗳气、恶心、呕吐等消化不良的症状，以_____较_____多见。

(3) 全身症状：表现为失眠、多汗等自主神经功能失调的症状，也可有消瘦、贫血等症状。

3. 消化性溃疡的并发症包括：

(1) _____，是消化性溃疡最常见的并发症，可表现为_____与_____。

(2) _____，常发生于十二指肠溃疡，主要表现为_____和具有_____的体征。当溃疡病患者腹部疼痛变为_____，进食或用制酸药后长时间疼痛不能缓解，并向背部或两侧上腹部放射时，常提示可能出现穿孔。

(3) _____，主要发生于DU或幽门管溃疡，主要表现为餐后上腹部_____，频繁呕吐_____，严重时可引起水和电解质紊乱，并有_____和_____下降症状。

(4) _____，表现为_____消失，大便_____持续阳性。

4. _____和_____检查，是确诊消化性溃疡的首选方法。

5. 消化性溃疡患者的饮食护理：应指导患者有规律的_____进食，在溃疡活动期，以_____为宜，每天进餐_____次，避免餐间_____和_____进食，饮食不宜_____，进餐时注意_____，避免急食。但一旦病情得到控制，应尽快恢复正常进食规律。

6. 消化性溃疡的用药护理：

(1) 抗酸药，如氢氧化铝凝胶等，应在餐后_____h和_____服用，服用片剂时应_____，乳剂在给药前应充分摇匀_____。抗酸药应避免与_____等同时服用。酸性的食物及饮料不宜与_____同服。

(2) H$_2$受体拮抗药，应在_____或_____即刻服用，也可把1天的剂量在_____服用。若需同时服用抗酸药，则两药应间隔_____h以上。

(3) 质子泵抑制药，如奥美拉唑，可引起_____，特别是用药初期，应嘱患者用药期间避免开车或做其他必须高度集中注意力的工作；硫糖铝宜在_____1 h服用。

【综合练习】

A1/A2 型题

1. 溃疡病患者宜少食多餐，其意义是
   - A．中和胃酸
   - B．加快胃排空
   - C．减少胆汁反流
   - D．促进胃液分泌
   - E．避免胃窦部过度扩张

2. 胃溃疡患者上腹部疼痛的典型节律是
   - A．疼痛—进食—疼痛
   - B．进食—疼痛—缓解
   - C．缓解—疼痛—进食
   - D．进食—缓解—疼痛
   - E．疼痛—进食—缓解

3. 赵某，30 岁，患溃疡病 3 年余，昨日因饮食不当，夜间出现黑便呈糊状，有一时性眩晕并感到口渴来院急诊。体检：心率 100 次/min，血压 80/50 mmHg，患者烦躁、皮肤苍白。评估该患者出血量约为
   - A．<300 ml
   - B．500～1 000 ml
   - C．>1 000 ml
   - D．500 ml 左右
   - E．>500 ml

4. 张某，30 岁，患溃疡病，今晨呕血 300 ml，同时排出稀薄黑便，可能的并发症是
   - A．穿孔
   - B．出血
   - C．幽门梗阻
   - D．癌变
   - E．窒息

5. 患者，男性，41 岁，胃溃疡病史 10 年。近 2 个月上腹疼痛无规律，消化道症状如恶心、腹胀、食欲减退加重，钡餐造影检查胃窦部可见 3.5×3.8 cm 龛影，边缘不齐。大便潜血持续阳性。根据上述症状和体征，提示患者有
   - A．胃溃疡并发出血
   - B．幽门梗阻
   - C．胃溃疡并发穿孔
   - D．胃溃疡并发恶变
   - E．胃溃疡并发胃炎

6. 男，35 岁，因餐后上腹痛，经医院检查诊断为胃溃疡。近日排出黑便，何故
   - A．服用了补血剂
   - B．吃蔬菜过多
   - C．发生痔疮
   - D．溃疡出血
   - E．直肠炎

7. 某人患十二指肠溃疡，平时有空腹痛，进食后缓解。今突然发生呕吐，所吐物为昨天吃的食物，何故
   - A．食管炎
   - B．急性胃炎
   - C．反流性食管炎
   - D．幽门梗阻
   - E．急性胰腺炎

8. 某人患胃溃疡已约 20 年，每年冬秋季发生进食痛，因营养不良而消瘦。但今年冬季上腹痛失去原有规律，进食痛，不进食也痛，何故
   - A．食管憩室
   - B．并发食管炎
   - C．并发十二指肠憩室
   - D．联合溃疡
   - E．癌变

9. 李某，50 岁，诊断为胃溃疡 5 年余。近日出现中上腹饱胀不适，餐后加重，并有恶心呕吐，大量呕吐后症状缓解，呕吐物含发酵性宿食，针对该患者下列哪项处理不妥
   - A．可进食流质饮食
   - B．记录出入液量
   - C．术前等渗盐水洗胃
   - D．必要时胃肠减压处理
   - E．必要时应用颠茄合剂缓解疼痛及饱胀

10. 某消化性溃疡患者，为检查是否仍有溃疡出血而做大便隐血试验，试验前 3 天内可进食
    - A．鸡蛋蛋白
    - B．硫酸亚铁
    - C．炒猪肝
    - D．菠菜
    - E．瘦肉

11. 男，38 岁，经常打呃、反酸，进食时上腹痛，经胃镜检查，确诊为胃溃疡，医生给予抗生素治疗，何故

A．有幽门螺杆菌感染

B．有大肠杆菌感染

C．有四叠球菌感染

D．有克雷白杆菌感染

E．有酵母菌感染

12. 男，32岁，原有十二指肠溃疡，今日下午突然上腹剧痛。经医生检查发现全腹均有压痛、反跳痛，腹壁呈板样硬，何故

A．出血 B．穿孔

C．幽门梗阻 D．癌变

E．肠梗阻

13. 某消化性溃疡患者，大量出血停止后。护士在对他进行饮食指导时应告诉他

A．继续禁食 24 h

B．可以吃馒头、软饭

C．可以吃煮鸡蛋

D．可以喝牛奶、肉汤

E．可以喝米汤

14. 患者，张某，男，52岁，有胃溃疡病史。近日来上腹部疼痛加剧，医嘱做粪便隐血试验，应给予患者哪一组菜谱

A．卷心菜、五香牛肉

B．菠菜、红烧青鱼

C．茭白、豆腐

D．油豆腐、鸡血汤

E．青菜、炒猪肝

15. 男，58岁，反复上腹部疼痛不适伴反酸近 8 年。护士指导其定期做胃镜检查。以下对胃镜检查的目的解释不妥的是

A．明确有无溃疡

B．明确溃疡的性质及部位

C．了解治疗效果

D．了解有无龛影

E．如有出血可行止血治疗

16. 男，25岁，被诊断为十二指肠溃疡。护士告知其餐后服用、睡前可加服，但避免与奶制品同服，且不宜与酸性食物或饮料同服的药物是

A．胶体铋剂 B．质子泵抑制剂

C．碱性抗酸药 D．硫糖铝

E．H_2 受体拮抗剂

17. 男，30岁，因"反复间歇性中上腹痛半年"入院，诊断为十二指肠溃疡，关于十二指肠溃疡的特点，以下描述错误的是

A．发病率高于胃溃疡

B．多见于青壮年

C．多于餐后出现上腹痛

D．穿孔以肠前壁多见

E．Hp 感染率高于胃溃疡

18. 消化性溃疡最严重的并发症为

A．上消化道大出血 B．急性穿孔

C．癌变 D．自发性腹膜炎

E．幽门梗阻

19. 男，50岁，胃溃疡病史近 8 年，遵医嘱服用泮托拉唑治疗。护士介绍奥美拉唑的作用机制，理解有误的是

A．能促进溃疡面的愈合

B．能抑制胃酸分泌

C．抑酸作用强但作用时间短

D．能抑制 H^+-K^+-ATP 酶的活性

E．可增强抗生素的杀菌作用

20. 关于消化性溃疡的流行病学特点，以下描述有误的是

A．病程可达数年甚至数十年

B．好发于秋冬和冬春交替时

C．腹痛可被制酸剂缓解

D．胃溃疡多见于中老年人

E．胃溃疡和十指肠溃疡均会癌变

A3/A4 型题

(1~3 题共用题干)

患者，男性，42 岁，间歇性上腹痛 3 年，有嗳气、返酸、食欲缺乏，冬春季节较常发作。近 3 天来腹痛加剧，突然呕血 200 ml。

1. 该患者出血的原因，最有可能的是
  A．慢性胃炎　　　　B．消化性溃疡
  C．胃癌　　　　　　D．胃肠道黏膜糜烂
  E．肝硬化

2. 为确诊应首选
  A．X 线钡餐检查　　B．超声检查
  C．大便隐血试验　　D．纤维内镜检查
  E．胃液分析

3. 最适宜采取何种治疗
  A．流质饮食＋输液＋法莫替丁
  B．输血治疗＋酚磺乙胺
  C．禁食
  D．禁食＋输血治疗
  E．禁食＋输液治疗

(4~7 题共用题干)

患者，男，27 岁，自去年冬季以来每日发生空腹痛，进食后疼痛缓解。平时伴有恶心、打嗝、反酸。查体在剑突右侧有局限压痛，无反跳痛。

4. 对该患者可能的诊断为
  A．急性胃炎　　　　B．慢性胃窦炎
  C．胃溃疡　　　　　D．十二指肠溃疡
  E．食管憩室

5. 做何种检查可以确诊
  A．胃酸　　　　　　B．胃镜
  C．CT　　　　　　　D．B 超
  E．血常规

6. 目前认为该病与何种细菌感染有关
  A．链球菌　　　　　B．铜绿假单胞菌
  C．肺炎球菌　　　　D．化脓球菌
  E．幽门螺杆菌

7. 该疾病的好发部位是
  A．胃窦部　　　　　B．胃体部
  C．球部　　　　　　D．水平部
  E．降部

(8~10 题共用题干)

男，38 岁，每年冬季均有进食痛，未治疗。近日到医院做胃镜检查诊断为慢性胃溃疡，治疗给予阿莫西林、枸橼酸铋钾及奥美拉唑有效。

8. 溃疡病给予消炎药，何故
  A．可消灭溃疡周边的炎症
  B．可使黏膜肿胀消除
  C．因溃疡多由幽门螺杆菌引起
  D．消灭胃酸不能消灭的细菌
  E．消灭胃内正常可有的四联球菌

9. 奥美拉唑对溃疡病有效，何故
  A．减少 HCl 的产生　B．对抗 HCl
  C．保护胃黏膜　　　D．抑制 HCl 的形成
  E．消灭幽门螺杆菌

10. 枸橼酸铋钾治疗胃溃疡的机制
  A．保护胃黏膜
  B．抗 HCl
  C．杀灭幽门螺杆菌
  D．抑制 HCl 生成
  E．杀菌及保护黏膜

(11~13 共用题干)

女，48 岁，十二指肠溃疡病史 5 年。近日自觉疼痛加剧，30 min 前突感上腹刀割样疼痛，疼痛蔓延至全腹。护理体检：全腹明显压痛、反跳痛(+)，腹肌呈木板样。初步诊断为十二指肠穿孔。

11. 确诊十二指肠穿孔的重要依据是
  A．既往十二指肠溃疡史
  B．X 线显示膈下游离气体
  C．是否有腹痛、腹胀
  D．肛门停止排便排气
  E．是否休克

12. 若上述诊断成立，下列护理措施正确的是
  A．进食流质饮食　　B．腹部热敷
  C．口服阿司匹林　　D．腹腔穿刺放气
  E．胃肠减压

13. 为该患者安置的最佳体位是
  A．平卧位　　　　　B．半卧位
  C．俯卧位　　　　　D．头高足低位
  E．头低足高位

第四节　溃疡性结肠炎患者的护理

【知识要点】

一、概述

溃疡性结肠炎(UC)是一种原因不明的直肠和结肠慢性非特异性炎症性疾病。临床主要表现为腹泻、黏液脓血便、腹痛及里急后重。常反复发作，多见于 20～40 岁青壮年。

二、疾病相关知识

UC 可能与遗传、感染、环境、精神因素和免疫机制异常有关。病变主要累及直肠和乙状结肠。

三、护理评估

1. 健康史：有无肠道感染史，风湿系统疾病史。

2. 身体状况：多数起病缓慢，发作期与缓解期交替，病程长，少数症状持续并逐渐加重。

(1) 消化系统表现：

① 腹泻和黏液脓血便：腹泻是最主要的症状，黏液脓血便是活动期的重要表现。

② 腹痛：活动期有轻、中度腹痛，有"疼痛—便意—便后缓解"的规律，常伴有里急后重，为直肠炎症刺激所致。

③ 还可出现腹胀、食欲不振、恶心、呕吐等。

(2) 全身表现：中、重度患者可有发热、贫血、消瘦、水与电解质平衡失调、低蛋白血症及营养不良。

(3) 肠外表现：口腔黏膜溃疡、关节炎、结节性红斑等。

2. 体征：慢性病容，左下腹压痛。

3. 并发症：中毒性巨结肠(最严重的并发症)、直肠结肠癌变、大出血、肠梗阻、急性肠穿孔等。

4. 辅助检查：

(1) 血液检查：血沉增快和 C-反应蛋白增高是活动期的标志。

(2) 粪便检查：病原学检查排除感染性结肠炎是诊断的重要步骤。

(3) X 线钡剂灌肠造影。

(4) 结肠镜及活组织检查：是诊断本病的重要手段。

(5) 自身抗体检测。

四、治疗要点

治疗目的：控制急性发作、缓解病情、减少复发、防止并发症。

1. 氨基水杨酸制剂：柳氮磺吡啶(SASP)是首选药物。

2. 糖皮质激素：适用于氨基水杨酸制剂疗效不佳的轻、中度患者，以及暴发型或重度患者，是重度和暴发型患者的首选药物。

3. 免疫抑制剂：适用于激素疗效不佳或对激素依赖的慢性持续型患者。

4. 手术治疗。

五、主要护理诊断及合作性问题与护理措施

UC 患者的主要护理诊断及合作性问题与护理措施见表 3-10。

表 3-10 UC 患者的主要护理诊断及合作性问题与护理措施

护理诊断/问题	主要护理措施
腹泻。	1. 密切观察腹泻次数、性质及伴随症状，注意皮肤弹性、有无脱水表现。 2. 用药护理。 3. 其他护理措施：见"腹泻"。
腹痛。	严密观察腹痛的特点及肠鸣音情况，如出现肠鸣音消失、腹痛加剧等情况，及时报告医生，积极采取抢救措施。
营养失调：低于机体需要量。	1. 饮食护理：急性期流质或半流质，忌食乳制品，避免冷饮、水果、多纤维蔬菜、刺激性食物。 2. 营养监测。

六、健康教育

1. 疾病知识指导。

2. 注意营养、调节饮食的方法。

3. 用药指导。

【课前预习】

一、基础复习

1. 结肠解剖生理。

2. 腹泻、腹痛患者的护理。

二、预习目标

1. 溃疡性结肠炎(UC)病变主要位于_____和_____的_____与_____。

2. _____是 UC 活动期的重要表现。轻者每天排便 2～4 次，重者可达每天 10 余次，大量_____，甚至_____粪便。

3. UC 活动期有轻、中度腹痛，多局限于_____或_____的阵痛。

4. UC 的治疗目的在于控制_____、_____病情、减少_____、防止_____。

5. _____是 UC 最严重的并发症。

【课后巩固】

一、名词解释

中毒性巨结肠　　炎症性肠病

二、填空题

1. UC 患者呈_____病容，精神差，重度患者呈消瘦贫血貌。轻度患者有_____轻压痛；重度患者常有明显的腹部压痛和鼓肠。如出现_____、_____、_____、_____等，应警惕中毒性巨结肠、肠穿孔的发生。

2. 氨基水杨酸制剂_____(_____)作为首选药物，适用于轻度或重度经糖皮质激素治疗已有缓解者。

3. UC 多数起病_____，少数急性起病，偶见急性爆发起病。病程长，呈慢性经过，常有_____期与_____期交替，少数症状持续并逐渐加重。

4. UC 患者的饮食护理：给予_____、_____、_____、_____、_____、_____的食物。急性发作期和暴发型患者进食_____或_____，禁食____、____、_____的食物、水果等，忌食_____。病情严重者应禁食，遵医嘱给予静脉高营养液。

5. 腹泻患者腹泻次数较多，里急后重症状严重，应将患者安排在离卫生间较近的房间，或室内留置便器。注意_____，以减少肠蠕动，减轻腹泻次数；协助患者做好_____护理，便后以柔软手纸擦拭，动作要轻柔，用_____清洗肛周，保持清洁干燥，涂_____或_____以保护肛周皮肤。

6. _____应饭后服用，可减少其恶心、呕吐、食欲缺乏等药物副反应；糖皮质激素不要随意_____。对于灌肠疗法的患者，指导患者尽量_____，延长药物在肠内的_____。

【综合练习】

A1/A2 型题

1. 溃疡性结肠炎患者的主要症状是
　　A．高热　　　　　B．腹泻
　　C．关节痛　　　　D．呕吐
　　E．腹胀

2. 溃疡性结肠炎患者典型的腹痛特点是
　　A．腹痛—便意—便后腹痛加剧
　　B．腹痛—便意—便后腹痛不缓解
　　C．腹痛—便意—便后腹痛缓解
　　D．便意—排便—里急后重感
　　E．腹痛—腹泻—便秘交替

3. 患者，女性，20 岁，左下腹隐痛伴脓血便 2 年，加重 3 个月，诊断为溃疡性结肠炎。护士应给予的护理措施为
　　A．嘱患者积极活动
　　B．给予患者富含纤维素的食物

　　C．给予患者普通饮食
　　D．嘱患者便后用肥皂与温水清洗肛门及周围皮肤
　　E．指导患者宜在饭前服用柳氮磺吡啶

4. 患者，男性，38 岁，间断发作下腹部疼痛伴腹泻近 3 年，每天排便 4～5 次，常有里急后重感，排便后疼痛缓解。患者的饮食应为
　　A．高热量、高营养　　B．乳制品
　　C．牛乳　　　　　　　D．生、冷食物
　　E．多纤维素食物

5. 患者，女性，36 岁，间断发作下腹部疼痛伴腹泻 2 年，每天排便 3～4 次，为脓血便，常有里急后重感，排便后疼痛缓解。对该患者最可能的诊断是
　　A．慢性腹泻　　　B．阿米巴脓肿

C．肠结核　　　D．肠易激综合征

E．溃疡性结肠炎

6. 患者女性，41 岁，诊断为"溃疡性结肠炎"收住入院，每天腹泻 5～6 次，有少量脓血便，对此类患者的饮食护理应注意

A．给予易消化、富含纤维素的饮食

B．进食无渣、流质或半流质饮食

B．低蛋白饮食

C．多进食新鲜水果

E．多吃蔬菜

7. 患者，男性，腹泻近 1 个月，每天 3～4 次，有黏液，常有里急后重感，伴腹部疼痛不适，便后疼痛减轻。查体：左下腹轻压痛，余无特殊。对进一步确诊有重要价值的检查是

A．大便隐血试验　　B．血液检查

C．X 线钡剂灌肠　　D．结肠镜检查

E．药物治疗

8. 患者，女性，45 岁，间断发作下腹部疼痛伴腹泻近 3 年，每天排便 4～5 次，常有里急后重感，并且排便后疼痛能够缓解。下列检查中与本病无关的是

A．血液检查　　　　B．粪便实验

C．X 线钡剂灌肠　　D．B 超检查

E．结肠镜检查

9. 患者，男性，40 岁。腹泻伴下腹痛 8 个月，大便为黏液脓血便，每日 3～6 次，抗生素治疗无效。昨天腹痛肌注阿托品 0.5 mg 后，出现腹胀、高热。体检：腹部膨隆，全腹压痛，肠鸣音消失。最可能的诊断是

A．麻痹性肠梗阻

B．溃疡性结肠炎并发下消化道出血

C．溃疡性结肠炎并发中毒性巨结肠

D．慢性细菌性痢疾

E．中毒性痢疾

10. 男性，34 岁，腹泻 8 年，每日 3 次无脓血便，无发热。结肠镜检查：直肠乙状结肠黏膜多发浅溃疡，伴充血，水肿。对其的诊断是

A．疑诊为溃疡性结肠炎

B．确诊为溃疡性结肠炎

C．确诊为克罗恩病

D．胃肠功能紊乱

E．肠结核

11. 男性，65 岁，左侧腹痛、腹泻半年，间断出现脓血便。查体：腹部未及包块。最合适的检查方法是

A．结肠镜检查

B．结肠钡剂灌肠透视

C．腹部 CT

D．全胃肠钡透

E．大便常规检查

12. 男性，30 岁，近 5 年来腹泻，多次细菌培养阴性，结肠镜检查见直肠乙状结肠黏膜血管纹理模糊，黏膜细颗粒状，下面哪项治疗是适当的

A．禁食

B．静脉高营养

C．输血

D．氨基水杨酸制剂

E．肾上腺糖皮质激素

13. 女性，29 岁，反复发作脓血便，伴膝关节疼痛，多次细菌培养阴性，X 线钡剂检查示纵行溃疡，假息肉，肠腔狭窄，跳跃征，下列哪种诊断可能性大

A．Crohn 病　　　B．溃疡性结肠炎

C．结肠过敏　　　D．肠结核

E．慢性细菌性痢疾

14. 男性，25 岁，腹泻 5 年，每日 2 次，伴里急后重，偶有便血，无发热，粪便细菌培养阴性。肠镜检查：乙状结肠血管纹理不清，黏膜颗粒状，轻触易出血。可能的诊断是

A．溃疡性结肠炎中度

B．溃疡性结肠炎轻度

C．肠道功能紊乱

D．溃疡性结肠炎重度

E．Crohn 病

15. 溃疡性结肠炎的病变常始于

A．直肠　　　　B．乙状结肠

C．横结肠　　　D．降结肠

E．盲肠

16. 女，33岁，因"反复腹痛、腹泻3年，排黏液血便3天来诊，诊断为溃疡性结肠炎。以下健康指导不妥的是

A．保证充分的睡眠

B．每半年做一次结肠镜检查

C．减轻心理压力，保持心情愉悦

D．进食少渣饮食

A3/A4 型题

(1～5题共用题干)

患者，男性，35岁，反复排黏液血便1年余。纤维结肠镜检查：直肠、乙状结肠黏膜充血、水肿，质脆、易出血，有散在小溃疡。

1. 最可能的诊断是

A．肠结核　　　　B．大肠癌

C．溃疡性结肠炎　D．慢性细菌性痢疾

E．肠易激综合征

2. 护士对患者进行身体评估，腹部压痛点多位于

A．右上腹　　　　B．左上腹

C．右下腹　　　　D．左下腹

E．脐周

3. 根据首优原则，最主要的护理问题是

A．腹泻

B．疼痛：腹痛

C．营养失调：低于机体需要量

D．潜在并发症：中毒性巨结肠

E．焦虑

4. 饮食护理不宜采取

A．高热量　　　　B．流质饮食

C．高维生素　　　D．高纤维素

E．易消化

5. 实验室检查结果与本病活动期不符的是

A．中性粒细胞增高

B．血沉加快

C．C-反应蛋白降低

E．不可擅自停药

17. 女，20岁，因"反复腹泻、腹痛，黏液脓血便半个月"就诊，确诊为溃疡性结肠炎。入院2天后患者突发持续性剧烈腹痛。护理体检：腹肌紧张、压痛、反跳痛明显，肠鸣音减弱。患者可能发生的并发症为

A．结肠大出血　　B．直肠结肠癌变

C．急性肠穿孔　　D．肠梗阻

E．中毒性巨结肠

D．可见黏液脓血便

E．大便镜检发现巨噬细胞

(6～8共用题干)

男，40岁，因"反复腹泻、黏液脓血便3个月"来诊，诊断为溃疡性结肠炎并准备予以治疗。

6. 遵医嘱行糖皮质激素治疗，以下用药指导不妥的是

A．症状控制后应马上停药

B．不宜长期使用

C．仅用于活动期

D．用于中、重度且氨基水杨酸制剂用药效果不佳者

E．重度患者可静脉滴注

7. 护士为患者行治疗性保留灌肠，患者应取的体位是

A．中凹卧位

B．膝胸卧位

C．左侧卧位，下肢略抬高

D．右侧卧位，下肢略抬高

E．左侧头高足低位

8. 对该患者进行饮食指导，不妥的是

A．病情严重者进食流质

B．避免多纤维食物

C．进食易于消化吸收的食物

D．忌食牛乳和乳制品

E．保证足够热量的食物

第五节　肝硬化患者的护理

【知识要点】

一、概述

肝硬化是一种常见的、由不同病因引起的，以肝脏弥漫性纤维化、假小叶和再生结节形成为特征的慢性、进行性肝病。早期无明显症状，随着病情进展，后期以门脉高压和肝功能减退为临床特征，常出现上消化道出血、肝性脑病、继发感染等严重并发症。

二、疾病相关知识

假小叶形成是其特征性病理改变。临床以肝功能损害和门脉高压为主要表现，晚期常出现消化道出血、肝性脑病、继发感染等严重并发症。病因很多，其中我国以病毒性肝炎最多见；欧美则为慢性乙醇中毒。

三、护理评估

1. 健康史：慢性病毒性肝炎史，长期酗酒等。

2. 身体状况：多数肝硬化起病隐匿，发展缓慢，临床上将肝硬化分为肝功能代偿期和肝功能失代偿期。

(1) 代偿期：

① 无特异性表现。常以疲乏无力、食欲减退为主要表现，且出现最早。

② 体征：肝轻度肿大，质偏硬。

(2) 失代偿期：

① 肝功能减退的表现：

a. 全身症状：乏力为早期症状，可有肝病面容。

b. 消化道症状：食欲不振为常见症状，后期可出现黄疸。

c. 出血倾向和贫血：因肝合成凝血因子减少，脾亢致血小板减少所致。

d. 内分泌紊乱：肝对雌激素、醛固酮、血管升压素灭活减弱导致蜘蛛痣、水肿、腹水等。

② 门脉高压症："三联征"。

a. 脾大与脾亢：脾肿大出现最早，多为轻至中度肿大，因淤血所致；伴脾亢时表现为"三系"减少。

b. 侧支循环的建立和开放：最特异的表现。重要的侧支循环有3支，即胃底食管静脉曲张(最常见)、腹壁静脉曲张（表现为"水母头"样）、痔静脉曲张（出现痔核）。

c. 腹水：肝硬化失代偿期最突出的表现。腹水形成的原因包括门静脉压力增高、低蛋白血症所致血浆胶体渗透压降低、肝淋巴液生成过多、继发性醛固酮和血管升压素增多、肾有效灌注量减少致排钠排水减少。

③ 肝脏情况：早期表面尚光滑，肝脏质地偏硬，晚期肝脏缩小坚硬，可触及结节。

3. 并发症：

(1) 上消化道出血：最常见的并发症。

(2) 肝性脑病：最严重、最常见的死亡原因。

(3) 感染。

(4) 肝肾综合征。

(5) 原发性肝癌。

(6) 电解质和酸碱平衡紊乱。

4. 辅助检查：

(1) 血、尿常规：代偿期正常，失代偿期有贫血、"三系"减少、蛋白尿、血尿等。

(2) 肝功能及免疫功能检查：失代偿期 ALT 升高，A/G 倒置。

(3) 腹水检查：一般为漏出液，若为血性应高度怀疑癌变。

(4) 影像学检查：钡餐检查发现充盈缺损、B 超、CT 和 MRI 等。

(5) 内镜检查。

(6) 肝穿刺活检。

四、治疗要点

肝硬化目前尚无特效治疗，应采取综合治疗措施。

1. 腹水治疗：

(1) 限制水、钠摄入。

(2) 利尿剂：是临床治疗腹水最常用的方法。

(3) 提高血浆胶体渗透压

(4) 放腹水：当出现大量腹水，可考虑腹腔穿刺放液，但不宜过多过快，以免腹压突然下降而造成回心血量减少，甚至诱发肝性脑病。

(5) 腹水浓缩回输：用于治疗难治性腹水。

(6) 减少腹腔积液生成和增加其去路。

2. 手术治疗。

3. 并发症的治疗。

五、主要护理诊断及合作性问题与护理措施

肝硬化患者的主要护理诊断及合作性问题与护理措施见表 3-11。

表 3-11　肝硬化患者的主要护理诊断及合作性问题与护理措施

护理诊断/问题	主要护理措施
营养失调： 低于机体需要量。	1．饮食护理：适量蛋白、易消化的食物，避免粗糙食物。 2．营养支持及营养状况检测。
体液过多。	1．抬高下肢，利于静脉回流；腹水者半卧位；避免腹内压骤增。 2．限制水、钠摄入。 3．用药护理。 4．协助腹腔穿刺放腹水或腹水浓缩回输。 5．病情观察，记录出入量。

六、健康教育

1. 疾病知识指导。

2. 合理饮食，休息与活动指导。

3. 皮肤的保护。

4. 用药指导并自我监测病情与随访。

5. 照顾者指导。

【课前预习】

一、基础复习

1. 肝功能检查指标。　2. 门静脉解剖。　3. 肝小叶与假小叶。

二、预习目标

1. 引起肝硬化的多种病因包括：① ＿＿＿＿＿＿＿＿＿＿＿＿；② ＿＿＿＿＿＿＿＿＿＿＿＿＿＿＿；③ 药物或化学毒物；④ 非酒精性脂肪肝；⑤ 循环障碍；⑥ 胆汁淤积；⑦ 血吸虫病等。在我国，＿＿＿＿＿＿＿＿＿＿＿＿＿是引起肝硬化的主要病因。

2. 肝硬化失代偿期表现主要为＿＿＿＿＿＿＿＿＿＿＿＿＿和＿＿＿＿＿＿＿＿＿＿＿＿＿所致的全身系统症状和体征。

3. ＿＿＿＿＿＿＿是肝硬化失代偿期最突出的表现，一般为＿＿＿＿＿＿＿液，若并发自发性腹膜炎、结核性腹膜炎或癌变时，其性质发生相应变化。

4. 肝硬化患者应给予＿＿＿＿＿＿＿＿、＿＿＿＿＿＿＿＿＿＿、易消化的食物。

5. 大量腹水者可取＿＿＿＿＿＿＿位，以使＿＿＿＿＿＿＿＿＿＿＿，有利于呼吸运动，减轻呼吸困难和心悸。

6. 门脉高压的侧支循环包括：① ＿＿＿＿＿＿＿和＿＿＿＿＿＿静脉曲张；② ＿＿＿＿＿＿＿和＿＿＿＿＿＿静脉曲张；③ ＿＿＿＿＿＿＿＿＿＿＿＿。其中＿＿＿＿＿＿＿＿＿＿和＿＿＿＿＿＿＿静脉易发生破裂，发生呕血、黑便及休克症状，腹壁静脉曲张的血流方向是向＿＿＿＿＿＿＿＿＿＿＿＿。

【课后巩固】

一、名词解释

肝肾综合征　　　肝硬化　　　肝性脑病

二、填空题

1. 肝硬化肝功能代偿期主要表现为：早期症状轻，以＿＿＿＿＿＿＿＿、＿＿＿＿＿＿＿＿＿＿＿＿为主要表现，可伴有恶心、厌油腻、腹胀、上腹隐痛及腹泻等。患者营养状况一般或消瘦，肝脏＿＿＿＿＿＿＿＿＿＿，质地偏＿＿＿＿，可有轻度＿＿＿＿＿＿＿＿，脾＿＿＿＿度肿大。肝功能＿＿＿＿＿＿＿＿或轻度酶学指标异常。

2. 肝硬化失代偿期肝功能减退的全身症状和体征：在消化系统症状中，＿＿＿＿＿＿＿＿＿＿＿＿＿为最常见症状，部分患者可有黄疸表现，提示肝细胞有＿＿＿＿＿＿＿＿＿＿。出血倾向是由于肝合成＿＿＿＿＿＿＿＿＿＿＿＿＿＿减少和＿＿＿＿＿＿＿＿＿＿亢进，导致凝血功能障碍，常出现＿＿＿＿＿＿＿＿＿、＿＿＿＿＿＿＿＿＿＿、皮肤紫癜和胃肠出血等倾向，女性常有＿＿＿＿＿＿＿＿＿＿。内分泌失调是由于＿＿＿＿激素增多、＿＿＿＿激素和糖皮质激素减少，男性患者常有性欲减退、睾丸萎缩、毛发脱落及乳房发育；女性患者可有月经失调、闭经、不孕等。部分患者出现＿＿＿＿＿＿＿＿＿＿、＿＿＿＿＿＿＿＿体征。

4. 肝硬化失代偿期转氨酶常有轻、中度＿＿＿＿＿＿＿＿，清蛋白＿＿＿＿＿＿＿＿，球蛋白＿＿＿＿＿＿＿＿，清蛋白/球蛋白比例＿＿＿＿＿＿＿＿或＿＿＿＿＿＿＿＿。

5. 食管吞钡 X 线检查显示食管静脉曲张，呈现＿＿＿＿＿＿＿＿＿＿或＿＿＿＿＿＿＿＿＿＿充盈缺损，胃底静脉曲张呈_____充盈缺损。

6. 肝功能显著损害或有肝性脑病先兆时，应限制或禁食_____，并应选择_____，如豆制品，因其含_____和_____较少。有腹水时应_____、_____。禁酒及避免进食粗糙、坚硬的食物，禁用_____药物，多食新鲜蔬菜和水果。

7. 肝硬化肝功能失代偿期门静脉高压所致的_____是肝硬化功能失代偿期最为显著的身体状况，是肝硬化进入晚期的标志。它形成的主要因素有：① _____压力升高；② _____血症；③ _____分泌过多；④ _____过多；⑤ _____增多和_____增多；⑥ _____减少导致排钠、排尿减少。

8. 肝硬化使用利尿药速度不宜过快,以每天体重减轻不超过____ kg(无水肿)或____kg(有水肿)为宜。

【综合练习】

A1/A2 型题

1. 导致肝硬化最常见的病毒性肝炎类型是
   A．甲型　　　　　B．乙型
   C．丙型　　　　　D．丁型
   E．戊型

2. 患者，男，肝硬化，近 1 个月来发现在面部、上肢出现散在类似出血点的现象，压之褪色，且乳房发育，问何故
   A．门脉高压
   B．低白蛋白血症
   C．肝功能不全
   D．垂体性腺功能紊乱
   E．肾上腺皮质功能减退

3. 某肝硬化患者因饮酒后大量呕血就诊，最可能出血的部位是
   A．食管-胃底静脉　　B．腹壁静脉
   C．痔静脉　　　　　　D．上腔静脉
   E．下腔静脉

4. 患者，男性，62 岁，肝硬化病史 5 年。此次因"呕血 2 天"入院。查体：面色苍白，精神萎靡，T 37.8 ℃，P 118 次/min，R 22 次/min，血压 88/60 mmHg。该患者目前存在的首优护理问题是

   A．体温升高　　　　B．生命体征改变
   C．活动无耐力　　　D．组织灌注不足
   E．有受伤的危险

5. 患者，男性，56 岁，肝硬化病史 5 年，今日饮酒后突然大量呕血，伴神志恍惚、四肢湿冷、血压下降，医嘱予以输血、补液。对该患者输血的主要目的是防止发生
   A．自发性腹膜炎　　B．循环衰竭
   C．肾衰竭　　　　　D．肝性脑病
   E．水、电解质紊乱

6. 肝硬化患者进食时应细嚼慢咽，必要时应将药物研成粉末服用，其目的是
   A．易消化
   B．以免引起食管-胃底静脉曲张破裂出血
   C．以防耗氧量增加，诱发肝性脑病
   D．以免加重腹水
   E．便于下咽

7. 患者，男性，因 3 h 前呕吐鲜红色血 800 ml 而急诊入院，既往有肝硬化史。查体：血压 135/60 mmHg，心率 122 次/min。下列对患者护理措施不正确的是
   A．去枕平卧，头偏向一侧

B．密切观察生命体征及神志变化

C．给予流质饮食

D．立即建立静脉通道

E．备好三腔气囊管备用

8．某患者，20年前患急性黄疸型肝炎，近5年来右上腹胀痛，诊断为肝硬化，近2天出现大量腹水。以下护理措施中错误的是

A．指导患者取半卧位

B．按医嘱给予利尿剂

C．定期测量腹围

D．准确记录每日出入量

E．限制每日食盐5 g

9．男性，45岁，面色灰暗，颈部及胸部有蜘蛛痣，近期反复牙龈出血。查：血红蛋白80 g/L，白细胞 4.0×10^9/L，血小板 60×10^9/L，肝功能 ALT < 40 U，白蛋白36 g/L，球蛋白35 g/L。其出血原因最有可能是

A．白血病　　　　　B．肝硬化

C．营养不良　　　　D．过敏反应

E．造血功能障碍

10．男性，36岁，患肝硬化伴食道静脉破裂出血，入院第三天，行三腔二囊管压迫止血。以下评估中哪项不需要

A．精神状态　　　　B．患者兴趣

C．静脉输液情况　　D．是否继续出血

E．三腔二囊管牵引效果

11．男性，56岁，患肝硬化，肝病面容，腹部膨胀呈蛙腹状，腹壁皮肤张紧发亮，予以放腹水处理。以下护理措施不妥的是

A．术前测量体重

B．术前排空膀胱

C．术中观察生命体征

D．术后缚紧腹带

E．术前平卧3 h

12．不属于肝硬化患者雌激素水平升高的表现是

A．男性乳房发育

B．女性出现月经失调

C．色素沉着

D．肝掌

E．蜘蛛痣

13．男，55岁，患肝硬化病5年。近3个月来腹部出现"水母头样"改变，咨询其出现的原因，护士主要解释的是

A．皮肤感染　　　　B．出血倾向

C．腹水形成　　　　D．内分泌失调

E．门静脉高压

14．女，57岁，以"肝硬化、腹水"入院。家属询问目前临床治疗腹水应用最广泛的措施是

A．腹腔穿刺放液

B．控制水钠摄入量

C．应用利尿剂治疗

D．输注清蛋白治疗

E．以卧床休息为主

15．对肝硬化患者有确诊价值的检查是

A．食管X线钡餐检查有虫蚀样缺损

B．血常规检查全血细胞减少

C．肝功能检查球蛋白升高

D．肝穿刺活检有假小叶形成

E．腹水检查呈漏出液

16．男，52岁，嗜酒，慢性乙肝病史10余年。因"食欲减退、乏力3个月，黄疸5天"就诊。查体：全血细胞减少，白蛋白33 g/L，球蛋白36 g/L。最可能的诊断是

A．非重型再生障碍性贫血

B．重型再生障碍性贫血

C．急性淋巴细胞性白血病

D．慢性肝炎肝硬化代偿期

E．慢性肝炎肝硬化失代偿期

17．女，45岁，肝硬化病史5年，因皮肤异常来诊，检查后判断为蜘蛛痣。蜘蛛痣的常见部位不包括

A．面部　　　　　　B．胸部

C．肩背部　　　　　D．双上肢

E．双下肢

A3/A4 型题

(1～3 题共用题干)

患者，男性，患肝硬化 5 年。中午因饮食不当突然出现呕血，伴神志恍惚、心悸，四肢湿冷、无尿，脉搏 130 次/min，血压 80/55 mmHg，血红蛋白 80 g/L。

1. 根据以上描述推断患者的出血量约为

A．300～500 ml　　B．500～800 ml

C．800～1 000 ml　　D．>1 000 ml

E．>2 000 ml

2. 患者出血后最易诱发

A．窒息　　　　　B．猝死

C．肝性脑病　　　D．肾功能衰竭

E．电解质紊乱

3. 护士对患者应采取的措施不包括

A．绝对卧床休息

B．立即快速建立静脉通道

C．随时观察病情变化

D．备好三腔气囊管准备压迫止血

E．立即联系库存血

(4～6 题共用题干)

患者王先生，50 岁，酗酒 30 多年，每日约半斤白酒，肝硬化病史 6 年，曾多次住院。此次因为出现腹水和黄疸再次入院。查体：T 36.4 ℃，脉搏 88 次/min，呼吸 22 次/min，血压 130/80 mmHg；面部见到数个蜘蛛痣，腹部明显膨隆，无触痛，肝肋下 3 cm；移动性浊音阳性。

4. 此患者目前最主要的护理诊断为

A．焦虑　　　　　B．知识缺乏

C．体液过多　　　D．恐惧

E．活动无耐力

5. 根据其现病史，其实验室检查结果可能有

A．白蛋白增高

B．血氨增高

C．凝血酶原时间延长

D．SGPT 水平降低

E．白细胞增高

6. 患者睡眠时经常会将皮肤抓破。患者家属询问出现皮肤瘙痒的原因，护士解释正确的是

A．药物过敏　　　B．转氨酶增高

C．血浆清蛋白降低　D．胆红素增高

E．慢性肾功能不全

(7～9 题共用题干)

女性，68 岁，患肝硬化已 5 年。近日发现牙龈出血，夜间睡眠时流涎呈粉红色，皮肤有许多出血点，且有尿频、尿急、腰痛于是就医，经检查后确认为肝硬化、脾功能亢进、全血细胞减少，伴泌尿系统感染。

7. 全血细胞是指

A．红细胞、白细胞及血小板

B．淋巴、嗜酸性粒细胞

C．杆状细胞

D．杆状核及嗜碱性粒细胞

E．单核细胞

8. 下列何种情况易患感染

A．红细胞减少

B．嗜中性粒细胞减少

C．血小板减少

D．淋巴细胞减少

E．嗜酸性粒细胞减少

9. 下列哪项检查结果提示可能是慢性肝炎与肝硬化

A．血清 IgG 降低

B．血清白细胞和血小板升高

C．血清直接胆红素降低

D．白蛋白与球蛋白比例倒置

E．凝血酶原时间缩短

(10～12 题共用题干)

患者王某，既往有肝硬化病史 10 余年，近 2 个月来感觉腹胀明显、心慌、气短，呼吸困难。查体：腰部膨隆，状如蛙腹。B 超显示：大量腹水。

10. **请问王某腹水发生的主要原因是**
    A．水摄入过多
    B．钠盐摄入过多
    C．肾功能衰竭
    D．心力衰竭
    E．门脉高压和血浆白蛋白降低

11. **对王某的以下护理措施不正确的是**
    A．取半卧位休息
    B．预防压疮
    C．食盐摄入每日不超过 2 g
    D．每日摄水量控制在 1 500 ml 左右
    E．准确记录 24 h 出入液量

12. **如果给王某行腹腔穿刺放液，术后护理措施错误的是**
    A．观察穿刺点有无渗液
    B．密切观察性格和意识状态的变化
    C．如有腹水外溢，及时更换敷料
    D．防止伤口感染
    E．平卧休息 4 h

(13 ～ 16 题共用题干)

患者，女性，65 岁，丙型肝炎、肝硬化病史 5 年，此次因大量腹水住院治疗。查体：肝病面容，面部毛细血管扩张，前胸见数个蜘蛛痣。腹部明显膨隆，脐周静脉曲张，移动性浊音阳性。

13. **针对该患者的护理措施正确的是**
    A．平卧位，增加肝、肾血流量
    B．每日摄水量限制在 1 200 ml
    C．腹腔放液后应放松腹带，防止腹压增高
    D．利尿剂应用以每天体重减轻不超过 1 kg 为宜
    E．腹穿后束紧腹带，防止腹内压骤降

14. **该患者不宜静脉输入的液体是**
    A．5% GS   B．5% GNS
    C．白蛋白   D．10% GS

15. **患者腹水量增加致心悸、呼吸困难，给予呋塞米静脉注射和腹腔穿刺放液术。大量利尿放腹水后出现神志恍惚、昼睡夜醒等肝性脑病的症状。导致该患者肝性脑病最主要的诱因是**
    A．上消化道出血   B．高蛋白饮食
    C．低钾性碱中毒   D．感染
    E．药物

16. **入院后患者出现不明原因发热、腹痛，腹水迅速增加。查体：腹肌紧张，有压痛，反跳痛。腹水检测提示渗出液。此时患者最可能的并发症是**
    A．肝肾综合征
    B．肝肺综合征
    C．肝性脑病
    D．自发性腹膜炎
    E．水电解质酸碱平衡紊乱

(17 ～ 21 题共用题干)

王先生，患肝硬化已 4 年，今日饮酒后突然大量呕血，伴神志恍惚、四肢湿冷、血压下降。

17. **此时最有效的止血方法是**
    A．静滴西咪替丁
    B．静滴生长抑素
    C．胃内灌注去甲肾上腺素
    D．补充血容量
    E．双气囊三腔管压迫止血

18. **该患者门脉高压症的临床表现是**
    A．黄疸、腹水、脾大
    B．腹水、脾大、肾衰竭
    C．黄疸、腹水、侧支循环的建立与开放
    D．腹水、脾大、侧支循环的建立与开放
    E．腹水、蜘蛛痣、侧支循环的建立与开放

19. **在患者面部可见蜘蛛痣，出现的原因是**

E．0.9% NaCl 溶液

A．雄激素减少

B．雌激素增多

C．糖皮质激素减少

D．继发性醛固酮增多

E．抗利尿激素增多

20．应用三腔二囊管压迫止血时患者突然出现呼吸困难、面色发绀、焦虑不安。应立即采取的措施是

A．安慰患者

B．鼻导管吸氧

C．应用巴比妥镇静

D．使用约束带固定

E．立即放出囊内气体

21．患者经治疗好转后准备出院，正确的饮食指导是

A．以燕麦等粗粮为主

B．多进食蛋白质如牛羊肉

C．高热量饮食，以脂肪为主

D．避免坚硬粗糙食物

E．进食软食如面包

(22～23题共用题干)

女，52岁。高血压及冠心病病史6年，患肝硬化3年。因进食不当突然出现呕血600 ml，神志恍惚，四肢厥冷、无尿，P 126次/min，BP 80/60 mmHg。

22．下列护理措施应提出异议的是

A．立即建立静脉通路

B．平卧位，头偏向一侧，下肢抬高

C．垂体后叶素静脉滴注

D．禁用吗啡

E．监测生命体征

23．护士应估计到患者大出血后可能诱发

A．腹腔感染　　　B．心力衰竭

C．肝衰竭　　　　D．肝性脑病

E．腹水形成

(24～29题共用题干)

男，70岁，慢性乙型肝炎15年余，因"全身明显乏力，食欲差，腹胀，腹泻半个月"入院。护理体检：慢性病容，面色晦暗，体形消瘦，皮肤巩膜中度黄染，腹部膨隆，叩诊移动性浊音(+)。

24．判断该患者的腹水量已超过

A．500 ml　　　　B．800 ml

C．900 ml　　　　D．1 000 ml

E．1 500 ml

25．出现上述并发症时典型的腹型称为

A．蛙腹　　　　　B．气腹

C．尖腹　　　　　D．舟状腹

E．腹部饱满

26．该患者腹水形成的最主要原因是

A．门静脉高压

B．肝淋巴液生成过多

C．血浆白蛋白升高

D．抗利尿激素减少

E．肾功能障碍

27．患者询问以上原因的早期有何表现，护士回答正确的是

A．贫血貌　　　　B．牙龈出血

C．脾大　　　　　D．黄疸

E．腹水

28．该患者饮食上应限制摄入的是

A．钙、钾　　　　B．钠、钾

C．钾、锌　　　　D．铁、钠

E．锌、钙

29．患者休息与体位的护理，正确的是

A．代偿期应增加活动量

B．失代偿期应绝对卧床

C．下肢水肿时宜取半卧位

D．避免用力提重物

E．避免使用镇咳药

第六节　原发性肝癌患者的护理

【知识要点】

一、概述

原发性肝癌是指源于肝细胞或肝内胆管上皮细胞的恶性肿瘤。死亡率在消化系统恶性肿瘤中占第 3 位。

二、疾病相关知识

1. 病因。尚未完全明确，但可能和下列因素有关：

(1) 病毒性肝炎，尤其是慢性病毒性肝炎是最主要的病因。

(2) 食物和饮水，如食用含有黄曲霉毒素或亚硝胺的食物。

(3) 其他因素。

2. 病理分型：

(1) 按大体形态分：块状型(最多见)、结节型、弥漫型。

(2) 按细胞类型分：肝细胞型(最多见)、胆管细胞型、混合型。

3. 转移途径：肝内转移，是最早、最常见的转移途径。

三、护理评估

1. 健康史：病毒性肝炎史、有无进食被黄曲霉毒素污染的食品、饮用水情况、家族史等。

2. 身体状况：

(1) 症状：肝区疼痛(最常见)、消化道症状、全身症状、转移灶症状。

(2) 体征：肝肿大(进行性肿大是其重要体征)、黄疸、肝硬化征象。

(3) 并发症：

① 肝性脑病：终末期最严重的并发症，也是最常见的死亡原因。

② 上消化道出血。

③ 肝癌结节破裂出血。

④ 继发感染。

3. 辅助检查：

(1) 肿瘤标记物：甲胎蛋白(AFP)广泛用于原发性肝癌的普查、诊断、疗效判断和预测复发；γ-谷氨酰转移酶同工酶Ⅱ(GGT2)测定。

(2) 影像学检查：B 超是肝癌筛查的首选方法。

(3) 肝穿刺活检：确诊肝癌最可靠的方法。

四、治疗要点

1. 原则：早期和小肝癌尽早手术切除，不能手术者采取综合治疗措施。

2. 方法：

(1) 手术治疗：目前根治原发性肝癌最好的方法。

(2) 肝动脉化疗栓塞治疗(TACE)：是原发性肝癌非手术治疗的首选方法。

(3) 全身化疗。

(4) 放射治疗。

(5) 其他治疗。

五、主要护理诊断及合作性问题与护理措施

原发性肝癌患者的主要护理诊断及合作性问题与护理措施见表 3-12。

表 3-12　原发性肝癌患者的主要护理诊断及合作性问题与护理措施

护理诊断/问题	主要护理措施
疼痛：肝区痛。	1．观察疼痛特点，三阶梯镇痛。 2．肝动脉栓塞化疗患者的护理。
预感性悲哀。	观察患者的心理反应，减轻恐惧，做好临终护理。

六、健康教育

1．疾病知识指导。

2．疾病预防指导。

【课前预习】

一、基础复习

1．甲胎蛋白的参考值及临床意义。

2．癌肿转移途径。

3．自控镇痛。

二、预习目标

1．原发性肝癌的常见病因有：_____、_____、_____及其他因素。

2．原发性肝癌的常见症状包括：① _____；② _____；③ _____；④ _____等。

3．原发性肝癌的并发症包括：① _____；② _____；③ _____破裂出血；④ _____。

4．_____是目前根治原发性肝癌的最好方法。

5．原发性肝癌患者的饮食指导：以高_____、_____热量、高_____饮食为宜，避免摄入_____、____热量、_____食物，使肝脏负担加重；有恶心、呕吐时，服用_____药后少量进食，增加餐饮，尽量增加摄入量；如有肝性脑病倾向，应减少_____摄入。

【课后巩固】

一、名词解释

伴癌综合征

二、填空题

1. 原发性肝癌的肝区疼痛，呈持续性_____或_____，若肿瘤侵犯横膈，疼痛可放射至_____，当肝表面癌结节包膜下出血或向腹腔破溃，可表现为腹痛_____，有_____症的表现。

2. 原发性肝癌的肿瘤转移可引起相应的症状，如转移至肺可引起_____和_____胸腔积液；胸腔转移以_____多见，可有胸腔积液征；骨骼和脊柱转移，可引起_____或_____症状。

3. 原发性肝癌的肝大特点是：肝呈_____肿大，质地_____，_____及_____不规则，有大小不等的_____或_____，常有不同程度的_____。

4. 原发性肝癌的癌肿标记物的检测包括：① _____：用于肝癌的普查、诊断、判断治疗效果和预测复发。阳性率为 70% ~ 90%。② γ-谷氨酰转移同工酶Ⅱ。

5. 肝动脉栓塞化疗患者的护理：

(1) 术前护理：术前行_____和_____试验，术前_____禁食、禁饮；术前 30 min 可遵医嘱给予_____药；测量_____。

(2) 术后护理：① 术后禁食_____天，逐渐过渡到流质饮食，并注意少量多餐，以减轻恶心、呕吐；② 穿刺部位压迫止血_____ min 再加压包扎，沙袋压迫_____h，保持穿刺侧肢体伸直_____h，并观察穿刺部位有无_____及_____；③ 多数患者于术后_____h 体温升高，持续_____周左右，应采取降温措施；④ 鼓励患者深呼吸，必要时吸氧，以利于肝细胞代谢；⑤ 栓塞术后_____周，应根据医嘱静脉输注_____，适量补充_____液。

【综合练习】

A1/A2 型题

1. 最有助于诊断原发性肝癌的实验室检查指标是
   A. ALK
   B. AFP
   C. γ-GT
   D. AAT
   E. CEA

2. 原发性肝癌的病因不包括
   A. 病毒性肝炎
   B. 肝硬化
   C. 黄曲霉素
   D. 亚硝胺类致癌物
   E. 肝脓肿

3. 原发性肝癌肝外血行转移最多见于
   A. 骨
   B. 脑
   C. 肺
   D. 胃
   E. 胰腺

4. 原发性肝癌最常见的症状是
   A. 腹水和黄疸
   B. 贫血
   C. 上消化道出血
   D. 肝区疼痛
   E. 肝脏进行性肿大

5. 消化系统恶性肿瘤死亡率由高到低排序正确的是
   A. 胃癌、食管癌、肝癌
   B. 胃癌、肝癌、食管癌
   C. 肝癌、胃癌、食管癌
   D. 食管癌、胃癌、肝癌
   E. 食管癌、肝癌、胃癌

6. 钱某，男性，40 岁，诊断为原发性肝癌 1 月余，肝区胀痛难忍，用什么方法减轻患者的痛苦较好
   A. 舒适环境和体位
   B. 保持较好的心理状态
   C. 教会患者放松技巧，鼓励参与可转移注意力的活动
   D. 采取化疗、放疗及三级镇痛等综合措施
   E. 在疼痛发生前给予镇痛药物

7. 某慢性肝炎患者日渐消瘦，肝区疼痛日渐加重。血化验查出 γ-谷氨酰转移酶超过 350 U/L，问何故
   A. 肝癌   B. 肝硬化
   C. 肝脓肿   D. 胆囊炎
   E. 胆石症

8. 林某，因肝癌晚期入院治疗，入院后患者出现肝性脑病，烦躁不安，躁动。为了持续保证患者的安全，下列措施中不正确的是
   A. 必要时用纱布包裹压舌板，放于上、下白齿之间
   B. 使用吗啡镇静
   C. 室内取暗光线，避免刺激患者
   D. 工作人员动作要轻，避免刺激患者
   E. 减少外界刺激

A3/A4 型题

(1 ~ 3 题共用题干)

患者，男性，49 岁，高热，右上腹疼痛 1 周。体格检查：急性病容，可疑黄疸，右上腹压痛伴轻度肌紧张，肝肿大。化验：白细胞数 $18 \times 10^9/L$，中性粒细胞 0.95，B 型超声波检查和放射性核素扫描发现肝有占位性病变。

1. 如需做鉴别诊断，下列哪项检查最有意义
   A. 血常规   B. 谷草转氨酶
   C. 谷丙转氨酶   D. 甲胎蛋白
   E. 乳酸脱氢酶

2. 为预防脱水，除必须控制入水量者，应保证高热患者每天至少摄入的液体量为
   A. 500 ml   B. 1 000 ml
   C. 2 000 ml   D. 3 000 ml
   E. 4 000 ml

3. 初步诊断为原发性肝癌，患者一般情况良好，首选的治疗措施是
   A. 手术治疗   B. 肝动脉栓塞化疗
   C. 静脉化疗   D. 免疫治疗
   E. 中医中药治疗

(4 ~ 6 题共用题干)

男，82 岁，于去年旅游后自感肝区剧痛，经医生检查发现肝在右肋下三横指，肝有触痛，表面硬如石，不平，B 超诊断为肝癌。

4. 本病引起剧痛，何故
   A. 刺激肝神经   B. 波及胸壁
   C. 发炎   D. 肿瘤膨胀包膜
   E. 压迫肋间神经

5. 肝脏为何硬如石
   A. 肝内淤血   B. 包膜发炎
   C. 肿瘤快速增长   D. 腹壁变厚
   E. 包膜水肿

6. 本病的护理诊断第一条是
   A. 营养失调   B. 疼痛
   C. 绝望   D. 意识障碍
   E. 活动无耐力

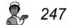

第七节 肝性脑病患者的护理

【知识要点】

一、概述

肝性脑病又称肝昏迷，是严重肝病引起的、以代谢紊乱为基础、中枢神经系统功能失调的综合征。严重者表现为意识障碍、行为失常和昏迷。

二、疾病相关知识

1. 病因：多继发于肝硬化(尤其是病毒性肝炎后肝硬化)或门体分流术后。

2. 诱因：上消化道出血、感染、大量利尿和放腹水、高蛋白饮食、便秘、使用镇静剂及麻醉药等。

3. 发病机制：不明确，主要有氨中毒学说、假神经递质学说、氨基酸代谢不平衡学说、γ-氨基丁酸/苯二氮卓(GABA/BZ)复合体学说等。

氨中毒是门体分流性脑病的重要机制之一：如摄入过多的含氮食物(高蛋白饮食)或药物，或上消化道出血时，肠内产氨增多，由于肝功能减弱导致氨的清除减少，大量氨对中枢神经系统产生毒性，干扰脑的能量代谢，使大脑细胞能量供应不足，不能维持正常功能。

三、护理评估

1. 健康史：肝病史尤其是肝硬化病史、门体分流术、各种诱因等。

2. 身体状况：根据意识障碍程度、神经系统表现、脑电图改变，将慢性肝性脑病分为四期。

(1) 一期(前驱期)：轻度性格改变和行为异常，可有扑翼样震颤，脑电图多正常。

(2) 二期(昏迷前期)：以意识错乱、睡眠障碍、行为失常为主要表现，定向力和理解力均减退，扑翼样震颤存在，明显神经体征，脑电图特征性改变。

(3) 三期(昏睡期)：以昏睡和精神错乱为主，大部分时间呈昏睡状态，但可唤醒。神经体征持续存在或加重，扑翼样震颤仍可引出，脑电图有异常波形。

(4) 四期(昏迷期)：昏迷，不能唤醒。扑翼样震颤无法引出，脑电图明显异常。分浅昏迷和深昏迷。

3. 辅助检查：

(1) 血氨：慢性肝性脑病大多增高；急性多数正常。

(2) 脑电图检查：脑电图改变是本病的特征之一，典型改变为节律性慢波。

(3) 简易智力测验：适用于早期肝性脑病和轻微肝性脑病的诊断。

(4) 诱发电位。

(5) 影像学检查。

四、治疗要点

本病尚无特效疗法，常采用综合治疗。

1. 消除诱因，避免诱发和加重肝性脑病。

2. 减少肠内有毒物的生成和吸收：控制或禁蛋白饮食，灌肠与导泻，抑制肠道细菌生长。

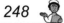

3. 促进有毒物质的代谢清除：降氨药物的应用。

4. 纠正氨基酸代谢的紊乱：静脉输注复合氨基酸。

5. 调节神经递质：GABA/BZ 复合受体拮抗剂的使用。

6. 其他：对症治疗(纠正水、电解质和酸碱紊乱；保护脑细胞功能；保持呼吸道通畅)，肝移植(治疗各种终末期肝病的最有效方法)。

五、主要护理诊断及合作性问题与护理措施

肝性脑病患者的主要护理诊断及合作性问题与护理措施见表 3-13。

表 3-13　肝性脑病患者的主要护理诊断及合作性问题与护理措施

护理诊断/问题	主要护理措施
意识障碍。	1．密切观察肝性脑病的早期征象。 2．去除和避免诱发因素，限制蛋白质的摄入。 3．用药护理。 4．昏迷患者的护理。
照顾者角色紧张。	评估照顾者角色和应对能力，提供支持。

六、健康教育

1. 疾病知识指导。

2. 常见诱因及预防措施。

3. 用药指导。

4. 照顾者指导。

【课前预习】

一、基础复习

1. 氨的来源与清除。

2. 兴奋和抑制性神经递质。

3. 芳香族氨基酸与支链氨基酸。

4. 门体分流。

5. 意识障碍的类型及其表现。

6. 肝硬化的身体状况。

二、预习目标

1. 肝性脑病的主要病因是＿＿＿＿＿＿＿＿＿＿＿＿＿，特别是＿＿＿＿＿＿＿＿＿＿＿＿＿＿＿＿＿＿＿＿是国内引起肝性脑病的最常见原因，尤其是在肝硬化患者行＿＿＿＿＿＿＿＿＿＿手术以后。

2. 肝性脑病的常见诱因：①＿＿＿＿＿＿＿＿＿＿＿＿＿；②＿＿＿＿＿＿＿＿＿＿＿＿＿；③＿＿＿＿＿＿＿＿＿＿＿；④＿＿＿＿＿＿＿＿＿＿＿＿；⑤＿＿＿＿＿＿＿＿＿＿＿＿；⑥低血糖；⑦外科手术等。

3. 肝性脑病的发病机制包括：①＿＿＿＿＿＿＿＿＿＿＿＿＿学说，是最重要的发病机制；②＿＿＿＿＿＿＿＿＿＿＿＿＿＿＿＿＿学说；③＿＿＿＿＿＿＿＿＿＿＿＿＿＿学说等。

4．慢性肝性脑病一般分为 4 期：① _____；② _____；
③ _____；④ _____。

5．肝性脑病的治疗要点包括：① 减少_____；
② 促进_____；③ 对症治疗。

【课后巩固】

一、名词解释

肝性脑病(肝昏迷)　　氨中毒学说　　假性神经递质　　扑翼样震颤

二、填空题

1．肝性脑病一期(前驱期)主要表现为轻度_____和_____；二期
(昏迷前期)主要表现为_____、_____、_____；三期(昏
睡期)主要表现为_____和_____；四期(昏迷期) 主要表现为_____完全丧
失，不能_____。

2．肝性脑病去除和避免诱发因素时：① 应避免应用_____药、_____药
等；② 避免_____和_____，及时处理严重的_____
____，以防止_____减少、_____丢失及____
血症，避免加重肝损害和意识障碍；③ 防止_____；④ 防止_____；⑤ 保
持_____。便秘者，可口服或鼻饲 50%_____30～50 ml 导泻，也可用生
理盐水或弱酸溶液灌肠，忌用_____灌肠；⑥ 积极预防和控制_____
____，出血停止后也应灌肠和导泻，以清除肠道内积血，减少氨的吸收；⑦ 禁食或限
食者应避免发生_____。

3．肝性脑病减少饮食中蛋白质的供给量时，应限制_____的摄入；在发病开始数
天内_____，每天供给足量的_____和_____，以_____
____为主。昏迷患者以鼻饲_____液供给热量，以减少体内蛋白质分解；
不宜用_____。

4．肝性脑病昏迷患者应取_____，头略偏向一侧以防_____阻塞呼吸道；
保持呼吸道通畅，深昏迷患者必要时做_____以排痰，保证_____的供给；做
好口腔、眼的护理，对眼睑闭合不全、角膜外露的患者可用_____覆盖
眼部；尿潴留患者给予_____；给患者做_____，防止静脉
血栓形成及肌肉萎缩。

【综合练习】

A1/A2 型题

1．在肝性脑病的治疗中，禁止使用的药物是
　　A．西咪替丁　　　B．地西泮
　　C．谷氨酸钾　　　D．精氨酸

　　E．硫酸镁
2．导致肝性脑病的诱因不包括
　　A．应用排钾利尿剂

B．放腹水

C．上消化道出血

D．静脉注射支链氨基酸

E．高蛋白饮食

3．某肝性脑病患者经过治疗恢复神志后，可逐渐给予蛋白质饮食，最适宜的选择是

 A．动物蛋白质   B．蔬菜、水果

 C．碳水化合物   D．植物蛋白质

 E．每日蛋白质在40 g以上

4．患者，男，58岁，有肝硬化病史，突然出现神志恍惚，情绪低沉，口齿不清，嗜睡，护士应警惕患者可能出现了

 A．肺性脑病   B．肝性脑病

 C．呼吸衰竭   D．肝癌

 E．急性胰腺炎

5．患者，男性，65岁，因"肝硬化伴上消化道大出血"入院，出现性格改变、行为异常，有扑翼样震颤，该患者可能出现的并发症为

 A．原发性肝癌   B．中枢神经系统感染

 C．肝性脑病   D．肝肾综合征

 E．肝肺综合征

6．男性，50岁，乙肝病史12年。近1年来出现腹胀，腹部逐渐增大，昨日起床后神志恍惚，情绪低落，口齿不清，嗜睡，昨晚开始进入深昏迷状态，诊断为肝性脑病。该患者的蛋白给予量应控制在

 A．20 g   B．30 g

 C．40 g   D．50 g

 E．暂不给

7．男性，60岁，肝硬化并发上消化道出血，出现言语不清，举止反常，定向力和理解力减退，腱反射亢进，扑翼样震颤存在，脑电图异常。应考患者处于肝性脑病的

 A．前驱期   B．昏迷前期

 C．昏睡期   D．浅昏迷期

 E．深昏迷期

8．患者，女性，45岁，肝硬化病史5年。2天前因腹水入院治疗，昨日使用利尿剂并

放腹水2 000 ml，今日晨出现肝性脑病。患者出现肝性脑病最主要的诱因是

 A．感染   B．上消化道出血

 C．大量放腹水   D．使用降氨药物

 E．高蛋白饮食

9．某肝硬化患者，3日未排便，出现嗜睡和幻觉，在给予灌肠时，不宜采用哪种灌肠溶液

 A．生理盐水   B．生理盐水+醋

 C．小苏打水   D．清水

 E．温水

10．男，45岁，患有乙肝30年，诊断为肝性脑病潜伏期。此期的突出特点是

 A．轻微性格和行为失常

 B．轻微的智力测试异常

 C．睡眠形态紊乱

 D．脑电图异常

 E．病理反射阳性

11．患者，男性，50岁，患肝硬化2年。因上消化道大出血后并发肝性脑病入院，入院后3天未解大便，应首选的措施是

 A．肥皂水灌肠

 B．给开塞露

 C．生理盐水加乳果糖灌肠

 D．口服番泻叶

 E．清水灌肠

12．患者，男，56岁，有肝硬化病史5年，多次因并发腹水住院治疗。近两天表情欣快，语言不流畅，轻度定向障碍，不能简单运算，初步诊断为"肝性脑病"。对该患者的护理措施不正确的是

 A．保持大便通畅，必要时使用弱酸性溶液灌肠

 B．避免使用麻醉、镇静药

 C．供给足够热量和蛋白质满足机体代谢需要

 D．限制钠盐摄入

 E．使用利尿剂治疗时，每日体重减轻不应超过0.5 kg

13．患者，男性，55岁，患肝硬化6年，近日

出现昏睡，可唤醒，有扑翼样震颤，肌张力增加，脑电图异常。目前该患者最主要的护理问题是

A．焦虑   B．恐惧

C．意识障碍   D．活动无耐力

E．有受伤的危险

14. 某肝硬化患者并发上消化道大出血，出现肝性脑病的表现，诊断时最具特征的是下列哪项

A．腱反射亢进   B．肌张力增高

C．扑翼样震颤   D．Babinski 征

E．踝阵挛

15. 关于人体内"氨的代谢"，以下解释正确的是

A．肠道细菌对含氮物质分解产生氨

B．氨在肠道内以 NH_4^+ 形式弥散进入肠黏膜

C．pH>6 时以 NH_3 形式从血液转至肠腔

D．氨主要在十二指肠吸收

E．正常情况下氨在肾脏中被转变为尿素和谷氨酰胺排出

16. 男，50 岁，肝硬化后并发肝性脑病入院，对其用药护理正确的是

A．肾功能衰竭者首选 L-鸟氨酸-L-门冬氨酸

B．谷氨酸钠适用于血 pH 偏高的患者

C．肝肾综合征者首选谷氨酸钾

D．心力衰竭者首选谷氨酸钠

E．精氨酸不宜与碱性药物配伍

17. 女，45 岁，被诊断为肝性脑病，遵医嘱给予乳果糖口服。患者询问关于乳果糖治疗

机制，以下描述准确的是

A．防止便秘

B．补充能量

C．酸化肠道，减少氨的吸收

D．保护肝脏

E．抑制乳酸杆菌生长

18. 肝性脑病患者最早出现的临床表现是

A．锥体束征阳性

B．角弓反张

C．意识障碍，呼之不应

D．视物模糊

E．性格和行为改变

19. 女，33 岁，被诊断为肝性脑病。解释关于"氨中毒引起肝性脑病"的发病机制，以下准确的是

A．血氨增高使氨基酸代谢不平衡

B．血氨增高干扰脑的能量代谢

C．血氨增高取代正常神经递质

D．血氨增高引起神经传导异常

E．血氨增高导致蛋白质代谢障碍

20. 男，59 岁，因"性格行为失常 3 天"入院，诊断为肝性脑病。遵医嘱给予新霉素口服，家属询问用药目的，护士解释正确的是

A．预防口咽感染

B．预防肠道感染

C．预防腹腔感染

D．减少肠道产氨

E．减少肠道对氨的吸收

A3/A4 型题

(1 ~ 3 题共用题干)

赵先生，50 岁，因肝硬化腹水入院治疗。放腹水后出现呼之不应、偶尔可被唤醒，醒时回答不切题、脑电图明显异常等表现。

1. 此时患者处于肝性脑病的

A．前驱期   B．昏迷前期

C．昏睡期   D．浅昏迷期

E．深昏迷期

2. 遵医嘱用硫酸镁导泻，不属于重点观察内容的是

A．体温   B．脉搏

C．血压   D．尿量

E．排便量

3．目前错误的饮食是

　　A．忌食蛋白质

　　B．钠盐限制在 6 g/d

　　C．静脉补充葡萄糖供给热量

　　D．补充脂溶性维生素

　　E．清醒后供给植物性蛋白质

（4~6 题共用题干）

　　患者刘女士，45 岁，患肝硬化 6 年，近 2 天突然呕血约 1 000 ml。现出现烦躁不安、言语不清、睡眠倒错，有扑翼样震颤，脑电图异常。

4．根据病情推断该患者处于

　　A．肝性脑病的前驱期

　　B．肝性脑病的昏迷前期

　　C．肝性脑病的昏睡期

　　D．肝性脑病的昏迷期

　　E．肝癌晚期

5．对该患者护理措施不正确的是

　　A．低热量饮食

　　B．暂停蛋白质摄入

　　C．清除肠内积血

　　D．生理盐水灌肠

　　E．口服 50% 硫酸镁溶液导泻

6．饮食护理应嘱患者家属禁用

　　A．维生素 B_{12}　　B．维生素 B_6

　　C．维生素 B_2　　　D．维生素 B_1

　　E．维生素 K

（7~11 题共用题干）

　　赵先生，50 岁，因肝硬化食道静脉曲张、腹水入院治疗。放腹水后出现意识不清，唤之不醒，但压迫眶上神经仍有痛苦表情。

7．此时患者可能处于肝性脑病的

　　A．前驱期　　　　　B．昏迷期

　　C．昏睡期　　　　　D．浅昏迷期

　　E．深昏迷期

8．目前给患者安排饮食合理的是

　　A．低蛋白　　　　　B．无蛋白高热量

　　C．低蛋白低热量　　D．高蛋白

　　E．限制含钾食物

9．诱发肝性脑病的主要机制是

　　A．失血量过多导致休克

　　B．失血后引起脑出血

　　C．失血后脑缺氧导致脑功能障碍

　　D．失血后低血压导致脑血栓形成

　　E．腹水浓缩导致循环血容量不足，产氨增多

10．血氨吸收的主要部位在

　　A．胃　　　　　　　B．十二指肠

　　C．小肠　　　　　　D．结肠

　　E．直肠

11．为清除患者肠道内的积血，首选的灌肠液是

　　A．碳酸氢钠溶液　　B．凉开水

　　C．弱醋酸溶液　　　D．温开水

　　E．肥皂水

第八节　急性胰腺炎患者的护理

【知识要点】

一、概述

　　急性胰腺炎是指胰腺分泌的消化酶在胰腺内被激活，引起胰腺组织自身消化、水肿、出血甚至坏死的化学性炎症。临床主要表现为急性腹痛、发热、恶心、呕吐、血和尿淀粉酶增高，重症伴腹膜炎、休克等并发症。

二、疾病相关知识

1. 病因：

(1) 胆道疾病：是我国急性胰腺炎发病最主要的病因，尤其是胆石症最常见。

(2) 酗酒和暴饮暴食：西方国家以酗酒多见。

(3) 胰管阻塞。

(4) 其他。

2. 发病机制：在各种病因的作用下，胰腺的自身防御机制被破坏，酶原被激活成活性酶，引发了胰腺的自身消化。

3. 分类：急性水肿型(轻症，最常见)；急性坏死型(重症)。

三、护理评估

1. 健康史：询问患者有无胆道疾病、暴饮暴食、酗酒、高脂饮食等。

2. 身体状况：

(1) 症状：

① 腹痛：是本病的主要表现和最早出现的症状，常在暴饮暴食或酗酒后突然发生，疼痛部位常位于上腹中部、偏左或偏右，可向腰背部呈带状放射，呈持续性剧痛。取弯腰抱膝侧卧位可减轻疼痛。

② 恶心、呕吐与腹胀：吐出食物和胆汁，吐后腹痛不能缓解。

③ 发热。

④ 低血压和休克：常见于出血坏死型胰腺炎。

⑤ 水电解质及酸碱平衡紊乱：多有轻重不等的脱水。低钙时可出现手足抽搐，是病情严重和预后不良的征兆。

(2) 体征：

① 轻症急性胰腺炎：腹部体征较轻，与腹痛程度不相称。

② 重症急性胰腺炎：常有腹膜炎体征，黄疸，肠麻痹，腹水，Grey-Turner 征和 Cullen 征，低血钙时有手足搐搦。

3. 并发症：主要见于出血坏死型。

(1) 局部并发症：胰腺脓肿和假性囊肿。

(2) 全身并发症：急性肾衰竭、急性呼吸窘迫综合征、心力衰竭、消化道出血、弥漫性血管内凝血、肺炎、败血症等，病死率极高。

4. 辅助检查：

(1) 白细胞计数升高及中性粒细胞核左移。

(2) 淀粉酶测定：血清淀粉酶和尿淀粉酶升高。

(3) 血清脂肪酶升高。

(4) C 反应蛋白(CRP)：在胰腺坏死时 CRP 明显升高。

(5) 血液生化检查：可有血钙降低，血糖升高。

(6) 影像学检查：腹部 B 超(首选)、CT 检查。

四、治疗要点

治疗原则：减轻腹痛，减少胰腺分泌，防治并发症。

1. 水肿型胰腺炎的治疗：① 禁食和胃肠减压；② 抑制胃酸；③ 止痛；④ 静脉补液；

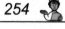
⑤抗感染。

2. 出血坏死型胰腺炎：上述措施再加上：① 纠正水电解质紊乱、抗休克治疗；② 营养支持；③ 减少胰液分泌；④ 抑制胰酶活性。

五、主要护理诊断及合作性问题与护理措施

急性胰腺炎患者的主要护理诊断及合作性问题与护理措施见表 3-14。

表 3-14　急性胰腺炎患者的主要护理诊断及合作性问题与护理措施

护理诊断/问题	主要护理措施
急性疼痛：腹痛。	1. 弯腰屈膝侧卧位。 2. 禁食、禁饮和胃肠减压。 3. 用药护理：禁用吗啡。
有体液不足的危险。	1. 病情观察。 2. 维持水电解质平衡。 3. 防止低血容量性休克。

六、健康教育

1. 疾病知识指导。

2. 生活指导：规律进食，避免暴饮暴食等。

【课前预习】

一、基础复习

1. 胰腺内分泌与外分泌功能。

2. 胰酶及其作用。

3. Oddi 括约肌。

4. 腹膜炎体征。

5. 血清淀粉酶、尿淀粉酶测定。

二、预习目标

1. 急性胰腺炎的病因包括：_____疾病；_____和_____；_____及其他。我国以_____疾病为常见病因,西方国家则以大量_____引起者多见。

2. 急性胰腺炎血清淀粉酶一般在起病后_____h 开始升高,持续_____天；尿淀粉酶常在发病后_____h 开始升高,持续_____周逐渐恢复正常。

3. 急性胰腺炎给予解痉止痛药如_____,效果不佳时配合使用其他止痛药,如_____,注意禁用_____,以防加重病情。

4. 急性胰腺炎分为_____型胰腺炎和_____型胰腺炎两大类型。

【课后巩固】

一、名词解释

Cullen 征　　　Grey-Turner 征

二、填空题

1. 急性胰腺炎的常见症状包括：① _____；② _____、_____、腹胀；③ _____；④ _____、_____；⑤ 水电解质及代谢紊乱。

2. 急性胰腺炎主要表现和首发症状是_____，常在_____或_____后突然发生。疼痛剧烈而持续，呈_____、_____、钻痛或绞痛，可阵发性加剧。腹痛常位于_____腹部，向_____部呈带状放射，取_____侧卧体位可减轻疼痛。

3. 急性胰腺炎呕吐频繁患者可有代谢性_____。出血坏死型患者常有_____和_____平衡紊乱，并常伴有显著_____、代谢性_____。_____血症引起手足抽搐，为预后不佳的表现。

4. 急性胰腺炎的并发症主要发生于_____胰腺炎。局部并发症有_____、_____和_____。全身并发症有_____、急性肾衰竭、心力衰竭、DIC与上消化道出血。

5. 急性胰腺炎最具诊断价值的检查是_____测定，血清淀粉酶超过正常值_____倍便可诊断为本病。

6. 胰腺坏死时低血钙程度与临床严重程度平行，若低于_____mmol/L 则预后不良。血糖持续高于_____mmol/L 也预示预后不良。

7. 治疗急性胰腺炎时，减少胰腺分泌的方法包括：① _____及_____；② _____及其类似物。解痉止痛时常用_____或_____肌内注射，止痛效果不佳时遵医嘱配合使用_____，禁用_____，以防引起 Oddi 括约肌痉挛。

8. 禁食患者每天的液体摄入量常需达_____ ml 以上。为防止低血容量性休克，应特别注意患者生命体征、尿量及神志的变化。

9. 急性胰腺炎患者的健康教育：① 应积极治疗_____疾病，尤其注意防治_____；② 平时应养成规律进食的习惯，避免_____；③ 急性胰腺炎发作时需禁食_____天；④ 腹痛基本消失后，可进少量_____，但仍忌油脂食品。

【综合练习】

A1/A2 型题

1. **急性胰腺炎是**
   A. 感染性疾病　　B. 自身消化性疾病
   C. 遗传性疾病　　D. 免疫性疾病
   E. 结缔组织病

2. **某患者，25 岁，左上腹疼痛伴恶心、呕吐 12 h。持续性腹痛呈刀割样，呕吐物为胃内容物，血淀粉酶 512 U/L，诊断为急性水肿型胰腺炎。以下解除疼痛的护理措施哪项不妥**

   A. 取平卧位　　　　B. 禁食 1~3 天
   C. 必要时胃肠减压　D. 解痉镇痛
   E. 给予患者心理支持

3. **患者，男，28 岁，5 h 前因暴饮暴食后出现上腹部绞痛，向肩背部放射，送到医院急诊，怀疑为急性胰腺炎，此时最具诊断意义的实验室检查为**
   A. 血清淀粉酶测定　B. 尿淀粉酶测定
   C. 血钙测定　　　　D. 血清脂肪酶测定
   E. 血糖测定

4. 患者，男性，38 岁，饱餐、饮酒后突然出现中上腹持续剧烈疼痛 3 h，伴反复恶心、呕吐。体检：上腹部压痛，腹壁轻度紧张，测血清淀粉酶明显增高。正确的护理措施是

　　A．疼痛时平卧位

　　B．禁食时间为 1~3 天

　　C．口渴时可饮水 500 ml/d

　　D．症状消失后即恢复普通饮食

　　E．疼痛剧烈时口服阿托品

5. 患者，男性，41 岁。在 ERCP 检查后出现腹部持续性疼痛，血清淀粉酶检查超过正常值，应考虑

　　A．急性胆管炎　　　　B．急性胃炎

　　C．急性肠炎　　　　　D．急性胰腺炎

　　E．急性胆管梗阻

6. 患者，女性，41 岁，既往有胆结石。晚餐后突然出现中上腹痛，阵发性加剧，频繁呕吐，呕吐物含胆汁，呕吐后腹痛未减轻，化验血清淀粉酶为 2 500 U/L，于今日住院治疗。饮食护理应为

　　A．禁食　　　　　　　B．少食多餐

　　C．高脂饮食　　　　　D．高蛋白饮食

　　E．低蛋白饮食

7. 患者，男性，47 岁，因急腹痛 2 天，诊断为急性胰腺炎。血清淀粉酶 2 500 U/L，血钙 1.6 mmol/L。患者的主要症状表现为

　　A．上腹部持续性剧痛，放射至腰背部

　　B．上腹胀痛伴呕吐、腹泻

　　C．间歇性心窝部剧痛伴嗳气

　　D．上腹中间或稍偏左疼痛伴脂肪泻

　　E．进食后上腹胀痛，伴反酸、嗳气

8. 患者，女性，56 岁，有胆石症病史 10 年。因上腹部剧痛 4 h，呕吐 3 次，呕吐物中有胆汁，急诊入院。查血：白细胞 2×10^9/L，中性粒细胞比例 0.8。疑为急性胰腺炎，护士应密切观察的项目不包括

　　A．生命体征

　　B．神志变化

　　C．24 h 出入液体量

　　D．大便隐血实验

　　E．血清、尿淀粉酶

9. 患者，男，40 岁，嗜烟酒，以"急性胰腺炎"收治入院。遵医嘱禁食、禁饮，护理过程中应注意每日补液量不少于

　　A．1 000 ml　　　　　B．1 500 ml

　　C．2 000 ml　　　　　D．2 500 ml

　　E．3 000 ml

10. 男，36 岁，主诉"餐后突发上腹部持续疼痛 5 h 伴频繁呕吐"入院。护理体检：T 39.4 ℃，BP 80/60 mmHg，P 118 次/min，上腹压痛及反跳痛明显，腹肌紧张，Grey-Turner 征(+)，Cullen 征(+)。最可能的诊断为

　　A．急性普通型胰腺炎

　　B．出血坏死型胰腺炎

　　C．急性糜烂性胃炎

　　D．急性胃肠道穿孔

　　E．急性胆道结石

11. 大多数急性胰腺炎患者首发的临床症状是

　　A．腹痛　　　　　　　B．发热

　　C．食欲下降　　　　　D．反酸、嗳气

　　E．低血糖

12. 女，38 岁，以"急性重症胰腺炎"入院。早期饮食指导正确的是

　　A．禁饮，不禁食

　　B．禁食，不禁饮

　　C．全胃肠外静脉营养

　　D．静脉营养为主，少量流食

　　E．静脉营养为主，少量饮水

13. 男，42 岁，因"大量饮酒后持续性上腹痛，向腰背部放射 1 h"急诊入院。急查血清淀粉酶，护士对血清淀粉酶检查的临床意义解释不确切的是

　　A．病后 2~12 h 开始升高

　　B．可持续 3~5 天

　　C．超过正常值 3 倍多可确诊

　　D．其升高幅度与病情成正比

　　E．一般 48 h 后开始下降

14. 男，25 岁，因"饱餐饮酒过量导致持续性上腹部剧痛 2 h、伴剧烈呕吐"入院。诊断为急性胰腺炎。遵医嘱给予山莨菪碱肌

注后腹痛未缓解，患者吵闹要求吗啡止痛，护士解释不予吗啡治疗的原因是

A．可致膀胱括约肌收缩

B．可致瞳孔括约肌收缩

C．可致尿道括约肌收缩

D．可致肠道平滑肌痉挛

E．可致 Oddi 括约肌痉挛

15. 女，40 岁，被诊断为重症胰腺炎。病历中描述 Cullen 征阳性，其腹壁皮肤颜色改变的部位为

A．右上腹　　　　B．左上腹

C．腹壁两侧　　　D．中上腹

E．脐周

16. 男，18 岁，与同学聚餐饮酒 2 h 后，上腹部持续性剧痛向肩部及腰背部放射，伴恶心和呕吐。初步诊断：急性胰腺炎。为明确胆源性病因，初筛影像检查的方法是

A．腹部超声　　　B．腹部 CT

C．腹部透视　　　D．腹平片

E．腹部 MRI

17. 胰腺炎患者不宜使用胆碱能受体拮抗剂（如阿托品）的原因是

A．诱发或加重胃肠道平滑肌痉挛

B．诱发青光眼

C．诱发或加重肠麻痹

D．导致尿潴留

E．导致窦性心动过缓

A3/A4 型题

(1~6 题共用题干)

患者，赵先生，42 岁，酗酒后出现上腹部疼痛伴恶心呕吐，病后 6 h 来诊。查体：全腹肌紧张，压痛及反跳痛；血压 80/50 mmHg；腹腔穿刺抽出淡粉色液体，白细胞 18.4×10^9/L(18 400/mm³)，血清淀粉酶 2 56 U(温氏)，诊断为急性胰腺炎。

1. 该患者的发病因素是

A．暴饮暴食　　　B．酗酒

C．精神因素　　　D．胆汁逆流

E．甲状旁腺功能亢进

2. 该患者发病的解剖学基础是

A．胰管与胆总管的血液供应相互有关

B．胰管与胆总管同属迷走神经支配

C．副胰管存在

D．胰管与胆总管存在共同通道及开口

E．Oddi 括约肌存在

3. 对赵先生的首选处理措施是

A．禁食、胃肠减压

B．适当补钾、补钙

C．外科手术准备

D．屈膝侧卧位

E．应用抗生素

4. 该措施的目的是

A．减轻疼痛

B．减少感染

C．减少呕吐

D．减少胃液和食物刺激胰腺分泌

E．减少胃黏膜的刺激

5. 若患者还是单纯水肿型胰腺炎时，不应有的表现是

A．腹痛　　　　　B．腹胀

C．休克　　　　　D．呕吐

E．发热

6. 经治疗后症状消失，赵先生询问禁食结束后的饮食宜

A．高脂、高糖　　B．高脂、低糖

C．低脂、高糖　　D．低脂、低蛋白

E．低脂、低糖

(7~11 题共用题干)

患者，男性，36 岁，饱食后突感上腹部剧痛，迅即扩展至全腹，伴恶心、呕吐，呕吐后腹痛无减轻，发病 2 h 后来院急诊。体检：痛苦貌，血压 85/50 mmHg，P 124 次/min，全腹肌紧张、压痛、反跳痛，肠鸣音消失，白细胞 16×10^9/L，中性粒细胞比例 0.90。既往身体健康，无消化性溃疡病史，有胆石症病史。

7. 考虑最可能为
    A. 急性胰腺炎　　　B. 急性胆管炎
    C. 急性阑尾炎　　　D. 十二指肠溃疡穿孔
    E. 急性肠梗阻

8. 为协助明确诊断，首选的检查为
    A. 静脉胆道造影　　　B. 腹部 CT 检查
    C. 血清、尿淀粉酶　　D. 腹腔穿刺
    E. 腹部 B 超

9. 导致该患者上述疾病的主要原因是
    A. 急性外伤　　　　B. 不洁饮食
    C. 暴饮暴食与胆石症　　D. 胆石症
    E. 大量酗酒

10. 若诊断明确，最先采取的措施是
    A. 禁食、胃肠减压、抗休克的同时完
       善各种术前准备
    B. 密切观察病情变化
    C. 积极抗休克治疗，暂不手术
    D. 积极抗感染
    E. 镇痛

11. 该患者目前的主要护理诊断不包括
    A. 体液过多　　　B. 体液不足
    C. 急性疼痛　　　D. 个人应对无效

    E. 焦虑、恐惧

(12 ~ 14 共用题干)
    女，35 岁，上腹痛 2 天，能忍受。中午进食后疼痛加剧，伴呕吐，呕吐后疼痛未缓解，疑为胰腺炎。

12. 胰酶或坏死组织液沿腹膜后间隙渗至腹壁下，使两侧腹部皮肤呈青紫称为
    A. Cullen 征　　　B. Charcot 征
    C. Reynolds 征　　D. Murphy 征
    E. Grey-Turner 征

13. 抑制胰腺分泌作用最强的药物是
    A. 西咪替丁　　　B. 环丙沙星
    C. 山莨菪碱　　　D. 生长抑素
    E. 阿托品

14. 医嘱中能抑制胰酶活性的药物是
    A. 奥美拉唑静脉滴注
    B. 加贝酯静脉滴注
    C. 奥曲肽静脉滴注
    D. 头孢克肟静脉滴注
    E. 奥硝唑静脉滴注

第九节　上消化道出血患者的护理

【知识要点】

一、概述
上消化道出血是指屈氏(Treitz)韧带以上的消化道(包括食管、胃、十二指肠、胰、胆道)以及胃空肠吻合术后的空肠病变引起的出血。

上消化道大出血是指在数小时内出血量超过 1 000 ml 或超过循环血容量的 20%，主要表现为呕血和(或)黑便，并伴有血容量减少引起的急性周围循环衰竭。

二、疾病相关知识及病因
1. 上消化道疾病：以消化性溃疡最常见，其次是急性糜烂性出血性胃炎、食管胃底静脉曲张破裂出血和胃癌。
2. 上消化道邻近器官或组织的疾病：胰、胆疾病等。
3. 全身性疾病：血液病、尿毒症、应激相关胃黏膜损伤等。

三、护理评估

1. 健康史：消化性溃疡、慢性肝病、损伤胃黏膜的药物史。

2. 身体状况：

(1) 呕血与黑便：是上消化道出血的特征性表现。呕血一定有黑便，但黑便不一定有呕血。出现呕血说明胃内积血量至少达到 250 ml。出血量达 60 ml 时可产生黑便或柏油样便，这是由于血红蛋白中的铁在肠道与硫化物的作用下，形成黑色硫化亚铁，并附有黏液所致。

(2) 失血性周围循环衰竭：可有面色苍白、血压下降、呼吸急促、四肢湿冷、口唇发绀、心率加快、烦躁不安或神志不清。

(3) 贫血：急性失血性贫血。

(4) 氮质血症：常在出血后数小时血尿素氮开始上升，24～48 h 达到高峰，如无继续出血，3～4 天降至正常。

(5) 发热：出血后 24 h 内出现低热，体温一般不超过 38.5 ℃，持续 3～5 天。

3. 辅助检查：

(1) 实验室检查：测定红细胞、白细胞和血小板计数、血红蛋白浓度、血细胞比容、肾功能及大便隐血试验等，有助于估计失血量及动态观察有无活动性出血，判断治疗效果及协助病因诊断。

(2) 胃镜检查：多在出血后 24～48 h 内做急诊胃镜检查，这是上消化道出血病因诊断的首选检查方法，并可对出血灶进行止血治疗。

(3) X 线钡餐造影检查：对明确病因有一定价值。

(4) 其他检查：放射性核素扫描等。

四、治疗要点

治疗原则：积极补充血容量，止血治疗，去除病因，防治并发症。

1. 一般急救措施：卧床休息，禁食，保持呼吸道通畅，密切观察生命体征等。

2. 补充血容量：是治疗上消化道出血的关键措施。立即查血型及配血，准备输血，在此过程中先静脉输注生理盐水、代血浆等尽快补充血容量。肝硬化患者宜输新鲜血，因库存血含氨量高，易诱发肝性脑病。

3. 止血措施：

(1) 非食管胃底静脉曲张破裂出血：以消化性溃疡最常见。

① 药物止血：抑制胃酸分泌(常用 H_2 受体拮抗剂或 PPI)。

② 内镜直视下止血。

③ 手术和介入治疗。

(2) 食管胃底静脉曲张破裂出血：

① 药物止血(可应用血管升压素或生长抑素)。

② 气囊压迫止血术。

③ 内镜直视下止血。

④ 急诊手术治疗。

4. 判断出血是否停止：患者脉搏、血压稳定在正常水平，大便转黄色，提示出血停止。

出现下述情况提示继续出血或再出血：

(1) 反复呕血，或呕血颜色由咖啡色转为鲜红色。

(2) 黑便次数增加，便质稀薄，颜色转为暗红色或鲜红色，伴肠鸣音亢进。

(3) 经补液、输血后周围循环衰竭表现未改善或好转后又恶化，血压波动，中心静脉压不稳定。

(4) 红细胞计数、血红蛋白与血细胞比容继续下降，网织红细胞计数持续增高。

(5) 经充分补液且尿量正常后，血尿素氮持续增高或再次增高。

(6) 门静脉高压的患者原有脾大，在出血后常暂时缩小，如不见脾恢复肿大亦提示出血未止。

五、主要护理诊断及合作性问题与护理措施

上消化道出血患者的主要护理诊断及合作性问题与护理措施见表 3-15。

表 3-15　上消化道出血患者的主要护理诊断及合作性问题与护理措施

护理诊断/问题	主要护理措施
体液不足。	1. 绝对卧床休息，平卧位并将下肢略抬高，呕吐者头偏向一侧，防止窒息或误吸。 2. 大出血期间暂时禁食。
活动无耐力。	3. 病情监测，估计出血量，观察继续或再次出血的征象。 4. 治疗配合。
潜在并发症：失血性休克。	5. 三腔二囊管压迫止血的护理。 6. 心理护理。

六、健康教育

1. 针对原发病的指导。

2. 一般知识指导。

3. 识别出血并及时就诊。

【课前预习】

一、基础复习

1. 上消化道与下消化道。

2. 消化道出血的量的估计及程度的判断。

3. 出血是否停止的判断。

二、预习目标

1. 上消化道出血的病因中以_____最常见，其次是_____静脉曲张破裂出血、_____性胃炎。

2. 上消化道出血多在出血后_____ h 内急诊做胃镜检查，这是上消化道出血病因诊断的首选检查方法，并可对出血灶进行_____。

【课后巩固】

一、名词解释

肠源性氮质血症　　三腔二囊管压迫止血术

二、填空题

1. 出血部位在幽门以上者常有_____和_____，幽门以下者可仅表现为_____。但出血量少、速度慢的幽门以上病变亦可仅见_____，而出血量大、速度快的幽门以下病变可因血液反流入胃而出现_____。呕血多呈_____或_____，这是由于血液在胃内停留时间长，经_____作用形成_____所致；若呕血呈鲜红色或血块则提示出血量_____且速度____，血液在胃内停留时间短，未经胃酸充分混合即呕出；黑便呈_____样，不成形，黏稠而发亮，是因为_____中的铁与肠内硫化物作用形成_____所致。

2. 出血量的估计：隐血试验阳性提示每天出血量在_____ml 以上；出现黑便表明每天出血量在_____ml 以上；呕血提示胃内积血达_____ml；一次出血量在_____ml 以下时，可不出现全身症状；出血量在 400 ~ 500 ml 时，可出现头晕、心悸、乏力等症状；出血量超过_____ml，临床即出现周围循环衰竭的表现。如患者由平卧位变为坐位时，血压下降幅度大于 15 ~ 20 mmHg、心率加快大于 10 次/min，提示_____明显不足，是紧急输血的指征。

3. 大出血时，建立 2 条静脉通道，遵医嘱快速、准确实施_____、_____以及_____是最重要的抢救措施；配合医生实施止血治疗；做好配血、备血及输液准备；用大号针头输液；肝病导致的出血者宜输_____血；观察治疗效果及药物不良反应；冠心病患者忌用_____。

4. 三腔二囊管压迫止血时应先向胃囊内注气_____ ml 至囊内气压达到_____mmHg 并封闭管口；如未能止血，继续向食管囊注气_____ml 至囊内气压达到_____ mmHg。气囊充气_____h 应放松牵引，放气_____min。如出血未止，再注气加压，以免食管胃底黏膜受压时间过长而发生_____。出血停止后，_____，放出_____气体，保留管道继续观察_____h，如未再出血，可考虑拔管，拔管前口服_____ 20 ~ 30 ml。

5. 继续或再次出血的征象：① 反复呕血，呕吐物由_____转为_____；② 黑便次数及量_____，或排出暗红色甚至鲜红色血便，伴肠鸣音_____；③ 在 24 h 内经积极输液、输血仍不能稳定_____和_____，或经过迅速输液、输血后，_____仍在下降；④ 血红蛋白、红细胞计数与血细胞比容继续_____，_____持续增高；⑤ 在补液足量、尿量正常的情况下，_____持续或再次增高；⑥ 门静脉高压的患者原有脾大，在出血后常_____，如_____亦提示有继续出血。

【综合练习】

A1/A2 型题

1. 上消化道大量出血是指数小时内失血量超过
   A. 200 ml
   B. 400 ml
   C. 600 ml
   D. 800 ml
   E. 1 000 ml

2. 三腔二囊管压迫止血适用于
   A. 食管胃底静脉曲张破裂出血
   B. 急性出血性糜烂性胃炎
   C. 胃癌引起的上消化道出血
   D. 消化性溃疡并发出血
   E. 下消化道出血

3. 不适用于非食管胃底静脉曲张破裂出血的措施为
   A. 胃内灌注去甲肾上腺素
   B. 静脉滴注西咪替丁
   C. 三腔二囊管压迫止血
   D. 内镜下直视止血
   E. 使用垂体后叶素

4. 与上消化道继续出血或再次出血不符的是
   A. 肠鸣音亢进
   B. 黑便次数增加
   C. 尿素氮持续升高
   D. 网织红细胞计数减少
   E. 呕出的血液转为暗红色

5. 纠正出血性休克的关键是
   A. 输新鲜血
   B. 备齐一切抢救用物
   C. 短期内补足血容量
   D. 按医嘱应用止血药
   E. 高流量氧气吸入

6. 以下对严重呕血患者的饮食护理正确的是
   A. 暂禁食
   B. 温热的流食
   C. 温凉的流食
   D. 软食
   E. 普食

7. 以下有关呕血与黑便的讨论,不正确的是
   A. 有黑便不一定有呕血
   B. 有呕血常伴黑便
   C. 呕血呈咖啡色是血液在胃内经胃酸作用形成亚铁血红素所致
   D. 黑便呈柏油样是由于血红蛋白中的铁与肠内硫化物作用形成硫化铁所致
   E. 幽门以上出血只表现为呕血,幽门以下出血只表现为黑便

8. 有关呕血与黑便的叙述,下列哪项是正确的
   A. 呕血一般不伴黑便
   B. 黑便一定伴呕血
   C. 上消化道出血仅有呕血
   D. 下消化道出血仅有黑便
   E. 出血量至少在 60 ml 以上才会有黑便

9. 下列哪项属于上消化道出血停止的指标
   A. 柏油样便变稀
   B. 脉搏细速
   C. 肠鸣音亢进
   D. 口渴
   E. 尿量>30 ml/h

10. 患者,男性,36 岁,突然呕血 2 000 ml,伴柏油样大便,血压 60/25 mmHg,心率 170 次/min,此时首先应采取的措施是
    A. 准备肌注给予止血药物
    B. 立即开放静脉通道补充血容量
    C. 准备抗酸药物
    D. 立即进行 B 超检查
    E. 嘱患者严格卧床休息

11. 患者,男性,55 岁,因"上消化道出血伴休克"入院,医嘱予以补液、止血治疗,下列表现中提示输血、输液速度可适当减慢的是
    A. 脉搏>120 次/min
    B. 收缩压>100 mmHg
    C. 血红蛋白<80 g/L
    D. 尿量<20 ml/h
    E. 呕吐物为暗红色

12. 患者,女性,32 岁,上腹部节律性疼痛 2

年，常于过度劳累后诱发。近 3 天疼痛加剧，突然呕血约 500 ml。查体：血压 90/60 mmHg，巩膜无黄染，上腹部压痛，未触及肝脾。对于目前了解的信息，该患者最有可能是

A．肝硬化　　　　B．原发性肝癌

C．溃疡癌变　　　D．溃疡并发出血

E．溃疡并发穿孔

13. 患者，男性，52 岁，因上消化道出血使用三腔二囊管为其止血。压迫 3 天后出血停止，考虑拔管。此时需留管再观察的时间是

A．6 h　　　　　B．8 h

C．12 h　　　　　D．24 h

E．48 h

14. 患者，女性，60 岁，有溃疡病史 10 余年，突然发生呕血约 500 ml，伴有黑便，急诊入院。查体：神志清楚，血压 100/60 mmHg，心率 110 次/min。以下护理措施中正确的是

A．平卧位，头部略抬高

B．三腔二囊管压迫止血

C．呕吐时头偏向一侧，防止误吸和窒息

D．快速滴入血管升压素

E．暂时给予流质饮食

15. 患者，男性，46 岁，诊断为"上消化道出血"收住院，病情稳定，为明确出血病因，首选的检查方法是

A．大便隐血试验　B．X 线钡剂造影

C．内镜检查　　　D．血常规检查

E．B 超检查

16. 女，32 岁，以"上消化道出血"收治入院，患者询问哪里为"上消化道"，护士解释正确的是

A．贲门以上的消化道

B．幽门以上的消化道

C．屈氏韧带以上的消化道

D．肝胃韧带以上的消化道

E．肝脾韧带以上的消化道

17. 隐血试验阳性常表明上消化道出血量至少

A．5 ml 以上　　B．15 ml 以上

C．50 ml 以上　　D．60 ml 以上

E．100 ml 以上

18. 男，28 岁，因"酒后上腹部不适、呕血约 250 ml"急诊入院，否认肝炎、溃疡等病史。以下护理措施正确的是

A．减少活动　　　B．腹部热敷

C．温盐水洗胃　　D．暂时禁食、禁饮

E．急诊胃镜

19. 女，30 岁，胃溃疡史 4 年，近 1 周呕血 2 次。护理病历中描述与病史相符的大便性状是

A．米泔水样便　　B．陶土样便

C．柏油样便　　　D．果酱样便

E．脓血便

20. 上消化道大出血后出现氮质血症，其中最主要的原因是

A．肝脏解毒功能下降

B．机体代谢能力下降

C．组织分解代谢增加

D．血液中氮质排出障碍

E．血液中蛋白质在肠道被分解并吸收

21. 引起上消化道出血最常见的病因是

A．胃癌　　　　　B．胆道出血

C．食管癌　　　　D．门静脉高压

E．消化性溃疡

22. 上消化道出血患者行气囊压迫止血，以下护理措施应及时纠正的是

A．每压迫 12～24 h 应放松牵引

B．气囊压迫期间每日液状石蜡滴鼻

C．定时回抽胃液以观察止血效果

D．患者口腔内唾液应及时咽下

E．出血停止应放出囊内气体并放松牵引、留管观察

23. 空肠出血被归属于上消化道出血的情况是

A．毕 I 式手术后　B．毕 II 式手术后

C．Miles 手术后　D．胆囊造口手术后

E．肠切除手术后

24. 男，38 岁，十二指肠溃疡病史 10 年，因"解黑便 50 ml"入院，禁食 6 h，禁食期间无恶心、呕吐，未排大便，一般状态良

好。下列护理措施正确的是

A．绝对卧床休息　　B．继续禁食

C．进食温凉米汤　　D．进食温热牛奶

E．进食软烂米饭

A3/A4 型题

（1～6题共用题干）

患者，男性，56岁，有肝硬化病史10余年，近日食欲明显减退，黄疸加重。今晨因剧烈咳嗽突然呕咖啡色液体约1 200 ml，黑便2次，伴头晕、眼花、心悸，急诊入院。体检：神志清楚，面色苍白，血压80/60 mmHg，心率110 次/min。

1. 患者上消化道出血最可能的原因是

A．食管胃底静脉曲张出血

B．消化性溃疡出血

C．胃癌出血

D．急性糜烂出血性胃炎

E．应激性溃疡

2. 对该患者紧急处理措施中首要的是

A．内镜检查明确病因

B．积极补充血容量

C．立即采取止血措施

D．手术治疗

E．升压药提高血压

3. 对该患者止血治疗宜静脉采用的药物是

A．H_2受体拮抗剂　　B．质子泵抑制剂

C．生长抑素　　　　　D．去甲肾上腺素

E．酚磺乙胺

4. 对该患者目前最主要的护理诊断是

A．疼痛　　　　　　　B．营养失调

C．活动无耐力　　　　D．体液不足

E．有感染的危险

5. 若经过治疗，患者情况已基本稳定。下列选项提示出血停止的是

A．听诊肠鸣音10～12 次/min

B．黑便次数增多，粪质稀薄

C．血红蛋白测定下降

D．尿量正常，血尿素氮持续增高

E．血压基本维持在正常水平

6. 若患者突然出现神志恍惚、嗜睡，提示最可能出现

A．消化道再次出血　　B．脑出血

C．低血容量性休克　　D．肝性脑病

E．肝肾综合征

（7～8题共用题干）

男，33岁，反复上腹痛3年，伴嗳气、反酸。近3日来上腹痛加剧，昨日解柏油样大便5次，今晨突然晕倒，急诊入院。护理体检：P 126 次/min，BP 76/48 mmHg。

7. 为患者安置的体位是

A．平卧位，头偏向侧，下肢抬高

B．平卧位，头部抬高

C．左侧卧位，头部抬高

D．右侧卧位，头部抬高

E．半坐卧位，膝下垫软枕

8. 首要的护理措施是

A．安慰患者家属

B．面罩吸氧

C．建立静脉通路

D．查血、配血、备血

E．准备三腔二囊管

（编者：李珍）

第四章　泌尿系统疾病患者的护理

【泌尿系统解剖、生理要点】

1. 肾：位于腹膜后脊柱两侧，左右各一，右肾略低。肾脏的基本功能单位为肾单位，每个肾由约 100 万个肾单位组成，每个肾单位由肾小体及肾小管组成。

(1) 肾小体：是由肾小球及肾小囊构成的球状结构，主要功能为滤过功能。血液流经肾小球经滤过形成原尿，原尿经肾小囊腔进入肾小管。

(2) 肾小管：分为近端小管、细段和远端小管三部分。肾小管的主要功能为：① 重吸收功能；② 分泌和排泄功能；③ 浓缩和稀释功能。

(3) 肾小球旁器：由球旁细胞、致密斑和球外系膜细胞三者组成，具有调节水、钠代谢等内分泌功能。

(4) 肾的血液供应：肾动脉由腹主动脉垂直分出。

(5) 肾的神经支配：肾交感神经末梢释放去甲肾上腺素，调节肾血流量、肾小球滤过率、肾小管的重吸收和肾素释放。

(6) 肾的其他内分泌功能：

① 1-α 羟化酶：可使 25 羟维生素 D_3 转化为有活性的 1,25-二羟维生素 D_3，从而调节钙、磷代谢。

② 促红细胞生成素(EPO)：可刺激骨髓红系增殖、分化，使红细胞数目增多和血红蛋白合成增多。

③ 肾脏是肾外分泌的许多激素如甲状腺激素、抗利尿激素、降钙素等作用的重要靶器官，也是降解一些肾外激素如促胃液素、胰岛素、胰高血糖素等的主要场所。

2. 输尿管、膀胱和尿道：

(1) 输尿管：起于肾盂、止于并开口于膀胱，全长 25～30 cm。输尿管有 3 个狭窄部，是结石易滞留之处。

(2) 膀胱：是贮存尿液的器官，成人一般容量为 300～500 ml。

(3) 尿道：男性尿道和女性尿道具有不同的结构特征。

(4) 排尿：是一种反射动作，副交感神经兴奋可促进排尿；交感神经兴奋则阻止排尿。

第一节　常见症状的护理

【知识要点】

一、肾性水肿

1. 概述：分为肾炎性和肾病性水肿，形成机理不同。

2. 护理评估：肾炎性和肾病性水肿表现的对比鉴别。

3. 主要护理诊断及合作性问题与护理措施(见表 4-1)。

表 4-1 肾性水肿患者的主要护理诊断及合作性问题与护理措施

护理诊断/问题	主要护理措施
体液过多。	1．注意休息：严重时卧床；下肢水肿明显时抬高下肢。 2．限盐、限水：根据情况限制钠盐和液体摄入；给予少量优质蛋白，补充足够热量。 3．注意观察病情；加强皮肤护理。 4．遵医嘱使用利尿剂，注意不良反应。
皮肤完整性受损的危险。	1．保持床铺清洁、干燥、平整，衣裤柔软、宽松。 2．体位：变换卧位、定时翻身。 3．避免皮肤损伤。 4．给药途径管理。

二、肾性高血压

1. 概述：肾性高血压是最常见的继发性高血压。

2. 发病及临床特点：

(1) 根据病因可分为：肾实质性、肾血管性。

(2) 根据发病机制可分为：容量依赖型、肾素依赖型。

三、尿路刺激征

1. 概述：是一组综合征，包括尿频、尿急、尿痛、排尿不尽感及下腹坠痛。

2. 护理评估：

(1) 病因：最常见于尿路感染。

(2) 临床表现：症状+体征。

(3) 主要护理诊断及合作性问题与护理措施(见表 4-2)。

表 4-2 尿路刺激征患者的主要护理诊断及合作性问题与护理措施

护理诊断/问题	主要护理措施
排尿异常：尿频、尿急、尿痛。	1．注意休息；讲究卫生，减少感染机会。 2．多饮水，勤排尿。 3．严格无菌操作，正确留取尿标本。 4．注意观察病情；遵医嘱用药，敦促患者按时、按量、按疗程使用抗生素，注意疗效及不良反应。

四、尿异常

1. 尿量异常：多尿、少尿、无尿、夜尿增多。

2. 尿质异常：血尿、白细胞尿、脓尿、菌尿、管型尿、蛋白尿。

【课前预习】

一、基础复习

1. 肾脏的解剖、生理基础。
2. 健康评估相关症状。

二、预习目标

1. 肾性水肿可分为_____和_____。
2. 尿路刺激征包括：_____、_____、_____。
3. 肾性高血压按病因可分为_____和_____
_____。

【课后巩固】

一、名词解释

肾炎性水肿　肾病性水肿　尿路刺激征　肾性高血压

二、填空题

1. 肾脏的基本功能单位为肾单位，每个肾单位由_____及_____组成。
2. 成人尿量_____为多尿，成人尿量_____为少尿，成人尿量_____为无尿；夜尿增多指夜间尿量_____。
3. 若每日尿蛋白含量持续_____，称为蛋白尿。若每日持续_____，称为大量蛋白尿。

【综合练习】

A1/A2 型题

1. 关于尿量异常的叙述，以下正确的是
   A. 夜间尿量超过 2 500 ml 称为夜尿增多
   B. 夜尿增多提示肾小球滤过功能减退
   C. 少尿和无尿的原因包括肾前性、肾性、肾后性因素
   D. 肾小球功能不全常出现多尿
   E. 少尿也称为尿闭

2. 女，25 岁。在一次体检中发现蛋白尿阳性。护士关于蛋白尿的解释正确的是
   A. 尿蛋白阳性一定存在肾脏器质性改变
   B. 以肾小管性蛋白尿最多见
   C. 尿蛋白<1.5 g/d，无器质性病变
   D. 尿蛋白持续>2.5 g/d，称为大量蛋白尿

   E. 尿蛋白定量>150 mg/d，称为蛋白尿

3. 女，15 岁，因眼睑、颜面及双下肢水肿 2 周入院，目前首要的护理措施是
   A. 绝对卧床
   B. 无盐饮食
   C. 补充足够热量
   D. 严格限制水、钠的摄入
   E. 高蛋白、高维生素饮食

4. 男，30 岁，因"颜面水肿 1 个月"就诊，确诊为肾炎性水肿，该患者水肿的发生机制是
   A. 肾小球滤过率下降
   B. 大量蛋白尿

C．血容量增加

D．毛细血管压增高

E．血浆胶体渗透压下降

5．男，34 岁，慢性肾小球肾炎病史 4 年，近 1 个月来，颜面及双下肢均出现水肿。关于肾性水肿患者的护理评估最重要的是

A．尿蛋白的量　　　B．体重变化

C．尿量变化　　　　D．皮肤完整性

E．24 h 出入液量

6．男，22 岁，感冒后出现眼睑及颜面水肿，蛋白尿阳性，诊断为慢性肾小球肾炎。关于水肿的描述与本病相符的是

A．多从眼睑、颜面部开始

B．平卧时缓解

C．晨起时减轻

D．水肿下肢较重

E．一般不伴有血压升高

7．女，30 岁，慢性肾小球肾炎病史 8 年，近 1 周来颜面及双下肢均出现水肿。关于肾炎性水肿的描述，以下正确的是

A．蛋白尿丢失是主要诱因

B．尿量增多，血容量减少

C．评估尿量变化，可确定病因

D．评估水肿程度，可明确诊断

E．肾小球滤过率下降，水钠潴留引起

8．以下关于尿异常的描述正确的是

A．尿中出现红细胞即为血尿

B．正常人尿中无管型

C．新鲜离心尿液 WBC >3 个/HP 即为脓尿

D．排泄一天的代谢废物尿量不应少于 400 ml

E．少尿是指每小时尿量少于 17 ml

第二节　肾小球疾病患者的护理

肾小球疾病是一组以血尿、蛋白尿、水肿、高血压和肾功能损害为主要临床表现的肾脏疾病。

慢性肾小球肾炎

【知识要点】

一、护理评估

1．健康史：询问有无急性肾炎病史，有无感染、劳累、妊娠，以及肾毒性药物使用等情况。

2．身体状况：多见于中青年男性，起病缓慢。基本临床表现包括水肿、血尿、蛋白尿、高血压和肾功能损害。

(1) 水肿：典型表现为眼睑水肿和(或)下肢轻中度凹陷性水肿。

(2) 血尿：多为镜下血尿。

(3) 蛋白尿：是本病必有的表现，尿蛋白常定量在 1 ~ 3 g/d。

(4) 高血压：多数患者有不同程度的高血压，血压升高可为突出表现。

(5) 肾功能损害：呈慢性进行性损害。

3．辅助检查：

(1) 尿液检查：尿蛋白定性(+) ~ (+++)，尿蛋白定量 1 ~ 3 g/d。

(2) 血常规检查：晚期红细胞及血红蛋白可有明显降低。

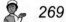

(3) 肾功能检查：晚期血尿素氮、血肌酐增高，肾小球滤过率下降。

(4) 超声检查：晚期双肾对称性缩小、皮质变薄。

(5) 肾穿刺活检：可以确定慢性肾炎的病理类型。

二、治疗要点

主要原则是防止或延缓肾功能恶化，改善症状，防治并发症。

1. 一般治疗：

(1) 注意休息，避免加重肾功能损害的因素。

(2) 给予低蛋白、低磷饮食，适当补充必需氨基酸，以防止负氮平衡。

(3) 有明显水肿或高血压者应低盐饮食。

2. 控制血压：

(1) 高血压控制目标：尿蛋白 ≥ 1 g/d 者，血压应控制在 125/75 mmHg 以下；尿蛋白 < 1 g/d 者，血压应控制在 130/80 mmHg 以下。

(2) 主要措施：包括限制钠盐摄入及使用降压药，水钠潴留时可首选利尿剂，肾素依赖型高血压则首选 ACEI 或 ARB，顽固性高血压可选择联合用药。

3. 抗血小板凝聚药：可使用大剂量双嘧达莫、小剂量阿司匹林等。

肾病综合征

【知识要点】

一、概述

肾病综合征是由各种肾脏疾病所致的，以大量蛋白尿(尿蛋白 > 3.5 g/d)、低蛋白血症(血浆清蛋白 < 30 g/L)、水肿、高脂血症为共同临床表现的一组综合征。

二、护理评估

1. 健康史：询问患者有无原发性肾小球疾病以及有无系统性红斑狼疮、糖尿病等病史。

2. 身体状况：

(1) 临床表现：

① 大量蛋白尿：尿蛋白 > 3.5 g/d。

② 低蛋白血症：血浆清蛋白低于 30 g/L。

③ 水肿：最突出，主要由血浆胶体渗透压下降引起。

④ 高脂血症：以高胆固醇血症最常见。

(2) 并发症：感染、栓塞、急性肾衰竭、营养不良及小儿生长发育迟缓等。

3. 辅助检查：

(1) 尿液检查：尿蛋白定性(+++) ~ (++++)，尿蛋白定量 > 3.5 g/d，可见红细胞、管型等。

(2) 血液检查：血浆清蛋白 < 30 g/L。

(3) 肾功能检查：可有血尿素氮、肌酐升高，内生肌酐清除率降低。

(4) 超声检查：双肾可缩小。

(5) 肾活检：可明确病理类型，指导治疗和判断预后。

三、治疗要点

1. 一般治疗：

(1) 卧床休息至水肿消退。

(2) 预防血栓形成和压疮。

(3) 给予高热量、高维生素、低盐、低脂及富含纤维素的饮食。肾功能良好者给予正常量的优质蛋白，肾衰竭时，给予优质低蛋白质饮食。

2. 抑制免疫及炎症反应：

(1) 糖皮质激素：治疗原则为起始足量、缓慢减量和长期维持。

(2) 细胞毒药物：常与激素配合治疗，常用环磷酰胺。

(3) 环孢素：用于难治性肾病综合征。

3. 对症治疗：

(1) 利尿消肿：常用利尿剂，如氢氯噻嗪、氨苯蝶啶、呋塞米及低分子右旋糖酐等。同时静脉输注血浆或血浆清蛋白，以提高血浆胶体渗透压。

(2) 减少尿蛋白：应用血管紧张素转换酶抑制剂和血管紧张素 Ⅱ 受体拮抗剂。

4. 并发症的治疗：

(1) 感染：选用敏感、强效且无肾毒性的抗生素。

(2) 血栓及栓塞：可用肝素、抗血小板药缓解高凝状态。如果出现血栓或栓塞，尽早使用尿激酶或链激酶进行溶栓。

(3) 急性肾衰竭：已达到透析指征者，可进行血液透析。

四、主要护理诊断及合作性问题与护理措施

肾小球疾病患者的主要护理诊断及合作性问题与护理措施见表4-3。

表4-3　肾小球疾病患者的主要护理诊断及合作性问题与护理措施

护理诊断/问题	主要护理措施
体液过多： 与低蛋白血症有关。	1. 注意休息，严重时卧床；下肢水肿明显时抬高下肢。 2. 限制钠盐，根据情况限水，给予少量优质蛋白，补充足够热量。 3. 注意病情观察；加强皮肤护理。 4. 遵医嘱使用利尿剂，注意不良反应。
营养失调： 低于机体需要量。	1. 注意饮食保证营养，补充优质蛋白，控制磷的摄入，补充维生素及锌。 2. 遵医嘱静脉补充氨基酸等。 3. 定期营养监测。
有皮肤完整性受损的危险。	保持皮肤清洁干燥、勤换衣服，经常变换体位。
潜在并发症： 肾功能衰竭。	控制病情发展。

五、健康教育

1. 预防感染，及时治疗感染。

2. 妊娠指导。

3. 用药指导：遵医嘱坚持长期用药；不使用对肾功能有害的药物。

【课前预习】

一、基础复习

1. 免疫基础；有肾损害的药物。
2. 急性肾小球肾炎。

二、预习目标

1. 肾小球疾病是一组以_____、_____、_____、_____、_____为主要临床表现的肾脏疾病。

2. 肾病综合征是由各种肾脏疾病所致的，以_____、_____、_____、_____为共同临床表现的一组综合征。

【课后巩固】

填空题

1. 慢性肾小球肾炎尿蛋白定性____ ~ _____，尿蛋白定量____ ~ ____ g/d。
2. 肾病综合征尿蛋白 > _____ g/d、血浆清蛋白 < _____ g/L。

【综合练习】

A1/A2 型题

1. 患者，女性，28 岁，反复血尿、蛋白尿 3 年，5 天前感冒后出现乏力、食欲减退。查体：眼睑、颜面水肿，蛋白尿(++)，尿红细胞 5 个/HP，血压 149/90 mmHg，Hb 90 g/L，夜尿增多，该患者可能患了
   A．慢性肾小球肾炎　　B．糖尿病肾病
   C．狼疮肾炎　　　　　D．高血压肾病
   E．梗阻性肾病

2. 叶某，男性，30 岁，近年来发现乏力、眼睑水肿，尿检有蛋白及颗粒管型。给予优质低蛋白饮食。优质蛋白为
   A．植物蛋白
   B．动物蛋白
   C．人工合成蛋白
   D．氨基酸
   E．含人体内不能合成的必需氨基酸蛋白

3. 钱某，女性，40 岁，患慢性肾炎已 5 年，目前尿蛋白(+++)，明显水肿、尿少，血压正常，血肌酐正常。目前其主要护理诊断为
   A．营养失调：低于机体需要量
   B．有感染的危险
   C．生活自理缺陷
   D．体液过多
   E．知识缺乏

4. 某慢性肾炎患者，为了解自己的病情，应做何检查能较早判断肾小球损害
   A．血尿素氮　　　　　B．酚红试验
   C．内生肌酐清除率　　D．浓缩稀释试验
   E．尿蛋白

5. 某慢性肾炎肾病型女患者，经住院治疗病情缓解。当其咨询保健知识时，护士应指出其中不妥的是
   A．注意个人卫生
   B．长期禁盐
   C．维持激素治疗
   D．避孕

E．感染时选用青霉素类抗生素

6．男，31 岁，诊断为慢性肾小球肾炎。以下护理措施不妥的是
　　A．保证休息并适度活动
　　B．高血压时应限盐
　　C．低蛋白饮食同时控制热量摄入
　　D．禁用对肾功能有损害的药物
　　E．避免上呼吸道感染

7．男，33 岁，以"慢性肾小球肾炎"入院，经治疗病情缓解出院。健康指导正确的是
　　A．血压最好控制在 140/90 mmHg 以下
　　B．多吃牛羊肉以补充蛋白质
　　C．积极主张应用糖皮质激素
　　D．并发感染首选庆大霉素抗感染
　　E．ACEI 类或 ARB 类药物在降压的同时可延缓肾功能恶化

8．男，40 岁，以"慢性肾小球肾炎"入院。患者询问本病的发病机制，护士解释本病的始动因素多为
　　A．非免疫非炎性因素
　　B．免疫介导性炎症
　　C．高血压导致高灌注
　　D．肾毒性药物
　　E．高蛋白饮食

9．男，50 岁，慢性肾小球肾炎病史 10 年。因劳累再次复发，BP 150/95 mmHg。以下护理措施不妥的是
　　A．水肿者注意限制钠盐摄入
　　B．应用氢氯噻嗪时防止低血钾
　　C．肾功能减退时给予优质低蛋白饮食
　　D．应用 ACEI 类药物时防止低血钾
　　E．多补充维生素及锌元素

10．女，40 岁，以"慢性肾小球肾炎"入院。遵医嘱应用卡托普利、阿司匹林、泼尼松、

氢氯噻嗪等药物治疗。需要立即报告医生并立即采取措施的是
　　A．体重减轻　　　　　B．血压下降
　　C．黑便　　　　　　　D．颜面痤疮
　　E．偶尔干咳

11．慢性肾小球肾炎的基本表现一般不包括
　　A．蛋白尿　　　　　　B．血尿
　　C．水肿　　　　　　　D．高血压
　　E．尿量异常

12．女，40 岁，诊断为慢性肾小球肾炎，经治疗病情缓解出院。健康指导应告知患者既能降压又能减少尿蛋白的药物是
　　A．噻嗪类利尿剂
　　B．袢利尿剂
　　C．β 受体阻滞剂
　　D．血管紧张素转换酶抑制剂
　　E．钙离子拮抗剂

13．女，50 岁，慢性肾小球肾炎 10 年，1 周前因眼睑及双下肢水肿入院。护理体检：BP 140/100 mmHg，心肺腹无异常，双下肢凹陷性水肿。尿量 500 ml/24 h，尿蛋白 1.8 g/d。该患者应重点监测的内容是
　　A．皮肤状况　　　　　B．血压变化
　　C．腹围变化　　　　　D．意识变化
　　E．24 h 出入液量

17．女，35 岁，慢性肾小球肾炎病史 5 年，因"血压持续升高伴反复颜面部水肿 3 个月"入院。患者想了解水肿的原因，护士正确的解释是
　　A．过分限钠所致
　　B．低蛋白血症所致
　　C．肾小球滤过率升高所致
　　D．肾小球滤过率下降所致
　　E．应用利尿剂效果不理想

A3/A4 型题

(1 ~ 2 题共用题干)

患者，男性，40 岁，因下肢水肿 3 周就诊。体检：血压 160/100 mmHg，尿蛋白(+++)，红细胞 10 ~ 15 个/HP，血 Cr 150 μmol/L。

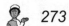

1. 对本例诊断和鉴别诊断帮助最大的检查是

    A．血常规检查   B．CT 检查

    C．肾脏活检   D．中段尿培养

    E．血脂检查

2. 此时药物治疗暂不考虑的是

    A．糖皮质激素   B．氢氯噻嗪

    C．硝苯地平   D．青霉素

    E．氨苯蝶啶

(3～5 题共用题干)

男，28 岁，以"水肿 2 周"入院。查体：全身性水肿。实验室检查：血浆白蛋白 28 g/L，尿蛋白 4.0 g/d，确诊为肾病综合征。

3. 患者水肿形成的主要机制是

    A．肾小球滤过率下降

    B．血浆胶体渗透压降低

    C．继发性醛固酮增多

    D．抗利尿激素增多

    E．水钠潴留

4. 对该患者水肿特点叙述正确的是

    A．指压凹陷不明显

    B．水肿多从眼睑、颜面部开始

    C．均伴高血压表现

    D．水肿与体位无关

    E．常为全身性

5. 对该患者的主要护理诊断是

    A．体液过多

    B．知识缺乏

    C．有感染的危险

    D．营养失调：低于机体需要量

    E．有皮肤完整性受损的危险

(6～7 题共用题干)

男，55 岁，慢性肾小球肾炎 10 年，目前病情稳定。复查蛋白尿(++)，血压和肾功能正常。

6. 诱发和加重本病的最常见病因是

    A．劳累   B．上呼吸道感染

    C．妊娠   D．应用肾毒性药物

    E．高血压

7. 关于本病的临床特点，以下叙述正确的是

    A．大多与急性肾炎有关

    B．病初即有典型表现

    C．病变进展缓慢

    D．中青年女性多见

    E．发病与季节有关

第三节　尿路感染患者的护理

【知识要点】

一、概述

尿路感染是指各种病原微生物在尿路中生长、繁殖而引起的尿路感染性疾病。可分为上尿路感染和下尿路感染。上尿路感染指肾盂肾炎，下尿路感染主要指膀胱炎。

1. 致病菌：大肠埃希菌最为多见。

2. 感染途径：上行感染是最常见的感染途径。

3. 易感因素：尿路梗阻、机体免疫功能低下、性别(女性尿道)、泌尿系统局部损伤与防御机制的破坏、尿道口周围或盆腔有炎症。

二、护理评估

1. 健康史：易感因素。

2. 身体状况：

(1) 急性膀胱炎：约占尿路感染的 60%，主要表现为尿频、尿急、尿痛，伴有耻骨弓上不适，一般无全身感染的表现，可伴尿异常。

(2) 急性肾盂肾炎：

① 症状：尿路刺激症状 + 全身表现。

② 体征：多数伴腰痛、肋脊角压痛或(和)叩击痛。

(3) 慢性肾盂肾炎：临床表现多不典型，病程长，迁延不愈，反复发作。急性发作时可有全身及尿路刺激症状。部分患者仅有低热乏力，多次尿细菌培养阳性，称为"无症状性菌尿"，还有的患者以高血压、轻度水肿为首发表现。

(4) 并发症：肾乳头坏死、肾周围脓肿、败血症等。

3. 辅助检查：

(1) 尿常规：白细胞尿，白细胞常 > 5 个/HP。

(2) 尿细菌学检查是诊断尿路感染的主要依据。临床意义：清洁中段尿定量培养含菌量 $\geq 10^5$/ml，为真性菌尿；$10^4 \sim 10^5$/ml 为可疑阳性，需复查；如 $< 10^4$/ml，则可能为污染。

(3) 影像学检查：B 超、IVP。

三、治疗要点

1. 膀胱刺激征明显者：鼓励多饮水，可应用丙胺太林、阿托品等药物。

2. 应用抗菌药物：首选对革兰染色阴性杆菌有效的药物。

(1) 急性肾盂肾炎：疗程通常是症状完全消失，尿检查阴性后，继续用药 3 ~ 5 天，然后停药观察，以后每周复查尿常规和尿细菌培养 1 次，共 2 ~ 3 周，若均为阴性，可认为临床治愈。

(2) 慢性肾盂肾炎：急性发作者，按急性肾盂肾炎治疗；反复发作者，在急性发作控制后应积极寻找易感因素加以治疗。

(3) 碱化尿液。

四、主要护理诊断及合作性问题与护理措施

尿路感染患者的主要护理诊断及合作性问题与护理措施见表 4-4。

表 4-4　尿路感染患者的主要护理诊断及合作性问题与护理措施

护理诊断/问题	主要护理措施
体温过高。	1. 饮食清淡，富含营养，注意补充水分。 2. 注意休息，观察病情发展。 3. 物理降温。 4. 遵医嘱使用药物，注意不良反应，进行疗效评价。
排尿障碍：尿频、尿急、尿痛。	1. 急性发作卧床休息，屈曲体位。 2. 多饮水、勤排尿。 3. 保持皮肤黏膜清洁。 4. 指导患者缓解疼痛。 5. 遵医嘱使用抗菌药，口服碳酸氢钠。
焦虑。	加强心理支持。
知识缺乏。	1. 讲究卫生，减少感染。 2. 正确认识疾病，及时彻底治疗，避免慢性发展。

五、健康教育

1. 预防指导：多饮水、勤排尿。

2. 养成良好的卫生习惯，避免诱因，减少感染。

3. 及时彻底治疗，避免治疗不彻底反复发作而演变为慢性肾盂肾炎。

【课前预习】

一、基础复习

女性尿道的解剖特点。

二、预习目标

1. 尿路感染根据感染的部位，可分为＿＿＿＿＿＿＿＿＿＿和＿＿＿＿＿＿＿＿＿＿＿。

2. 上尿路感染指＿＿＿＿＿＿＿＿＿，下尿路感染主要指＿＿＿＿＿＿＿。

【课后巩固】

一、名词解释

尿路刺激征

二、填空题

1. 尿路感染最常见的致病菌是＿＿＿＿＿＿＿＿＿＿＿＿，其中以＿＿＿＿＿＿＿＿＿＿最常见。

2. 尿路感染最常见的感染途径是＿＿＿＿＿＿＿＿。

3. 指导尿路感染患者多饮水、勤排尿，每天饮水量在＿＿＿＿＿ ml 以上。

【综合练习】

A1/A2 型题

1. 女，23 岁，已婚，近日腰疼、发热，伴尿频、尿急、尿痛，经急诊查尿沉渣镜检满视野脓细胞，应考虑
   A. 急性肾盂肾炎　　　B. 急性腰肌劳损
   C. 慢性肾炎　　　　　D. 急进性肾炎
   E. 肾结石

2. 女，38 岁，因慢性肾盂肾炎已 10 年，未认真治疗，近日查尿发现尿比重降低、夜尿多，且有轻度血压上升。应考虑何病
   A. 伴高血压病
   B. 伴输尿管功能低下
   C. 已发展成慢性肾炎
   D. 夜间肾功恢复正常
   E. 伴急进性肾炎

3. 患者，女性，25 岁，2 天前突然出现尿频、尿急、尿痛，高热。查体：肾区叩击痛，体温 39.5 ℃，入院后诊断为急性肾盂肾炎。该病最常见的感染途径是
   A. 上行感染　　　　　B. 血行感染
   C. 淋巴系统播散　　　D. 直接感染
   E. 呼吸系统感染

4. 患者，女，30 岁，高烧伴寒战，腰痛、尿频、尿急，肾脏有明显叩击痛，尿蛋白(++)，白细胞(+++)，红细胞 5 个/HP，尿培养为大肠杆菌，考虑该患者为

A．尿道炎　　　　B．肾结石

C．急性膀胱炎　　D．急性肾盂肾炎

E．急性肾小球肾炎

5. 女，35 岁，半个月前诊断为尿路感染，经治疗痊愈出院。以下健康指导不妥的是

A．最有效的预防是多饮水、勤排尿

B．经常进行会阴部消毒

C．应尽量避免尿路器械检查

D．必须留置尿管者提前应用抗生素预防

E．与性生活有关的尿路感染，性生活之后立即排尿一次

6. 男，28 岁，因"发热，尿频、尿急、尿痛1 天"来院，初步诊断为泌尿系统感染。有助于明确诊断的辅助检查是

A．尿蛋白阳性

B．尿蛋白>3.5 g/d

C．尿菌落计数>10^5/ml

D．尿菌落计数<10^5/ml

E．尿沉渣镜检白细胞>3 个/HP

7. 女，23 岁，因"尿频、尿急、尿痛2 天"就诊，遵医嘱给予抗生素治疗。关于抗生素的不良反应解释正确的是

A．磺胺类可影响骨骼发育

B．磺胺类可引起胃肠道反应

C．磺胺类对肾和听神经有损害

D．氨基糖苷类容易在尿液中析出结晶，损伤肾脏

E．喹诺酮类对肾脏的损伤最大

8. 女，25 岁，婚后出现尿频、尿急、尿痛、排尿不适。护理体检：T 36.5 ℃，耻骨上膀胱区压痛，无腰痛。尿细菌培养阳性，尿白细胞 15 个/HP，未发现红细胞。最可能的诊断是

A．急性肾小球肾炎　B．急性肾盂肾炎

C．急性膀胱炎　　　D．慢性肾盂肾炎

E．慢性肾小球肾炎

9. 急性肾盂肾炎与急性膀胱炎的主要区别在于急性肾盂肾炎患者多有

A．明显膀胱刺激征

B．发热和全身中毒症状

C．白细胞尿

D．尿菌落计数>10^5/ml

E．蛋白尿定性阳性

10. 女，30 岁，因急性膀胱炎住院治疗，遵医嘱给予碳酸氢钠口服。患者询问用药目的，护士解释不妥的是

A．抗炎，保护尿路黏膜

B．可增加氨基糖苷类抗生素的杀菌作用

C．可减少磺胺类药物在尿路中析出结晶

D．用以碱化尿液

E．用以缓解尿路刺激征

11. 尿路感染最重要的易感因素是

A．女性解剖与生理因素

B．尿流不畅或尿路梗阻

C．尿道侵袭性器械，如留置导尿管、膀胱镜检查等

D．机体抵抗力降低

E．尿道口周围或盆腔炎症

12. 男，17 岁，因"发热，伴尿频、尿急、尿痛"来院就诊，诊断为急性肾盂肾炎。本病常见压痛或叩击痛的部位是

A．肋脊角　　　　B．侧腹部

C．会阴部　　　　D．中腹部

E．上腹部

13. 女，60 岁，1 周前出现尿频、尿急、尿痛，下腹部坠痛，伴肉眼血尿。初步诊断为急性膀胱炎，适宜的口服药物是

A．链霉素　　　　B．新霉素

C．庆大霉素　　　D．阿米卡星

E．诺氟沙星

14. 女，35 岁，因"尿频、尿急、尿反复发作8 个月"前来就诊。遵医嘱行尿细菌定量培养，护士指导患者留取尿液标本正确的是

A．应保证在膀胱中停留至少 10 h

B．留取尿标本时应充分消毒外阴

C．留取尿标本时应充分清洁尿道口

D．在应用抗生素之前或停用抗生素 5 天后留取尿标本

E．应以清洁试管留取尿标本

15. **以下关于尿路感染的叙述，正确的是**

　　A．尿路感染包括急性和慢性肾小球肾炎

　　B．尿路感染不包括肾盂肾炎

　　C．尿路感染者一定有膀胱刺激征

　　D．尿路感染者一定伴有高热

　　E．女性患病率高于男性

16. **女，30岁，因"尿频、尿急、尿痛3天"**

A3/A4 型题

（1～2 题共用题干）

患者，女，28岁，近三天发热、腰痛，伴尿急、尿频、尿痛。尿镜检：白细胞增多，达 25 个/HP。

1. **考虑该患者为**

　　A．急性肾小球肾炎

　　B．慢性肾小球肾炎

　　C．急性肾盂肾炎

　　D．急进性肾炎

　　E．肾病综合征

2. **该病的主要病因为**

　　A．免疫缺陷　　　　B．细菌感染

　　C．遗传因素　　　　D．过敏

　　E．营养过剩

（3～5 题共用题干）

女性，24岁，发热，腰痛、尿急、尿频 1 天来院就诊。尿检：尿红细胞 5～10 个/HP，白细胞 2～3 个/HP，有白细胞管型。以往无类似发作史，肾区有叩痛。确诊为肾盂肾炎。

3. **该病的致病菌最多见的是**

　　A．大肠埃希菌　　　B．变形杆菌

　　C．葡萄球菌　　　　D．粪链球菌

　　E．克雷伯杆菌

4. **对该患者护理指导不正确的是**

　　A．嘱多饮水

　　B．食用清淡营养食物

　　C．绝对卧床

　　D．屈体卧位

入院，诊断为急性膀胱炎，首优的护理问题是

　　A．体液过多

　　B．有体液不足的危险

　　C．排尿异常

　　D．焦虑

　　E．知识缺乏

E．解除患者紧张情绪

5. **预防此病的主要措施为**

　　A．保持会阴清洁　　B．经常锻炼身体

　　C．经常服用抗生素　D．经常冲洗膀胱

　　E．每天多饮水

（6～7 题共用题干）

女，26岁，1 天前出现发热、腰痛，伴尿频、尿急、尿痛，来院就诊。体温 38.8 ℃。诊断为肾盂肾炎。

6. **本病最常见的感染途径是**

　　A．上行感染　　　　B．下行感染

　　C．血液感染　　　　D．直接感染

　　E．淋巴管感染

7. **患者询问女性易患本病的原因，护士解释不妥的是**

　　A．女性尿道短而宽

　　B．女性尿道距离肛门较近

　　C．女性尿道开口于阴唇下方

　　D．月经周期存在易感因素

　　E．容易血行感染

（8～9 题共用题干）

男，17岁，因"尿频、尿急、尿痛3天"来院，诊断为急性膀胱炎。

8. **下列护理措施正确的是**

　　A．多用 7 日疗法

　　B．停药 3 天后应复查

　　C．常用药有磺胺类、喹诺酮类

D．治疗不当可转为慢性肾盂肾炎

E．治疗不当可发展为肾小球肾炎

9．**患者询问怎样才算治愈，护士解释正确的是**

A．膀胱刺激征消失

B．尿菌培养转为阴性

C．白细胞尿消失

D．膀胱刺激征消失并且尿菌培养为阴性

E．膀胱刺激征消失并且白细胞尿消失

第四节　肾衰竭患者的护理

急性肾衰竭

【知识要点】

一、概述

急性肾衰竭(ARF)是指由各种病因引起的肾功能在短期内(数小时或数日)急剧下降的临床综合征。主要表现为少尿或无尿，血尿素氮和肌酐迅速升高，水、电解质、酸碱失衡及全身各系统并发症。

1．病因：肾前性、肾性、肾后性因素。

2．发病机制：肾血流动力学改变，肾小管病变等。

二、护理评估

1．健康史：肾脏基础疾病史，起病诱因。

2．身体状况：临床典型病程可分为三期：

(1) 起始期：存在病因，出现肾缺血，无肾实质损伤；病因去除，可以逆转。

(2) 维持期：又称少尿期，典型病程持续 7～14 日，表现为少尿甚至无尿，称少尿型 ARF；如果尿量 > 400 ml/L，则称为非少尿型 ARF，其病情较轻，预后较好。主要表现：

① 全身并发症：消化、呼吸、循环、神经等系统症状以及其他表现，如感染。

② 水、电解质和酸碱平衡失调：高钾血症、代谢性酸中毒最为常见。

(3) 恢复期：每日尿量增多，可达 3 000～5 000 ml，通常持续 1～3 周，肾功能逐渐恢复正常。

3．辅助检查：

(1) 血液检查：

① 轻至中度贫血，白细胞增多，血小板减少。

② 血尿素氮和肌酐升高。

③ 血清钾升高 > 5.5 mmol/L，血清钠正常或偏低，血清钙降低，血清磷升高，血 pH 低于 7.35。

(2) 尿液检查：最重要的检查。

① 尿量：少尿型，每日尿量在 400 ml 以下；非少尿型尿量正常或增多。

② 尿常规：外观浑浊，尿色深，有时呈酱油色；尿呈酸性；尿蛋白定性(+)～(+++)。尿

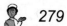

沉渣镜检可见肾小管上皮细胞、上皮细胞管型、颗粒管型及少许红细胞、白细胞等。

③ 尿渗透浓度与血渗透浓度之比低于 1:1。

④ 尿肌酐与血肌酐之比(Ccr)常低于 10。

⑤ 尿钠：增高，多在 20～60 mmol/L。

⑥ 钠滤过排泄分数：大于 1。

⑦ 肾衰指数：常大于 2。

三、治疗要点

1. 治疗重点是纠正可逆的病因，预防额外的损伤。

2. 维持期(少尿期)的治疗：少尿期的主要危险是急性心衰、高钾、上消化道出血和感染。

(1) 高钾血症的处理：当血钾超过 6.5 mmol/L，心电图表现异常变化时，应紧急做如下处理：

① 10% 葡萄糖酸钙 10～20 ml 稀释后缓慢静注。

② 5%NaHCO₃ 100～200 ml 静滴。

③ 50% 葡萄糖液 50 ml 加胰岛素 10 U 缓慢静脉注射。

④ 采用钠型离子交换树脂，每日 3 次口服。

⑤ 透析疗法是治疗高钾血症最有效的方法。

(2) 透析疗法：凡是具有明显尿毒症综合征者应透析治疗。

(3) 预防和治疗感染。

(4) 控制心力衰竭。

3. 恢复期的治疗：

(1) 多尿期开始阶段的主要危险是低钾、低钠、氮质潴留和感染。

(2) 治疗重点是：维持水、电解质和酸碱平衡；控制氮质血症；防治感染；治疗原发病；防止各种并发症。

(3) 完全恢复后，无须特殊处理，营养支持，定期复查肾功能，避免使用肾毒性的药物。

四、主要护理诊断及合作性问题与护理措施

急性肾功能衰竭患者的主要护理诊断及合作性问题与护理措施见表 4-5。

表 4-5　急性肾功能衰竭患者的主要护理诊断及合作性问题与护理措施

护理诊断/问题	主要护理措施
体液过多。	1. 观察水肿的情况，绝对卧床休息，注意活动下肢。 2. 维持水平衡。
有皮肤完整性受损的危险。	保持皮肤清洁干燥、勤换衣服。
恐惧。	加强心理支持。
潜在并发症。	1. 严密监测患者的生命体征、神志、尿量、血尿素氮、血肌酐及血电解质的变化 2. 有无高钾血症、低钙血症、酸中毒、心力衰竭、高血压脑病等表现。 3. 发现异常，及时配合医生处理。
营养失调：低于机体需要量。	1. 对症止吐，增进食欲，必要时静脉补充营养。 2. 保证热量，饮食中限制蛋白质，给予高效价蛋白质。 3. 监测营养状态指标。

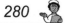

五、健康教育

1. 生活指导：合理休息；严格遵守饮食计划；注意个人清洁卫生，注意保暖。
2. 病情观察：学会自测体重、尿量；定期门诊随访，监测肾功能、电解质等。
3. 心理指导：调节情绪，使心情愉悦；如病情出现变化，应及时、积极、镇静应对。
4. 预防指导：慎用氨基糖苷类抗生素等药物；避免妊娠、手术、外伤；避免接触重金属、工业毒物等。

【课前预习】

一、基础复习

1. 肾脏的生理功能。
2. 对肾脏有损害作用或对肾功能有影响的药物。

二、预习目标

1. 广义的急性肾衰竭分为＿＿＿＿＿＿＿、＿＿＿＿＿＿和＿＿＿＿＿＿＿＿三类。
2. 典型急性肾小管坏死的临床病程可分为三期，分别是＿＿＿＿＿＿＿＿、＿＿＿＿＿＿＿＿、＿＿＿＿＿＿＿＿。

【课后巩固】

一、名词解释

量出为入

二、填空题

1. 急性肾衰竭是指由多种病因引起的肾功能快速下降而出现的临床综合征，又称为＿＿＿＿＿＿＿＿＿＿＿。
2. 维持体液平衡，一般采用＿＿＿＿＿＿＿＿＿的原则，每天进液量为前一天液体总排出量加＿＿＿＿＿＿ml。

【综合练习】

A1/A2 型题

1. 患者，女性，26 岁，因产后大出血而导致急性肾衰竭，前 1 天尿量为 200 ml，呕吐物 250 ml，估计今天补液量约为
   A. 2 500 ml　　　　B. 2 000 ml
   C. 1 000 ml　　　　D. 1 500 ml
   E. 500 ml
2. 患者，男性，60 岁，因消化道出血入院，入院后患者突然尿量减少，600 ml/d，血压 90/60 mmHg，双肺湿啰音，查血肌酐 402 μmol/L，尿素氮每日约上升 36 ~ 71 mmol，血钾轻度升高，诊断为急性肾衰竭。可能的病因是
   A. 休克
   B. 肾前性急性肾衰竭
   C. 双侧肾盂输尿管梗阻
   D. 肾性急性肾衰竭

E．肾后性急性肾衰竭

3．患者，女性，20 岁，一周前因感冒吃偏方鱼胆后，出现颜面及双下肢水肿，尿量减少，血压 180/106 mmHg，查血肌酐 380 μmol/L，尿素氮 120 mmol/L，尿蛋白(++)，尿沉渣可见颗粒管型。护士应着重强调的教育内容是

A．防止受凉，预防感冒

B．遵医嘱服药，避免对肾脏有害的因素

C．给予高蛋白饮食

D．鼓励多饮水

E．可以吃鱼肉罐头

4．患者，女性，30 岁，7 天前受凉后，出现乏力、恶心，颜面水肿，测血压 180/105 mmHg，可见肉眼血尿，3 天后，尿量减少至 100 ml/d，查血钾 5.5 mmol/L，血肌酐 308 μmol/L，呼吸 22 次/min，双下肢中度水肿。针对尿量变化，护理措施中最重要的是

A．卧床休息

B．控制水的摄入

C．保证饮食总热量

D．限制蛋白质摄入

E．预防感染

5．急性肾衰竭少尿或无尿期饮食的护理，正确的是

A．热量供应以蛋白质为主

B．热量供应以碳水化合物为主

C．多给予脂肪乳以补充能量

D．不必控制盐的摄入

E．维持正常食物摄入

A3/A4 型题

(1 ~ 3 题共用题干)

患者，男，28 岁，因大腿挤压伤后出现急性肾衰竭，24 h 尿量为 300 ml，尿常规提示尿比重为 1.010，尿中含有蛋白质、红细胞等。

1．该患者处于急性肾衰竭的

A．少尿期 　　　 B．无尿期

C．多尿期 　　　 D．恢复期

E．末期

2．上述时期应重点观察的电解质是

A．血钠 　　　 B．血钾

C．血钙 　　　 D．血镁

E．血磷

3．针对该患者的护理措施，错误的是

A．给予高蛋白饮食

B．严格限制摄入量，准确记录出入量

C．留置尿管，记录尿量及尿比重

D．严禁含钾食物及含钾药物

E．禁输库存血

(4 ~ 6 题共用题干)

男性，20 岁，上呼吸道感染后数周出现少尿、水肿入院。体检：血压 173/105 mmHg，眼睑水肿明显，给予利尿、降压处理后，未见好转。现两肺底可闻及细小湿啰音。尿蛋白(++)，红细胞 20 ~ 25 个/HP，血肌酐 720 μmol/L，CO_2CP 18 mmol/L，血清钾 6.5 mmol/L，血清补体 C3 降低。

4．该患者有

A．急性肾炎 　　　 B．急进性肾炎

C．急进性高血压 　　 D．慢性肾衰竭

E．急性肾炎伴肾衰竭

5．此时最佳的排钾措施是

A．血液透析 　　　 B．使用碱剂

C．使用利尿剂 　　 D．使用钙盐

E．腹膜透析

6．紧急治疗高钾时的措施不包括

A．静脉注射 10% 葡萄糖酸钙

B．静脉注射 5% 碳酸氢钠

C．血透或者腹膜透析

D．静脉注射 50% 葡萄糖+胰岛素

E．静脉注射甘露醇

(7～9题共用题干)

患者，男性，21岁，实施脾切除术后第二天，患者尿量250 ml，出现烦躁不安，恶心，呕吐，水肿。体检：T 38 ℃，呼吸22次/min，血压83/60 mmHg，尿蛋白(+++)，尿比重1.010，血钠135 mmol/L，血钾6.3 mmol/L，尿素氮22 mmol/L。

7. 该患者可诊断为

A. 急性肾衰竭　　　　B. 慢性肾衰竭

C. 肾病综合征　　　　D. 肾盂肾炎

E. 以上都不是

8. 对该患者的以下处理哪项错误

A. 卧床休息

B. 摄入能量小于125.5 kJ/(kg·d)

C. 液体摄入量为前一天排出量加500 ml

D. 避免食用含钾高的食物

E. 纠正水、电解质失衡

9. 该患者现处于哪一期

A. 少尿期　　　　B. 多尿期

C. 恢复期　　　　D. 起始期

E. 以上都不是

慢性肾衰竭

【知识要点】

一、概述

慢性肾衰竭是各种慢性肾实质疾病进行性发展的最终结局，主要表现为肾功能减退，代谢产物潴留引起全身各系统症状，水、电解质紊乱及酸碱平衡失调的一组临床综合征。

1. 病因：慢性肾小球肾炎为首要因素，其次为糖尿病肾病、高血压肾病等。诱因为感染、严重高血压、血容量不足、肾毒性药物应用、尿路梗阻等。

2. 发病机制：健存肾单位学说，矫枉失衡学说，三高学说等。

二、护理评估

1. 健康史：原发疾病，促使肾功能恶化的诱因。

2. 身体状况：涉及各个系统，多个方面。

(1) 消化系统：食欲减退、腹部不适，是最早、最常出现的症状。

(2) 心血管系统：不同程度的高血压、心力衰竭、慢性肾衰竭(尿毒症)性心包炎、动脉粥样硬化等。

(3) 呼吸系统：酸中毒时呼吸深而长。

(4) 血液系统：贫血，可有出血现象。贫血是尿毒症患者必有的症状。

(5) 精神、神经系统：肾衰早期常有精神萎靡、疲乏、失眠，逐渐出现精神异常，幻觉、抑郁、淡漠，严重者昏迷。

(6) 骨骼系统：肾性骨营养不良症，又称肾性骨病。

(7) 皮肤表现：皮肤失去光泽，干燥、脱屑，形成尿素霜，刺激皮肤引起瘙痒。

(8) 性功能障碍：女性患者月经不规则甚至闭经；男性患者常有阳痿现象。

(9) 代谢紊乱表现：空腹血糖轻度升高，糖耐量异常，负氮平衡及低蛋白血症。

(10) 继发感染：以肺部及泌尿系统感染多见。

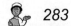

(11) 水、电解质和酸碱平衡失调:多尿、夜尿多、高血钾及低血钾、酸中毒、低钙血症与高磷血症等。

3. 辅助检查:

(1) 血常规:血红蛋白浓度降低,可伴有血小板降低或白细胞异常。

(2) 肾功能损害,尿素氮、肌酐进行性增高,血钙降低、血磷升高,血 PTH 水平升高。

(3) 尿液检查:尿常规可有蛋白尿,红、白细胞或管型,蜡样管型有诊断意义;尿渗透压下降,夜间尿量增多。

(4) B 超示双肾体积缩小,胸部 X 线可见肺淤血或肺水肿、心胸比例增大。

三、治疗要点

1. 病因治疗:治疗原发病和纠正加重肾衰的可逆因素。

2. 饮食疗法:限制蛋白质摄入,摄入优质低蛋白饮食和补充必需氨基酸;高磷血症时,限制磷摄入量。

3. 对症治疗:

(1) 控制高血压和肾小球内高压力:血压应控制在 130/80 mmHg 左右。首选血管紧张素转换酶抑制剂(ACEI)和血管紧张素 II 受体拮抗剂(ARB)。

(2) 积极控制感染,避免使用肾毒性药物。

(3) 纠正水、电解质、酸碱失衡,防治高钾血症是重点。

(4) 纠正贫血,应用促红素(EPO)和铁剂等。

4. 替代治疗:注意维持性透析的指征。

四、主要护理诊断及合作性问题与护理措施

慢性肾功能衰竭患者的主要护理诊断及合作性问题与护理措施见表 4-6。

表 4-6 慢性肾功能衰竭患者的主要护理诊断及合作性问题与护理措施

护理诊断/问题	主要护理措施
营养失调: 低于机体需要量。	1. 合理膳食:根据 GFR 来调节蛋白质的摄入量;保证热量供给;高维生素、低磷高钙饮食。 2. 改善患者食欲。 3. 氨基酸疗法(EAA)的护理。 4. 监测肾功能及营养状况。
有皮肤完整性受损的危险。	1. 注意个人卫生,每天用温水洗澡,尽量不用肥皂。 2. 剪短指甲,瘙痒者避免用力搔抓,以免引起皮肤破损感染。 3. 可外用炉甘石洗剂或乳化油剂,口服抗组胺药,控制高磷血症及强化透析。
活动无耐力。	1. 评估活动的耐受情况。 2. 注意休息,合理活动,避免劳累,必要时卧床休息。 3. 及时纠正贫血,注意降压强心。
有感染的危险。	1. 监测感染征象。 2. 采取切实可行的预防感染措施。 3. 合理使用对肾无毒或低毒的抗菌药物,观察疗效,注意不良反应。
潜在并发症: 水、电解质和酸碱平衡失调。	1. 严密监测患者的生命体征、意识状态。 2. 发现并发症,及时配合医生治疗。

五、健康教育

1. 向患者及家属介绍慢性肾衰竭的临床过程和治疗的进展。

2. 指导患者保持乐观情绪，避免受凉、受湿。

3. 注意个人卫生，注意预防呼吸道、皮肤感染，皮肤瘙痒时切勿用力搔抓，以免破损引起感染。注意会阴部的清洁卫生。

4. 强调合理饮食的重要性，尤其是蛋白质的合理摄入和钠、钾的限制。

5. 适当的活动，以增强机体的抵抗力，避免劳累和重体力活动。

6. 告知患者必须遵医嘱用药，避免使用肾毒性药物，如氨基糖苷类抗生素等。

7. 定期复查肾功能、血清电解质等，准确记录每日的尿量、血压、体重。

【课前预习】

一、基础复习

肾脏生理功能。

二、预习目标

1. 我国将慢性肾衰竭分为 4 期：＿＿＿＿＿＿＿＿＿＿、＿＿＿＿＿＿＿＿＿＿、＿＿＿＿＿＿＿＿、＿＿＿＿＿＿＿＿＿。

2. 我国慢性肾衰竭的常见病因依次为：＿＿＿＿＿＿＿＿＿＿＿＿、＿＿＿＿＿＿＿＿、＿＿＿＿＿＿＿＿＿＿＿＿＿。

【课后巩固】

一、名词解释

氮质血症　　尿毒症

二、填空题

1. 慢性肾衰竭患者蛋白质的摄入应根据＿＿＿＿＿＿＿＿＿来调整。

2. 肾衰竭的替代疗法包括＿＿＿＿＿＿＿和＿＿＿＿＿＿。

【综合练习】

A1/A2 型题

1. 患者，男性，60 岁，慢性肾衰竭尿毒症期患者，查各项化验指标异常，下列情况需首先处理的是

A．Hb 59 g/L

B．BUN 40 mmol/L

C．血钾 7.2 mmol/L

D．Cr 445 μmol/L

E．CO_2CP 18 mmol/L

2. 患者，男性，76 岁，确诊为糖尿病肾病 3 年，夜间阵发性呼吸困难 1 周，血压 170/100 mmHg，两肺底湿啰音，心率 100 次/min，双下肢水肿，血尿素氮 35 mmol/L，肌酐 1 210 μmol/L。此时最宜采取的治疗措施是

A．5% 碳酸氢钠 250 ml 静脉滴注

B．积极补充血容量

C．腹膜透析

D．血液透析

E．利尿、扩血管治疗

3．患者，男性，48 岁，诊断为慢性肾衰竭，遵医嘱每日输液治疗，输液原则是每日应考虑非显性失液量。非显性失液量是指

A．尿量

B．呕吐物液量

C．粪便液量

D．呼吸、皮肤蒸发的水分

E．人体代谢所需水分

4．患者，男性，65 岁，近年来反复血尿、蛋白尿，测血压 180/110 mmHg，血肌酐 404 μmol/L，诊断为慢性肾衰竭。对其护理措施最重要的是每天

A．测量血压 1 次

B．留尿常规 1 次

C．准确记录出入液量

D．测量体温 4 次

E．做心电图 1 次

5．患者，女，55 岁，因尿毒症收入院。主要与肾脏内分泌障碍有关的表现是

A．酸中毒　　　　B．氮质血症

C．胃肠道症状　　D．皮肤黏膜苍白

E．神经症状

6．患者，男性，58 岁，反复蛋白尿、水肿 5 年。近日查血红蛋白 60 g/L，血肌酐 807 μmol/L，尿素氮升高，该患者发生贫血的主要原因是

A．肾脏产生 EPO 减少

B．造血原料缺乏

C．血液透析过程中失血

D．红细胞寿命缩短

E．骨髓抑制

7．患者，女性，45 岁，慢性肾功能不全 5 年。查体：尿蛋白(++)，血肌酐 410 μmol/L，尿比重 1.012，其中尿常规检查对诊断最有意义的是

A．红细胞管型　　　B．白细胞管型

C．透明管型　　　　D．蜡样管型

E．颗粒管型

8．石先生，男，56 岁，患尿毒症，精神萎靡，下腹无胀满，24 h 尿量为 60 ml。请问患者的排尿状况属于

A．正常　　　　　B．无尿

C．少尿　　　　　D．尿潴留

E．尿量偏少

9．患者，女性，67 岁，慢性肾小球肾炎 10 年。入院查血肌酐 708 μmol/L，Hb80 g/L，肾小球滤过率 30 ml/min，血钙 1.66 mmol/L，患者主诉周身疼痛，行走困难，患者发生了

A．感冒　　　　　B．体内毒素作用

C．营养不良　　　D．肾性骨病

E．摔伤

10．患者，女，38 岁，慢性肾衰竭 5 年。2 周前出现餐后恶心、呕吐，加重 2 天入院。查体：每天尿量约 500 ml，Ccr20 ml/min。目前饮食方案错误的是

A．高蛋白饮食　　B．低钠饮食

C．低钾饮食　　　D．高热量饮食

E．高脂饮食

11．慢性肾衰竭患者的常见并发症和最主要的死亡原因是

A．代谢紊乱　　　B．呼吸系统病变

C．血液系统病变　D．心血管病变

E．神经肌肉病变

12．尿毒症(终末期肾病)患者忌输库存血，主要原因是防止引起

A．乳酸酸中毒　　B．输血反应

C．出血倾向　　　D．血钾升高

E．血钙降低

13．在我国，慢性肾衰竭最常见的病因是

A．高血压肾小动脉硬化

B．糖尿病肾小动脉硬化

C．慢性肾小球肾炎

D．狼疮性肾病

E．梗阻性肾病

14．慢性肾衰竭患者最早和最常见的表现是

A．食欲减退　　　B．疲乏无力

C．水肿少尿　　　D．严重贫血

E．血压升高

15. 女，40 岁，慢性肾衰竭 3 年，近日因过度劳累病情加重。护理体检：全身水肿明显，血 Cr 450 μmol/L，WBC 11×10⁹/L，血钾

5.8 mmol/L，呼吸深慢，pH 7.20。患者出现的酸碱紊乱为

A．呼吸性酸中毒　　　B．呼吸性碱中毒

C．代谢性酸中毒　　　D．代谢性碱中毒

E．混合性酸中毒

A3/A4 型题

(1～2 题共用题干)

患者，男性，患肾炎已 3 年，近日发现尿少，晨起眼睑肿胀，内生肌酐清除率为 45 ml/min。

1. 内生肌酐清除率试验结果提示

A．早期肾功能不全

B．肾功能轻度损害

C．肾功能中度损害

D．肾功能重度损害

E．晚期肾功能不全

2. 试验前 3 天内患者应摄入

A．低蛋白饮食　　　B．低脂饮食

C．高蛋白饮食　　　D．低钠饮食

E．高脂饮食

(3～4 题共用题干)

患者，女性，39 岁，间歇性水肿 10 余年，伴恶心、呕吐 1 周。查体：血红蛋白 80 g/L，血压 156/105 mmHg，尿蛋白(++)，颗粒管型 2～3 个/HP，尿比重 1.010～1.012。

3. 对该患者最有可能的诊断是

A．原发性高血压　　　B．慢性肾盂肾炎

C．慢性肝炎肝硬化　　　D．肾病综合征

E．慢性肾衰竭

4. 该患者应立即做的检查是

A．血肌酐、尿素氮

B．24 h 尿蛋白定量

C．乙肝

D．肝功能

E．血胆固醇

(5～7 题共用题干)

患者，女，59 岁，患慢性肾炎 12 年，伴高血压 4 年。近 1 个月来食欲下降，恶心、呕吐，精神萎靡，失眠，头晕疲乏，皮肤干燥、瘙痒。肾功能检查：尿素氮 35.8 mmol/L，肌酐 780 μmol/L。电解质检查示血钾轻度升高。

5. 该患者出现皮肤瘙痒的主要原因是

A．尿素霜刺激皮肤　　　B．继发真菌感染

C．体内毒素潴留　　　D．皮肤干燥

E．钙沉着于皮肤

6. 该患者出现食欲下降、恶心、呕吐的主要原因是

A．水钠潴留

B．贫血

C．糖代谢紊乱

D．缺钙

E．体内毒素刺激胃肠黏膜

7. 针对该患者的护理措施，错误的是

A．高维生素、高热量、高生物效价、低蛋白饮食

B．卧床休息以减轻肾脏负担

C．注意口腔护理和饮食调节

D．若严重贫血，可输入库存血

E．观察体重、尿量变化及液体出入量情况

(8～9 题共用题干)

男，39 岁，高血压、蛋白尿、水肿多年。一年前曾查血肌酐 220 μmol/L，B 超显示双肾缩小。近 2 周来恶心、呕吐加重，测血压 190/105 mmHg。

8. 该患者肾功能损害最可能的原因是
A. 急性肾炎　　　　B. 慢性肾炎
C. 急进性肾炎　　　D. 多囊肾
E. 慢性间质性肾炎

9. 其临床表现不包括
A. 水肿　　　　　　B. 高血压
C. 蛋白尿、血尿　　D. 膀胱刺激征
E. 肾功能减退

(10～11 题共用题干)

女，39 岁，反复水肿、蛋白尿 8 年余。近 1 周出现恶心、呕吐。护理体检：Hb 80 g/L，BP 160/105 mmHg，颗粒管型 2～3 个/HP，尿蛋白(++)，尿比重 1.012。

10. 对该患者最可能的诊断是
A. 慢性肾盂肾炎
B. 原发性高血压
C. 肾病综合征
D. 慢性肝炎肝硬化
E. 慢性肾衰竭

11. 该患者应立即做的检查是
A. 尿细菌培养
B. 24 h 尿蛋白定量

C. 血液生化检查
D. 胃镜检查
E. 肾小球滤过率及肾功能检查

(12～13 题共用题干)

患者，男性，54 岁，患慢性肾小球肾炎 2 年。近日因感冒发热，出现恶心、腹部不适，血压 173/105 mmHg，GFR 50 ml/min，Scr 360 μmol/L，尿蛋白(+)，尿沉渣有红细胞、白细胞管型。诊断为慢性肾衰竭收住院。

12. 护士应为患者提供的饮食是
A. 优质高蛋白饮食
B. 优质低蛋白饮食
C. 富含铁质
D. 丰富的含钾食物
E. 补充水分

13. 向患者做的健康宣教内容是
A. 介绍准备透析的基础知识
B. 介绍饮食治疗的意义
C. 绝对卧床休息
D. 为恢复体力，每日运动 1 h
E. 为预防感染，病房每日紫外线消毒

(编者：曾令红)

第五章　血液系统疾病患者的护理

【血液系统的解剖、生理要点】

1. 血液及造血系统：

血液及造血系统由血液和造血器官组成。血液由血细胞和血浆组成。造血器官有骨髓、胸腺、肝、脾和淋巴结。胎儿期肝脾参加造血，出生后骨髓为人体的主要造血器官。5～7岁以前全身骨髓都为红骨髓，20岁左右红骨髓仅限于扁骨及长骨的髓端。

血细胞是血液的重要组成部分，包括红细胞、白细胞及血小板。红细胞进入血液循环后的寿命约为120天，成熟粒细胞在外周血流中的半衰期为6～7 h，血小板在循环血液中的寿命为8～11天。

2. 血细胞的生成及造血器官：

在胚胎期24周前，胚肝为主要造血器官。婴儿出生后，长骨的红骨髓成为主要的造血器官。5～7岁前的儿童，全身骨髓参与造血。

3. 血液的组成及血细胞的生理功能：

血液是由血液中的细胞成分和血浆组成的。其中血浆占血液容积的55%，为一种淡黄色的透明液体；细胞成分约占血液容积的45%，包括红细胞、白细胞和血小板。

(1) 红细胞：正常成熟的红细胞有很大的可塑变形性，主要成分为Hb，主要运输氧和二氧化碳。

(2) 白细胞：包括中性粒细胞、嗜酸性粒细胞、嗜碱性粒细胞、单核细胞及淋巴细胞，主要功能是参与人体对入侵异物的反应过程。白细胞具有变形、趋化、游走与吞噬等生理特性，是机体防御系统的重要组成部分。其中中性粒细胞的含量最多。T淋巴细胞约占淋巴细胞的75%；B淋巴细胞又称抗体形成细胞，受抗原刺激后增殖分化为浆细胞，产生抗体，参与体液免疫。

(3) 粒细胞：中性粒细胞有杀菌或抑菌的作用，是机体抵抗病原微生物，特别是急性化脓性细菌入侵的第一道防线。

(4) 单核细胞：单核细胞分化成为巨噬细胞时，能够吞噬、消灭细胞内的致病微生物，清除衰老组织，识别、杀伤肿瘤细胞。

(5) 血小板：其主要功能是参与生理性止血和血液凝固，保持毛细血管内皮的完整性。

第一节 常见症状的护理

出血或出血倾向

【知识要点】

一、疾病相关知识

出血或出血倾向是指出血和凝血障碍引起的机体自发性多部位出血和(或)轻微损伤后出血不止。出血过急、过多易导致严重贫血，颅内出血可危及生命。

二、护理评估

1. 健康史：① 血管性疾病；② 血小板数量减少或质量异常；③ 凝血障碍。

2. 身体状况：

(1) 出血部位：以皮肤、牙龈及鼻腔出血最为多见。内脏出血多为重症，颅内出血严重者可导致死亡。血管脆性增加及血小板异常所致的出血多表现为皮肤黏膜瘀点、瘀斑；凝血因子缺乏引起的出血常有关节腔出血或软组织血肿。

(2) 出血程度：轻度是出血量 < 500 ml，无明显临床现象；中度是出血量 500 ~ 1 000 ml，收缩压 < 90 mmHg；重度是出血量 > 1 000 ml，收缩压 < 90 mmHg，心率 > 120 次/min。

(3) 伴随症状：突然头痛、呕吐、视力模糊、瞳孔变化、意识障碍，提示颅内出血。

三、主要护理诊断及合作性问题与护理措施

出血倾向患者的主要护理诊断及合作性问题与护理措施见表 5-1。

表 5-1 出血倾向患者的主要护理诊断及合作性问题与护理措施

护理诊断/问题	主要护理措施
组织完整性受损。	1. 一般护理。 2. 病情观察。 3. 各部位出血的护理。
恐惧。	1. 心理支持。 2. 增加安全感。

贫 血

详见"贫血患者的护理"。

继 发 感 染

【知识要点】

一、疾病相关知识

血液病患者由于正常的白细胞数量减少和质量改变，加之贫血、化疗等因素造成营养不良，使患者机体抵抗力下降，易受病原微生物侵袭而发生感染。感染是血液病患者最常见的死因之一。

二、护理评估

1. 健康史：① 各类白血病；② 理化因素或药物因素等的毒性作用；③ 常见诱因。

2. 身体状况：

(1) 感染部位：以口腔炎、牙龈炎最常见，其他感染部位常见于呼吸道、泌尿道、口腔黏膜及肛周皮肤。尿道感染以女性多见。

(2) 症状：发热是继发感染最常见的症状，具有持续时间长、热型不一、一般抗生素治疗效果不理想的特点。

(3) 伴随症状：随部位不同而不同。

三、主要护理诊断及合作性问题与护理措施

继发感染患者的主要护理诊断及合作性问题与护理措施见表 5-2。

表 5-2 继发感染患者的主要护理诊断及合作性问题与护理措施

护理诊断/问题	主要护理措施
有感染的危险。	1. 一般护理。 2. 病情观察。
体温过高。	1. 一般护理。 2. 病情观察。 3. 对症护理。

【课前预习】

一、基础复习

1. 血液组成及血细胞的生理功能。 2. 止、凝血机制。

二、预习目标

1. 出血或出血倾向的病因：① _____数目减少及其功能异常、_____脆性或通透性增加、血浆中_____缺乏以及循环血液中_____增加，均可导致出血或出血倾向；② 原因包括_____异常、_____数量减少或质量异常、_____功能障碍等。

2. 发热是血液病患者的常见症状，具有持续时间长、_____不一、一般_____治疗效果不理想的特点。原因是机体_____下降而继发各种感染，而且感染不易控制。感染部位常见于_____、_____、_____及肛周皮肤。肿瘤细胞所产生的_____致热因子是恶性肿瘤患者持续发热的原因，常见疾病有_____、_____贫血、_____和淋巴瘤等。

3. _____是血液病患者最常见的死因之一。因_____异常或数量减少、骨髓_____增殖受抑制、各种诱因等。_____是感染最常见的症状。感染的部位以_____、_____最常见。尿道感染以_____多见。

【课后巩固】

一、名词解释

髓外造血 出血倾向 二重感染

二、填空题

1. 出血或出血倾向的临床特征：

(1) ＿＿＿＿＿＿＿＿出血或＿＿＿＿＿＿＿＿＿＿后出血不止，出血部位以＿＿＿＿＿＿、＿＿＿＿＿＿及＿＿＿＿＿＿出血最为多见，＿＿＿＿＿＿＿出血多为重症，严重者因＿＿＿＿＿＿＿＿＿＿而导致死亡；② 毛细血管脆性增加及血小板异常所致的出血多表现为＿＿＿＿＿＿＿＿＿＿＿瘀点、瘀斑；凝血因子缺乏引起的出血常有关节腔出血或软组织血肿。轻度是出血量 < ＿＿＿＿＿＿ ml，无明显临床征象；中度是出血量＿＿＿＿＿＿ ~ ＿＿＿＿＿＿＿ ml，收缩压 < ＿＿＿＿＿＿ mmHg；重度是出血量 > ＿＿＿＿＿＿ ml，收缩压 < ＿＿＿＿＿ mmHg，心率 > ＿＿＿＿＿＿＿次/min。出血随严重程度依次表现为：＿＿＿＿＿＿＿＿＿＿出血或＿＿＿＿＿＿＿＿＿＿后出血不止(＿＿＿＿＿＿、＿＿＿＿＿＿及出血最多见) → ＿＿＿＿＿＿＿、＿＿＿＿＿＿和＿＿＿＿＿＿出血 → ＿＿＿＿＿＿出血(为重症，消化道、泌尿道、女性生殖道出血) → ＿＿＿＿＿＿出血。＿＿＿＿＿＿＿＿＿＿血疱，提示血小板减少，是严重出血的先兆；突然头痛、呕吐、视力模糊、瞳孔变化、意识障碍，提示＿＿＿＿＿＿＿＿＿＿。

(2) 发热：观察患者的生命体征，尤其是＿＿＿＿＿＿＿；相关组织感染表现。

(3) 骨、关节疼痛：表现为局部或全身骨、关节疼痛以及＿＿＿＿＿＿＿＿或＿＿＿＿＿＿＿＿＿；发生骨折者，局部还可出现＿＿＿＿＿＿＿＿等身体状况。

2. 出血或出血倾向患者的护理措施：

(1) 若血小板计数 < ＿＿＿＿＿＿×10^9/L，应减少＿＿＿＿＿＿＿，增加卧床休息时间；严重出血或血小板计数 < ＿＿＿＿＿＿×10^9/L 者，必须＿＿＿＿＿＿＿＿＿＿休息。当患者的血小板低于＿＿＿＿＿＿×10^9/L 时，可发生自发性出血，特别是内脏出血，甚至是致命性的颅内出血。＿＿＿＿＿＿＿＿可增加患者出血的危险。

(2) 指导患者用＿＿＿＿＿＿＿＿牙刷刷牙，忌用牙签剔牙。突发视野缺损或视力下降，常提示＿＿＿＿＿＿＿＿＿＿。若患者突然出现头痛、视力模糊、呼吸急促、喷射性呕吐甚至昏迷，双侧瞳孔变形不等大、对光反射迟钝，则提示有＿＿＿＿＿＿＿＿＿＿。颅内出血是血液病患者死亡的主要原因之一。

(3) 鼓励患者进食高＿＿＿＿＿＿＿、高＿＿＿＿＿＿＿＿、营养丰富的＿＿＿＿＿＿＿＿或＿＿＿＿＿＿，每天至少＿＿＿＿＿＿＿＿ ml 以上，维持水和电解质平衡。

(4) 高热患者可先给予＿＿＿＿＿＿＿＿＿，伴出血者禁用＿＿＿＿＿＿擦浴。必要时，遵医嘱给予＿＿＿＿＿＿＿降温。避免发生＿＿＿＿＿＿＿。

第二节　贫血患者的护理

贫血疾病相关知识

【知识要点】

一、疾病相关知识

贫血是指单位容积周围血液中的血红蛋白浓度、红细胞计数和(或)血细胞比容低于相同年龄、性别和地区正常值低限的一种常见的临床症状。以血红蛋白浓度降低作为贫血诊断及其严重程度判断的依据最可靠。

贫血的分类：

1. 按贫血的病因与发病机制分类：将贫血分为红细胞生成减少性贫血、红细胞破坏过多性贫血和失血性贫血三大类。

2. 按血红蛋白的浓度，将贫血按严重程度划分为四个等级：～30～60～90～120。

3. 按红细胞形态特点，分为三类或四类。

二、护理评估

1. 健康史：相关病史。

2. 身体状况：全身各组织和器官缺氧与功能障碍，是一系列身体状况的病理生理基础。

贫血共同的身体状况包括：① 一般表现；② 神经系统的表现；③ 呼吸系统的表现；④ 心血管系统的表现；⑤ 消化系统的表现；⑥ 泌尿生殖系统的表现。

3. 辅助检查：① 血常规检查；② 骨髓检查；③ 病因相关的检查。

三、治疗要点

1. 病因治疗：积极寻找和去除病因是治疗贫血的首要原则。

2. 药物治疗：在明确贫血的病因及其发病机制的基础上进行。

3. 对症和支持治疗：输血是纠正贫血的有效治疗措施。急性贫血 Hb < 80 g/L 或 HCT < 0.24；慢性贫血常规治疗效果差，Hb < 60 g/L 或 HCT < 0.20 伴缺氧症状是输血的指征。

四、主要护理诊断及合作性问题与护理措施

贫血患者的主要护理诊断及合作性问题与护理措施见表 5-3。

表 5-3　贫血患者的主要护理诊断及合作性问题与护理措施

护理诊断/问题	主要护理措施
活动无耐力。	1. 休息与运动。　2. 预防受伤。　3. 其他。
营养失调：低于机体需要量。	1. 饮食护理。　2. 输血或成分输血的护理。3. 预防感染。

【课前预习】

一、基础复习

贫血相关的实验室检查。

二、预习目标

1. 贫血的实验室诊断标准：在海平面和标准大气压情况下，成年人男性 Hb < _____ g/L，RBC < _____ × 10^{12}/L，HCT < _____。女性为 Hb < _____ g/L，RBC < ____ × 10^{12}/L，HCT < _____。妊娠期女性 Hb < _____ g/L，RBC < _____ × 10^{12}/L，HCT < _____。

2. 按血红蛋白的浓度，将贫血按严重程度划分为 4 个等级(g/L)：① < _____ 为极重度，并发心脏病；② _____为重度，静息下心悸气促；③ _____为中度，活动后心悸气促；④ > _____为轻度，症状轻微。

【课后巩固】

一、名词解释

MCV　　　MCH　　　MCHC

二、填空题

1. 贫血是指单位容积_____血液中_____、_____和(或)_____低于相同_____、_____和_____正常值_____的一种常见的临床症状。以_____浓度降低作为贫血诊断及其严重程度判断的依据最可靠。

2. 按贫血的病因与发病机制分类，贫血可分为红细胞_____性贫血、红细胞_____贫血和_____贫血三大类。①红细胞生成减少性贫血：红细胞生成的三大因素是造血_____、造血_____与造血_____。②红细胞破坏过多性贫血：可见于各种原因引起的_____。③失血性贫血：常见于各种原因引起的_____。

3. 按红细胞形态特点将贫血分为三类，即：_____贫血、_____贫血、_____贫血。

4. 全身各组织和器官_____与_____，是导致贫血患者一系列身体状况的病理生理基础。

5. 贫血共同的身体状况包括：①一般表现：_____、_____、_____为贫血最常见和最早出现的症状，对贫血的诊断缺乏_____。_____苍白是贫血最突出的体征，常为患者就诊的_____。②呼吸系统的表现：多见于_____以上贫血的患者，主要表现为_____以及不同程度的_____。③心血管系统的表现：_____、_____、_____明显加重，是贫血患者心血管系统的主要表现。

6. 贫血的辅助检查：①血常规检查：_____及_____是确定患者有无贫血及其严重程度的基本检查项目。_____、_____有助于贫血的形态学分类及其病因诊断。_____计数则有助于贫血的鉴别诊断及疗效的观察与评价。②骨髓检查：是贫血_____诊断的必要检查方法。

7. 贫血的治疗要点：①病因治疗：积极_____和_____病因是治疗贫血的首要原则。②药物治疗：多在明确贫血的_____及其发病机制的基础上进行。③对症和支持治疗：_____是纠正贫血的有效治疗措施。急性贫血 Hb < _____ g/L 或 HCT < _____；慢性贫血常规治疗效果____，Hb < _____ g/L 或 HCT < _____伴_____症状是输血的指征。

8. 贫血的主要护理诊断为_____。护理措施为：①休息与运动：若自测脉搏≥_____次/min 或出现明显心悸、气促时，应停止_____。重度贫血者多伴有_____心脏病，_____症状明显，应予_____体位(如半坐卧位)卧床休息，以达到减少回心血量、增加肺泡通气量的目的，从而缓解患者的呼吸困难或缺氧症状。待病情好转后可逐渐增加活动量。②给氧：_____患者应予常规_____吸入，以改善组织缺氧症状。

缺铁性贫血

【知识要点】

一、疾病相关知识

缺铁性贫血是体内贮存铁缺乏，导致血红蛋白合成减少而引起的一种小细胞低色素性贫血。是各类贫血中最常见的一种，以生长发育期儿童和育龄妇女的发病率较高。

1. 铁的代谢：

机体内的铁分为功能状态铁和贮存铁两部分。正常成人每天用于造血的需铁量主要来自衰老红细胞破坏后释放的铁。食物中的高铁(Fe^{3+})需转化为亚铁(Fe^{2+})后才易被机体所吸收。十二指肠及空肠上段是铁的主要吸收部位。大部分铁生成血红蛋白。

2. 缺铁性贫血的病因：

(1) 铁丢失过多：慢性失血是成人缺铁性贫血最常见和最重要的病因。

(2) 铁需要量增加而摄入量不足：是妇女儿童缺铁性贫血的主要原因。

(3) 铁吸收不良：消化系统疾病等。

二、护理评估

1. 健康史：相关病史。

2. 身体状况：包括原发病和贫血的表现。

(1) 缺铁原发病的表现。

(2) 一般贫血共有的表现。

(3) 缺铁性贫血的特殊表现：① 组织缺铁表现；② 神经、精神系统异常等。

3. 辅助检查：

(1) 外周血象：典型血象为小细胞低色素性贫血。

(2) 骨髓象：红细胞系统增生活跃，以中、晚幼红细胞为主。骨髓铁染色反映单核-吞噬细胞系统中的贮存铁，作为诊断缺铁的金指标。

(3) 铁代谢的生化检查：血清铁蛋白(SF)作为早期诊断贮存铁缺乏的一个常用指标。

三、治疗要点

1. 病因治疗：是根治缺铁性贫血的关键所在。

2. 铁剂治疗：是纠正缺铁性贫血的有效措施。

首选口服铁剂。对于口服铁剂后胃肠道反应严重而无法耐受、消化道疾病导致铁吸收障碍、病情要求迅速纠正贫血(如妊娠后期、急性大出血)的患者，可选用注射铁剂治疗。注射右旋糖酐铁有导致过敏性休克的可能，首次应用必须做过敏试验。

铁剂治疗有效者于用药后1周左右网织红细胞数开始上升，10天左右渐达高峰；2周左右血红蛋白开始升高，约1～2个月恢复至正常。为进一步补足体内贮存铁，在血红蛋白恢复正常后，仍需继续服用铁剂3～6个月，或待血清铁蛋白 > 50 μg/L 后停药。

四、主要护理诊断及合作性问题与护理措施

缺铁性贫血患者的主要护理诊断及合作性问题与护理措施见表5-4。

表 5-4　缺铁性贫血患者的主要护理诊断及合作性问题与护理措施

护理诊断	主要护理措施
活动无耐力。	1．一般护理。　　2．预防受伤。　　3．其他。
营养失调： 低于机体需要量。	1．饮食护理：纠正不良习惯，增加摄取，促进吸收。 2．铁剂治疗的配合与护理：口服铁剂的应用，注射铁剂的护理。 3．原发病的治疗配合与护理。 4．病情观察。

五、健康教育

1．疾病知识教育。　　2．缺铁性贫血的预防。　　3．自我监测病情。

【课前预习】

一、基础复习

1．铁的生理功能和体内代谢。　　2．贫血的一般表现。

二、预习目标

1．缺铁性贫血(IDA)是体内_____缺乏，导致_____合成减少而引起的一种_____贫血。机体铁的缺乏可分为三个阶段：_____耗尽(ID)、_____(IDE)和_____。_____是机体铁缺乏症的最终表现，也是各类贫血中最常见的一种，以生长发育期儿童和育龄妇女的发病率较高。

2．铁的分布：分为_____铁和_____铁两部分。其中，_____约占 67%，_____约占 29%。

3．铁的来源和吸收：正常成人每天用于造血的需铁量约为 20～25 mg，主要来自_____破坏后释放的铁，食物中的铁也是重要来源。食物中的高铁(Fe^{3+})需转化为亚铁(Fe^{2+})后才易被机体所吸收。_____及_____是铁的主要吸收部位。

4．铁的贮存及排泄：多余的铁则以_____和_____的形式贮存于肝、脾和骨髓等器官的单核-吞噬细胞系统中。

5．缺铁性贫血的病因：① 铁丢失过多：_____是成人缺铁性贫血最常见和最重要的病因。② 铁需要量增加而摄入量不足：是_____缺铁性贫血的主要原因。③ 铁_____。

【课后巩固】

一、名词解释

贮存铁　　异食癖　　"Z"形注射法

二、填空题

1．缺铁性贫血的特殊表现：_____表现为皮肤干燥、角化、萎缩、无光泽，毛发干枯易脱落，指(趾)甲扁平、不光整、脆薄易裂，甚至出现_____或_____；

_____损害多表现为口角炎、舌炎、舌乳头萎缩，可有食欲不振；严重者可发生吞咽困难；神经、精神系统表现以_____较为明显。

2. 缺铁性贫血的辅助检查：① 外周血象：典型血象为_____性贫血，血涂片可见红细胞体积较正常小，形态不一，_____扩大。② 骨髓象：_____增生活跃，以中、晚幼红细胞为主。_____反映单核-吞噬细胞系统中的贮存铁，作为诊断缺铁的金指标。③ 铁代谢的生化检查：_____作为早期诊断贮存铁缺乏的一个常用指标。_____受体作为一项新的铁代谢参数，是反映缺铁性红细胞生成的指标，具有较强的敏感性与特异性，可用于缺铁性贫血与慢性病性贫血的鉴别。

3. _____治疗是根治缺铁性贫血的关键所在。_____是纠正缺铁性贫血的有效措施。首选_____铁剂。铁剂治疗有效者于用药后____周左右网织红细胞数开始上升，_____天左右渐达高峰；_____左右血红蛋白开始升高，约_____个月恢复至正常。为进一步补足体内_____，在血红蛋白恢复正常后，仍需继续服用铁剂_____个月，或待血清铁蛋白 > 50 μg/L 后停药。对于口服铁剂后胃肠道反应严重而无法耐受、消化道疾病导致铁吸收障碍、病情要求迅速纠正贫血的患者，可选用_____铁剂治疗。注射右旋糖酐铁有导致_____的可能，首次应用必须做_____试验。

4. 缺铁性贫血的饮食护理：① 纠正不良的_____习惯；② 增加含铁丰富食物的摄取：动物_____、_____、血、蛋黄、海带与黑木耳、铁强化食物。③ 促进食物铁的吸收：食物中_____过多而肉或蛋类不足、含铁食物与牛奶/浓茶/咖啡同服等减少铁的吸收。应多吃富含维生素_____的食物，也可加服维生素 C。

5. 口服铁剂的注意事项：① 口服铁剂的不良反应是_____反应，应饭后或餐中服用；反应过于强烈者宜减少剂量或从小剂量开始。② 避免铁剂与_____、_____、_____同服，避免抗酸药及 H_2 受体拮抗剂，可服用维生素_____、乳酸或稀盐酸等酸性药物或食物。③ 口服液体铁剂时使用_____，避免_____染黑。④ 服铁剂期间，_____会变成黑色。

6. 注射用铁剂的不良反应主要有：注射局部_____、_____，皮肤_____和_____反应。注射铁剂应采用_____肌内注射法，并经常更换_____部位。首次用药须用_____ ml 的试验剂量进行深部肌内注射，同时备用_____，做好急救的准备。若____h 后无过敏反应，即可按医嘱给予_____剂量治疗。为避免药液溢出，应：① 不在皮肤_____部位注射；② 抽取药液后，更换_____；③ 采用"____"形注射法或_____注射法。

再生障碍性贫血

【知识要点】

一、疾病相关知识

再生障碍性贫血简称再障，是多种原因导致造血干细胞数量减少和(或)功能障碍所引起的一类贫血，又称骨髓造血功能衰竭症。临床主要表现为骨髓造血功能低下，进行性贫血、感染、出血和全血细胞减少。再障分急性型(重型再障)与慢性型。

1. 病因不明确，与下列因素有关：

(1) 药物及化学物质：为再障最常见的致病因素。药物以氯霉素最多见，化学物质以苯及其衍生物最为常见。

(2) 物理因素：长期接触各种电离辐射。

(3) 病毒感染：病毒性肝炎与再障的关系较为明确。

(4) 遗传因素。

2. 发病机制：

(1) 造血干细胞的缺陷("种子"学说)。

(2) 造血微环境的异常("土壤"学说)。

(3) 免疫异常("虫子"学说)。

二、护理评估

1. 健康史：病毒感染、药物、射线等。

2. 身体状况：身体状况与全血细胞减少有关，主要为进行性贫血、出血、感染，但多无肝、脾、淋巴结肿大。重型再障(SAA)和非重型再障(NSAA)的区别包括 11 个方面。

3. 辅助检查：

(1) 外周血象：全血细胞减少。网织红细胞绝对值低于正常。网织红细胞 < 1.0%，绝对值 < 15×10^9/L；中性粒细胞绝对值 < 0.5×10^9/L；血小板 < 20×10^9/L 有助于重型再障的临床诊断。

(2) 骨髓象：是确诊再障的主要依据。骨髓涂片肉眼观察有较多脂肪滴。

① SAA：骨髓增生低下或极度低下，粒、红细胞均明显减少且形态正常，常无巨核细胞；淋巴细胞及非造血细胞比例明显增多。

② NSAA：骨髓增生减低或呈灶性增生；三系细胞均有不同程度的减少；淋巴细胞相对性增多。

三、治疗要点

1. 去除病因。

2. 支持疗法：加强保护措施；对症治疗(防治感染、控制出血、纠正贫血)。

3. 药物治疗：免疫抑制剂；促进骨髓造血。

四、主要护理诊断及合作性问题与护理措施

再生障碍性贫血患者的主要护理诊断及合作性问题与护理措施见表 5-5。

表 5-5　再生障碍性贫血患者的主要护理诊断及合作性问题与护理措施

护理诊断/问题	主要护理措施
有感染的危险。	1. 病情监测。　2. 预防感染。　3. 加强营养支持。4. 用药护理。　5. 治疗配合。
活动无耐力。	1. 预防受伤。　2. 其他。

五、健康教育

1. 疾病知识教育。

2. 自我病情监测：主要是贫血、出血、感染的症状体征和药物不良反应的自我监测。

3. 生活指导：① 休息与活动；② 饮食指导。

4. 避免感染和加重出血。

5. 心理调适指导。

6. 用药与随访指导：主要涉及免疫抑制剂、雄激素类药物与抗生素的治疗。

7. 预防疾病的发生或复发：尽可能避免或减少接触与再障发病相关的药物和理化物质。

【课前预习】

一、基础复习

1. "三系"细胞。   2. 贫血的原因、表现及治疗。

二、预习目标

1. 再生障碍性贫血是多种原因导致_____数量减少和(或)_____障碍所引起的一类贫血，又称骨髓_____衰竭症。临床主要表现为骨髓造血功能低下、_____贫血、_____、_____和_____减少。青壮年居多；男性略多于女性。再障分急性型(重型再障)与慢性型。

2. 再生障碍性贫血与下列因素有关：① _____及_____：为再障最常见的致病因素，如抗癌药、氯霉素、合霉素、磺胺药等，以_____最多见；化学物质以_____及其_____最为常见。② 物理因素：长期接触各种_____。

3. 自我病情监测：主要是_____、_____、_____的症状体征和药物不良反应的自我监测。

4. 重型再生障碍性贫血的主要死因为_____、_____和_____。

【课后巩固】

一、名词解释

重型再障与非重型(轻型)再障   全血细胞减少(三系减少)   造血干细胞移植

二、填空题

1. 再生障碍性贫血的身体状况与_____减少有关，主要为_____、_____、_____，但无_____、_____、_____肿大。

2. 再生障碍性贫血的辅助检查：① 外周血象：_____减少。重型再生障碍性贫血的网织红细胞 < 1.0%，绝对值 < 15×10^9/L；中性粒细胞绝对值 < 0.5 × 10^9/L；血小板 < 20 × 10^9/L。② _____：是确诊再障的主要依据。

3. 免疫抑制剂的应用：_____球蛋白和_____球蛋白具有抑制 T 淋巴细胞或非特异性自身免疫反应的作用，可用于重型再生障碍性贫血的治疗；_____是再障治疗的一线药物，适用于各种类型的再生障碍性贫血。

4. 促进骨髓造血的措施：① _____：为目前治疗非重型再生障碍性贫血最常用的药物。② _____因子：主要用于重型再生障碍性贫血。③ _____

_____移植：主要用于重型再生障碍性贫血。

5. 雄激素的主要不良反应是_____作用。丙酸睾酮为油剂，不易吸收，局部注射常可形成_____，甚至发生无菌性坏死，故需采取_____、_____、_____肌注，注意注射部位的_____，经常检查局部有无硬结。长期口服雄激素类药物可对肝脏造成损害，应定期检查_____能。治疗_____个月左右_____细胞开始上升，随之_____升高，经_____个月后红细胞开始上升，而_____上升需要较长时间。做好保护性隔离，预防_____和_____。

巨幼细胞性贫血

【知识要点】

一、疾病相关知识

巨幼细胞性贫血是指由于叶酸和(或)维生素 B_{12} 缺乏或某些影响核苷酸代谢的药物的作用，导致细胞核脱氧核糖核酸合成障碍所引起的贫血，其中 90%为叶酸和(或)维生素 B_{12} 缺乏引起的。我国巨幼细胞性贫血以叶酸缺乏居多，欧美国家以维生素 B_{12} 缺乏及体内产生内因子抗体所致的恶性贫血多见。

1. 病因：

(1) 叶酸缺乏的病因：

① 需要量增加：婴幼儿、妊娠及哺乳期女性。

② 吸收不良：小肠(尤其是空肠)的炎症、肿瘤及手术切除后，长期腹泻、酗酒。

③ 摄入量不足：食物加工方法不当和偏食。

④ 排出增加：血液透析、酗酒。

(2) 维生素 B_{12} 缺乏的病因：

① 摄入减少：绝对素食、偏食。

② 吸收障碍：为维生素 B_{12} 缺乏最常见的原因。

③ 其他：严重肝病、麻醉药氧化亚氮。

2. 发病机制：叶酸于体内的活性形式四氢叶酸和维生素 B_{12} 是细胞合成 DNA 过程中的重要辅酶，而维生素 B_{12} 还可促进叶酸进入细胞并产生各种生化反应。缺乏叶酸和(或)维生素 B_{12} 会导致无效造血。

二、护理评估

1. 健康史。

2. 身体状况：

(1) 营养性巨幼细胞性贫血绝大多数是因叶酸缺乏所致。

① 消化系统：早期出现食欲不振、腹胀、腹泻或便秘。部分舌面光滑呈"镜面样舌"或舌质绛红呈"牛肉样舌"。

② 血液系统的表现：起病多缓慢；贫血的一般表现；重症者可出现反复感染和(或)出血。

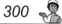
③ 神经系统的表现和精神症状：末梢神经炎、深感觉障碍、共济失调。

(2) 恶性贫血：内因子缺乏导致维生素 B_{12} 吸收障碍。除营养性巨幼细胞性贫血的表现外，严重的神经精神症状是其特点。

3. 辅助检查：

(1) 外周血象：典型血象呈大细胞性贫血。

(2) 骨髓象：骨髓增生活跃，以红系增生为主；贫血越严重，红系细胞与巨幼红细胞的比例越高；"幼核老浆"现象。

(3) 血清叶酸和维生素 B_{12} 浓度测定：是诊断叶酸及维生素 B_{12} 缺乏的重要指标。

三、治疗要点

1. 病因治疗：为巨幼细胞性贫血得以有效治疗或根治的关键。

2. 补充性药物治疗：

(1) 叶酸：若伴有维生素 B_{12} 缺乏，单用叶酸治疗可加重神经系统症状，故必须同时用维生素 B_{12}。

(2) 维生素 B_{12}：针对维生素 B_{12} 缺乏者。

四、主要护理诊断及合作性问题与护理措施

营养性巨幼细胞性贫血患者的主要护理诊断及合作性问题与护理措施见表 5-6。

表 5-6　营养性巨幼细胞性贫血患者的主要护理诊断及合作性问题与护理措施

护理诊断/问题	主要护理措施
营养失调	1. 饮食护理。　2. 用药护理。
活动无耐力	1. 预防受伤。　2. 其他。

五、健康教育

1. 疾病知识教育。

2. 营养性巨幼细胞性贫血的预防：① 饮食指导；② 高危人群叶酸及维生素 B_{12} 的预防性补充。

3. 自我监测病情与并发症的预防。

4. 营养性贫血预后良好，补充治疗或改善营养后均可恢复。恶性贫血则需终身治疗。

【课前预习】

一、基础复习

1. 叶酸。　2. 维生素 B_{12}。

二、预习目标

1. 巨幼细胞性贫血是指由于_____和(或)_____缺乏或某些影响核苷酸代谢的药物的作用，导致细胞核脱氧核糖核酸合成障碍所引起的贫血，其中 90% 为_____和(或)_____缺乏引起的。

2. 我国巨幼细胞性贫血以_____缺乏居多，欧美国家以维生素 B_{12} 缺乏及体内产生内因子抗体所致的恶性贫血多见。

3. 高危人群叶酸及维生素 B_{12} 的预防性补充：婴幼儿要及时添加_____；生长发育期的青少年、妊娠期的妇女，要多进食富含叶酸的新鲜_____和富含维生素 B_{12} 的动物性食品，必要时可遵医嘱预防性口服小剂量叶酸或维生素 B_{12}。

4. 恶性贫血则需_____治疗。

【课后巩固】

一、名词解释

巨幼细胞性贫血

二、填空题

1. 叶酸缺乏的病因：① _____增加：婴幼儿、妊娠及哺乳期女性。② _____不良：小肠(尤其是_____)的炎症、肿瘤及手术切除后，长期腹泻、酗酒。③ _____：食物加工方法不当和偏食。④ _____增加：血液透析、酗酒。

2. 维生素 B_{12} 缺乏的病因：① 摄入减少：绝对_____、_____。② _____障碍：为维生素 B_{12} 缺乏最常见的原因。③ 其他：严重肝病、麻醉药氧化亚氮。

3. 巨幼细胞性贫血的发病机制：叶酸于体内的活性形式_____和维生素_____是细胞合成 DNA 过程中的重要辅酶，而维生素 B_{12} 还可促进_____进入细胞并产生各种生化反应。缺乏导致_____造血。

4. 营养性巨幼细胞性贫血绝大多数因_____缺乏所致。① 消化系统表现：早期出现食欲不振、腹胀、腹泻或便秘。② 部分舌面光滑呈 "_____舌" 或舌质绛红呈 "_____舌"。③ 神经系统的表现和精神症状：_____、深感觉障碍、共济失调。

5. _____是内因子缺乏导致维生素 B_{12} 吸收障碍引起的，除营养性巨幼细胞性贫血的表现外，严重的_____症状是其特点。

6. 巨幼细胞性贫血的辅助检查：典型外周血象呈_____性贫血。_____减少较血红蛋白减少更显著，就诊时多数患者血红蛋白 < _____g/L,网织红细胞正常或略升高。骨髓增生活跃，以_____增生为主；贫血越严重，红系细胞与巨幼红细胞的比例越高；细胞核发育晚于细胞浆，称 "_____" 现象。血清_____和维生素_____浓度测定是诊断叶酸及维生素 B_{12} 缺乏的重要指标。

7. _____治疗是巨幼细胞性贫血得以有效治疗或根治的关键。

8. 有效治疗后_____天，患者食欲开始好转；_____天后网织红细胞增加，____周左右达高峰并开始出现血红蛋白上升，____周内白细胞和血小板板可恢复正常。_____周后血红蛋白恢复正常。____年到____年后患者的神经症状得到改善。

溶血性贫血

【知识要点】

一、疾病相关知识

1. 溶血性贫血(HA)：是指红细胞因自身异常或(和)外部异常的影响而寿命缩短、破坏加速而超过骨髓造血代偿功能时所发生的一组贫血。临床主要表现为贫血、黄疸、脾大、网织红细胞增高及骨髓中红系造血细胞代偿性增生。

2. 溶血性贫血按发病机制可分为：红细胞内结构异常或缺陷的溶血性贫血与红细胞外环境异常所致的溶血性贫血，前者与遗传因素有关，后者由获得性因素引起。

3. 发病机制：

(1) 溶血机制：① 红细胞膜异常与缺陷为溶血发生的主要机制；② 红细胞酶和能量代谢异常；③ 血红蛋白异常；④ 物理和机械因素；⑤ 化学毒物或生物毒素。

(2) 不同的溶血场所及血红蛋白的降解途径：① 血管外溶血，以慢性溶血为主；② 血管内溶血，以急性溶血为主；③ 机体造血器官或组织的造血功能代偿性增强。

二、护理评估

1. 健康史：家族史；铅中毒；输血史。

2. 身体状况：

(1) 急性溶血：起病急骤，突发寒战，随后出现高热，腰背与四肢酸痛，头痛、呕吐，酱油样尿(血红蛋白尿)和黄疸等。严重者出现周围循环衰竭和急性肾衰竭。

(2) 慢性溶血：起病缓慢，症状较轻，以贫血、黄疸、脾大为特征，可并发胆石症和肝功能损害；皮肤多呈柠檬黄色，不伴皮肤瘙痒。

3. 辅助检查：

(1) 尿液检查：急性溶血性贫血的尿液颜色加深，可呈浓茶样或酱油样色；尿胆原呈强阳性而尿胆素呈阴性，这是溶血性黄疸的特殊表现。

(2) 用放射性核素 ^{51}Cr 标记红细胞来检测半衰期，是诊断溶血最可靠的指标。红细胞脆性试验是检测红细胞膜缺陷的常用指标。抗人球蛋白试验(Coombs 试验)主要用于自身免疫性溶血性贫血病的鉴别与诊断。G-6-PD 活性测定是诊断 G6PD 缺乏症最为可靠的诊断指标。

三、治疗要点

1. 治疗原则：去除病因，控制溶血，缓解贫血。

2. 病因治疗：尽快去除诱因与病因，积极治疗原发病。

3. 糖皮质激素及免疫抑制剂：用于免疫性溶血性贫血。

4. 脾切除适用于血管外溶血：对遗传性球形红细胞增多症效果较好，贫血将得到永久改善。

5. 输血：是起效最快的缓解症状的治疗方法。应严格掌握输血的适应证。

6. 其他：适当增加各种造血物质的补充。

四、主要护理诊断及合作性问题与护理措施

溶血性贫血患者的主要护理诊断及合作性问题与护理措施见表 5-7。

表 5-7　溶血性贫血患者的主要护理诊断及合作性问题与护理措施

护理诊断/问题	主要护理措施
活动无耐力。	1. 预防受伤。　2. 其他。
潜在并发症：急性肾衰竭。	1. 病情监测。　2. 饮食指导。　3. 用药护理。　4. 输液和输血的护理。

五、健康教育

1. 疾病知识教育：介绍疾病的有关知识。预防发病很重要。

2. 预防溶血的发作或加重：加强输血管理，预防异型输血后导致溶血。阵发性睡眠性血红蛋白尿患者忌食酸性食物和药物。G6PD 缺乏者禁食蚕豆及其制品和氧化性药物。

【课前预习】

一、基础复习

1. 红细胞。　2. 溶血。

二、预习目标

1. 溶血性贫血(HA)是指红细胞因自身异常或(和)外部异常的影响而_____缩短、_____加速而超过骨髓造血代偿功能时所发生的一组贫血。临床主要表现为_____、_____、_____、_____增高及骨髓中_____造血细胞代偿性增生。骨髓有相当于正常造血能力 6 ~ 8 倍的代偿潜力。当红细胞破坏增加而骨髓造血功能足以代偿时，可以不出现_____，称为_____性疾病。

2. 溶血性贫血按发病机制可分为红细胞_____异常或缺陷的溶血性贫血与红细胞_____异常所致的溶血性贫血，前者与_____因素有关，后者由_____因素引起。

3. 溶血性贫血的发病机制：

(1) 溶血机制：① _____异常与缺陷为溶血发生的主要机制，红细胞膜的_____结构是保持红细胞可塑变形性和稳定性的重要条件；② 红细胞酶和能量代谢异常；③ 血红蛋白异常。

(2) 不同的溶血场所及血红蛋白的降解途径：① 血管外溶血：指红细胞在单核-吞噬细胞系统内，主要是_____内被破坏而发生的溶血，以_____溶血为主。② 血管内溶血：指红细胞在血液循环中于_____内被破坏，血红蛋白释出后即形成_____血症，以_____溶血为主。③ 机体造血器官或组织的造血功能代偿性增强。

4. 预防溶血的发作或加重：加强_____管理，预防异型输血后导致溶血。阵发性睡眠性血红蛋白尿患者忌食_____食物和药物。G6PD 缺乏者禁食_____及其制品和氧化性药物。

【课后巩固】

一、名词解释

溶血性贫血　　阵发性睡眠性血红蛋白尿　　　Coombs 实验

二、填空题

1. 急性溶血起病急骤，突发寒战，随后_____，_____与四肢酸痛，头痛、呕吐，_____样尿(血红蛋白尿)和_____等。严重者出现_____衰竭和_____衰竭。

2. 慢性溶血起病缓慢，以_____、_____、_____为特征，可并发胆石症和肝功能损害；皮肤多呈_____色，不伴_____瘙痒。

3. 溶血性贫血的尿液检查：急性溶血的尿液颜色加深，可呈_____或_____色；_____呈强阳性而_____呈阴性，这是溶血性黄疸的特殊表现。血管内溶血的_____可为阳性，甚至强阳性，但无镜下或肉眼_____。_____水平增高，_____胆红素含量增高，结合胆红素/总胆红素 < 20%。骨髓增生活跃或极度活跃，以红系增生为主，以中幼和晚幼细胞为主，形态多正常。

4. 用放射性核素 ^{51}Cr 标记_____来检测半衰期，是诊断溶血最可靠的指标。溶血性贫血患者常 < _____天。红细胞_____试验是检测红细胞膜缺陷的常用指标。_____试验(Coombs 试验)主要用于自身免疫性溶血性贫血病的诊断与鉴别。_____活性测定是诊断 G6PD 缺乏症最可靠的诊断指标。

5. _____及_____用于免疫性溶血性贫血，是首选措施。

6. _____是起效最快的缓解症状的治疗方法。应严格掌握输血的适应证。

7. 急性溶血时，积极防治周围循环衰竭：快速输入_____和 4%～5% 的_____溶液；应用血管活性药物；静脉注射_____或 20% 甘露醇；注意防止高血钾和 DIC。

【综合练习】

A1/A2 型题

1. **营养性缺铁性贫血多见于**
   - A．新生儿
   - B．6个月婴儿
   - C．4～6月至2岁的婴幼儿
   - D．3～6岁的幼儿
   - E．6岁以上的儿童

2. **营养性缺铁性贫血患者的血常规特点不包括**
   - A．呈小细胞低色素性贫血
   - B．红细胞减少较血红蛋白明显
   - C．红细胞大小不等，以小细胞为多
   - D．网织红细胞数正常或轻度减少
   - E．白细胞、血小板多正常

3. **营养性缺铁性贫血患者的治疗疗程是**
   - A．网织红细胞上升
   - B．血红蛋白上升
   - C．血红蛋白正常后即停药
   - D．血红蛋白正常后2周左右停药
   - E．血红蛋白正常后2个月左右停药

4. **引起再生障碍性贫血最多见的药物是**
   - A．氯霉素
   - B．保泰松
   - C．苯妥英钠
   - D．磺胺药
   - E．阿司匹林

5. **重型再生障碍性贫血患者死亡的主要原因是**
   - A．皮肤黏膜出血
   - B．皮肤感染
   - C．肺部感染
   - D．败血症
   - E．脑出血和严重感染

6. **慢性再生障碍性贫血患者首发的表现是**
   - A．贫血
   - B．皮肤黏膜出血

C．子宫出血　　　　　D．呼吸道感染

E．脑出血

7. 慢性再生障碍性贫血患者首选的治疗药物是

A．雄激素　　　　　　B．丙酸睾酮

C．司坦唑醇　　　　　D．美雄酮

E．抗胸腺细胞球蛋白

8. 以下关于雄激素治疗慢性再生障碍性贫血的说法，错误的是

A．作用机制是刺激肾脏产生促红细胞生成素

B．需治疗 3~6 个月才能判断疗效

C．疗效判断指标为红细胞升高

D．此药不易吸收，须做深部肌内注射

E．长期使用可出现座疮、水肿、体重增加等不良反应

9. 营养性缺铁性贫血，服用铁剂停药的时间应是

A．血红蛋白量恢复正常时

B．血红蛋白量恢复正常后 1 周

C．血红蛋白量恢复正常后 2 周

D．血红蛋白量恢复正常后 1 个月

E．血红蛋白量恢复正常后 2 个月

10. 下列有关营养性缺铁性贫血的护理措施正确的是

A．提倡母乳喂养，早产儿 4 月龄开始添加富含铁的辅食

B．指导服用铁剂治疗的患儿可与钙片同时服用

C．采取措施增加患儿食欲，纠正偏食习惯

D．指导家长于餐前给孩子口服铁剂

E．如注射铁剂则尽量选用同一部位

11. 再生障碍性贫血患者最应警惕的情况是

A．皮肤黏膜血肿　　B．呼吸道出血

C．消化道出血　　　D．泌尿生殖道出血

E．颅内出血

12. 急性型再生障碍性贫血早期最突出的表现是

A．出血和感染　　　B．进行性贫血

C．进行性消瘦　　　D．黄疸

E．肝、脾、淋巴结肿大

13. 再生障碍性贫血患者一般不出现

A．面色苍白

B．皮肤紫癜

C．肛周感染

D．全血细胞减少

E．肝、脾、淋巴结肿大

14. 成年人缺铁性贫血最常见的原因是

A．需铁量多而摄入不足

B．胃肠功能紊乱，吸收差

C．长期、少量的慢性失血

D．骨髓抑制，利用铁的功能低下

E．餐后即饮浓茶、咖啡

15. 为缺铁性贫血患者制定的最恰当的食物组合是

A．大虾、豆浆　　　B．猪排、雪碧

C．鸡丁、酸奶　　　D．羊肝、橙汁

E．豆腐、绿茶

16. 缺铁性贫血患者较常见的受损害部位是

A．呼吸道　　　　　B．淋巴结

C．泌尿道　　　　　D．消化道

E．皮肤、黏膜

17. 服用硫酸亚铁几乎都会出现的不良反应是

A．黑便　　　　　　B．便秘

C．腹痛　　　　　　D．恶心

E．腹泻

18. 引起尿毒症贫血最重要的原因是

A．失血过多

B．肾产生红细胞生成素减少

C．毒素使红细胞寿命缩短

D．造血原料缺乏

E．代谢产物抑制骨髓造血

19. 再生障碍性贫血患者常出现的临床表现应除外

A．面色苍白　　　　　B．肺部感染

C．口咽、肛周感染　　D．肝大、脾大

E．皮肤黏膜出血

20. 缺铁性贫血时，外周血涂片的特点是

A．单纯大细胞性贫血

B．正细胞正色素性贫血

C．小细胞低色素性贫血

D．单纯小细胞性贫血

E．正细胞低色素性贫血

21．以羊乳为主要喂养方式的小儿易发生

　　A．腹泻　　　　　　B．缺乏维生素

　　C．溶血性贫血　　　D．免疫力低下

　　E．营养性巨幼红细胞贫血

22．成人重度贫血时血红蛋白值是

　　A．<30 g/L　　　　B．<60 g/L

　　C．<90 g/L　　　　D．<110 g/L

　　E．<120 g/L

23．自身免疫性胃炎所致恶性贫血的有效治疗
方法是

　　A．肌内注射促红细胞生成素

　　B．输新鲜血

　　C．肌内注射维生素 B_{12}

　　D．口服维生素 B_{12}

　　E．给予静脉高营养

24．贫血患者皮肤黏膜苍白主要见于

　　A．角膜与巩膜

　　B．手掌与甲床

　　C．颜面与口唇

　　D．角膜、结膜与巩膜

　　E．口唇、甲床与睑结膜

25．男，58岁，被诊断为再生障碍性贫血。患
者询问引起再生障碍性贫血最常见的致
病因素，护士解释正确的是

　　A．遗传因素

　　B．机体免疫力低下

　　C．药物及化学物质

　　D．病毒感染

　　E．电离辐射

26．患者，男，50岁，患重性再生障碍性贫血。
住院期间患者突然出现剧烈头痛、呕吐、
双侧瞳孔大小不等、一侧肢体瘫痪，首先
应考虑为

　　A．颅内感染　　　　B．脑出血

C．脑膜炎　　　　D．出血性休克

E．脑梗死

27．患者，女，32岁，因头晕1个月来医院就
诊。血常规显示：红细胞 $3.0 \times 10^{12}/L$，血
红蛋白 80 g/L，白细胞为 $2.0 \times 10^{9}/L$，血
小板 $40 \times 10^{9}/L$。应考虑为

　　A．缺铁性贫血

　　B．再生障碍性贫血

　　C．特发性血小板减少性紫癜

　　D．急性溶血性贫血

　　E．急性白血病

28．男，50岁，因"反复发热半年"入院。诊
断为重型再生障碍性贫血。首选的一线药
物是

　　A．促红细胞生成素　　B．环磷酰胺

　　C．环孢素　　　　　　D．力龙

　　E．硫酸亚铁

29．女，32岁，皮衣厂工人，无乙肝病史，因
"疲乏、无力3个月"就诊。护理体检：
无肝、脾及淋巴结肿大，全血细胞减少。
首先考虑为

　　A．特发性血小板减少性紫癜

　　B．巨幼红细胞性贫血

　　C．再生障碍性贫血

　　D．缺铁性贫血

　　E．慢性白血病

30．某再生障碍性贫血患者，出现高热，伴抽
搐，此时，最合适的降温措施是

　　A．温水擦浴

　　B．酒精擦浴

　　C．冰水灌肠

　　D．口服退热剂

　　E．头部及大血管处放置冰袋

31．某急性再生障碍性贫血患者，突然出现头
痛、头晕、视力模糊、呕吐，疑为颅内出
血。护士首先应给予患者

　　A．头部置冰袋　　　B．低流量吸氧

　　C．头低脚高位　　　D．保持口腔清洁

E．鼻饲流质饮食

32．女，50岁，患慢性肾衰竭2年。全身水肿伴疲乏无力，皮肤黏膜苍白，RBC 2.35×10^{12}/L。导致患者贫血的最主要原因是

A．长期慢性出血

B．长期低蛋白饮食

C．维生素 B_{12} 及叶酸缺乏

D．食欲不振导致缺铁

E．促红细胞生成素缺乏

33．男，28岁，血常规检查示血红蛋白为88 g/L。护士告诉该患者的贫血程度是

A．无贫血　　　　　B．轻度贫血

C．中度贫血　　　　D．重度贫血

E．极重度贫血

34．女，24岁，被确诊为营养性缺铁性贫血，需服用铁剂。护士指导口服铁剂的最佳方法是

A．加大剂量　　　B．餐前服药

C．与牛乳同服　　D．与维生素C同服

E．使用三价铁

35．男，49岁，被诊断为再生障碍性贫血，遵医嘱给予雄激素治疗。以下关于疗效判定的描述，正确的是

A．有效者网织红细胞1周左右开始上升，红细胞于1个月后开始上升

B．有效者网织红细胞2周左右开始上升，红细胞于2个月后开始上升

C．有效者网织红细胞3周左右开始上升，红细胞于3个月后开始上升

D．有效者网织红细胞1个月左右开始上升，红细胞于3个月后开始上升

E．有效者网织红细胞2个月左右开始上升，红细胞于6个月后开始上升

36．女，46岁，被诊断为缺铁性贫血。患者询问有关铁的来源和吸收，护士解释不妥的是

A．造血需要的铁主要来源于食物

B．动物性食物铁的吸收率较高

C．铁的吸收部位主要在十二指肠和空

肠上段

D．以二价铁(Fe^{2+})的形式被吸收

E．多余的铁贮存于在肝、脾、骨髓等器官

37．男，52岁，被诊断为再生障碍性贫血。护士对其进行健康指导，应告知患者及家属最常见的感染部位是

A．口咽部及牙龈感染　B．皮下组织感染

C．肛周皮肤感染　　　D．尿路感染

E．肺部感染

38．女，34岁，被诊断为缺铁性贫血，口服铁剂2周，因严重消化道反应不能耐受，遵医嘱给予注射铁剂治疗。以下护理措施不妥的是

A．避免选择皮肤暴露部位

B．注射前应彻底排除针头内的空气

C．需经常更换注射部位

D．注射前需先行试验剂量肌内注射

E．应采取深部肌内注射

39．患者，女，43岁，因重型再生障碍性贫血收入院。拟对其进行输血治疗。护士在进行输血前的准备时，不正确的操作是

A．进行血型鉴定和交叉配血试验

B．取血时，和血库人员共同做好"三查八对"

C．库存血取出后，如紧急需要，可低温加热

D．输血前，需与另一名护士再次核对

E．输血前应先征得患者同意并签署知情同意书

40．患儿，8个月，单纯母乳喂养，被诊断为营养性巨幼红细胞性贫血，主要病因是

A．铁摄入不足

B．锌摄入不足

C．食物中缺少维生素C

D．维生素 B_{12} 及叶酸供给不足

E．葡萄糖-6-磷酸脱氢酶缺乏

41．患儿，男，6岁，被确诊为再生障碍性贫血3个月，患者因并发贫血、皮肤瘀点和

瘀斑入院，现患者高热不退，且时有抽搐。下列降温措施中最适合的是

A．肛门塞退热栓

B．乙醇拭浴

C．喝冰橙汁

D．头部及大血管处放置冰袋

E．洗凉水澡

42．患者，女性，26 岁，因再生障碍性贫血入院治疗，入院血常规检查 Hb 50 g/L。护士对该患者指定的休息与活动计划为

A．卧床休息为主，适度下床活动

B．绝对卧床休息

C．床上活动为主，适当增加休息时间

D．室内日常活动

E．适当的户外活动

43．患者，女性，25 岁，被诊断为重型再生障碍性贫血。巡视病房发现其头痛、呕吐、烦躁不安。采取的以下护理措施错误的是

A．立即通知值班医师

B．患者平卧位，头偏向一侧

C．给予脱水药

D．输注浓缩红细胞

E．密切观察患者的病情变化

44．男，45 岁，被诊断为再生障碍性贫血。关于重型再生障碍性贫血的突出表现，以下描述准确的是

A．以贫血为主

B．以感染为主

C．以出血为主

D．以贫血和出血为主

E．以感染和出血为主

45．患儿，男性，9 个月，单纯羊乳喂养。为预防营养性巨幼细胞性贫血，护士可向家长推荐的富叶酸的食品有

A．甜食　　　　　B．腌制品

C．海产品　　　　D．干果类

E．新鲜绿叶蔬菜

46．患者，女性，27 岁，月经增多 6 个月，以

缺铁性贫血收入院。最主要的治疗措施是

A．铁剂治疗

B．病因治疗

C．止血药物治疗

D．输血、输液，补充血容量

E．富铁食物饮食治疗

47．患者，女性，30 岁，被诊断为再生障碍性贫血。血常规显示红细胞 3.0×10^{12}/L，血红蛋白 60 g/L，白细胞 2.8×10^9/L，血小板 80×10^9/L。该患者最大的危险是

A．贫血　　　　　B．继发感染

C．颅内出血　　　D．心衰

E．牙龈出血

48．患者，女性，42 岁，被诊断为功能失调性子宫出血 3 年余。上周单位体检发现：Hb 95 g/L，初步诊断为缺铁性贫血。按红细胞形态分类，该病属于

A．大细胞正常色素性贫血

B．大细胞低色素性贫血

C．正常细胞正常色素性贫血

D．小细胞低色素性贫血

E．小细胞正常色素性贫血

49．男，62 岁，以"再生障碍性贫血"入院。提示有感染存在的表现是

A．皮肤黏膜苍白　　B．疲乏无力

C．口腔黏膜血疱　　D．发热

E．血尿

50．男，50 岁，患再生障碍性贫血。患者在床边活动时突然出现剧烈头痛、喷射性呕吐、双侧瞳孔不等大，颈项强直。为缓解症状首要的处理是

A．监测生命体征

B．快速静脉滴注甘露醇

C．快速静脉滴注镇静剂

D．快速静脉滴注止血剂

E．立即气管插管

51．男，50 岁，因"皮肤黏膜反复感染半年，大面积紫癜 1 天"入院。血常规：全血细

胞减少，诊断为再生障碍性贫血。出院时护士应向患者重点强调

A．坚持长期使用抗生素

B．预防呼吸道感染

C．为避免出血，应减少活动

D．病情好转可自行减少用药量或停药

E．出现发热可服用安乃近等

52. 女，**39 岁**，被确诊为慢性再生障碍性贫血，应用雄激素治疗。患者欲尽早了解雄激素治疗是否有效，应建议进行的检查是

A．网织红细胞计数测定

B．红细胞沉降率测定

C．红细胞计数检查

D．白细胞计数检查

E．血小板计数检查

53. 女，**24 岁**，月经过多多年，近半年来出现全身乏力、面色苍白。血常规检查符合贫血诊断标准的是

A．Hb<130 g/L，红细胞计数<$4.5×10^{12}$/L

B．Hb<120 g/L，红细胞计数<$4.0×10^{12}$/L

C．Hb<100 g/L，红细胞计数<$3.5×10^{12}$/L

D．Hb<100 g/L，红细胞计数<$3.0×10^{12}$/L

E．Hb<90 g/L，红细胞计数<$3.0×10^{12}$/L

54. 男，**47 岁**，因"反复呼吸道感染 1 年"来诊，诊断为再生障碍性贫血。患者询问反复感染最主要的原因是

A．黏膜防御能力低下

B．白细胞生成减少

C．营养不良

D．慢性贫血

E．黏膜出血

55. 男，**30 岁**，以"再生障碍性贫血"入院。患者自诉休息时仍感心悸、气促，查 **Hb 55 g/L** 护士应如何安排该患者的休息与活动

A．不限制体力活动

B．适当进行床边活动

C．卧床休息，减少不必要的活动

D．床上活动为主，适当增加午睡和夜间睡眠时间

E．多活动，以室内活动为主，避免剧烈运动

56. 男，**42 岁**，因患再生障碍性贫血接受丙酸睾酮治疗。患者询问该药的作用机制，护士的解释正确的是

A．刺激骨髓产生造血干细胞

B．刺激骨髓产生促红素

C．刺激肾脏产生促红素

D．增加造血生长因子

E．代替造血干细胞

57. 女，**40 岁**，被诊断为再生障碍性贫血。出院指导时应告知患者及家属，体温升高时最适宜的降温措施是

A．冷敷或冰敷　　　B．温水擦浴

C．酒精擦浴　　　　D．肌内注射安痛定

E．口服阿司匹林

58. 女，**50 岁**，因贫血遵医嘱服用硫酸亚铁治疗。为了减少不良反应，提高耐受性，正确的服药指导是

A．饭前服用

B．餐中或餐后服用

C．晨起一次顿服

D．睡前一次顿服

E．同牛奶一起服用

59. 男，**55 岁**，因"寒战、高热伴皮肤黏膜出血 5 天"入院，诊断为重型再生障碍性贫血。血常规：RBC $3.7×10^{12}$/L，WBC $1.9×10^9$/L，N $0.39×10^9$/L，PLT $55×10^9$/L。首选的护理措施是

A．绝对卧床休息

B．实施保护性隔离

C．加强口腔护理

D．加强营养支持

E．保持皮肤清洁

A3/A4 型题

(1～2 题共用题干)

患儿，男，2 岁，因缺铁性贫血入院治疗。患儿治疗期间由母亲负责照顾。

1. 护士在护理患儿的过程中，下列做法正确的是
   A. 让患儿母亲为患儿量体温
   B. 告诉患儿母亲餐前服用铁剂
   C. 对患儿及其母亲进行健康指导
   D. 向患儿母亲保证患儿会很快康复
   E. 用医学术语解答患儿母亲的提问

2. 在为患儿做治疗时，护士最容易让患儿接受的语言是
   A. 指导式语言　　　B. 关心式语言
   C. 夸赞式语言　　　D. 安慰式语言
   E. 解释式语言

(3～5 题共用题干)

患者，男性，32 岁，2 年前因胃溃疡行"胃大部切除术"。近半年来经常头晕、心悸，体力逐渐下降，诊断为"缺铁性贫血"。

3. 其贫血的原因最可能是
   A. 铁摄入不足　　　B. 铁吸收不良
   C. 铁消耗过多　　　D. 铁利用率下降
   E. 铁需要量增加

4. 其外周血细胞形态主要为
   A. 巨红细胞　　　　B. 小红细胞低色素
   C. 点彩红细胞　　　D. 球形红细胞
   E. 正常红细胞正常色素

5. 以下指导患者服用铁剂的方法，错误的是
   A. 进餐时或餐后服用
   B. 禁饮茶
   C. 可同服维生素 C
   D. 液体铁用吸管服用
   E. 血红蛋白恢复正常后即停药

(6～9 题共用题干)

患者，女性，45 岁，技术员。工作中与苯密切接触，1 年来全身乏力，近 3 个月加重。化验血象：全血细胞减少，血小板 $24 \times 10^9/L$，网织红细胞低于正常，无肝、脾、淋巴结肿大。

6. 诊断首先考虑的是
   A. 溶血性贫血
   B. 血管内溶血性贫血
   C. 再生障碍性贫血
   D. 巨幼细胞贫血
   E. 缺铁性贫血

7. 此患者首选的治疗是
   A. 叶酸　　　　　　B. 雄激素
   C. 长春新碱　　　　D. 阿糖胞苷
   E. 环磷酰胺

8. 为预防脑出血并发症，下列护理措施不妥的是
   A. 卧床与下地活动交替
   B. 便秘者需用泻药或开塞露
   C. 剧烈咳嗽者立即应用抗生素、镇咳药
   D. 保持情绪稳定
   E. 发现患者剧烈头痛、恶心、呕吐，应及时报告医师

9. 对此患者的护理诊断，下列不妥的是
   A. 活动无耐力：与贫血有关
   B. 组织完整性受损：与血小板减少有关
   C. 知识缺乏：缺乏再生障碍性贫血相关防治知识
   D. 疼痛、腰背四肢酸痛：与急性溶血有关
   E. 焦虑：与持续乏力不愈有关

(10～11 题共用题干)

男，55 岁，胃癌，于 5 年前行胃大部分切除术。因"面色苍白、身体不适、疲乏无力半年"就诊。血常规显示：RBC $2.8 \times 10^{12}/L$，Hb 63 g/L，WBC $6.2 \times 10^9/L$，N 0.57，L 0.23，PLT $136 \times 10^9/L$。诊断为缺铁性贫血。

10. 反映患者贫血最突出的体征是
    A. 面色苍白　　　　B. 疲乏无力
    C. 全身不适　　　　D. 红细胞减少

E. 血红蛋白降低

11. 患者补充铁剂首选的措施是

　A. 硫酸亚铁口服

　B. 富马酸亚铁口服

　C. 琥珀酸亚铁口服

　D. 右旋糖酐铁肌内注射

　E. 蔗糖铁静脉滴注

（12~15题共用题干）

　女，28岁，因"高热不退、反复鼻出血3天"来诊。护理体检：扁桃体肿大、表面有脓苔覆盖，肝脾不大。血常规：全血细胞减少。

12. 为明确诊断，护士应指导患者采取的检查项目是

　A. 免疫学检查　　　B. 骨髓象检查

　C. 凝血象检查　　　D. 鼻部CT检查

　E. 网织红细胞计数

13. 若诊断为重型再生障碍性贫血，患者的网织红细胞绝对值多在5%以下，其绝对值低于

　A. $2.5 \times 10^9/L$　　　B. $5 \times 10^9/L$

　C. $10 \times 10^9/L$　　　D. $15 \times 10^9/L$

　E. $20 \times 10^9/L$

14. 患者询问发生贫血最主要的原因是

　A. 促红细胞生成素缺乏

　B. 红细胞丢失过多

　C. 红细胞破坏过多

　D. 造血物质缺乏

　E. 造血功能衰竭

15. 患者家属咨询预后情况，护士解释不妥的是

　A. 病情重，进展快

　B. 贫血呈进行性加重

　C. 感染常并发败血症

　D. 颅内出血可危及生命

　E. 1/3~1/2在5年内死亡

（16~18题共用题干）

　女，22岁，因"高热、反复鼻出血2周"来诊。护理体检：扁桃体肿大，肝、脾未见肿大。血常规：全血细胞减少，PLT $22 \times 10^9/L$。临床诊断为：再生障碍性贫血。

16. 患者鼻出血最主要的原因是

　A. 血小板减少

　B. 鼻黏膜病变

　C. 凝血因子缺乏

　D. 血管壁功能异常

　E. 弥散性血管内凝血

17. 护理措施正确的是

　A. 患者出现头痛、呕吐要及时报告医生

　B. 咳嗽者不可给予镇咳药物

　C. 高热者首选酒精擦浴

　D. 保持口腔清洁，三餐后刷牙

　E. 指导患者多下床活动

18. 该患者主要的护理诊断是

　A. 高热：与感染有关

　B. 鼻出血：与血小板减少有关

　C. 躯体移动障碍：与剧烈运动引起出血有关

　D. 组织完整性受损：与血小板减少有关

　E. 疼痛：与急性溶血有关

（19~22题共用题干）

　男，25岁，农民，1年前行胃大部分切除术，因"面色苍白、全身不适、疲乏无力2个月"来诊。血常规：RBC $2.5 \times 10^{12}/L$，Hb 55 g/L，WBC $7.0 \times 10^9/L$，N 0.52，L 0.25，PLT $145 \times 10^9/L$，血涂片检查呈现红细胞中央淡染区扩大。

19. 最可能的诊断是

　A. 缺铁性贫血　　B. 再生障碍性贫血

　C. 溶血性贫血　　D. 血友病

　E. 白血病

20. 遵医嘱给予口服铁剂治疗1个月效果不佳，其原因可能是

　A. 诊断不明确　　　B. 铁剂吸收不良

　C. 铁剂剂量不足　　D. 未加服叶酸

　E. 未加服维生素C

21. 依据题干信息，该患者发生贫血最可能的病因是
    A．铁的需要量增加　　B．铁的摄入不足
    C．铁的吸收障碍　　　D．铁的丢失过多
    E．慢性失血

22. 若为女性患者，健康史还应重点评估
    A．婚姻史　　　　　　B．家族史
    C．生育史　　　　　　D．营养史
    E．月经史

第三节　出血性疾病患者的护理

特发性血小板减少性紫癜

【知识要点】

一、疾病相关知识

特发性血小板减少性紫癜(ITP)又称自身免疫性血小板减少性紫癜，是一组免疫介导的血小板过度破坏所导致的出血性疾病，是最常见的一种血小板减少性疾病。急性多见于儿童，慢性多见于 40 岁以下女性。

病因：

1. 感染：发病前 2 周有上呼吸道感染史。

2. 免疫因素：血小板相关抗体或抗血小板抗体等自身抗体的形成在 ITP 的发病中非常重要。

二、护理评估

1. 健康史：起病前 1～2 周呼吸道感染病史，家族史。

2. 身体状况：

(1) 急性型：起病前 1～2 周有呼吸道感染史。当血小板低于 $20 \times 10^9/L$ 时可发生内脏出血。颅内出血是本病致死的主要原因。急性型病程多为自限性。

(2) 慢性型：出血症状相对较轻，女性患者月经过多也较为常见，甚至是唯一的症状。

3. 辅助检查：

(1) 外周血象：急性型发作期血小板通常 $< 20 \times 10^9/L$，慢性型多为 $(30 \sim 80) \times 10^9/L$。

(2) 骨髓象：巨核细胞呈现成熟障碍。

三、治疗要点

1. 一般疗法：卧床休息，防止创伤等。

2. 糖皮质激素：为首选药物。

3. 脾切除：

(1) 适应证：① 糖皮质激素治疗 3～6 个月无效者；② 出血明显、危及生命者；③ 泼尼松有效，但维持剂量必须大于 30 mg/d 者；④ 不宜用糖皮质激素者；⑤ ^{51}Cr 扫描脾区放射指数增高者。

(2) 禁忌证：妊娠期或因其他原因不能耐受手术者。

4. 免疫抑制剂：用于以上疗法无效或疗效较差者，最常用的是长春新碱。

5. 输血及血小板悬液：仅用于危重出血或脾切除术患者。

6. 急重症患者主要包括：① 血小板计数 $< 20 \times 10^9/L$ 者；② 出血严重而广泛者；③ 疑有或已发生颅内出血者；④ 近期将实施手术或分娩者。

急重症的处理方法有：① 血小板输注；② 静注大剂量强的松龙；③ 静注大剂量丙种球蛋白；④ 血浆置换。

四、主要护理诊断及合作性问题与护理措施

ITP 患者的主要护理诊断及合作性问题与护理措施见表 5-8。

表 5-8　ITP 患者的主要护理诊断及合作性问题与护理措施

护理诊断/问题	主要护理措施
有受伤的危险。	1. 监测出血情况。　2. 预防或避免加重出血。　3. 用药护理。　4. 成分输血的护理。

五、健康教育

1. 疾病知识教育。

2. 避免诱发或加重出血。

3. 治疗配合指导。

4. 自我监测病情。

【课前预习】

一、基础复习

1. 出、凝血机制。　2. 糖皮质激素的应用。

二、预习目标

1. 特发性血小板减少性紫癜(ITP)又称＿＿＿＿＿＿＿＿＿性血小板减少性紫癜，是一组＿＿＿＿＿＿＿＿＿的血小板过度＿＿＿＿＿＿所导致的出血性疾病，是最常见的一种血小板减少性疾病。临床以＿＿＿＿＿＿＿＿＿＿＿＿＿＿＿、＿＿＿＿＿＿及＿＿＿＿＿＿出血，＿＿＿＿＿＿＿＿＿＿＿＿＿减少、＿＿＿＿＿＿＿＿＿缩短和＿＿＿＿＿＿＿＿＿＿＿＿＿＿＿＿＿形成，骨髓巨核细胞发育、成熟障碍为特征。急性多见于＿＿＿＿＿＿，慢性多见于 40 岁以下女性。

2. ITP 的病因：

(1) ＿＿＿＿＿＿：尤其是急性，发病前 2 周常有上呼吸道感染史。

(2) ＿＿＿＿＿＿＿因素：血小板相关抗体或抗血小板抗体等自身抗体的形成。

(3) 肝、脾和骨髓因素：肝、脾和骨髓是＿＿＿＿＿＿产生的主要部位，也是血小板被破坏的主要场所，其中以＿＿＿＿＿最重要。

【课后巩固】

一、名词解释

ITP　　抗血小板抗体　　束臂试验　　血块收缩试验

二、填空题

1. ITP 的身体状况：

(1) 急性型多见于_____，起病前 1～2 周有呼吸道感染史，特别是_____感染史。起病____，常有畏寒发热，_____、____、牙龈及口腔黏膜出血较重，皮肤可有大片_____、_____，常先出现于____肢，尤其以下肢居多。当血小板低于_____×10⁹/L 时可发生_____出血。_____出血是本病致死的主要原因，表现为突发_____、_____、抽搐，双侧瞳孔不等大，对光反射迟钝或消失等。急性型病程多为自限性。

(2) 慢性型常见于_____岁以下的成年女性。女性患者_____过多也较为常见，甚至是唯一的症状。长期月经过多可出现与出血严重程度相一致的_____。反复发作者常有轻度脾大。

2. ITP 的辅助检查：① 外周血象：急性型发作期血小板常 < _____×10⁹/L，慢性型多为(_____)×10⁹/L，白细胞多_____。② 骨髓象：巨核细胞_____或_____。急性型幼稚巨核细胞比例增多，小型多见；慢性型颗粒型巨核细胞增多，胞体大小基本正常。巨核细胞呈现成熟障碍。

3. ITP 的治疗要点：① _____为首选药物；② _____有效率约为 70% 左右；③ _____一般不作首选，用于以上疗法无效或疗效较差者，最常用的是_____；④ 输血及血小板悬液：仅用于_____出血或_____患者。

4. ITP 急重症主要包括：① 血小板计数 < _____×10⁹/L 者；② 出血_____而广泛者；③ 疑有或已发生_____者；④ 近期将实施手术或分娩者。

5. ITP 急重症的处理措施：① 血小板输注：紧急补充血小板，以暂时控制或预防严重出血。② 静注大剂量强的松龙。③ 静注大剂量_____：是目前 ITP 紧急救治最有效的方法之一。为减少不良反应，除注意血管保护外，一般应同时应用糖皮质激素。④ 血浆置换。

过敏性紫癜

【知识要点】

一、疾病相关知识

1. 过敏性紫癜是一种常见的血管变态反应性、出血性疾病。主要表现为皮肤瘀点或紫癜，伴有腹痛、便血、关节痛、血尿及血管神经性水肿和荨麻疹等过敏表现，多为自限性。多见于儿童及青少年。

2. 病因：① 感染，是最常见的原因；② 食物（异性蛋白质）；③ 药物；④ 其他。

二、护理评估

1. 健康史。

2. 身体状况：分为五型。

(1) 单纯型(紫癜型)是最常见的一种临床类型，主要表现为皮肤的瘀点、紫癜，多局限于四肢，以下肢及臀部尤其是下肢伸侧最为多见；呈对称分批出现。

(2) 腹型：除皮肤瘀点或紫癜外，最常见的表现是腹痛。

(3) 关节型：关节肿胀、疼痛、压痛和功能障碍。

(4) 肾型：是病情最为严重的一种临床类型。

(5) 混合型。

3. 辅助检查：出、凝血时间正常。

三、治疗要点

1. 病因防治：寻找并去除致病因素。

2. 药物治疗：

(1) 一般性药物的应用：抗组胺类药物的应用；大剂量维生素 C、曲克芦丁及静注钙剂。

(2) 糖皮质激素的应用：对腹型和关节型疗效较好。

(3) 免疫抑制剂的应用：适用于上述治疗效果不佳者。

(4) 对症及其他治疗：腹型患者皮下注射解痉剂。

四、主要护理诊断及合作性问题与护理措施

过敏性紫癜患者的主要护理诊断及合作性问题与护理措施见表 5-9。

表 5-9 过敏性紫癜患者的主要护理诊断及合作性问题与护理措施

护理诊断/问题	主要护理措施
有受伤的危险。	1. 一般护理。 2. 对症护理。 3. 病情观察。 4. 用药护理。
疼痛：腹痛、关节痛。	1. 病情监测。 2. 对症护理。

五、健康教育

1. 疾病知识教育。

2. 预防过敏性紫癜的发生与复发：避免接触与发病有关的药物或食物，这是有效预防过敏性紫癜的重要措施。

3. 自我监测病情。

【课前预习】

一、基础复习

1. 过敏反应。 2. β 溶血性链球菌。

二、预习目标

1. 过敏性紫癜是一种常见的血管_____性、_____性疾病，主要表现为皮肤_____或_____，伴有腹痛、便血、关节痛、血尿及血管神经性水肿和荨麻疹等过敏表现，多为_____性，多见于_____及青少年。

2. 过敏性紫癜的病因：① _____为最常见的原因，包括细菌(特别是 β 溶血性链球菌)、病毒以及肠道寄生虫感染等。② 食物：异性蛋白质过敏。③ 药物：抗生素类、磺胺类、异烟肼、阿托品。

【课后巩固】

一、名词解释

过敏性紫癜

二、填空题

1. 过敏性紫癜的身体状况：分五型。① ＿＿＿＿＿＿＿＿(紫癜型)：是最常见的一种临床类型，主要表现为皮肤的＿＿＿＿＿＿＿、＿＿＿＿＿＿＿，多局限于＿＿＿＿＿＿＿，以＿＿＿＿＿＿及＿＿＿＿＿＿＿尤其是下肢伸侧最为多见；呈＿＿＿＿＿＿分批出现；大小不等，以瘀点为多，紫红色，略高出皮肤表面或融合成片，呈出血性丘疹或小型荨麻疹，可伴轻微痒感，严重者紫癜可融合成大血疱，中心呈出血性坏死。② 腹型：除皮肤瘀点或紫癜外，最常见的表现是＿＿＿＿＿＿＿，多位于脐周、下腹或全腹，呈突发的阵发性绞痛。③ 关节型：除皮肤紫癜外，关节＿＿＿＿＿＿、＿＿＿＿＿＿＿和功能障碍，多见于＿＿＿＿＿、＿＿＿＿＿、肘及腕关节，疼痛可呈＿＿＿＿＿＿性，无后遗症或＿＿＿＿＿＿＿畸形。④ 肾型：是最为严重的一种类型，多在紫癜发生后＿＿＿＿周左右出现血尿，或伴蛋白尿、管型尿。⑤ 混合型：具备两种以上类型的特点。

2. 过敏性紫癜的药物治疗：① 一般性药物的应用：＿＿＿＿＿＿＿＿类药物的应用；辅助性应用大剂量＿＿＿＿＿＿＿＿＿＿、曲克芦丁及静注钙剂，以降低＿＿＿＿＿＿＿＿＿＿＿＿＿＿的通透性。② 糖皮质激素的应用：对＿＿＿＿型和＿＿＿＿＿＿＿型疗效较好。③ 免疫抑制剂的应用：上述治疗效果不佳者。④ 对症及其他治疗：腹型患者皮下注射解痉剂，肾型患者联合应用糖皮质激素、免疫抑制剂及抗凝剂。

血友病

【知识要点】

一、疾病相关知识

1. 血友病是因遗传性凝血因子缺乏而引起的一组出血性疾病，分为血友病 A、血友病 B 和遗传性因子 FXI 缺乏症，以血友病 A 最为常见。共同特点为终身性自发性或轻微创伤后出血不止，以及凝血活酶生成障碍而出现凝血时间延长等实验室检查异常。

2. 病因：血友病 A 和 B 均为性染色体(X 染色体)连锁隐性遗传(女性遗传、男性发病)。遗传性因子 FXI 缺乏症为常染色体隐性遗传，男女均可遗传，子女均可发病。

二、护理评估

1. 健康史。

2. 身体状况：主要表现为出血和局部血肿形成所致的压迫症状与体征。

(1) 出血：是血友病患者最主要的表现，血友病 A 最为严重，特征为自发性出血或轻微损伤、小手术后出现局部延迟性、持久性、缓慢的渗血。出血部位以皮下软组织及肌肉出血最为常见，颅内出血是患者死亡的主要原因。肌肉及关节腔内出血是血友病患者的特征。

(2) 压迫症状和体征。

3．辅助检查：

(1) 外周血象及血小板功能。

(2) 筛查试验凝血时间(CT)和活化部分凝血活酶时间(APTT)延长。

(3) 确诊试验：凝血活酶生成试验(TGT)及纠正试验有助于三种血友病的诊断和鉴别诊断。

(4) FⅧ:C 活性检测：用于血友病 A 的疾病严重程度的判断。

三、治疗要点

以补充凝血因子的替代治疗为主，及时处理局部出血，加强预防损伤性出血。

1．补充凝血因子：是目前防治血友病患者出血最重要的措施。

2．局部出血的处理。

3．药物治疗：

(1) 去氨加压素：用于轻症血友病 A 患者。

(2) 其他药物：达那唑对轻中型血友病患者效果较好。糖皮质激素对反复接受 FⅧ:C 治疗而效果较差者效果较佳。

4．其他。

四、主要护理诊断及合作性问题与护理措施

血友病患者的主要护理诊断及合作性问题与护理措施见表 5-10。

表 5-10　血友病患者的主要护理诊断及合作性问题与护理措施

护理诊断/问题	主要护理措施
有受伤的危险。	1．预防出血。 2．局部出血处理的配合。 3．正确输注各种凝血因子制品。 4．用药护理。
有失用综合征的危险。	1．评估关节腔的出血与病变。　2．关节康复训练。

五、健康教育

1．疾病知识教育。

2．预防出血的发生：有效的预防是避免血友病患者出血或出血病情恶化的重要手段。

3．自我监测病情：包括出血症状与体征的自我监测。

4．预防疾病指导：重视遗传咨询、婚前检查和产前诊断，是减少血友病发病率的重要措施。

【课前预习】

一、基础复习

1．出、凝血机制。　2．凝血因子。　3．出血性疾病的表现。

二、预习目标

1．血友病是因_____性_____缺乏而引起的一组_____性疾病，分为血友病 ____(遗传性抗血友病球蛋白缺乏或 FⅧ:C 缺乏症)、血友病 ____(遗传性因子 FⅨ 缺乏症)。血友病 _____最为常见。共同特点为_____性、_____性或轻微创伤后出血不

止，因凝血活酶生成障碍而出现凝血时间延长等实验室检查异常。

2. 血友病的病因：血友病 A 和 B 均为性染色体(＿＿＿染色体)连锁＿＿＿＿遗传(女性遗传、男性发病)。遗传性 FⅪ 缺乏症为＿＿＿染色体＿＿＿性遗传，男女均可遗传，子女均可发病。

3. 血友病的健康教育：

(1) 疾病知识教育：本病为＿＿＿＿＿性疾病，需＿＿＿＿＿治疗，应预防出血的发生。

(2) 预防出血的发生：有效的预防是避免血友病患者出血或出血病情恶化的重要手段。

(3) 出血的应急措施：包括常见出血部位的止血方法。

(4) 预防疾病指导：重视＿＿＿＿＿咨询、＿＿＿＿＿检查和＿＿＿＿＿诊断，是减少血友病发病率的重要措施。有家族史的患者，婚前应常规进行血友病的＿＿＿＿＿咨询。

【课后巩固】

一、名词解释

血友病　　　凝血因子　　　凝血活酶生成试验(TGT)

二、填空题

1. 血友病的身体状况主要为＿＿＿＿＿和＿＿＿＿＿＿＿＿形成所致的压迫症状和体征。① ＿＿＿＿＿是血友病患者最主要的身体状况，血友病＿＿＿＿最为严重，出血部位以皮下软组织及肌肉出血最为常见，＿＿＿＿＿出血是患者死亡的主要原因。＿＿＿＿＿及＿＿＿＿＿＿＿内出血是血友病患者的特征。② 血肿压迫的表现。

2. 血友病的辅助检查：① 外周血象及血小板功能："三系"计数大致正常。② 筛查试验凝血时间(CT)和活化部分凝血活酶时间(APTT)延长。③ 确诊试验：＿＿＿＿＿及＿＿＿＿＿试验有助于三种血友病的诊断和鉴别诊断。④ FⅧ:C 活性检测。

3. 治疗要点：以补充＿＿＿＿＿＿＿＿＿的替代治疗为主，及时处理局部出血，加强预防损伤性出血。

弥散性血管内凝血(DIC)

【知识要点】

一、疾病相关知识

弥散性血管内凝血(DIC)是由多种因素激活机体的凝血系统，导致机体弥漫性微血栓形成、凝血因子大量消耗并继发纤溶亢进，从而引起全身性出血、微循环障碍乃至多器官功能衰竭的一种临床综合征。微血栓形成是 DIC 的基本和特异性病理改变。

二、护理评估

1. 健康史：严重感染性疾病、恶性肿瘤、病理产科、手术与创伤等病史。

2. 身体状况：原发病的症状体征和 DIC 常见的身体状况。

(1) 出血：是 DIC 最常见的症状之一。

(2) 低血压、休克或微循环障碍：顽固性休克是 DIC 病情严重及预后不良的先兆。

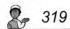

(3) 栓塞：多发性微血管栓塞症状、体征，与弥漫性微血栓的形成有关。

(4) 溶血：为微血管病性溶血。

3. 辅助检查：① 消耗性凝血障碍方面的检测；② 继发性纤溶亢进方面的检测。

三、治疗要点

原则是序贯性、及时性、个体性及动态性。

1. 去除诱因、治疗原发病是有效救治 DIC 的前提和基础。

2. 抗凝疗法是终止 DIC、减轻器官功能损伤、重建凝血-抗凝血功能平衡的重要措施。

(1) DIC 首选的抗凝疗法是肝素。

(2) 其他抗凝及抗血小板聚集药物：复方丹参注射液。

3. 补充凝血因子和血小板：适用于血小板及凝血因子明显减少，且已进行基础病变及抗凝治疗，但 DIC 仍未能有效控制的患者。

4. 抗纤溶治疗：适用于继发性纤溶亢进为主的 DIC 晚期。

四、主要护理诊断及合作性问题与护理措施

DIC 患者的主要护理诊断及合作性问题与护理措施见表 5-11。

表 5-11　DIC 患者的主要护理诊断及合作性问题与护理措施

护理诊断/问题	主要护理措施
有损伤的危险：出血。	1. 出血的观察：临床观察；实验室检查指标的监测。 2. 抢救配合与护理：迅速建立两条静脉通道；用药护理。
潜在并发症。	1. 一般护理。　2. 病情观察。

五、健康教育

1. 配合治疗的指导。

2. 生活指导。

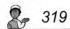 **【课前预习】**

一、基础复习

1. 凝血机制。　2. 抗凝治疗。　3. 微循环衰竭的表现。

二、预习目标

1. 弥散性血管内凝血(DIC)是由多种因素激活机体的_____系统，导致机体弥漫微血栓形成、凝血因子大量消耗并继发纤溶亢进，从而引起全身性出血、微循障碍至多器官功能衰竭的一种临床综合征。_____及_____是挽救患者生命的重要前提和保障。

2. DIC 的病因：以_____疾病(最多见)、恶性肿瘤、病理产科、手术与创伤所致者最为常见。DIC 发生过程中，促使各种细胞中_____的异常表达和释放，是最重要的启动机制。_____与_____的形成，是引发血管内微血栓形成、凝血因子减少及纤溶亢进等病理生理改变的关键及主要机制。_____形成是 DIC 的基本和特异性病理改变。DIC 的发生与发展过程可分为_____期、消耗性_____期、继发性_____期 3 个阶段。

【课后巩固】

一、名词解释
DIC　　抗凝疗法

二、填空题

1. 评估 DIC 患者的健康史：严重感染性疾病、_____、_____、手术与创伤。

2. DIC 常见的身体状况有_____、_____、栓塞与溶血。① _____是 DIC 最常见的症状之一，多突然发生，为广泛、多发的皮肤黏膜自发性、持续性出血，伤口和注射部位渗血可呈大片瘀斑，严重者发生颅内出血。② 低血压、休克或微循环障碍：_____性休克是 DIC 病情严重及预后不良的先兆。

3. DIC 的治疗原则是_____性、_____性、个体性及动态性。

4. 去除_____、治疗_____是有效救治 DIC 的前提和基础。

5. _____是终止 DIC、减轻器官功能损伤、重建凝血-抗凝血功能平衡的重要措施。DIC 首选的抗凝疗法是_____，另一种剂型为低分子肝素。

6. DIC 最主要的死因为_____功能衰竭。

【综合练习】

A1/A2 型题

1. **特发性血小板减少性紫癜的主要发病机制是**
   - A．病理性免疫产生抗血小板抗体
   - B．血小板功能异常
   - C．巨核细胞数量减少
   - D．毛细血管脆性增加
   - E．雌激素抑制血小板生成

2. **以下关于特发性血小板减少性紫癜的护理措施，错误的是**
   - A．血小板计数在 $(30\sim40)\times10^9/L$ 以下者，可适当活动
   - B．给予高蛋白、高维生素、少渣饮食
   - C．鼻腔出血时可用油纱条填塞
   - D．严密观察出血部位、出现症状和出血量
   - E．血小板计数在 $20\times10^9/L$ 以下者应警惕脑出血

3. **以下关于特发性血小板减少性紫癜的健康教育，错误的是**
   - A．慢性患者适当限制活动

   - B．血小板低于 $20\times10^9/L$，勿做强体力活动
   - C．避免各种外伤
   - D．避免使用阿司匹林等药物
   - E．定期复查，坚持治疗

4. **关于血友病，下列说法错误的是**
   - A．血友病甲型缺乏凝血因子Ⅷ
   - B．血友病乙型缺乏凝血因子Ⅸ
   - C．甲、乙两型血友病均是隐性遗传性疾病
   - D．女性发病，男性传递致病基因
   - E．反复关节腔出血后可留有后遗症

5. **关于血友病患者的治疗和护理，下列错误的是**
   - A．出现深部组织血肿和关节腔出血时，应避免活动，早期可加压冷敷或压迫止血，并固定患肢
   - B．可以输新鲜血液、血浆、抗血友病球蛋白浓缩剂，补充缺乏的凝血因子

C．颈部或喉部软组织出血时，应注意呼吸道是否通畅

D．平时活动要适量，行走、慢跑、持重物时间不宜过长

E．头痛、发热时可以服用阿司匹林

6．有关特发性血小板减少性紫癜的护理，以下哪项不妥

A．眼底出血者警惕颅内出血

B．避免粗硬食物，以免黏膜损伤

C．女性患者应避孕

D．血小板在 $50×10^9/L$ 以下，不要进行强体力活动

E．告知患者本病预后较差

7．特发性血小板减少性紫癜的病因是

A．细菌直接感染　　B．自身免疫

C．变态反应　　　　D．病毒

E．寄生虫

8．引起 DIC 最常见的原因是

A．严重创伤　　　　B．恶性肿瘤

C．休克　　　　　　D．感染

E．妊娠期高血压疾病

9．弥散性血管内凝血时，早期应使用的药物是

A．鱼精蛋白　　　　B．肝素

C．维生素 K　　　　D．氨甲环酸

E．6-氨基己酸

10．对 DIC 患者使用肝素抗凝治疗，应定期测定

A．血小板　　　　　B．血红蛋白

C．血常规　　　　　D．出血时间

E．凝血时间

11．特发性血小板减少性紫癜的护理体检，可见的主要表现是

A．口周疱疹　　　　B．尿血

C．肝大　　　　　　D．月经过多

E．皮肤黏膜出血

12．特发性血小板减少性紫癜的治疗首选

A．激素治疗　　　　B．抗生素治疗

C．免疫抑制剂　　　D．输血、激素治疗

E．脾切除

13．以下对特发性血小板减少性紫癜患者的健康教育，错误的是

A．认识本病与自身免疫有关

B．坚持服药，注意药物不良反应

C．坚持运动，增强体质

D．定期复查血压、血小板

E．不要使用阿司匹林

14．以下关于特发性血小板减少性紫癜的描述，不妥的是

A．为遗传性自身免疫性疾病

B．属于免疫介导性疾病

C．有血小板过度破坏

D．有血小板生成受抑

E．育龄期女性发病率高于同年龄段男性

15．遗传性 FⅧ 缺乏称为

A．血友病 A

B．血友病 B

C．过敏性紫癜

D．特发性血小板减少性紫癜

E．维生素 K 依赖凝血因子缺乏症

16．患者，男性，50 岁，以特发性血小板减少性紫癜收入院，最常见的出血部位为

A．皮肤黏膜　　　　B．消化道

C．泌尿道　　　　　D．生殖道

E．颅内

17．患者，女性，36 岁，被诊断为特发性血小板减少性紫癜，入院后告知患者禁用的药物是

A．泼尼松　　　　　B．阿司匹林

C．红霉素　　　　　D．阿莫西林

E．地西泮

18．患者，女性，28 岁，下肢有紫癜，无其他部位出血。血常规检查：血小板减少。应首选的检查项目是

A．抗核抗体　　　　B．出血时间

C．骨髓穿刺　　　　D．凝血时间

E．血清肌酐

19．患者，女性，30 岁，被诊断为特发性血小板减少性紫癜。血常规显示：红细胞 3.6

$\times 10^{12}$/L，血红蛋白 **90 g/L**，白细胞 **6.8 ×**
10^9/L，血小板 **15×10⁹/L**。该患者最大的
危险是

A．贫血　　　　　　B．继发感染
C．颅内出血　　　　D．心衰
E．牙龈出血

20. 患者，女性，35 岁，患特发性血小板减少
性紫癜。血常规显示：红细胞 **3.5×10¹²/L**，
血红蛋白 **100 g/L**，白细胞 **6.8×10⁹/L**，
血小板 **30×10⁹/L**。该患者最大的危险是

A．全身皮肤、黏膜出血
B．消化道出血　　C．泌尿道出血
D．颅内出血　　　E．感染

21. 患者，女，26 岁，因月经量增多 4 个月伴
牙龈出血 2 周入院。查体：下肢皮肤散在
出血点与瘀斑，妇科检查未见明显异常；
实验室检查提示 **Hb 70 g/L**，**WBC 4.0×**
10⁹/L，**PLT 20×10⁹/L**。该患者最可能的
诊断是

A．缺铁性贫血
B．再生障碍性贫血
C．特发性血小板减少性紫癜
D．慢性白血病
E．急性白血病

22. 患者，女性，32 岁，近 1 年多来反复发生
双下肢瘀斑，月经量增多。查体：血红蛋
白 **100 g/L**，红细胞 **3.0×10¹²/L**，血小板 **40**
×10⁹/L。入院后诊断为慢性特发性血小板
减少性紫癜。治疗时应首选

A．脾切除
B．应用糖皮质激素
C．应用免疫抑制剂
D．输血
E．输血小板

23. 某患者因特发性血小板减少性紫癜入院，
且长期应用糖皮质激素治疗，当患者询问
护士此药的常见副作用时，护士回答不应
包括下列哪一项

A．感染　　　　　　B．糖尿病

C．高血压　　　　　D．多毛症
E．末梢神经炎

24. 患者，女，26 岁，因反复发生皮肤黏膜瘀
点、瘀斑入院，诊断为特发性血小板减少
性紫癜。住院期间护士发现患者出现脉搏
增快、视物模糊、瞳孔大小不等。该患者
最可能出现了

A．心力衰竭　　　　B．眼部疾病
C．颅内出血　　　　D．消化道出血
E．呼吸道出血

25. 患者，女性，27 岁，反复出现皮肤瘀点，
伴有鼻出血、月经量过多，近来出现贫血、
脾大，血小板 **30×10⁹/L**。针对该患者的
情况，护士制定的护理措施中应除外

A．适当限制活动，保持心情平静
B．预防各种外伤
C．不可搔抓皮肤
D．鼻腔内血痂应剥去
E．高蛋白、高维生素、低渣饮食

26. 患儿，男，8 岁，1 周前被确诊为上感，2
天前突然发现双下肢、胸腹部出现大量出
血性皮疹，高出皮面，压之不褪色，发痒，
伴双膝关节痛。该患儿所患疾病可能为

A．川崎病　　　　　B．猩红热
C．血友病　　　　　D．过敏性紫癜
E．急性肾炎

27. 患者，女性，16 岁，急性上呼吸道感染 2
周后因特发性血小板减少性紫癜住院，应
用糖皮质激素治疗好转出院。护士进行出
院前的健康指导时，错误的是

A．预防感染
B．坚持饭后服药
C．若无新发出血表现可自行停药
D．注意自我病情监测
E．高热量、高蛋白、高维生素、少渣
　　饮食

28. 患者，女性，24 岁，慢性特发性血小板减
少性紫癜，反复出血。经泼尼松治疗 7 个
月后症状无好转。治疗可采用

A．改用地塞米松　　B．输红细胞悬液

C．输全血　　　　　D．脾切除

E．应用止血药

29. 患者，男性，60 岁，患特发性血小板减少性紫癜 1 年，全身多处瘀斑 3 天。拟静脉给予浓缩血小板悬液 15 U 治疗。输注浓缩血小板悬液的操作，以下不正确的是

　　A．血库取血后应尽早输注

　　B．输注前 2 位护士"三查八对"

　　C．输注前后均需给予少量生理盐水

　　D．输注速度 20～30 滴/min

　　E．输注中注意观察患者反应

30. 患者，女性，19 岁，患血小板减少性紫癜，检查口腔时发现口腔黏膜有散在瘀血点，左侧下牙龈有瘀斑，为此患者进行口腔护理，应特别注意

　　A．所有用品均应无菌

　　B．动作轻稳，勿损伤黏膜

　　C．蘸水不可过湿以防呛咳

　　D．擦拭时勿触及咽部以免恶心

　　E．擦拭时先擦拭瘀斑处

31. 男，28 岁，患血友病 18 年，肝大部分切除术后 2 h 出现烦躁不安，切口处敷料有渗血。护士首先应采取的措施是

　　A．检查皮肤黏膜颜色

　　B．观察皮肤受压情况

　　C．查看既往病史

　　D．观察生命体征

　　E．观察肢体活动情况

32. 女，44 岁，有过敏史，因"反复皮肤黏膜

紫癜 6 个月"入院。血常规示：红细胞 3.1×10^{12}/L，血红蛋白 98 g/L，白细胞 5.7×10^9/L，血小板 64×10^9/L。最可能的临床诊断是

　　A．特发性血小板减少性紫癜

　　B．过敏性紫癜

　　C．慢性白血病

　　D．缺铁性贫血

　　E．血友病 A

33. 男，23 岁，被诊断为特发性血小板减少性紫癜，经常鼻出血。以下护理措施正确的是

　　A．任其自然止血

　　B．鼻根部热敷

　　C．嘱患者将鼻腔内的鼻痂轻轻抠出

　　D．出血量大时用明胶海绵填塞鼻腔

　　E．用棉签蘸少许酒精涂抹干燥鼻腔

34. 男，12 岁，5 年前意外受伤后出血不能自止被诊断为血友病。患者家属询问合适的休息与活动方式，护士的指导不妥的是

　　A．关节不可过度负重

　　B．避免接触性运动

　　C．避免剧烈运动

　　D．避免穿硬底鞋

　　E．避免慢跑

35. 男，8 岁，因"牙齿脱落后出血不能自止"入院，诊断为血友病。患者家属询问较常受累的关节，正确的回答是

　　A．近端指间关节　　B．掌指关节

　　C．腕、肘关节　　　D．肘、肩关节

　　E．膝、踝关节

A3/A4 型题

(1～2 题共用题干)

患者，女性，30 岁，近 1 年多来反复发生双下肢瘀斑，月经量增多。查体：血红蛋白 90 g/L，红细胞 3.0×10^{12}/L，血小板 50×10^9/L。既往身体健康。初步诊断为"慢性特发性血小板减少性紫癜"。

1. 治疗时应首选

　　A．糖皮质激素

　　B．脾切除

　　C．血浆置换

　　D．大剂量丙种球蛋白

　　E．静脉输注血小板悬液

2. 与目前病情不符的护理诊断或合作性问题是

　　A. 组织完整性受损

　　B. 有受伤的危险

　　C. 有感染的危险

　　D. 知识缺乏

　　E. 潜在并发症：颅内出血

（3～5题共用题干）

　　患者，女性，48岁，因大面积烧伤2周，伴发感染性休克，护士在观察病情时发现其皮肤上有瘀点、瘀斑。该患者神志不清、脉搏细速、呼吸浅促、血压 70/50 mmHg、无尿。立即抽血进行实验室检查，结果血小板 40×10^9/L，纤维蛋白原 1.0 g/L，凝血酶原时间延长，3P试验阳性。

3. 该患者出血的原因是

　　A. 血小板减少

　　B. 血管损伤

　　C. 纤维蛋白合成障碍

　　D. 血小板减少性紫癜

　　E. 发生了弥散性血管内凝血(DIC)

4. 该患者最主要的护理诊断是

　　A. 组织完整性受损

　　B. 排尿异常

　　C. 组织灌注量改变

　　D. 有窒息的危险

　　E. 营养失调：低于机体需要量

5. 为了控制病情，应立即使用

　　A. 肝素

　　B. 维生素 K

　　C. 糖皮质激素

　　D. 肝素加氨基己酸

　　E. 氨甲苯酸(止血芳酸)

第四节　白血病患者的护理

　　白血病是一类造血干细胞的恶性克隆性疾病。克隆的白血病细胞增殖失控、分化障碍、凋亡受阻，停滞在细胞发育的不同阶段。临床以进行性贫血、持续发热或反复感染、出血和组织器官浸润等为表现，外周血中出现幼稚细胞为特征。

　　1. 分类：根据白血病细胞成熟程度和自然病程，将白血病分为急性和慢性两大类。

　　2. 病因：不明确，可能与以下因素有关：① 生物因素(HTLV- I)；② 放射因素；③ 化学因素；④ 遗传因素。

急 性 白 血 病

【知识要点】

一、疾病相关知识

　　1. 急性白血病：起病急，进展快，病程短。细胞分化停滞在较早阶段，骨髓和外周血中以原始和早期幼稚细胞为主。

　　2. FAB 分型将急性白血病分为急性淋巴细胞白血病(急淋)和急性非淋巴细胞白血病(急非淋)或急性髓细胞白血病。

二、护理评估

1. 健康史：生物因素、放射性物质或化学毒物史、家族史等。

2. 身体状况：起病急缓不一。

(1) 贫血：首发症状，呈进行性加重。

(2) 发热：急性白血病最常见的症状，半数患者以发热起病。发热是因为继发感染或肿瘤性发热。继发感染是患者死亡最常见的原因。

(3) 出血：多数都有出血，主要原因为血小板减少、血小板功能异常、凝血因子减少。严重者发生颅内出血。急性早幼粒细胞白血病是急性白血病中出血倾向最为明显的一种。

(4) 器官和组织浸润的表现：

① 肝、脾和淋巴结肿大。

② 骨骼、关节疼痛是白血病常见的症状。

③ 口腔和皮肤黏膜病变，多见于急非淋。

④ 中枢神经系统白血病(CNSL)：为白血病髓外复发的主要根源，以急淋最常见。

⑤ 睾丸出现一侧无痛性肿大。睾丸白血病是仅次于 CNSL 的髓外复发的根源。

3. 辅助检查：

(1) 外周血象：白细胞计数升高，原始和早幼白细胞明显增多(30% ~ 90%)，血小板减少，晚期血小板往往极度减少。

(2) 骨髓象：骨髓穿刺检查是急性白血病的必查项目和确诊的主要依据，呈增生明显活跃或极度活跃形成的"裂孔"现象。

(3) 细胞化学：用于鉴别急性淋巴细胞、急性粒细胞及急性单核细胞白血病。

三、治疗要点

1. 一般治疗：

(1) 高白细胞血症的紧急处理：表现为呼吸窘迫、低氧血症、头晕、言语不清、反应迟钝、中枢神经系统出血及阴茎异常勃起等。使用血细胞分离机，单采清除过高的白细胞，同时给予化疗药物和水化，预防并发症。

(2) 防治感染。

(3) 改善贫血：吸氧，输注浓缩红细胞。

(4) 防治出血：输注浓缩血小板悬液。

(5) 防治尿酸性肾病：多饮水或给予静脉补液；碱化尿液和口服别嘌醇。

(6) 监测和纠正水、电解质及酸碱平衡失调。

2. 化疗：是最主要的治疗方法，也是造血干细胞移植的基础。

(1) 化疗的阶段性划分：① 诱导缓解：是急性白血病治疗的起始阶段。② 缓解后治疗：是 CR 后治疗的延续阶段。

(2) 化疗药物及治疗方案：急淋首选 VP 方案，急非淋首选 DA 或 HA 方案。

3. 中枢神经系统白血病的防治：首选氨甲蝶呤、阿糖胞苷进行鞘内注射给药。

4. 造血干细胞移植：最有希望的治疗方法。

5. 细胞因子治疗：促进造血细胞增殖的作用，G-CSF 和 GM-CSF。

6. 老年急性白血病的治疗：强调个体化治疗。

四、主要护理诊断及合作性问题与护理措施

急性白血病患者的主要护理诊断及合作性问题与护理措施见表 5-12。

表 5-12　急性白血病患者的主要护理诊断及合作性问题与护理措施

护理诊断/问题	主要护理措施
有受伤的危险：出血。	见"症状护理"。
有感染的危险。	见"症状护理"。
潜在并发症： 化疗药物不良反应。	1. 静脉炎及组织坏死的预防与护理。 2. 骨髓抑制的预防与护理。 3. 消化道反应的预防与护理。 4. 口腔溃疡的护理。 5. 心脏毒性的预防与护理。 6. 鞘内注射化疗药物的护理。 7. 脱发的护理。
预感性悲哀。	1. 评估患者的心理反应。　2. 建立良好生活方式。　3. 心理支持；社会支持。
活动无耐力。	1. 预防受伤。　2. 其他。

五、健康教育

1. 疾病预防指导。

2. 生活指导：① 饮食护理；② 休息和活动；③ 皮肤护理。

3. 用药指导：急性白血病缓解后应坚持定期巩固强化治疗。

4. 预防感染和出血。

5. 心理调适指导。

6. 预后：未治疗平均生存期仅 3 个月左右。急淋年龄为 1~9 岁且白细胞 $< 50 \times 10^9$/L 的患者预后最好。女性急淋的预后较男性为好。

慢性白血病

【知识要点】

一、疾病相关知识

1. 特点：慢性白血病细胞分化停滞在较晚阶段，骨髓和外周血中多为较成熟幼稚细胞和成熟细胞。

2. 分类：按细胞类型，慢性白血病分为慢粒、慢淋、慢单 3 种类型。我国以慢粒白血病最多见。慢粒白血病的特点是外周血中粒细胞显著增多且不成熟，脾明显肿大；经历慢性期、加速期和急变期，多因急性病变而死亡；中年最多见。

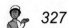

3. 病因：反复小剂量或一次性大剂量接触苯及放射线照射是慢粒白血病的首要病因，其次是反复小剂量或一次性大剂量接触低频电磁场和遗传因素。

二、护理评估

1. 健康史：苯、放射线、低频电磁场、家族史。

2. 身体状况：

(1) 慢粒的身体状况：常因体检或脾大而就诊。

① 慢性期：有胸骨中下段压痛，巨脾为最突出的体征。

② 加速期：起病后 1~4 年间进入加速期。

③ 急变期：加速期历时几个月到 1~2 年，即进入急变期，急变期表现与急性白血病类似。

(2) 慢淋的身体状况：淋巴结肿大常为就诊的首要原因。

3. 辅助检查：

(1) 慢粒：

① 慢性期：原始细胞 < 10%，骨髓象是确诊的主要依据，染色体检查见 Ph 染色体。

② 加速期：外周血或骨髓原粒细胞 ≥ 10%。

③ 急性变：类似于急性白血病的表现。

(2) 慢淋：外周血象淋巴细胞持续增多，淋巴细胞占 50% 以上。

三、治疗要点

1. 慢粒：

(1) 化学治疗：羟基脲是慢粒的首选化疗药物；白消安(马利兰)起效较羟基脲慢，但持续时间长。

(2) 异基因造血干细胞移植是普遍认可的根治性治疗方法。宜在慢性期待血象和体征控制后尽早进行。

(3) 急性变的治疗同急性白血病。

2. 慢淋：

(1) 化学治疗：常用氟达拉滨和苯丁酸氮芥，前者较后者效果更好。

(2) 在缓解期采用干细胞移植。

(3) 其他。

四、主要护理诊断及合作性问题与护理措施

慢性白血病患者的主要护理诊断及合作性问题与护理措施见表 5-13。

表 5-13　慢性白血病患者的主要护理诊断及合作性问题与护理措施

护理诊断/问题	主要护理措施
疼痛：脾胀痛。	1. 病情观察。　2. 缓解疼痛。
潜在并发症：尿酸性肾病。	1. 病情观察。　2. 保证足够的尿量。　3. 用药护理。

五、健康教育

1. 饮食指导：提供高热量、高蛋白、高维生素、易消化吸收的饮食。

2. 休息与活动指导。

3. 用药指导：主动配合治疗。

4. 自我监测与随访的指导。

【课前预习】

一、基础复习
1. 急性白血病的身体状况及血象和骨髓象改变。
2. 白细胞的生长发育。
3. 骨髓造血机制。

二、预习目标
1. 白血病是一类＿＿＿＿＿＿＿＿细胞的＿＿＿＿性＿＿＿＿＿性疾病。骨髓和其他造血组织中的＿＿＿＿＿＿＿＿＿＿＿细胞大量增生累积，并＿＿＿＿＿＿＿＿其他器官和组织，而正常＿＿＿＿＿＿＿＿功能受到抑制。临床以进行性＿＿＿＿＿＿＿、＿＿＿＿＿＿＿＿＿＿＿或＿＿＿＿＿＿＿＿＿＿＿、出血和组织器官浸润等为表现，外周血出现＿＿＿＿＿＿＿＿细胞为特征。

2. 白血病的分类：急性和慢性（我国以＿＿＿＿＿＿＿＿粒细胞白血病多见）。

3. 白血病的病因：包括＿＿＿＿＿＿＿＿因素、＿＿＿＿＿＿＿＿因素、放射因素、遗传因素、血液病。

4. 急性白血病一般起病急，进展快，病程短。骨髓和外周血中以＿＿＿＿＿＿＿和＿＿＿＿＿＿＿幼稚细胞为主。

5. 急性白血病的诊断要点：持续性＿＿＿＿＿＿＿＿或反复＿＿＿＿＿＿＿＿，进行性＿＿＿＿＿＿＿、＿＿＿＿＿＿＿，骨骼关节疼痛，肝、脾和淋巴结肿大等临床特征；外周血象白细胞计数＿＿＿＿＿＿＿＿＿＿＿并出现＿＿＿＿＿＿＿＿或＿＿＿＿＿＿＿细胞；骨髓象中骨髓增生明显或极度＿＿＿＿＿＿＿＿，原始细胞占全部骨髓有核细胞的＿＿＿＿＿＿＿＿％以上。

6. 慢性白血病：细胞分化停滞在较晚阶段，骨髓和外周血中多为较＿＿＿＿＿＿＿＿幼稚细胞和＿＿＿＿＿＿＿＿细胞。按细胞类型分为慢粒、慢淋、慢单 3 种类型。我国以＿＿＿＿＿＿＿＿白血病最多见。慢粒白血病的特点是外周血中＿＿＿＿＿＿＿＿＿＿＿显著增多且不＿＿＿＿＿＿＿，＿＿＿明显肿大；自然病程可经历慢性期、加速期和急变期，多因急性病变而死亡；中年最多见。

7. 反复＿＿＿＿＿＿＿＿或一次性＿＿＿＿＿＿＿＿＿＿＿接触＿＿＿及＿＿＿＿＿＿＿＿＿＿＿照射是慢粒白血病的首要病因。反复小剂量或一次性大剂量接触低频电磁场和遗传是次要病因。

【课后巩固】

一、名词解释
白血病　　白血病细胞　　绿色瘤　　中枢神经系统白血病(CNS-L)　　鞘内注射
"白细胞淤滞症"　　急性变

二、填空题
1. 急性白血病的身体状况：
(1) ＿＿＿＿＿＿＿＿为首发症状，呈进行性加重。贫血是由于骨髓＿＿＿＿＿＿＿＿＿＿＿细胞极度增生与干扰。
(2) ＿＿＿＿＿＿＿＿＿是急性白血病最常见的症状。发热是因为继发感染或肿瘤性发热。＿＿＿＿＿＿＿＿＿＿＿＿＿＿＿是死亡最常见的原因之一，感染以＿＿＿＿＿＿＿＿＿＿＿、牙龈、咽峡最为常见，最常见的致病菌是＿＿＿＿＿＿＿＿＿＿＿＿＿＿杆菌。

(3) 出血：原因为＿＿＿＿＿＿＿＿＿数量减少和功能异常、凝血因子减少、白血病细胞浸润、感染以及细菌毒素对血管的损伤。

2. 急性白血病的辅助检查：

(1) 外周血象：白细胞计数多数在(＿＿＿＿ ~ ＿＿＿＿) × 10^9/L，血小板 < ＿＿＿＿ × 10^9/L，晚期血小板极度减少。

(2) 骨髓象：是急性白血病的必查项目和确诊的主要依据。骨髓象呈增生性＿＿＿＿＿＿活跃或＿＿＿＿＿＿活跃，以＿＿＿＿＿＿＿细胞和(或)＿＿＿＿＿细胞为主，较成熟中间阶段的细胞＿＿＿＿＿＿＿，形成所谓的"裂孔"现象。原始细胞占全部骨髓有核细胞的＿＿＿＿＿＿% 以上，可作出急性白血病的诊断。＿＿＿＿＿＿(Auer)小体仅见于急非淋，有独立诊断的意义。

3. ＿＿＿＿＿＿＿是治疗白血病最主要的方法，也是＿＿＿＿＿＿＿＿＿＿＿＿移植的基础。化疗分＿＿＿＿＿＿＿＿＿＿和＿＿＿＿＿＿＿＿＿＿＿。前者是起始阶段，主要是通过联合化疗获得完全缓解，急淋首选＿＿＿＿＿＿＿方案，急非淋首选＿＿＿＿＿或＿＿＿＿＿＿方案。CNSL 的患者需进行药物＿＿＿＿＿＿注射治疗或脑-脊髓放疗。＿＿＿＿＿＿＿＿细胞移植是治愈白血病最有希望的疗法。

4. 静脉炎及组织坏死的预防与护理：静脉及其周围组织炎症表现为注射化疗药的血管出现条索状红斑，触之温度较高，有硬结或压痛。静注化疗药时应注意：

(1) 合理选用静脉：最好采用＿＿＿＿＿＿静脉或＿＿＿＿＿＿＿置管供注射用。使用浅表静脉应选择有弹性且直的大血管，从远心端开始选，远离关节，左右交替，避免最细静脉。避免在循环功能不良的肢体进行注射。

(2) 避免药液外渗：静注化疗药前，先用＿＿＿＿＿＿＿＿＿冲管，确定注射针头在静脉内方可注入药物；静注时要边＿＿＿＿＿＿＿边＿＿＿＿＿，以保证药液无外渗；当有数种药物给予时，要先使用＿＿＿＿＿＿＿的药物；药物输注完毕再用＿＿＿＿＿＿＿＿＿10 ~ 20 ml冲洗后拔针，以减轻药物对局部血管的刺激；拔针后局部要按压＿＿＿＿＿＿＿，以达到＿＿＿＿＿＿和预防＿＿＿＿＿＿的目的。

(3) 输注时疑有或发生化疗药物外渗，应立即＿＿＿＿＿＿＿＿，保留＿＿＿＿＿，针对性注入相应＿＿＿＿＿后，边＿＿＿＿＿边＿＿＿＿＿，不宜＿＿＿＿＿＿＿；局部使用生理盐水加地塞米松做多处皮下注射，范围须大于渗漏区域，或遵医嘱选用相应的拮抗剂，局部冷敷亦有一定的效果。

(4) 发生静脉炎的局部血管禁止＿＿＿＿＿＿，患处勿受压。使用药物外敷，鼓励患者多做肢体活动，以促进血液循环。

5. 慢性白血病的身体状况：

(1) 慢粒的身体状况：

① 慢性期：起病＿＿＿＿，早期无症状，随着病情发展可出现代谢亢进的表现。大多数患者可有＿＿＿＿＿＿＿＿＿＿＿＿＿压痛。＿＿＿＿＿＿＿为最突出的体征，质硬、表面平滑、无压痛。白细胞极度增高(> 200 × 10^9/L)时可发生"白细胞淤滞症"，表现为呼吸困难、反应迟钝、语言不清及颅内出血。

② 加速期：起病后＿＿＿＿ ~ ＿＿＿＿年间进入加速期，表现为原因不明的高热、虚弱、体重下降、脾迅速肿大、骨、关节疼痛以及逐渐出现贫血和出血。

③ 急变期：加速期历时几个月到＿＿＿＿ ~ ＿＿＿＿年，即进入急变期，表现与急性白血病类似，

多数为急粒变，预后极差。

(2) 慢淋的身体状况：＿＿＿＿＿＿肿大常为就诊的首要原因，以颈部、腋下、腹股沟淋巴结为主，肿大的淋巴结无压痛、较坚实、可移动；肝、脾轻至中度肿大；晚期易发生贫血、出血、感染，尤其是呼吸道感染。

6. 慢性白血病的辅助检查：

(1) 慢粒：

① 慢性期：a. 外周血象：见各阶段的＿＿＿＿＿＿粒细胞，以中性中幼、晚幼和杆状核细胞为主，且数量显著增多；原始细胞＜＿＿＿＿％。b. ＿＿＿＿＿＿：是确诊的主要依据，骨髓增生明显或极度活跃，以＿＿＿＿＿＿＿＿为主，中幼、晚幼和杆状核细胞明显增多；原粒细胞＜10%。c. 染色体检查：90% 以上的慢粒白血病患者的血细胞中出现＿＿＿＿＿＿染色体。d. 血液生化：血清及尿中＿＿＿＿＿＿浓度增高，与化疗后大量白细胞破坏有关。

② 加速期：外周血或骨髓原粒细胞≥＿＿＿＿＿＿％；外周血嗜碱性粒细胞＞20%。

(2) 慢淋：① 外周血象：＿＿＿＿＿＿＿＿持续增多，淋巴细胞占 50% 以上，晚期可达 90%，以小淋巴细胞为主。② 骨髓象：骨髓增生＿＿＿＿＿＿＿，红系、粒系及巨核细胞均减少；＿＿＿＿＿＿＿比例≥40%，以＿＿＿＿＿＿淋巴细胞为主。

3. 慢粒白血病的治疗要点：

(1) 化学治疗：＿＿＿＿＿＿是首选化疗药物；白消安(马利兰)起效＿＿＿，持续时间＿＿＿。

(2) ＿＿＿＿＿＿＿：与羟基脲或小剂量阿糖胞＿＿＿联合应用，可提高疗效。

(3) 伊马替尼(格列卫)近年来临床应用多。

(4) 异基因＿＿＿＿＿＿＿移植是目前被普遍认可的根治性治疗方法，宜在慢性期待血象和体征控制后尽早进行。

(5) 其他：白细胞淤滞症可使用血细胞分离机，单采清除过高的白细胞，同时给予羟基脲化疗和水化、碱化尿液，保证足够尿量，并口服＿＿＿＿＿＿，以预防尿酸性肾病。

4. 慢淋白血病的治疗要点：

(1) 化疗：＿＿＿＿＿＿和＿＿＿＿＿＿，前者较后者效果更好。

(2) 免疫治疗：α-干扰素、单克隆抗体。

(3) 造血干细胞移植：在缓解期，采用＿＿＿＿＿＿移植治疗可获得较理想的效果。

【综合练习】

A1/A2 型题

1. 诊断急性白血病最可靠的依据是
   A. 骨髓象见原始白细胞超过 30%
   B. 有肝、脾、淋巴结肿大
   C. 血白细胞数量剧增或剧减
   D. 骨髓象见较多中幼及晚幼白细胞
   E. 有出血、贫血、感染三大症状

2. 对白血病患者进行健康教育的内容中，以下哪项错误
   A. 注意保暖、预防感染
   B. 坚持服药、了解不良反应
   C. 化疗前后 2 h 内避免进食
   D. 化疗期间每天尿量至少达 2 000 ml

E．少量多餐

3．为防止急性白血病患者继续感染，错误的护理措施是

A．做好口腔护理，经常漱口

B．保持皮肤清洁，防止破损

C．保持大便通畅，以防肛裂

D．限制探视

E．使用药物尽量肌内注射

4．急性白血病出血的主要原因是

A．弥散性血管内凝血　B．血小板减少

C．血小板功能异常　　D．凝血因子减少

E．血管损伤

5．急性白血病化疗诱导缓解成功后应当

A．不发热

B．无出血

C．无贫血

D．肝、脾、淋巴结不肿大

E．症状体征均正常

6．急性白血病化疗诱导缓解后发生头痛、呕吐、视力障碍甚至瘫痪，是因为

A．脑出血　　　　　　B．脑血栓形成

C．蛛网膜下腔出血　　D．中枢神经白血病

E．脑膜炎

7．环磷酰胺有何副作用

A．加重黏膜破损　　　B．尿血、脱发

C．加重皮肤出血　　　D．加重感染

E．加重红细胞破裂

8．白血病的病因不包括下列哪项

A．病毒　　　　　　　B．放射

C．化学因素　　　　　D．遗传因素

E．免疫因素

9．急性白血病的首发症状为

A．发热　　　　　　　B．出血

C．贫血　　　　　　　D．肝、脾肿大

E．骨骼压痛

10．急性白血病患者易发生感染，最主要的原因是

A．长期贫血　　　　　B．广泛出血

C．成熟粒细胞减少　　D．红细胞减少

E．白血病细胞广泛浸润

11．急性白血病发生高热的主要原因是

A．感染　　　　　　　B．贫血

C．白细胞浸润　　　　D．丙酸睾酮

E．化疗药物不良反应

12．急性白血病患者缓解期出现中枢神经系统白血病的主要原因是

A．免疫功能低下

B．多数化疗药不能通过血脑屏障

C．疗程不够

D．化疗药剂量不足

E．对化疗药产生耐药性

13．慢性粒细胞白血病在慢性期最突出的体征是

A．胸骨下段压痛　　　B．脾大

C．发热　　　　　　　D．骨关节痛

E．贫血

14．慢性粒细胞白血病首选的化疗药物是

A．长春新碱　　　　　B．甲氨蝶呤

C．羟基脲　　　　　　D．阿糖胞苷

E．环磷酰胺

15．慢性白血病血象中

A．血小板$>300\times10^9/L$

B．原始及早幼白血病细胞$>30\%$

C．中、晚幼白细胞增多

D．原始红细胞$>50\%$

E．巨核细胞增多

16．急性白血病化疗期间多饮水是为了

A．加强血流动

B．稀释血中药浓度

C．预防尿酸性肾病

D．减少对膀胱刺激

E．多尿可缓解对肾的损害

17．白血病静脉注药时为何先输注生理盐水

A．避免药物渗入组织

B．避免药物刺激血管

C．可不影响食欲

D．可不发生头痛

E．可无胃刺激

18. 鉴别再生障碍性贫血与急性白血病的最主要依据是
    A．血小板计数
    B．外周血出现幼红细胞
    C．网织红细胞计数
    D．外周血出现幼粒细胞
    E．骨髓检查

19. 与白血病发病无关的是
    A．药物化学因素　　B．病毒因素
    C．物理因素　　　　D．免疫功能亢进
    E．遗传因素

20. 在我国，成人白血病最多见的类型是
    A．急性淋巴细胞性白血病
    B．急性单核细胞性白血病
    C．急性粒细胞性白血病
    D．慢性淋巴细胞性白血病
    E．慢性粒细胞性白血病

21. 急性淋巴细胞白血病患儿，使用环磷酰胺化疗，关于药物的不良反应需重点监测的项目是
    A．血常规　　　　B．血压
    C．脱发　　　　　D．心功能
    E．肾功能

22. 急性白血病最常见的炎症部位是
    A．肺部感染　　　B．肛周炎
    C．口腔炎　　　　D．败血症
    E．尿路感染

23. 急性白血病患者出血的主要原因是
    A．血管变脆
    B．弥散性血管内凝血
    C．血小板的质和量异常
    D．造血功能障碍
    E．缺乏凝血酶原

24. 易并发 DIC 的白血病类型是
    A．急性早幼粒细胞白血病
    B．急性单核细胞白血病
    C．急性淋巴细胞白血病
    D．慢性髓系白血病
    E．红白血病

25. 关于白血病的病因与发病机制，以下描述正确的是
    A．人类 T 淋巴细胞病毒不能引起儿童 T 细胞白血病
    B．HIV 病毒与淋巴系统恶性肿瘤无关
    C．小剂量电离辐射即可使骨髓抑制
    D．淋巴瘤不会发展为白血病
    E．苯及其衍生物可诱发白血病

26. 患者，男性，急性高热、苍白和出血。最能提示患者为急性白血病的是
    A．肝、脾肿大　　　B．四肢关节痛
    C．皮肤结节　　　　D．胸骨疼痛
    E．黏膜损害

27. 某白血病患者需要进行化疗，为预防其不良反应，下列哪项护理措施不妥
    A．预防恶心、呕吐可口服多潘立酮
    B．预防末梢神经炎服用维生素 B
    C．预防尿酸性肾病服用碳酸氢钠
    D．预防出血性膀胱炎应补足水分
    E．预防鞘内注药后头痛应给予止痛剂

28. 某急性白血病患者，乏力、消瘦 1 个月，伴发热 1 周，食欲减退。化疗后有恶心的反应，但无呕吐。查血象白细胞计数 2×10^9/L，血小板计数 150×10^9/L。该患者的护理问题可排除下列哪一项
    A．潜在的感染
    B．营养失调：低于机体需要量
    C．活动无耐力
    D．舒适的改变：发热、恶心
    E．潜在的颅内出血

29. 患者，男，从事油漆工作，患急性白血病接受化疗。在缓解期患者突然出现头痛、恶心、呕吐、瘫痪。该患者最可能出现了
    A．中枢神经系统白血病
    B．脑炎　　　　　　　　C．脑膜炎
    D．颅内出血　　　　　　E．败血症

30. 患者，男性，48 岁，以急性白血病入院化疗。化疗后第 7 天，复查血象：血小板计数为 15×10^9/L，此时最主要的护理措施

是预防和观察

A．口腔溃疡　　　B．药物不良反应

C．脑出血　　　　D．尿道出血

E．尿酸性肾病

31．患者，女性，28 岁，被诊断为急性白血病，突然出现头痛、呕吐、视物模糊，提示

A．脑膜炎　　　　　B．脑炎

C．颅内出血　　　　D．失血性休克

E．中枢神经系统白血病

32．某白血病患者，活动后突然出现头痛、呕吐，视力模糊、意识不清。以下护理措施不妥的是

A．绝对卧床

B．头部置冰帽

C．头略低保证脑供氧

D．吸氧

E．迅速建立静脉通路

33．患儿，男，10 岁，患急性淋巴细胞白血病入院。治疗方案中有环磷酰胺。在化疗期间要特别加强监测的项目是

A．体温　　　　　B．血压

C．脱发　　　　　D．血常规

E．食欲

34．患者，男，67 岁，白血病，给予环磷酰胺化疗。护士需要密切观察患者的不良反应是

A．心脏损害　　　B．脱发

C．胃肠道反应　　D．出血性膀胱炎

E．口腔溃疡

35．患儿，女，3 岁，因急性淋巴细胞白血病入院。在与患儿沟通时，护士始终采用半蹲姿势与其交谈，此种做法主要是应用了沟通技巧的

A．倾听　　　　　B．触摸

C．沉默　　　　　D．目光沟通

E．语言沟通

36．患者，女，19 岁，被诊断为急性白血病。实验室检查：白细胞 43×10^9/L，红细胞 2.7×10^{12}/L，血红蛋白 67 g/L，血小板 10×10^9/L。此时应着重观察患者的

A．活动耐力　　　B．尿量

C．营养状况　　　D．月经周期

E．颅内出血征兆

37．患者，女性，50 岁，被诊断为白血病，遵医嘱静脉给予长春新碱治疗。对其护理措施错误的是

A．输注时若发现外渗，立即拔针

B．应选择粗直的外周静脉

C．静脉交替使用

D．推注药物前，先用生理盐水冲管

E．输注时若发现外渗，局部涂氢化可的松冰敷 24 h

38．患者，女性，38 岁，慢性粒细胞白血病慢性期，脾大至脐下。血常规：白细胞 61×10^9/L，血红蛋白 95 g/L，血小板 50×10^9/L。护士健康指导时应向患者特别强调的是

A．做好口腔护理

B．按时服药

C．避免腹部受压

D．尽量少去人多的地方

E．预防感冒

39．男，49 岁，因"反复感染、乏力 3 个月"就诊，经骨髓穿刺检查诊断为急性髓系白血病。对患者应予保护性隔离的情况是

A．粒细胞绝对值 $\leqslant 0.5 \times 10^9$/L

B．粒细胞绝对值 $\leqslant 1.0 \times 10^9$/L

C．粒细胞绝对值 $\leqslant 1.5 \times 10^9$/L

D．白细胞绝对值 $\leqslant 1.0 \times 10^9$/L

E．白细胞绝对值 $\leqslant 1.5 \times 10^9$/L

40．男，28 岁，患急性白血病，化疗缓解期出现头痛、呕吐、颈强直等。该患者并发中枢神经系统白血病的主要原因是

A．多数化疗药物难以通过血脑屏障

B．白血病细胞对化疗药物产生耐受

C．化疗使机体免疫力低下

D．化疗药物剂量不足

E．化疗疗程不够

41. 女，30 岁，被诊断为急性淋巴细胞白血病，遵医嘱应用长春新碱治疗。护士应重点观察的副作用是
　　A．肝脏损害　　　　　B．口腔溃疡
　　C．神经毒性　　　　　D．末梢神经炎
　　E．消化道反应

42. 男，41 岁，被诊断慢性髓系白血病。若进入急变期，外周血中原粒＋早幼粒细胞应超过
　　A．10%　　　　　　　B．20%
　　C．30%　　　　　　　D．40%
　　E．50%

43. 男，10 岁，被诊断为急性淋巴细胞白血病，应告知患儿家属，此型白血病首选的化疗方案是
　　A．DVLP　　　　　　B．VDP
　　C．VP　　　　　　　D．DA
　　E．HA

44. 男，48 岁，因"贫血进行性加重"被确诊为急性早幼粒细胞白血病。诱导缓解阶段首选的化疗药物是
　　A．左旋门冬酰胺酶
　　B．全反式维甲酸
　　C．高三尖杉酯碱
　　D．长春新碱
　　E．环磷酰胺

45. 女，44 岁，患白血病 10 年，应用化学药物治疗。化疗最严重的不良反应是
　　A．骨髓抑制　　　　　B．静脉炎
　　C．胃肠道反应　　　　D．肝功能损害
　　E．肾功能损害

A3/A4 型题

(1～2 题共用题干)

患者，男，50 岁，患急性白血病。住院期间患者活动时突然出现头痛、呕吐、昏迷。查体：双侧瞳孔不等，瘫痪。

1. 该患者可能出现了
　　A．失血性休克　　　　B．脑炎
　　C．脑膜炎　　　　　　D．颅内出血
　　E．败血症

2. 针对该患者采取的护理措施，错误的是
　　A．绝对安静平卧　　　B．头戴冰帽
　　C．吸氧　　　　　　　D．安置头低脚高位
　　E．遵医嘱给予脱水剂

(3～4 题共用题干)

患者，女，35 岁，因月经量增多 4 个月伴发热、咽痛 1 周入院，入院后诊断为急性淋巴细胞白血病。查体：T 39.8 ℃，全身多处皮肤瘀点、瘀斑，肝、脾及淋巴结肿大。

3. 下列为该患者采取的降温措施，错误的是
　　A．鼓励多饮水　　　　B．头戴冰帽
　　C．乙醇擦浴　　　　　D．冷敷
　　E．遵医嘱给退热药

4. 护士为该患者静脉推注化疗药物时不慎将药液漏出血管外，下列处理措施中错误的是
　　A．抬高患侧肢体　　　B．普鲁卡因封闭
　　C．热敷　　　　　　　D．应用泼尼松
　　E．50% 的硫酸镁湿敷

(5～7 题共用题干)

患者，女，32 岁，患白血病，长期服用抗生素。护士在评估其口腔的过程中，发现患者口腔黏膜有乳白色分泌物。

5. 患者口腔病变的原因是
　　A．真菌感染　　　　　B．免疫力低下
　　C．口腔不洁　　　　　D．抵抗力低下
　　E．长期使用抗生素

6. 该患者最适宜的漱口液是
　　A．生理盐水
　　B．复方硼酸溶液
　　C．1%～4% 碳酸氢钠溶液
　　D．0.1% 醋酸溶液
　　E．1%～3% 过氧化氢溶液

7. 为该患者做口腔护理时，护士的操作手法错误的是

　　A．观察口腔情况，取下义齿

　　B．擦洗颊部时由外向内

　　C．擦洗舌头时勿触及咽部

　　D．口唇干裂可涂液状石蜡

　　E．每擦洗一个部位，更换一个棉球

（8~10 题共用题干）

　　患者，女，36 岁，患急性淋巴细胞白血病。医嘱输注浓缩红细胞 1 U 和血小板 1 U。在首先输注浓缩红细胞的过程中患者出现全身皮肤瘙痒伴颈部、前胸出现荨麻疹。

8. 首先考虑该患者发生了

　　A．发热反应　　　　B．溶血反应

　　C．过敏反应　　　　D．超敏反应

　　E．急性肺水肿

9. 针对上述患者发生的情况，护士应首先采取的处理是

　　A．密切观察体温，局部涂抹止痒药膏

　　B．减慢输血速度并按医嘱给予抗过敏药物

　　C．停止输注浓缩红细胞并保留血袋、余血及输血器送检

　　D．停止输注浓缩红细胞并重新采集血标本进行交叉配血

　　E．停止输注浓缩红细胞并待患者情况好转后重新输血

10. 护士在执行输注血小板的过程中，错误的是

　　A．采用双人核对法

　　B．输注前轻摇血袋

　　C．直接缓慢输注血小板

　　D．血液内不能加入其他药物

　　E．记录输注时间及血型、血量

（11~14 题共用题干）

　　女，43 岁，发热乏力 5 天。护理体检：T 38.4 ℃，贫血貌，皮肤散在出血点，浅表淋巴结肿大，胸骨压痛。查血象：血红蛋白 78 g/L，白细胞计数 24.5×10⁹/L，幼稚白细胞 0.32，血小板 69×10⁹/L。初步诊断为急性白血病。

11. 明确诊断的主要依据是

　　A．血液生化检查　　B．细胞化学检查

　　C．染色体检查　　　D．骨髓象检查

　　E．血常规检查

12. 上述诊断成立后，目前主要的治疗方法是

　　A．联合化学药物治疗　　B．积极输血

　　C．防止感染　　　　　　D．控制出血

　　E．放射治疗

13. 为防治继发感染，护士应重点观察有无感染的部位是

　　A．肛周皮肤

　　B．足部及下肢

　　C．支气管及肺部

　　D．口腔黏膜、牙龈及咽峡部

　　E．泌尿、生殖系统及会阴部

14. 感染最常见的病原体是

　　A．革兰阴性杆菌　　B．革兰阳性球菌

　　C．厌氧菌　　　　　D．原虫

　　E．病毒

（编者：李建）

第六章 内分泌与代谢性疾病患者的护理

【内分泌系统解剖、生理要点】

1. 概述：

(1) 内分泌系统的组成：包括内分泌腺及具有内分泌功能的脏器、组织及细胞。腺体所分泌的活性物质称之为激素，直接进入血液或淋巴系统。

(2) 内分泌系统的功能：在神经支配和物质代谢反馈调节的基础上释放激素，调节人体的代谢过程、脏器功能、生长发育、生殖衰老等许多生理活动和生命现象。

2. 下丘脑：是人体最重要的神经内分泌器官，分泌下丘脑释放激素和抑制激素。

3. 垂体：

在下丘脑神经激素及其相应靶腺激素等作用下分泌激素，包括腺垂体(前叶)分泌激素和神经垂体(后叶)中贮存的激素在刺激后分泌进入血液循环。

4. 甲状腺和甲状旁腺：

(1) 甲状腺：主要产生并分泌甲状腺素(T_4)及三碘甲状腺原氨酸(T_3)。另外，甲状腺滤泡旁 C 细胞分泌降钙素(CT)。

(2) 甲状旁腺：分泌甲状旁腺激素(PTH)。

5. 肾上腺：分为皮质及髓质两部分，生理作用各异。

(1) 肾上腺皮质：分泌以醛固酮为主的盐类皮质激素、以皮质醇等为主的糖类皮质激素及脱氢睾酮等性激素。

(2) 肾上腺髓质：分泌肾上腺素和去甲肾上腺素。

6. 胰岛：目前发现人胰岛至少有五种分泌不同激素的细胞，其中：

(1) A 细胞：分泌胰高血糖素。

(2) B 细胞：胰岛的主要细胞，分泌胰岛素。

(3) D 细胞：主要分泌生长激素释放抑制激素(SS)。

7. 性腺：

(1) 男性性腺为睾丸，主要分泌雄性激素。

(2) 女性性腺为卵巢，主要分泌雌激素和孕激素。

8. 内分泌系统的功能调节：

下丘脑的神经细胞支配和控制垂体，垂体控制周围靶腺而影响全身。在生理状态下，下丘脑、垂体和靶腺激素的相互作用处于相对平衡状态。

第一节　常见症状的护理

身体外形改变

【知识要点】

一、常见表现及原因

1. 色素沉着：是指皮肤或黏膜色素量增加或色素颜色加深。主要是促肾上腺皮质激素(ACTH)分泌增多，见于慢性肾上腺皮质功能减退症(Addison 病)、Cushing 病、异位 ACTH 综合征等。

2. 身材矮小：指身高低于同种族、同性别、同年龄均值以下 3 个标准差者。见于垂体功能减退(侏儒症)和小儿甲状腺功能减退(呆小症)。

3. 消瘦：体重低于标准体重 10% 以下为消瘦。可由于营养物质分解代谢增强(糖尿病、甲亢等)和胃肠功能紊乱所致。

4. 肥胖：体重超过标准体重 20% 者称为肥胖。营养物质摄入过多和(或)消耗过少，代谢性疾病如：甲状腺功能低下、肾上腺皮质增生、垂体功能不全。

二、护理评估

评估时以身体评估为主，包括体型的胖瘦、高矮，毛发的浓密、稀疏，有无满月脸、皮肤紫纹、痤疮和色素沉着，有无突眼，甲状腺是否肿大等；同时注意全身情况。

三、主要护理诊断及合作性问题与护理措施

身体外形改变患者的主要护理诊断及合作性问题与护理措施见表 6-1。

表 6-1　身体外形改变患者的主要护理诊断及合作性问题与护理措施

护理诊断/问题	主要护理措施
自我形象紊乱(身体意象紊乱)	1. 提供心理支持，给予心理疏导，缓解心理压力。 2. 指导患者恰当修饰，改善自身形象。 3. 建立良好的家庭互动关系。 4. 促进患者社会交往。

【课前预习】

一、基础复习

1. 内分泌的解剖、生理基础及其与代谢的关系。
2. 心理评估及护理的相关知识。

二、预习目标

1. _____是人体最重要的神经内分泌器官，是神经系统与内分泌系统联系的枢纽。

2. _____是人体内最重要的内分泌腺，有"内分泌之首"之称，是人体内分泌系统中

主要的中枢性内分泌腺，位于颅底_____内。

3. _____由腺垂体分泌，刺激骨及身体组织的生长。生长激素及生长激素释放激素缺乏可导致如_____症(儿童期发病)；分泌亢进可导致_____症(儿童期发病)或肢端肥大症(成人期发病)。

4. _____为人体内最大的内分泌腺体。_____是甲状腺结构和分泌功能单位，产生并分泌甲状腺素(T_4)及三碘甲状腺原氨酸(T_3)。甲状腺激素对_____代谢起促进作用。

5. 人胰岛至少有五种分泌不同激素的细胞。其中，A 细胞(α 细胞)约占 25%，分泌_____；B 细胞(β 细胞)占 60% 以上，为胰岛的主要细胞，分泌_____。胰岛素促进葡萄糖进入_____及_____细胞而被利用以及促进_____合成，抑制肝糖原异生，并促进三羧循环而使血糖下降，促进脂肪、蛋白质、DNA、RNA 等合成，抑制脂肪分解而生成游离脂肪酸及酮体，抑制糖及蛋白质分解，以调节_____的稳定。

6. 男性性腺为_____，位于阴囊内；其功能除产生精子外，主要分泌_____；雄激素的作用是刺激男性性器官发育和男性第二性征的出现。女性性腺为_____，是位于盆腔内成对的实质性器官；除产生_____外，主要分泌____激素和____激素。

【课后巩固】

一、名词解释
体重指数　　反馈抑制

二、填空题
1. 内分泌腺是散布在人体内部的特殊腺体，无_____，包括_____、_____、_____、甲状旁腺、肾上腺、性腺、胰岛等。这些特殊的腺体所分泌的活性物质，称之为激素，直接进入_____或淋巴系统。

2. 下丘脑分泌的释放激素有：_____(TRH)；促性腺激素释放激素(GnRH)，包括黄体生成激素释放激素和卵泡刺激素释放激素；促肾上腺皮质激素释放激素(CRH)；生长激素释放激素(GHRH)；_____(PRF)；黑色素细胞刺激素释放因子(MRF)等。

3. 垂体分____、____两叶。

4. 小剂量甲状腺激素可促进____及_____合成，并加强_____的产生；大剂量则_____蛋白质合成，使血浆、肝及肌肉中的游离氨基酸增高。

5. 婴幼儿时期甲状腺激素分泌不足则造成_____，成人则甲减。

6. 甲状旁腺含颗粒的主细胞等分泌甲状旁腺激素(PTH)，其功能是____血钙。

7. 皮质醇参与物质代谢，能抑制_____合成，促进其分解，使_____重新分布，有抑制_____、抗炎、抗过敏、抗病毒和抗休克作用。皮质醇分泌亢进可致_____综合征。

8. _____是调节胰岛素分泌的最重要因素。

9. 卵巢分泌的激素中，____激素有致热作用，使排卵后基础体温升高。

10. 在生理状态下，_____、_____和_____的相互作用处于相对平衡状态。

第二节　单纯性甲状腺肿患者的护理

【知识要点】

一、概述

单纯性甲状腺肿是因缺碘、先天性甲状腺激素合成障碍或致甲状腺肿物质等多种原因引起的非炎症性、非肿瘤性甲状腺肿大，不伴甲状腺功能减退或亢进表现(即甲状腺功能基本正常)。本病可呈地方性分布，也可呈散发性分布。

病因包括碘缺乏、甲状腺激素合成或分泌障碍、甲状腺激素需要量增加等，其中碘缺乏是地方性甲状腺肿的主要原因。

二、护理评估

1. 健康史：询问地域特征，饮食习惯。

2. 临床表现：

(1) 不同程度的甲状腺肿大：常呈轻、中度弥漫性肿大，表面平滑，质软，无压痛。

(2) 压迫症状：重度肿大的甲状腺可出现压迫症状。

3. 辅助检查：

(1) 血清 T_3、T_4 正常，TSH 正常或偏高。

(2) 甲状腺超声扫描，可见弥漫性甲状腺肿大。

三、治疗要点

1. 因碘缺乏所致者，应补充碘剂。

2. 甲状腺肿一般不需要治疗。肿大明显的患者，可采用左甲状腺素或甲状腺干粉片口服。

3. 手术治疗：一般不宜采取手术治疗，当出现压迫症状且药物治疗无好转者，或疑有甲状腺结节癌变时应手术治疗。

四、主要护理诊断及合作性问题与护理措施

单纯性甲状腺肿患者的主要护理诊断及合作性问题与护理措施见表 6-2。

表 6-2　单纯性甲状腺肿患者的主要护理诊断及合作性问题与护理措施

护理诊断/问题	主要护理措施
自我形象紊乱： 　颈部外形异常。	1. 密切观察甲状腺肿大进展情况，警惕癌变。 2. 观察治疗效果，避免诱发甲亢。 3. 恰当修饰；心理支持；建立良好的家庭互动关系，促进患者社会交往。
知识缺乏： 　缺乏相关防治知识。	1. 明确病因。 2. 增加饮食中碘的摄入。 3. 用药指导。

五、健康教育

1. 补充碘盐是预防缺碘性地方性甲状腺肿最有效的措施。

2. 指导碘缺乏患者和妊娠期妇女等人群补碘，明确含碘丰富的食物及阻碍甲状腺激素合

成的食物和药物。

3. 嘱患者按医嘱准确服药和坚持长期服药，以免停药后复发。

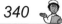【课前预习】

一、基础复习

1. 甲状腺的解剖。　2. T_3 和 T_4 的生理作用。　3. 甲状腺的体格检查。

二、预习目标

1. 单纯性甲状腺肿是多种原因引起的非炎症性和非肿瘤性＿＿＿＿＿＿＿＿＿＿，不伴甲状腺功能＿＿＿＿＿＿表现，最常见的类型是地方性甲状腺肿，其最常见的原因是地方性＿＿＿＿＿＿。

2. 单纯性甲状腺肿患者血液检查时，血清 T_3、T_4 基本正常，TSH 基本＿＿＿＿＿＿。

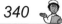【课后巩固】

一、名词解释

地方性甲状腺肿

二、填空题

1. 重度肿大的甲状腺可出现压迫症状，如压迫＿＿＿＿＿＿可引起吞咽困难；压迫气管可引起＿＿＿＿＿＿＿＿；压迫＿＿＿＿＿＿＿＿可引起声音嘶哑等；甲状腺结节在短期内迅速增大，应警惕＿＿＿＿＿＿可能。

2. 单纯性甲状腺肿患者治疗时，碘缺乏所致者，主要的治疗手段是＿＿＿＿＿＿。

3. 结节性甲状腺肿患者应避免大剂量碘治疗，以免诱发＿＿＿＿＿＿＿＿＿＿＿＿＿＿＿＿＿。

4. 在地方性甲状腺肿流行地区，＿＿＿＿＿＿＿＿＿是我国预防缺碘性地方性甲状腺肿最有效的措施。

5. 增加碘摄入量的重点人群是＿＿＿＿＿＿＿＿期、妊娠期、哺乳期人群。

6. 常见的含碘丰富的食物有＿＿＿＿＿＿、紫菜等。

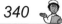【综合练习】

A1/A2 型题

1. 患者，女性，19 岁，因双侧甲状腺肿大住院，查血清 T_4 正常，甲状腺扫描可见弥漫性甲状腺肿，均匀分布。医生诊断为单纯性甲状腺肿，单纯性甲状腺肿的甲状腺局部表现是
   A．出现压迫症状

   B．发生恶变
   C．出现大小不等的结节
   D．弥漫性肿大
   E．闻及血管杂音

2. 患者，女性，18 岁，因甲状腺肿大就诊，查甲状腺Ⅱ度肿大，无结节，TSH 在正常

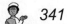

范围，甲状腺功能正常，可能的诊断是

A．甲亢　　　　　　　B．单纯性甲状腺肿

C．慢性甲状腺炎　　　D．甲减

E．亚急性甲状腺炎

3．单纯性甲状腺肿患者不宜食用的食物是

A．海带　　B．紫菜　　C．鱼虾

D．萝卜　　E．西红柿

4．患者，女，12岁，因甲状腺肿大就诊。查体：甲状腺Ⅱ度肿大，无结节；TSH在正常范围，甲状腺功能正常，无其他症状表现。应指导患者

A．口服碘剂

B．口服小剂量甲状腺素

C．口服硫氧嘧啶类抗甲状腺药物

D．口服普萘洛尔

E．手术治疗

5．患者，女性，18岁，因双侧甲状腺肿大住院。甲状腺扫描可见弥漫性甲状腺肿，均匀分布。医生诊断为单纯性甲状腺肿，支

持这一诊断的实验室检查结果是

A．T_3、T_4升高，TSH降低

B．T_3、T_4降低，TSH升高

C．T_3、T_4升高，TSH正常

D．T_3、T_4降低，TSH正常

E．T_3、T_4正常，TSH正常

6．某学生，女，16岁，因母亲有甲亢疾病而来医院做健康咨询，医生建议该生日常生活中使用加碘食盐，注意多吃含碘食物，主要是为了预防

A．甲状腺功能亢进　　B．单纯甲状腺肿

C．甲状腺囊肿　　　　D．甲状舌骨囊肿

E．甲状腺腺瘤

7．患者，女性，38岁，患有单纯性甲状腺肿10年，近1个月来出现声音嘶哑，吞咽食物有异物感，其适宜的治疗方法是

A．碘化食盐　　　　　B．大剂量碘

C．左甲状腺素　　　　D．干甲状腺片

E．手术切除

第三节　甲状腺功能亢进症患者的护理

【知识要点】

一、概述

甲状腺功能亢进症简称甲亢，是指由多种病因导致甲状腺功能增强，导致甲状腺分泌甲状腺激素(TH)过多所致的临床综合征。甲亢中最常见的是弥漫性毒性甲状腺肿(Craves病，GD)，占80%以上。本病好发于20～40岁的女性，多数起病缓慢。

该病常见病因包括免疫因素(自身免疫)、遗传因素、环境因素等。其中，最明显的体液免疫特征是患者的血清中存在甲状腺细胞TSH受体的特异性自身抗体，即TSH受体抗体(TRAb)。自身免疫是本病的主要原因。

甲状腺危象发作的诱发因素包括：感染、创伤、精神刺激、劳累等。

二、护理评估

1．健康史：询问家族史。

2．临床表现：主要表现包括甲状腺毒症表现、甲状腺肿大、眼征。

(1) 甲状腺毒症：表现为T_3、T_4分泌过多所致，涉及全身多系统。

① 高代谢综合征：因 T_3、T_4 分泌过多，患者产热与散热明显增多，以致出现怕热、多汗，皮肤温暖湿润，低热，体重下降。

② 精神神经系统：神经过敏，多言好动，易激动，注意力不集中，记忆力减退，失眠。出现腱反射亢进，伸舌和双手向前平伸时有细震颤。

③ 心血管系统：心悸、胸闷、气短；心率增快，心肌收缩力增强，因收缩压增高和舒张压降低而出现脉压增大。

④ 运动系统：部分出现肌无力，肌萎缩，行动困难，临床上呈慢性甲亢性肌病；可出现周期性瘫痪，多见于青年男性，可伴有重症肌无力。

⑤ 消化系统：患者食欲亢进但消瘦，严重者呈现恶病质；大便频繁，甚至慢性腹泻。

⑥ 血液系统：白细胞计数偏低，血小板寿命缩短，可出现紫癜。

⑦ 生殖系统：女性常有月经稀少，闭经；男性多阳痿，乳房发育。

(2) 甲状腺肿大：甲亢的重要体征，多呈弥漫性、对称性肿大，随吞咽上下移动，质软，无压痛，可闻及血管杂音。

(3) 眼征：甲状腺功能亢进的特征性表现。

① 单纯性突眼：最常见。

② 浸润性眼征：约占 5%，预后较差。

(4) 甲状腺危象：是病情严重的表现，可危及生命。

① 诱因：应激、感染、^{131}I 治疗反应、手术准备不充分等。

② 临床表现：$T \geq 39\ ^\circ C$；心率 ≥ 140 次/min；呕吐、腹泻、恶心、厌食、大汗，甚至出现休克；神情焦虑、烦躁，嗜睡或谵妄、昏迷；可并发心力衰竭、肺水肿等。

(5) 其他症状：皮肤色素沉着，变黑；糖尿病；胫前黏液性水肿等。

3. 辅助检查：

(1) 基础代谢率(BMR)升高：95% 的患者升高。+20% ~ +30% 为轻度甲亢，+30% ~ +60% 为中度甲亢，+60% 以上为重度甲亢。

(2) 血清总 T_3(TT$_3$) 和总 T_4(TT$_4$) 测定：TT$_3$ 为早期 GD、治疗过程中疗效观察及停药后复发的敏感指标，也是诊断 T_3 型甲亢的特异指标；TT$_4$ 是判定甲状腺功能最基本的筛选指标，正常值 74 ~ 146 mmol/L。

(3) 甲状腺摄 ^{131}I 率：升高。

(4) 血清游离甲状腺素(FT$_4$)、游离三碘甲状腺原氨酸(FT$_3$)：直接反映甲状腺的功能状态，敏感性和特异性高于 TT$_3$ 和 TT$_4$。

(5) 甲状腺自身抗体测定：有早期诊断意义，可判断病情活动和复发，也可作为治疗后停药的重要指标。

三、治疗要点

1. 一般治疗：① 保证休息，注意营养，避免情绪波动；② 适当使用镇静催眠剂；③ 心率快者可给予 β 受体阻滞剂等。

2. 抗甲状腺药物：最常用，分为硫脲类(丙硫氧嘧啶、甲硫氧嘧啶)及咪唑类(甲巯咪唑、卡比马唑)。

3. 手术：适用于甲状腺较大、结节性甲状腺肿、怀疑癌变等。

4. 放射性碘：适用于 30 岁以上、不能用药物或手术治疗或复发者。

5. 甲状腺危象的治疗：

(1) 去除诱因：避免各种诱因。积极治疗甲亢是预防甲亢危象的关键。

(2) 抑制甲状腺激素合成及抑制 T_4 转变为 T_3：首选丙硫氧嘧啶(PTU)。

(3) 对症治疗，处理并发症：

① 高热：药物降温或物理降温，必要时使用异丙嗪进行人工冬眠。禁用阿司匹林。

② 补液。

③ 持续低流量给氧。

④ 积极处理并发症：抗感染、治疗肺水肿等。

(4) 抑制已合成的甲状腺激素释放入血：首选碘化钠或卢格氏碘液。

四、主要护理诊断及合作性问题与护理措施

甲状腺功能亢进症患者的主要护理诊断及合作性问题与护理措施见表 6-3。

表 6-3　甲状腺功能亢进症患者的主要护理诊断及合作性问题与护理措施

护理诊断/问题	主要护理措施
营养失调：低于机体需要量。	1. 体重监测。 2. 饮食护理：保障营养摄入。 3. 指导患者正确服药，有效治疗，保持病情稳定。
活动无耐力。	1. 适度休息，适当活动。 2. 注意环境，避免各种不良刺激。
有组织完整性受损的危险：浸润性突眼。	1. 采取保护措施，并加强眼部护理。 2. 限制钠盐，遵医嘱使用利尿剂。 3. 定期眼部检查。
自我形象紊乱。	指导外形修饰技巧，帮助患者改善自我形象。
潜在并发症：甲亢危象。	1. 注意休息，避免诱因。 2. 监测病情，警惕甲亢危象的发生。 3. 及时发现，积极配合发作时的紧急处理。
应对无效：性格情绪改变。	1. 认识疾病，注意观察病情。 2. 加强心理护理。

五、健康教育

1. 教育患者控制自我情绪，保持精神愉快、心境平和。

2. 指导患者长期、按时按量服药，不能随意加减药量或停药。妊娠期甲亢患者，禁用 [131]I 治疗，慎用普萘洛尔。

3. 病情监测：① 每隔 1～2 个月做甲状腺功能测定；② 每日清晨起床前自测脉搏；③ 定期测量体重。脉搏减慢、体重增加是治疗有效的标志。若出现高热、呕吐、腹泻、恶心、突眼加重等，应警惕甲状腺危象的可能，及时就诊。

4. 适度进行功能锻炼，促进功能恢复。

【课前预习】

一、基础复习

1. 甲状腺解剖及生理功能，甲状腺激素的代谢及生理作用。

2. 抗甲状腺药物。

二、预习目标

1. 甲状腺功能亢进症的典型表现包括＿＿＿＿＿＿毒症、＿＿＿＿＿＿肿大和＿＿＿＿。

2. 甲状腺危象的诱发因素包括＿＿＿＿、＿＿＿＿、＿＿＿＿＿＿＿＿、＿＿＿＿等，因破坏机体免疫稳定性而诱发。

3. 甲状腺功能亢进症的治疗包括＿＿＿＿＿＿＿＿、＿＿＿＿＿＿＿及＿＿＿＿＿＿＿＿＿＿三种。

【课后巩固】

填空题

1. ＿＿＿＿或＿＿＿＿时心率仍增快是甲状腺功能亢进症的特征性表现。

2. 甲状腺呈＿＿＿＿性、＿＿＿＿性肿大，质软，无压痛，上下极可触及＿＿＿＿，并听到＿＿＿＿杂音，为甲亢的重要体征。

3. 单纯性突眼是由于＿＿＿＿＿＿＿＿兴奋性增高，眼外肌群及上睑肌张力增高所致，治疗可恢复。浸润性突眼与＿＿＿＿＿＿＿＿有关，由于眼球后水肿、淋巴细胞浸润所致。

4. 甲状腺危象的发生原因与＿＿＿＿＿＿＿＿兴奋，垂体-肾上腺皮质轴反应＿＿＿＿，大量＿＿＿＿、＿＿＿＿释放入血有关。首选治疗药物为＿＿＿＿＿＿＿＿＿＿，因丙硫氧嘧啶可抑制 T_4 转变为 T_3。

5. BMR 的测定应在禁食＿＿＿＿ h、睡眠＿＿＿＿ h 以上、静卧空腹状态下进行。

6. 血清＿＿＿＿＿＿甲状腺素(FT_4)、＿＿＿＿＿＿三碘甲状腺原氨酸(FT_3)是诊断临床甲亢的首选指标。血清＿＿＿＿＿＿浓度的变化是反应甲状腺功能最敏感的指标。

7. ^{131}I 治疗的机理是释放＿＿＿＿射线破坏甲状腺滤泡上皮，减少甲状腺激素的合成与释放。

8. 出现甲亢危象时，高热患者可行药物或物理降温，必要时使用＿＿＿＿＿＿＿＿＿＿进行人工冬眠。禁用＿＿＿＿＿＿＿＿，因阿司匹林可与甲状腺结合球蛋白结合而释放游离＿＿＿＿＿＿＿＿＿＿以加重病情。

9. 甲亢危象的对因治疗措施：① ＿＿＿＿＿＿＿甲状腺激素合成及 T_4 转变为 T_3：首选＿＿＿＿＿＿＿＿＿＿＿＿。② 抑制已合成的甲状腺激素释放入血：可选用＿＿＿＿＿＿或卢格氏碘液(复方碘化钾溶液)。③ 降低和清除血液中的 TH：首选＿＿＿＿＿＿。

10. 饮食护理时，给予＿＿＿＿热量、＿＿＿＿蛋白、＿＿＿＿脂肪、高维生素饮食，限制含纤维素高的食物，注意补充水分。

11. 突眼者，应加强眼部护理，如经常点眼药，外出时应戴＿＿＿＿＿＿眼镜，以避免强光与灰尘的刺激；睡前涂眼＿＿＿＿＿＿、戴眼罩，并抬高头部，＿＿＿＿＿＿饮食，以减轻眼球后软组织水肿。

12. 甲亢治疗有效的标志是：＿＿＿＿＿＿减慢、＿＿＿＿＿＿增加。

【综合练习】

A1/A2 型题

1. 患者，女性，27 岁，初步诊断为甲亢，出现突眼。其眼部护理措施不包括
   - A. 佩戴有色眼镜
   - B. 睡前涂抗生素眼膏
   - C. 睡觉或休息时，抬高头部
   - D. 多食碘盐
   - E. 加盖眼罩防止角膜损伤

2. 患者，女，23 岁，被诊断为甲状腺功能亢进。对患者的心理护理，错误的是
   - A. 限制患者参与团体活动
   - B. 向患者家属解释病情
   - C. 与患者交流，鼓励患者表达内心感受
   - D. 指导患者家属勿提供兴奋刺激的消息
   - E. 理解和同情患者，保持情绪稳定

3. 女性，28 岁，半年前被诊断为甲状腺功能亢进。现妊娠 3 个月，出现甲状腺功能亢进症状加重。治疗宜选
   - A. 甲巯咪唑　　　　B. 卡比马唑
   - C. 甲基硫氧嘧啶　　D. 丙基硫氧嘧啶
   - E. 普萘洛尔

4. 女性，45 岁，自述全身乏力、心慌、每日大便次数增加，初步诊断为甲亢。经治疗后病情好转，自行停药；半年后心率加快，上述症状又复出现。请问抗甲状腺药物治疗甲亢的总疗程通常是
   - A. 1～2 个月　　　B. 2～4 周
   - C. 5～6 个月　　　D. 1.5～2 年
   - E. 3～4 年

5. 患者，女，李某，将于下个月底做甲状腺 ^{131}I 摄取率测定。护士嘱其在检查前 1 个月禁食的食物是
   - A. 河鱼　　　　　B. 白菜
   - C. 土豆　　　　　D. 紫菜
   - E. 鸡蛋

6. 患者，女，出现怕热、多汗数年，心率 110 次/min，食量大，却逐渐消瘦，检查发现 FT_3 及 FT_4 增高。昨天体温突然达 41 ℃，心率 150 次/min，恶心、呕吐、腹泻、大汗淋漓，并出现昏睡。急诊为甲状腺功能亢进伴甲状腺危象。请问其发生原因是
   - A. 甲状腺组织被大量破坏
   - B. 机体消耗大量甲状腺
   - C. 腺垂体功能亢进
   - D. 大量甲状腺素释放入血
   - E. 下丘脑功能亢进

7. 患者，女，42 岁，甲亢病史 3 年。在清晨、空腹、静卧的情况下，测得其血压为 18/12 kPa(135/90 mmHg)，脉搏 107 次/min。其基础代谢率为
   - A. 25%　　　　　　B. 30%
   - C. 41%　　　　　　D. 50%
   - E. 55%

8. 患者，女性，35 岁，被诊断为甲亢。遵医嘱应用甲巯咪唑治疗 1 个月后症状好转，但甲状腺肿与突眼加重。此时应采取适宜的治疗措施是
   - A. 加大甲巯咪唑的剂量
   - B. 停用甲巯咪唑
   - C. 改用碘剂治疗
   - D. 加用小剂量甲状腺激素
   - E. 改用手术治疗

9. 患者，女性，23 岁，半年前诊断为甲亢，遵医嘱服用甲基硫氧嘧啶治疗。此药的作用机制是
   - A. 抑制甲状腺激素的合成
   - B. 抑制抗原抗体反应
   - C. 抑制甲状腺激素的释放
   - D. 降低外周组织对甲状腺激素的反应
   - E. 降低甲状腺激素的分泌

10. 患者，女性，28 岁，患甲亢 1 年。2 天前

因受凉感冒，出现体温 39.9 ℃，伴恶心、呕吐、腹泻、心悸，心率 120 次/min，继而出现昏迷，诊断为甲亢危象。治疗中禁用的药物是

A．异丙嗪　　　B．阿司匹林
C．抗生素　　　D．丙基硫氧嘧啶
E．补液

11. 选择放射性 ^{131}I 治疗时必须有一定的适应证，下列哪种甲亢患者属于适应证范围内

A．20 岁以下
B．妊娠、哺乳期妇女
C．中年、重度甲亢但无严重全身疾病患者
D．甲状腺危象患者
E．重度浸润性突眼症者

12. 患者，男，36 岁，被确诊为甲状腺功能亢进症，应用放射性 ^{131}I 治疗。嘱患者行 ^{131}I 摄取率测定前 1 个月不可食用含碘食物，因为碘可引起

A．摄 ^{131}I 的强度降低
B．摄 ^{131}I 的强度增高
C．摄 ^{131}I 的速度减慢
D．摄 ^{131}I 的速度加快
E．TSH 分泌抑制

13. 患者，女，32 岁，6 年前被确诊为甲亢，长期疏于治疗。3 天前被诊断为甲状腺功能亢进症、甲亢性心脏病、心功能 2 级、房颤。应首先选择的治疗是

A．绝对卧床休息
B．大剂量 β 受体阻滞剂
C．洋地黄制剂治疗
D．严格限制水的摄入
E．抗甲状腺药物治疗

14. 患者，男，56 岁，被诊断为甲状腺功能亢进症。在应用抗甲状腺药物治疗过程中，症状逐渐缓解，但甲状腺反而增大，应立即加服

A．^{131}I　　　　　　B．心得安
C．泼尼松　　　　D．甲状腺片
E．丙基硫氧嘧啶

15. 患者，女，28 岁，有支气管哮喘病史。因"多食、怕热多汗、心悸，月经过少 1 年"就诊，被确诊为甲状腺功能亢进症。应告知患者避免应用的药物是

A．他巴唑　　　　　B．甲亢平
C．甲巯咪唑　　　　D．普萘洛尔
E．丙基硫氧嘧啶

16. 患者，男，28 岁，甲状腺功能亢进症病史 3 年。近半年来反复出现肌无力，考虑是甲状腺毒症性周期性瘫痪。对以下评估资料应进一步复查核对的是

A．X 线显示骨质疏松
B．肌萎缩，行动困难
C．主要表现为下肢无力
D．肌无力多呈进行性
E．发作时血清钾 4.2 mmol/L

17. 患者，女，23 岁，被确诊为甲状腺功能亢进症，应用放射性 ^{131}I 治疗。服药时间指导正确的是

A．空腹　　　　　　B．餐中
C．餐前 1 h　　　　D．餐前 0.5 h
E．餐后 2 h

18. 患者，男，43 岁，被诊断为甲状腺功能亢进症，应用放射性 ^{131}I 治疗。下列护理措施正确的是

A．治疗前后 1 个月禁食绿色蔬菜
B．治疗当日禁用碘酊消毒皮肤
C．治疗前、后 1 个月禁用含碘的食物及药物
D．治疗前 2 日禁食海带、紫菜等含碘的食物
E．治疗前 1 个月食用富含纤维素的食物

19. 患者，女，50 岁，被诊断为甲状腺功能亢进症，服用丙硫氧嘧啶治疗 1 年。复查时发现血 T_3、T_4 正常，甲状腺肿大程度减轻，牙龈肿痛，白细胞 2.5×10^9/L。遵医嘱停用抗甲状腺药物。停药原因是

A．牙龈肿痛　　　B．达到治疗疗程
C．药物无效　　　D．白细胞过低
E．病情已控制

A3/A4 型题

(1～2 题共用题干)

患者，女性，23 岁，出现心慌、多食、多汗、怕热、手抖 4 个月，确诊为甲亢。目前使用抗甲状腺药物治疗。

1. 护士为其进行饮食指导，其原则为
    A. 高热量、高维生素、高蛋白饮食
    B. 高热量、高维生素、低优质蛋白饮食
    C. 低热量、高蛋白、高维生素饮食
    D. 高热量、高钙、低脂肪饮食
    E. 高热量、低磷、高脂肪饮食

2. 护士应特别注意观察药物哪种不良反应
    A. 肾功能损害　　　　B. 肝功能损害
    C. 胃肠道反应　　　　D. 粒细胞减少
    E. 药疹

(3～5 题共用题干)

患者，女性，22 岁。近 2 个月来出现怕热、多汗、易激动、心悸，有甲亢家族史。

3. 为确诊是否患甲亢，最好选择下列哪项检查
    A. 血清总 T_3、T_4
    B. 血清游离 T_3、T_4
    C. 甲状腺 ^{131}I 摄取率
    D. 基础代谢率(BMR)
    E. TRH 兴奋试验

4. 该患者的实验室检查结果，可能会出现
    A. 基础代谢率降低
    B. 甲状腺摄 ^{131}I 率增高，但高峰不前移
    C. FT_4 升高
    D. T_3 抑制试验：^{131}I 摄取率受抑制
    E. TSH 升高

5. 该患者最主要的护理问题是
    A. 体液过多
    B. 恐惧
    C. 气体交换受损
    D. 体温过高
    E. 营养失调：有营养失调的危险

(6～8 题共用题干)

患者，女性，45 岁，以"甲亢"收治入院，昨日受凉后出现高热、咳嗽，遵医嘱给予抗炎对症治疗。今晨突然出现烦躁不安，大汗淋漓，恶心，呕吐胃内容物 2 次。查体：T 39.9 ℃，P 140 次/min，R 26 次/min，BP 130/90 mmHg。

6. 你认为该患者可能发生的病情变化是
    A. 感染性休克　　　　B. 甲状腺危象
    C. 输液反应　　　　　D. 急性肺水肿
    E. 低血糖反应

7. 出现该病情变化的主要诱因是
    A. 水、电解质紊乱　　B. 睡眠紊乱
    C. 焦虑　　　　　　　D. 未及时服药
    E. 感染

8. 护士应立即采取的护理措施是
    A. 将患者安置在安静、低温的环境中
    B. 尽快控制感染，预防其他部位感染
    C. 坚持治疗，不自行停药
    D. 口腔护理
    E. 预防压疮

(9～11 题共用题干)

患者，女性，27 岁，以"心慌、多汗、饭量增加却消瘦 1 个月"来医院就诊。查体：甲状腺Ⅱ度肿大，右上极可闻及"隆隆"样血管杂音。

9. 在询问病史及体检时，下列哪项是最不可能出现的
    A. 手颤　　　　　　　B. 水冲脉
    C. 突眼　　　　　　　D. 月经过多
    E. 易怒

10. 初诊时，最好选择的检查是
    A. TT_3、TT_4、TSH 测定
    B. T_3 抑制试验
    C. TRH 兴奋试验
    D. FT_3、FT_4、TSH 的测定
    E. TT_3、TT_4、rT_3 的测定

11. 如患者被诊断为甲状腺功能亢进症,则最不可能出现

　　A．TSH 降低　　　B．TSH 升高

　　C．TSAb 阳性　　　D．^{131}I 摄取率升高

　　E．TGA 升高

(12 ~ 14 题共用题干)

　　患者,女性,35 岁,因重度甲状腺功能亢进症入院,择期手术治疗。在手术准备期间,患者害怕手术,焦虑不安。

12. 下列哪项不是甲亢护理问题

　　A．焦虑

　　B．活动无耐力

　　C．自我形象紊乱

　　D．营养失调:高于机体需要量

　　E．潜在并发症:甲状腺危象

13. 以下稳定患者情绪、解除焦虑的护理措施中,哪项不妥

　　A．酌情给予镇静剂

　　B．不回答有关手术问题

　　C．不安排与重患者同住一室

　　D．避免刺激性语言

　　E．介绍与治疗成功的患者交谈

14. 为了抑制甲状腺激素的释放,减少甲状腺血供,术前最常用下列哪种药物

　　A．普萘洛尔　　　B．苯巴比妥

　　C．甲状腺素　　　D．复方碘化钾

　　E．硫氧嘧啶

(15 ~ 17 题共用题干)

　　患者,女性,39 岁,因甲亢收治入院。既往甲状腺肿病史多年。查体:无突眼,甲状腺弥漫性肿大,有大小不等的结节,双手震颤,心率 120 次/min,节律整齐,心音有力,基础代谢率为 + 55%。拟行手术治疗。

15. 该患者最可能的诊断为

　　A．单纯性甲状腺肿

　　B．原发性甲亢

　　C．甲状腺腺瘤

　　D．甲状腺腺瘤恶变

　　E．继发性甲亢

16. 手术后回病房,出现饮水即发生呛咳,以下判断正确的是

　　A．喉上神经内侧支受到损伤

　　B．双侧喉返神经受损

　　C．喉头水肿

　　D．单侧喉返神经受损

　　E．喉上神经外侧支受损

17. 术后第三天,患者感觉面部、口唇、手足部有针刺感,偶有手足轻度抽搐,最可能的原因是

　　A．低血钾　　　　B．低血钙

　　C．高血钾　　　　D．低血磷

　　E．高血钙

(18 ~ 19 题共用题干)

　　患者,女性,42 岁,患有弥漫性毒性甲状腺肿 2 年。护士在查体时发现了一些阳性体征。

18. 该患者甲状腺呈Ⅲ度肿大,其特征性表现是

　　A．弥漫性肿大

　　B．两侧对称

　　C．质地软、无压痛

　　D．随吞咽上下移动

　　E．上、下极闻及血管杂音

19. 检查眼部时发现患者有浸润性突眼,其判断依据是

　　A．瞬目减少　　　B．上眼睑挛缩

　　C．睑裂增宽　　　D．眼球辐辏不良

　　E．视野缩小、复视

(20 ~ 23 题共用题干)

　　患者,女,26 岁,已婚,因"消瘦、躁动、多食、心悸 5 个月"就诊。结婚 2 年一直口服避孕药。诊断为甲状腺功能亢进症。

20. 本病最具特异性的体征是

　　A．神经过敏,疑心重

　　B．心动过速,气促

　　C．怕热多汗,消瘦

　　D．眼裂增宽,眼球突出,手舌震颤

　　E．甲状腺弥漫性肿大,可闻及血管杂音

21. 诊断本病最有意义的辅助检查是

　　A．TT_3、TT_4 及 TSH 测定

　　B．FT_3、FT_4 及 TSH 测定

　　C．甲状腺摄 ^{131}I 率测定

　　D．TSH 受体抗体测定

　　E．TGAb 及 TPOAb 测定

22. 首选的治疗是

　　A．控制饮食总热量

　　B．应用受体阻滞剂

　　C．应用抗甲状腺药物

　　D．应用碘及碘化物

　　E．应用放射碘

23. 应用抗甲状腺药物治疗，应告知患者症状得到控制至少需要

　　A．1 周　　　　　　　B．2 周

　　C．3 周　　　　　　　D．4 周

　　E．5 周

第四节　甲状腺功能减退症患者的护理

【知识要点】

一、概述

甲状腺功能减退症简称甲减，是由各种原因导致的低甲状腺激素血症或甲状腺激素抵抗而引起的全身性低代谢综合征。其病理特点是黏多糖在组织和皮肤堆积，表现为黏液性水肿。从胎儿或新生儿开始发病的甲减，称为呆小病，又称克汀病，常伴有智力障碍和发育迟缓。成年期起病者，称为成年型甲减。

病因：

1. 原发性甲减：约占 90% 以上，是因甲状腺本身疾病所致，其病因包括炎症、放疗、手术、缺碘等。

2. 继发性甲减：因为肿瘤、手术、放疗或产后垂体缺血性坏死等导致垂体 TSH 不足而继发甲状腺功能减退症。

二、护理评估

1. 健康史：明确患者性别，询问患者年龄、是否生育、患病的起始时间。

2. 临床表现：

(1) 一般表现：典型者可见黏液性水肿面容，表现为表情淡漠、颜面浮肿、面色苍白、皮肤肿胀增厚而冷凉、粗糙脱屑，声音嘶哑，毛发稀疏，甚至发生秃头症。也可出现畏寒、少汗、乏力、少言、体温偏低、食欲减退而体重无明显减轻。

(2) 各系统均有相应表现：

① 精神神经表现：智力低下、记忆力减退、反应迟钝、精神抑郁、嗜睡、有神经质表现。

② 心血管系统表现：心浊音界扩大、窦性心动过缓、心音减弱。

③ 消化系统表现：腹胀、畏食、便秘等，严重者可出现麻痹性肠梗阻或黏液水肿性巨结肠；缺铁性贫血或恶性贫血。

④ 呼吸系统表现：组织缺氧表现。

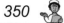

⑤ 内分泌系统表现：主要表现为性欲减退。

⑥ 肌肉与关节表现：肌肉软弱乏力；寒冷时可出现暂时性肌强直、痉挛、疼痛等。

(3) 黏液性水肿昏迷：大多在冬季发病。见于病情严重者。

① 诱因：寒冷、感染、手术、中断 TH 替代治疗、使用麻醉剂或镇静剂等。

② 表现：嗜睡；低体温(体温 < 35 ℃)；呼吸减慢；血压下降，心动过缓；四肢肌肉松弛，反射减弱或消失；甚至昏迷或休克。

3. 辅助检查：

(1) 一般检查：① 轻或中度贫血；② 血糖正常或偏低；③ 血清胆固醇、甘油三酯常增高。

(2) 甲状腺功能检查：① 血清 TSH 含量升高；② 血 TT_4(或 FT_4)降低早于 TT_3(或 FT_3)；③ 血 TT_3(或 FT_3)下降(仅见于后期或病重者)；④ 甲状腺摄 ^{131}I 率降低。

(3) 判定病变部位的检查方法：① 血 TSH 测定；② TRH 兴奋试验；③ 血清 T_3、T_4 测定；④ 影像学检查。

三、治疗要点

主要的治疗方法：对症处理和甲状腺素替代治疗，替代用药物常用左甲状腺素口服。

四、主要护理诊断及合作性问题与护理措施

甲状腺功能减退症患者的主要护理诊断及合作性问题与护理措施见表 6-4。

表 6-4　甲状腺功能减退症患者的主要护理诊断及合作性问题与护理措施

护理诊断/问题	主要护理措施
活动无耐力。	1．加强休息，适当活动。 2．注意环境，避免各种刺激。 3．遵医嘱补充 TH。
体温过低。	1．加强保暖。 2．注意病情观察。
便秘。	1．加强饮食护理：注意饮食结构，进食粗纤维较多的食物，摄入足够水分；细嚼慢咽，少量多餐。 2．协助患者建立正常排便形态。 3．遵医嘱给予轻泻剂。
潜在并发症：黏液性水肿昏迷。	1．避免寒冷、感染、手术、治疗不当等诱因。 2．注意观察病情变化和全身黏液性水肿情况，发现早期表现，及时报告和配合处理。 3．采取针对性的护理。

五、健康教育

1. 病因预防，避免诱因。

2. 遵医嘱进行终身替代治疗。

3. 自我监测，防治黏液性水肿昏迷的发生。

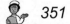

【课前预习】

一、基础复习

甲状腺素的生理作用。

二、预习目标

1. 甲状腺功能减退症是由多种原因引起的＿＿＿＿＿＿＿＿＿＿合成或分泌不足所致的一组内分泌疾病。

2. 甲减替代治疗时，各种类型的甲减均需要用＿＿＿＿替代，永久性甲减者需要＿＿＿＿服药。

【课后巩固】

填空题

1. 原发性甲状腺功能减退症约占成人甲减＿＿＿＿＿＿% 以上，主要病因包括：① ＿＿＿＿＿＿＿＿＿＿＿＿＿＿损伤：最常见的是＿＿＿＿＿＿＿＿＿＿＿＿＿＿甲状腺炎引起 TH 分泌和合成减少。② ＿＿＿＿＿＿＿＿＿＿破坏：包括甲状腺次全切除、^{131}I 治疗。

2. 典型黏液性水肿患者呈现＿＿＿＿＿＿＿＿淡漠，颜面部、眼睑、手部有＿＿＿＿＿＿＿＿＿＿＿＿水肿，面色苍白，唇厚舌大，皮肤干燥、增厚、粗糙、脱屑，毛发脱落，＿＿＿＿＿＿＿稀疏。

3. 黏液性水肿昏迷见于病情＿＿＿＿＿＿＿＿者，诱发因素有＿＿＿＿＿＿＿＿、感染、手术、严重躯体疾病等，表现为嗜睡，低体温(体温 < ＿＿＿＿＿＿＿℃)，呼吸减慢，心动过缓，血压下降等。

4. 甲减的辅助检查首选血清＿＿＿＿＿＿＿＿＿＿检查，结果显示＿＿＿＿＿＿＿＿；其次，血 TT_4(或 FT_4)降低早于 TT_3(或 FT_3)；甲状腺摄 ^{131}I 率＿＿＿＿＿＿＿＿。

5. 黏液性水肿昏迷抢救：立即建立静脉通道，遵医嘱补充＿＿＿＿＿＿＿＿＿＿＿＿＿＿；同时保温，给氧，保持＿＿＿＿＿＿＿＿＿＿通畅；＿＿＿＿＿＿＿＿＿＿＿＿＿静滴，待患者清醒及血压稳定后减量。

6. 护理措施：① 给予患者＿＿＿＿蛋白、＿＿＿＿维生素、＿＿＿＿钠、＿＿＿＿脂肪饮食，鼓励患者摄取足够水分以防止脱水。② 调节室温在 ＿＿＿＿＿＿＿＿＿＿ ℃ 之间，加强保暖。加强皮肤护理，洗澡时避免使用＿＿＿＿＿＿＿＿。③ 黏液性水肿昏迷的护理：迅速建立＿＿＿＿＿＿＿＿通道，按医嘱补充＿＿＿＿＿＿＿＿＿＿＿＿＿＿，静脉注射左甲状腺素，清醒后改为＿＿＿＿＿＿＿＿；静滴氢化可的松，同时每日静脉滴注 5% ~ 10% 葡萄糖盐水 500 ~ 1 000 ml；注意＿＿＿＿＿＿＿＿，保持呼吸道通畅，及时＿＿＿＿＿＿＿＿，必要时配合医生行气管插管或气管切开术。④ 甲减患者替代治疗效果最佳的指标是血＿＿＿＿＿＿＿＿＿恒定在正常范围内。长期进行替代治疗者，应每＿＿＿＿＿＿＿＿＿＿个月监测血 TSH。

7. 对需要终生替代治疗者的健康教育，应解释＿＿＿＿＿＿＿＿服药的重要性和必要性，不可以随意停药或变更剂量，以防止导致心血管疾病等严重后果；同时，指导患者自我监测甲状腺素过量的症状；出现低血压、心动过缓、体温降低(体温 < 35 ℃)等，及时＿＿＿＿＿＿＿＿。

【综合练习】

A2 型题

1. 男性，65 岁，因声音嘶哑、反应迟缓、水肿入院，诊断为慢性淋巴性甲状腺炎、甲减。有黏液性水肿、心包积液。经左旋甲状腺素钠(L-T$_4$)每日 25 mg 起始，逐渐递增剂量治疗后，上述症状、体征已基本消失。调整 L-T$_4$ 剂量是依据
   A．TSH   B．TT$_3$ C．TT$_4$
   D．FT$_3$ E．FT$_4$

2. 患者，女性，25 岁，近 1 周来出现畏寒、乏力、少言、动作缓慢、食欲减退及记忆力减退、反应迟钝。入院检查后确诊甲状腺功能减退，使用激素替代治疗，腺垂体功能减退症患者采用激素替代治疗时应首先使用
   A．性激素   B．甲状腺片
   C．肾上腺皮质激素   D．促甲状腺素
   E．升压激素

3. 患者，女性，39 岁，既往体健。近 1 个月

   来发现记忆力减退、反应迟钝、乏力、畏寒。入院检查：体温 35 ℃，心率 60 次/min，黏液水肿，血 TSH 升高，血 FT$_4$ 降低。可能的诊断是
   A．甲状腺功能亢进
   B．甲状腺功能减退
   C．呆小症
   D．痴呆
   E．幼年型甲减

4. 患者，男，67 岁，患有甲状腺功能减退症 3 年。近来频繁发作心绞痛，在接受心脏介入治疗后，出现嗜睡，体温低，普通体温表未能测出，脉搏 54 次/min，血压 85/45 mmHg，肌肉松弛，腱反射减弱，患者可能出现了
   A．甲状腺危象   B．垂体危象
   C．黏液性水肿昏迷   D．高血糖危象
   E．休克

A3/A4 型题

(1 ~ 3 题共用题干)

患者，女性，45 岁，新近诊断为桥本甲状腺炎所致的甲状腺功能减退症，服用左甲状腺素钠，护士在饮食和用药方面给予了指导。

1. 在饮食方面护士应指导患者避免摄入
   A．圆白菜   B．海带、紫菜
   C．香蕉   D．鱼虾
   E．牛羊肉

2. 护士应告诉患者本药服用过量时可表现为
   A．心动过速、血压升高、腹胀、发热

   B．心动过缓、血压降低、腹胀、反应迟钝
   C．心动过缓、血压升高、腹泻、体温低
   D．脉率增快、血压降低、腹胀、发热
   E．脉率加快、血压升高、腹泻、情绪激动

3. 建议患者 6 ~ 12 个月复查，并告知患者此替代治疗效果最佳的指标是
   A．血总 T$_4$ 恒定在正常范围内
   B．血游离 T$_4$ 恒定在正常范围内
   C．血总 T$_3$ 恒定在正常范围内
   D．血 TSH 恒定在正常范围内
   E．血 TRH 恒定在正常范围内

第五节　库兴综合征患者的护理

【知识要点】

一、概述

库欣综合征又称 Cushing 综合征，是由多种病因造成肾上腺分泌过多糖皮质激素(主要为皮质醇)所致病症的总称。其中以垂体促肾上腺激素(ACTH)分泌亢进所引起者最为多见，称为库欣病。本病成人多于儿童，女性多于男性，多发于 20～40 岁。主要表现有满月脸、多血质、向心性肥胖、皮肤紫纹、痤疮、糖尿病倾向、高血压和骨质疏松等。

Cushing 综合征按病因可分为三大类：

1. 依赖 ACTH 的 Cushing 综合征：

(1) Cushing 病：为最常见的临床类型。垂体分泌 ACTH 过多，导致肾上腺增生，分泌大量的皮质醇。

(2) 异位 ACTH 综合征：垂体以外的恶性肿瘤产生大量 ACTH，刺激肾上腺皮质增生，分泌过量的皮质类固醇所致。以小细胞肺癌最为常见。

2. 不依赖 ACTH 的 Cushing 综合征。

3. 医源性皮质醇增多症：长期或大量使用糖皮质激素或 ACTH 所致。

二、护理评估

1. 健康史：是否患垂体疾病；有无其他部位的肿瘤如肺癌等。

2. 临床表现：以代谢紊乱、多器官功能障碍以及感染引起的症状体征为主。

(1) 脂肪代谢障碍：表现为向心型肥胖、满月脸、水牛背、腹大隆起、四肢相对瘦小。

(2) 蛋白质代谢障碍：随着皮质醇增多，蛋白质合成受到抑制，大量蛋白质分解，机体处于负氮平衡。集中表现为蛋白质过度消耗的症状体征。

(3) 糖代谢障碍：大量皮质醇促进肝糖原异生，导致外周组织摄糖能力降低，并拮抗胰岛素作用，患者可出现继发性糖尿病，称类固醇性糖尿病。

(4) 电解质紊乱：部分患者因钠潴留出现轻度水肿，长期患病者可出现骨质疏松、脊柱畸形、身材变矮，儿童生长发育缓慢。

(5) 多器官功能障碍：

① 心血管病变：高血压常见，可伴有动脉粥样硬化和肾小动脉硬化。

② 性功能异常：女性表现为月经稀少、不规则或闭经，多伴不孕，轻度脱毛，痤疮常见；男性表现为性欲减退、睾丸变软、阴茎缩小，出现阳痿，背部及四肢体毛增多。

③ 神经精神症状：患者情绪不稳定，烦躁、失眠；严重者精神变态，或可发生偏执狂。

④ 皮肤色素沉着：异位 ACTH 综合征患者表现明显。

(6) 感染：发热为主要表现。

3. 辅助检查：

(1) 糖皮质激素分泌异常的检查：

① 血浆皮质醇水平测量：增高且昼夜节律消失，早晨血浆皮质醇浓度高于正常，而晚上

不明显低于清晨。

② 24 h 尿 17-羟皮质类固醇和尿游离皮质醇测量：升高。

③ 小剂量地塞米松抑制试验：尿 17-羟皮质类固醇不能被抑制到对照值的 50% 以下。

(2) 病因诊断检查：

① 大剂量地塞米松试验：能被抑制到对照值的 50% 以下者，病变大多为垂体性；不能被抑制者，可能为原发性肾上腺皮质肿瘤或异位 ACTH 综合征。

② ACTH 试验：垂体性 Cushing 病和异位 ACTH 综合征者有反应，高于正常；原发性肾上腺皮质肿瘤则大多数无反应。

(3) 影像学检查：可显示病变部位的改变。

三、治疗要点

主要治疗措施：手术治疗、放射治疗、药物治疗三种方法。

药物治疗主要使用肾上腺皮质激素合成阻滞药。

四、主要护理诊断及合作性问题与护理措施

库欣综合征患者的主要护理诊断及合作性问题与护理措施见表 6-5。

表 6-5　库欣综合征患者的主要护理诊断及合作性问题与护理措施

护理诊断/问题	主要护理措施
自我形象紊乱。	指导患者外形修饰技巧，帮助患者改善自身形象。
体液过多。	1．合理休息，注意体位。 2．给予高蛋白、高钾、高钙、低钠、低热量、低碳水化合物饮食。 3．遵医嘱给予利尿剂，注意观察疗效及不良反应。 4．注意监测水肿、电解质、心电图变化。
有感染的危险。	1．监测有无感染征象。 2．采取预防感染的护理措施。 3．加强皮肤和口腔的护理。
有受伤的危险。	1．注意护理，减少安全隐患。 2．鼓励患者摄取富含钙和维生素 D 的食物。

五、健康教育

1．疾病知识指导：

(1) 告之患者有关疾病过程及治疗方法。

(2) 指导患者正确遵医嘱用药并学会观察药物疗效和不良反应。

(3) 对使用皮质醇激素替代治疗者，详细介绍用法和注意事项。

2．生活指导：

(1) 教会患者自我护理的方法。

(2) 保持生活规律、心情愉快，尽量少去公共场所以免引起感染。

(3) 指导患者和家属有计划地安排力所能及的活动；让患者独立完成日常活动，增强其自信心和自尊感。

【课前预习】

一、基础复习

糖皮质激素的产生机制及生理作用。

二、预习目标

1. Cushing 综合征的特征性表现，是因为皮质醇增多引起_____代谢紊乱及_____重新分布，导致患者_____和_____脂肪堆积。但由于_____对皮质醇的脂肪动员作用更为敏感，加上蛋白质分解使四肢肌肉萎缩，形成典型的_____肥胖。

2. Cushing 综合征的糖代谢障碍机理是大量皮质醇促进_____异生，导致外周组织摄____能力降低，并拮抗胰岛素作用。

3. 皮质醇具有保____、排____、排____作用。

4. Cushing 综合征的临床表现以_____紊乱、_____功能障碍以及_____引起的症状体征为主。

【课后巩固】

一、名词解释

向心性肥胖　　多血质

二、填空题

1. Cushing 综合征的皮肤菲薄形成_____，以_____外侧、_____部、_____内外侧最常见，对称性分布；_____萎缩无力，腰酸背痛，严重时站立困难，行动不便；_____疏松，以脊椎和肋骨最明显。皮质醇拮抗_____，抑制____利用，促进糖异生，致血糖升高，出现_____症状，称类固醇性糖尿病。

2. Cushing 综合征多器官功能障碍的表现中，心血管病变以_____常见；还可以出现_____异常。

3. Cushing 综合征患者应该给予____蛋白、____钾、____钙、____钠、低热量、低碳水化合物的食物，以纠正代谢障碍所致的机体负氮平衡和补充____、____。

4. Cushing 综合征的首选检查为血浆_____测定，表现为增高且昼夜节律消失。

5. Cushing 综合征的病情观察中，应观察血压、心率、心律等。重点观察有无_____表现(如恶心、腹胀、乏力、心律失常等)。

6. Cushing 综合征的治疗可归纳为_____、_____、_____3 种方法。

【综合练习】

A1/A2 型题

1. 以下对库欣综合征患者身体状况的描述，准确的是
   - A．面色苍白，皮肤菲薄
   - B．因凝血功能障碍，不易形成血栓
   - C．并发感染后炎症易局限化
   - D．病程长者有骨质疏松，可伴骨痛、身材矮小
   - E．女性患者常出现痤疮、多毛、月经过多等

2. 以下对库欣综合征患者的饮食护理，不妥的是
   - A．高蛋白饮食以纠正负氮平衡
   - B．低碳水化合物摄入以防高血糖
   - C．低钠饮食以预防和控制水肿
   - D．避免含钾高的食物如柑橘类
   - E．增加钙的摄入以防骨质疏松

3. 女，28 岁，因"皮肤颜色深、肥胖 1 年，停经 3 个月"就诊，诊断为垂体性库欣病。首选的治疗是
   - A．两侧肾上腺切除
   - B．垂体放射治疗
   - C．经蝶窦切除垂体微腺瘤
   - D．米托坦治疗
   - E．美替拉酮治疗

4. 女，25 岁，因"进行性肥胖 1 年，闭经 6 个月"就诊。护理体检：向心性肥胖，面部、胸背部有多处痤疮，下腹部皮肤有紫纹，BP 165/100 mmHg，血糖 8.5 mmol/L，血皮质醇增高。可能的诊断是
   - A．高血压　　　　B．2 型糖尿病
   - C．单纯性肥胖症　　D．库欣综合征
   - E．原发性闭经

5. 患者，女性，30 岁，因向心性肥胖伴高血压、皮肤紫纹就诊。入院后最主要的检查是
   - A．24 h 尿 17-羟皮质类固醇
   - B．24 h 尿 17-酮皮质类固醇
   - C．血浆 ACTH
   - D．血浆皮质醇
   - E．小剂量地塞米松抑制试验

6. 患者，女性，25 岁，因血压、血糖升高、向心性肥胖、脸部皮肤薄红入院。入院查体：血压 170/100 mmHg，月经量少、不规则，CT 结果显示垂体生长肿物，X 线示骨质疏松。初步考虑该病为
   - A．Cushing 综合征　　B．糖尿病
   - C．高血压　　　　　　D．子宫肌瘤
   - E．垂体瘤

7. 女性，30 岁，因肥胖、乏力 2 年就诊。查体：满月脸，水牛背，多血质面容，痤疮，多毛。下列哪项不是该患者的护理措施
   - A．给予高糖、低蛋白、高维生素、低盐、低脂饮食
   - B．适当运动
   - C．预防感染
   - D．保持水、电解质、酸碱平衡
   - E．防止外伤、骨折

8. 患者，女性，65 岁，近来出现高血压、血糖升高，并逐渐出现肥胖，表现为面如满月、腹部膨隆、四肢相对瘦弱，还有乏力、水肿、皮肤紫纹，经常发生真菌性阴道炎。提示该患者为
   - A．单纯性肥胖　　　B．糖尿病
   - C．高脂血症　　　　D.Cushing 综合征
   - E．甲状腺功能减低症

A3/A4 型题

(1～2 题共用题干)

患者,女性,18 岁,被诊断为垂体 ACTH 大腺瘤,伴蝶窦浸润。行开颅切除手术,后给予放射治疗。

1. 根据本病的饮食原则,应建议患者摄入的食物是
   A. 全麦面包、油条、红枣、瘦猪肉、橘子
   B. 瘦猪肉、香蕉、精粉面包、菠菜
   C. 炸土豆条、五花肉、菠菜、鱼虾、红枣
   D. 全麦面包、鱼虾、油条、炸鸡腿、香蕉
   E. 全麦面包、瘦猪肉、牛奶、菠菜、香蕉

2. 患者手术后行 γ 刀放射治疗,出现头痛、血压升高,伴脉搏增快、定向力丧失、皮肤发红、脱发、发热等症状,应警惕 γ 刀放射治疗可能损伤了患者的
   A. 神经系统　　　B. 心血管系统
   C. 血液系统　　　D. 免疫系统
   E. 皮肤

(3～5 题共用题干)

女,29 岁,因"月经量少且不规则,严重面部痤疮 1 年"入院。护理体检:

BP 170/95 mmHg,向心性肥胖,血糖升高。脑 CT 示垂体占位性病变,X 线示骨质疏松。

3. 最可能的诊断是
   A. 肾性骨营养不良
   B. 垂体性库欣病
   C. 高血压
   D. 肾上腺皮脂腺瘤
   E. 甲亢

4. 为明确诊断,最主要的检查是
   A. ACTH 兴奋实验
   B. 血浆皮质醇测定
   C. 蝶鞍区断层摄片
   D. 小剂量地塞米松抑制试验
   E. 24 h 尿 17-羟皮质类固醇

5. 正确的饮食指导是
   A. 高蛋白、高维生素、高热量饮食
   B. 低钠、低蛋白、低碳水化合物饮食
   C. 低盐、低脂肪、高碳水化合物饮食
   D. 高钾、高钙、低热量饮食
   E. 低钾、高钙、高热量饮食

第六节　糖尿病患者的护理

【知识要点】

一、概述

糖尿病(DM)是由遗传和环境因素相互作用而引起的一组以慢性高血糖为特征的代谢异常综合征,是由胰岛素分泌缺陷和(或)作用缺陷引起的。长期因糖、脂肪、蛋白质、水及电解质等代谢紊乱引发多系统损害,导致眼、肾、神经、心脏、血管等功能缺陷及衰竭。重症或应激时可发生酮症酸中毒、高血糖高渗状态等急性代谢紊乱。

1. 1 型糖尿病(T1DM):也称胰岛素依赖型糖尿病(IDDM),约占 DM 患者的 5%～10%。分为免疫介导和特发性,多为前者,病毒感染是最重要的启动胰岛 B 细胞的自身免疫反应的环境因素之一。1 型糖尿病患者因胰岛 B 细胞的破坏,导致胰岛素绝对缺乏,呈酮症酸中毒

倾向，患者需要终身依赖胰岛素治疗。

2. 2型糖尿病(T2DM)：也称非胰岛素依赖型糖尿病(NIDDM)，约占 DM 患者的 90% ~ 95%，发病与胰岛素抵抗和分泌缺陷有关。本型遗传易感性较强，有家族性发病倾向，多见于 40 岁以上成人。很少自发性发生酮症酸中毒，却易发生大血管病变和微血管病变。

3. 其他特殊类型的糖尿病。

4. 妊娠期糖尿病(GDM)：妊娠过程中发生或第一次发现由葡萄糖耐量减低而引起的 DM。妊娠糖尿病患者是发展为 2 型糖尿病的高危人群。

二、护理评估

1. 健康史：年龄；糖尿病家族史；糖耐量减低和空腹血糖调节受损为糖尿病的危险因素。

2. 临床表现：

(1) 代谢紊乱症候群：① "三多一少" 症状；② 皮肤瘙痒；③ 其他症状：部分患者可有四肢酸痛、腰痛、性欲减退、阳痿不育、月经失调、便秘等。

(2) 糖尿病的急性并发症：

① 糖尿病酮症酸中毒(DKA)：临床最常见的急症，多见于 1 型糖尿病。

诱因：感染、胰岛素或口服降糖药治疗中断或不适当减量、饮食不当、创伤、手术、妊娠和分娩。2 型糖尿病以感染最常见。

临床表现：早期表现为多尿、多饮、疲乏；随后出现酸中毒，表现为食欲缺乏、恶心、呕吐，常伴嗜睡、烦躁、呼吸深大(Kussmaul 呼吸)，有烂苹果味(丙酮所致)；严重者脱水明显、尿少、血压下降、休克、昏迷以致死亡。

② 高渗高血糖综合征：即高渗性非酮症糖尿病昏迷(高渗性昏迷)，多见于 50 ~ 70 岁的老人，男女发病率相似。

③ 感染：最常发生皮肤化脓性感染，可致败血症或脓毒血症。

④ 低血糖(根据 Whipple 三联征可确诊)：低血糖症状，发作时血糖低于 2.8 mmol/L；供糖后低血糖症状迅速缓解。表现为震颤、心悸、出汗、饥饿感、面色苍白、头晕、昏迷等。

(3) 糖尿病的慢性并发症：

① 心血管病变：最常见，可导致高血压、冠心病、脑血管意外、肾衰竭等。冠心病、脑血管意外是糖尿病患者的最主要死因。

② 糖尿病肾病：是 1 型糖尿病患者的最主要死亡原因，多见于糖尿病病史超过 10 年者。

③ 糖尿病神经病变：以周围神经病变最常见。临床表现为四肢麻木、刺痛感、蚁走感、袜套样感，感觉过敏或消失。

④ 糖尿病视网膜病变：表现为视网膜血管硬化、脆弱、出血、纤维增生，最终导致视网膜脱离，是糖尿病失明的主要原因之一。

⑤ 糖尿病足：因下肢远端神经功能异常和不同程度的周围血管病变导致足部感染、溃疡和(或)深部组织破坏，是致残和截肢的最重要原因。

3. 辅助检查：

(1) 尿糖测定：尿糖阳性为诊断糖尿病的重要线索。

(2) 血糖测定：空腹及餐后 2 h 血糖升高是诊断糖尿病的最主要依据。空腹血糖正常范围为 3.9 ~ 6.0 mmol/L。临床症状 + 随机血糖 ≥11.1 mmol/L，或空腹血糖 ≥7.0 mmol/L，

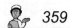

可确诊本病，如无症状，则第二次血糖测定。血糖测定亦是判断糖尿病病情和控制情况的主要指标。

(3) 口服葡萄糖耐量试验(OGTT)：临床适用于糖尿病可疑而空腹或餐后血糖未达到诊断标准者。OGTT 中 2 h 血糖 ≥11.1 mmol/L 可确诊本病。

(4) 糖化血红蛋白 A1 和糖化血浆白蛋白测定：糖化血红蛋白测定可反映取血前 4～12 周血糖变化的总水平。

(5) 血浆胰岛素和 C-肽测定：有助于了解胰岛 B 细胞功能(包括储备功能)。

(6) 其他：血、尿酮体测定可及时发现酮症。

三、主要护理诊断及合作性问题与护理措施

糖尿病患者的主要护理诊断及合作性问题与护理措施见表 6-6。

表 6-6　糖尿病患者的主要护理诊断及合作性问题与护理措施

护理诊断/问题	主要护理措施
营养不良：低于或高于机体需要量。	1. 饮食护理：控制总热量，合理搭配食物，严格定时、定量进食。 2. 运动锻炼：遵医嘱选择适当的方式，合适的强度，加强运动前评估，谨防运动意外产生。 3. 遵医嘱使用口服降糖药或注射胰岛素，加强用药护理。
潜在并发症： 　1. 酮症酸中毒。 　2. 低血糖。 　3. 心血管病变。 　4. 糖尿病足。	1. 评估危险因素，预防诱因。 2. 积极开展治疗，降低血糖水平，控制病情发展。 3. 注意病情监测，仔细观察局部，采取针对性的预防措施。 4. 配合医师开展急救，正确护理。
知识缺乏： 　缺乏糖尿病相关知识。	1. 向患者及家属介绍糖尿病预防保健知识。 2. 指导患者控制总热量，合理饮食，选择适宜的运动方式。 3. 教会患者测血糖、注射胰岛素的方法。
有感染的危险。	1. 积极有效治疗，控制血糖，稳定病情。 2. 保证合理营养，增强体质，预防感染。 3. 及时控制感染。

四、健康教育

糖尿病教育是糖尿病的治疗手段之一。包括：① 增加患者及家属对疾病的认识；② 掌握自我监测血糖的方法；③ 提高自我护理能力；④ 指导患者定期复诊。

【课前预习】

一、基础复习

1. 胰岛素产生及其生理作用。
2. 糖代谢生理过程。
3. 口服降糖药相关知识。

二、预习目标

1. 2 型糖尿病的主要临床表现为_____紊乱综合征。当胰岛素缺乏时,导致_____升高;血中葡萄糖增多超过肾糖阈,多余的糖以尿的形式排出,出现_____;肾排出糖的同时伴随大量水分排出,产生_____;多尿失水,患者常烦渴_____;葡萄糖供能不足,身体内贮存的脂肪、蛋白质转变成能量以供身体利用,使脂肪、蛋白质不断消耗,_____下降。

2. 空腹血浆葡萄糖(FPG)的参考值为≤_____ mmol/L,≥_____ mmol/L(需另一天再次证实)则为糖尿病。OGTT 中 2 h 血浆葡萄糖(2hPG /OGTT2h)的参考值 <_____mmol/L,糖耐量减低(IGT)为 7.8～11.0 mmol/L,糖尿病则≥_____ mmol/L。

3. 糖尿病的诊断标准为:① 临床症状 + 随机血糖≥_____ mmol/L;② 临床症状 + FPG≥_____ mmol/L;③ 临床症状 + OGTT 中 2hPG≥_____ mmol/L。临床症状不典型者,需_____再次证实。

4. 糖尿病的治疗可概括为"五驾马车":_____治疗、_____疗法、_____治疗、_____监测、_____教育。_____治疗是最基本的治疗措施。

【课后巩固】

填空题

1. 糖尿病是由不同原因引起胰岛素分泌_____或_____不足以及靶细胞对胰岛素敏感性_____(胰岛素抵抗),致使体内_____、_____和_____代谢异常,以慢性_____为突出表现的内分泌代谢疾病。

2. 1 型糖尿病的发病与遗传、_____和环境因素有关,_____感染是最重要的启动胰岛 B 细胞自身免疫反应的环境因素之一。

3. 2 型糖尿病的特点如下:① 遗传易感性:2 型糖尿病具有更强的_____。_____因素如都市化生活、高热量饮食、缺乏体育锻炼等均与糖尿病的发生有关。② 胰岛素_____和胰岛素_____是 2 型糖尿病发病的两个要素。③ _____和_____均为糖尿病的危险因素。

4. 约有 40% 的患儿首次就诊即表现为糖尿病_____,常由于急性感染、过食、诊断延误或突然中断胰岛素治疗等而诱发。_____是儿童糖尿病急症死亡的主要原因。_____是治疗 1 型糖尿病的关键。

5. 胰岛素过量(苏木杰现象)就是在午夜至凌晨时发生_____,随即反调节激素分泌增加,使血糖陡升,以致凌晨_____、_____异常增高(低血糖→高血糖),只需_____胰岛素用量即可消除。当胰岛素用量不足时可发生"清晨现象",患儿不发生_____,却在清晨 5～9 时呈现_____和_____增高(持续高血糖),可_____晚间胰岛素注射剂量或将注射时间稍往后移。

6. ____、____、____等严重并发症是 2 型糖尿病患者的主要死亡原因。

7. 1 型糖尿病最常见的并发症是_____并发症,以糖尿病_____最常见。2 型糖尿病最常见的并发症是_____并发症,以_____最常见。

8. 糖尿病酮症酸中毒的诱因:① 胰岛素、口服降糖药剂量_____或_____中断;② 感染;③ 生理压力(手术、妊娠、分娩);④ 饮食不当。早期酮症阶段仅有_____、多饮、疲乏等，继之出现_____减退、恶心、呕吐、头痛、嗜睡、呼吸_____(Kussmaul 呼吸)，呼气中出现烂苹果味(_____所致)；后期脱水明显、尿少、皮肤干燥、血压下降、休克、昏迷，以致死亡。

9. 低血糖(根据 Whipple 三联征可确诊)：_____症状；发作时血糖低于_____ mmol/L；供____后低血糖症状迅速缓解。

10. 口服降糖药物的种类有促_____分泌剂(磺脲类和非磺脲类)、胰岛素_____药物(双胍类和胰岛素增敏剂)和_____抑制剂。胰岛素按作用速度和维持时间可分为速效、短效、中效、长效和预混胰岛素 5 类。胰岛素治疗的适应证包括：① _____型糖尿病；② 糖尿病伴发_____并发症者；③ 急性感染、创伤、手术、妊娠糖尿病者；④ 糖尿病并发心、脑、肾、眼、神经等_____并发症；⑤ 2 型糖尿病患者经饮食、运动治疗、口服降糖药物治疗而血糖未达到满意状态者。

11. _____是抢救 DKA 的首要措施，极其关键。首先使用_____。

12. 磺脲类药物促进胰岛素释放，从小剂量开始，_____前 30 min 服用，主要副作用是低血糖反应。双胍类是肥胖或超重的 2 型糖尿病患者的第一线药物，_____或餐后服药。α-葡萄糖苷酶抑制剂(AGI)尤其适用于空腹血糖正常而餐后血糖明显增高者，应与_____同时服用。

13. 一旦确认发生低血糖，应尽快补充_____。轻或中度的低血糖，口服_____、_____饮料或进食糖果、饼干等。药物性低血糖应及时停用相关药物。重者或怀疑为低血糖昏迷的患者，及时用_____葡萄糖 60～100 ml 静脉_____，然后用 5%～10% 葡萄糖静脉_____。

【综合练习】

A1/A2 型题

1. 通过改善外周组织对胰岛素的敏感性、增加其对葡萄糖的摄取和利用，适用于无明显消瘦的糖尿病患者的降糖药物是
   A．格列吡嗪
   B．格列本脲
   C．二甲双胍
   D．噻唑烷二酮
   E．α-葡萄糖苷酶抑制剂

2. 糖尿病患者最常见的护理诊断/问题是
   A．潜在并发症：糖尿病肾病
   B．焦虑：与久治不愈、血糖控制不好有关
   C．知识缺乏：缺乏糖尿病的预防和自我护理的知识
   D．营养失调：高于机体需要量或低于机

   体需要量
   E．有感染的危险：与血糖增高、营养不良等有关

3. 糖尿病是一组病因不明的内分泌代谢疾病，共有的特征是
   A．"三多一少"　　　B．乏力、消瘦
   C．尿糖阳性　　　　D．血糖升高
   E．迟早发生酮症

4. 谢女士，患糖尿病，胰岛素治疗期间突然心悸、饥饿、出汗，随即意识不清。首要的措施为
   A．加大胰岛素剂量
   B．加用优降糖
   C．静脉注射 50% 葡萄糖

D．静脉滴注碳酸氢钠

E．应用呼吸兴奋剂

5．某 2 型糖尿病患者，体态肥胖，"三多一少" 症状不明显，血糖偏高，长期采用饮食控制和口服降血糖药物治疗，但血糖仍高，此时你认为增加下列哪一项措施最适当

A．注射胰岛素　　　B．运动疗法

C．应用抗生素　　　D．加大降糖药剂量

E．补充碳酸氢钠

6．患者，女性，65 岁，患糖尿病，尿糖(+++)。医嘱：皮下注射胰岛素 12 U。以下错误的是

A．选用 2 ml 注射器，6.5 号针头

B．皮肤做常规操作

C．选择三角肌下缘

D．进针时针头与皮肤呈 40°

E．针头刺入 2/3 深

7．患者，男性，18 岁，1 型糖尿病，胰岛素用量每餐 20 U，注射胰岛素后 4~5 h，有心悸、出汗、头晕、软弱无力感。首先考虑的情况是

A．过敏反应　　　　B．心律失常

C．自主神经紊乱　　D．低血糖

E．周围神经炎

8．患者，男性，56 岁，因糖尿病酮症酸中毒急诊入院。急诊室给予输液、吸氧，准备用平车送入病房，护士应注意

A．暂停输液、吸氧

B．暂停输液、吸氧继续

C．继续输液、吸氧暂停

D．继续输液、吸氧

E．暂停护送，待病情好转后再送入病房

9．某 2 型糖尿病患者，50 岁，实际体重超过标准体重 25%，其饮食总热量应

A．按实际体重计算再酌减

B．按实际体重计算再酌增

C．按标准体重计算再酌减

D．按标准体重计算再酌增

E．按标准体重计算不增不减

10．患者，女性，68 岁，患 2 型糖尿病 8 年。

预防糖尿病足不妥的是

A．每天检查清洁足部

B．每天坚持适度的运动

C．足部出现破损可以自行搽药

D．不能用热水烫足

E．不能赤足走路

11．某糖尿病患者，经治疗病情稳定后需要注射胰岛素治疗。出院健康教育中，说法不妥的是

A．注射部位限制在两侧上肢的三角肌

B．每天饭前 30 min 注射

C．针头与皮肤成 30°~40° 进针

D．计划使用注射部位，轮换注射

E．胰岛素应低温冷藏

12．赵先生，55 岁，诊断为 2 型糖尿病，身体一般状况尚好。护士进行评估后，建议赵先生做有氧运动，为掌握好运动量，运动时适宜的心率应该是

A．110 次/min　　　B．115 次/min

C．120 次/min　　　D．125 次/min

E．130 次/min

13．女，71 岁，因"视力下降 3 个月"入院。测得空腹血糖为 9.6 mmol/L，餐后血糖 19.5 mmol/L。其视力障碍最可能的病因是

A．糖尿病黄斑变性

B．糖尿病性白内障

C．糖尿病视网膜病变

D．糖尿病性角膜溃疡

E．糖尿病性屈光改变

14．男，60 岁，2 型糖尿病病史 9 年。社区回访中，护理人员对患者日常足部护理措施，应给予纠正的是

A．鞋袜不宜过紧

B．修剪趾甲不要过短

C．选择柔软透气鞋袜

D．足部出现破损贴创可贴

E．每晚用温水泡脚并检查足部皮肤

15．男，66 岁，长期酗酒史 40 年，以"糖尿病"入院治疗。遵医嘱戒酒。入院第 3

日患者出现全身肌肉粗大震颤，大汗、谵妄、幻视。护理查体：**HR 116 次/min，BP 150/100 mmHg**。患者最可能的诊断是

A．低血糖反应　　B．单纯性戒断反应

C．酮症酸中毒　　D．戒断性惊厥

E．震颤、谵妄

16. 女，38 岁，因"多饮、多食、多尿伴消瘦 1 年"入院，诊断为糖尿病。应用胰岛素治疗。社区回访中，患者自述近期运动后常出现心悸、出汗等。正确的健康指导是

A．增加胰岛素用量

B．增加每餐的食量

C．缩短运动时间

D．运动后加餐

E．停止运动

17. 女，57 岁，2 型糖尿病病史 10 年。今晨练过程中突然出现强烈饥饿感、大汗、脉速、呕吐，随即陷入昏迷。首要的处理措施是

A．鼻导管吸氧

B．静脉滴注碳酸氢钠

C．纠正酸中毒

D．静脉推注 50% 葡萄糖

E．遵医嘱补液

18. 男，61 岁，2 型糖尿病病史 11 年。下列饮食护理中，不妥的是

A．选择低 GI(血糖生成指数)食物

B．膳食纤维有利于降低餐后血糖高峰

C．糖尿病肾病患者应限制蛋白质摄入

D．膳食纤维能增加饱腹感

E．正常成人的主食摄入量为 250 ~ 400 g/d，肥胖者酌情增加

19. 男，54 岁，2 型糖尿病病史半年。患者体态肥胖，一直坚持运动锻炼。社区护士随访时了解情况后，指导患者应该改正的行为是

A．做有氧运动

B．运动时随身携带糖果，预防低血糖

C．运动在清晨空腹进行

D．运动时间一般为 30 ~ 40 min/次

E．运动后即刻脉率 = 170 - 年龄

20. 男，61 岁，2 型糖尿病病史 18 年，长期口服降糖药治疗。近 2 个月来出现乏力明显，血压 140/90 mmHg，双下肢轻度水肿，尿微量白蛋白排泄率(UAER)为 100 mg/24 h。该患者的糖尿病肾病属于

A．糖尿病肾病 I 期

B．糖尿病肾病 II 期

C．糖尿病肾病 III 期

D．糖尿病肾病 IV 期

E．糖尿病肾病 V 期

21. 男，30 岁，10 余年前被诊断为糖尿病。目前应用胰岛素治疗，血糖未规律监测。近 3 个月出现眼睑及下肢水肿，尿 WBC 0 ~ 6 个/HP，尿蛋白(+++)，尿糖(++)。最可能的诊断是

A．肾病综合征　　B．慢性心力衰竭

C．肾盂肾炎　　　D．胰岛素性水肿

E．糖尿病肾病

A3/A4 型题

(1 ~ 2 题共用题干)

患者，女性，35 岁，因"多饮、多尿伴体重下降 2 个月"就诊，被诊断为"糖尿病"。医嘱予以格列齐特 80 mg 口服，3 次/日。

1. 护士应指导患者服用该药的适宜时间为

A．餐前 30 min　　B．餐前 1 h

C．进餐时　　　　D．餐后 30 min

E．餐后 1 h

2. 用药期间护士应重点观察的不良反应为

A．低血糖反应　　　B．皮疹

C．粒细胞减少　　　D．胃肠道反应

E．高乳酸血症

(3 ~ 5 题共用题干)

患者，男性，46 岁，患糖尿病 16 年，

半个月前发生酮症酸中毒，经抢救后病情稳定。昨日出现高热、咳嗽咳黄痰，并感到极度口渴、厌食、恶心，呼吸加速，有烂苹果味；晚上四肢厥冷、脉细速、血压下降，随即出现意识不清，紧急送医院。

3. **首先应给予的处理措施是**
   A．静脉注射 5% 葡萄糖溶液
   B．静脉应用呼吸兴奋剂
   C．静脉滴注 10% 葡萄糖溶液
   D．加大口服降糖药剂量
   E．静脉补充生理盐水，并加用胰岛素

4. **该患者最可能发生了**
   A．心力衰竭
   B．糖尿病酮症酸中毒
   C．急性肾功能衰竭
   D．低血糖反应
   E．败血症

5. **该患者的护理问题不包括**
   A．体温过高　　　　B．急性意识障碍
   C．组织灌注不足　　D．体液过多
   E．体液不足

(6～7 题共用题干)

患者，女性，49 岁，糖尿病酮症酸中毒，尿糖阳性。

6. **患者尿液气味呈**
   A．芳香味　　　　　B．氨臭味
   C．大蒜味　　　　　D．烂苹果味
   E．腐臭味

7. **做尿糖定量检查，标本应加入的防腐剂是**
   A．95% 乙醇　　　　B．浓盐酸
   C．甲苯　　　　　　D．稀盐酸
   E．甲醛

(8～9 题共用题干)

患者，男性，45 岁，身高 162 cm，体重 86 kg，临床证实患 2 型糖尿病 2 年余。

8. **在饮食指导中，其饮食中糖类占总热量的比例为**

A．10%～20%　　　　B．30%～40%
C．50%～60%　　　　D．70%～80%
E．80%～90%

9. **在饮食控制、口服降糖药后，病情控制并不理想。应建议患者**
   A．减少主食量　　　B．接受运动疗法
   C．测血酮和尿酮　　D．静脉滴注胰岛素
   E．迅速补液

(10～11 题共用题干)

患者，女性，45 岁，有糖尿病史 8 年。昨日因高热、咳嗽后突然感到极度口渴、厌食、恶心，呕吐 2 次，均为胃内容物，呼吸深快，晚上出现脉细数、血压下降，随即意识不清。

10. **患者可能并发了**
    A．低血糖　　　　　B．急性胃肠炎
    C．急性脑炎　　　　D．酮症酸中毒昏迷
    E．高渗性非酮症中毒

11. **此时应立即给予**
    A．静脉滴注碱性液体
    B．静脉滴注葡萄糖溶液
    C．静脉滴注胰岛素
    D．静脉应用呼吸兴奋剂
    E．加大口服降压药

(12～13 题共用题干)

男性，55 岁，患 2 型糖尿病多年，体态肥胖，"三多一少"症状不明显，血糖偏高。饮食控制、口服降糖药效果均不理想。

12. **该患者向护士咨询，应该建议他**
    A．减少主食量
    B．静脉滴注胰岛素
    C．接受运动疗法
    D．增加降糖药剂量
    E．测血酮和尿酮

13. **以下有关该患者的自我保健措施中错误的是**
    A．定时测血糖、尿糖
    B．保持情绪稳定

C．经常温水洗脚

D．戒烟、忌酒

E．少吃粗纤维食物

(14～16题共用题干)

女，73岁，2型糖尿病病史20余年。应用口服降糖药，血糖控制不理想，遵医嘱改用胰岛素治疗。

14．发生低血糖时，常见体征是

　　A．室上性心动过速

　　B．收缩压明显升高

　　C．面色苍白、出冷汗

　　D．四肢震颤

　　E．意识障碍

15．为了解患者近期血糖控制情况，首选的检查是

　　A．餐后血糖测定

　　B．空腹血糖测定

　　C．胰岛素水平测定

　　D．糖化血红蛋白测定

　　E．糖化血浆蛋白测定

16．患者在晨练过程中，突然出现强烈饥饿感、大汗、脉快、呕吐，随即陷入昏迷。首要的处理措施是

　　A．鼻导管吸氧

　　B．静脉滴注碳酸氢钠

　　C．纠正酸中毒

　　D．静脉推注50%葡萄糖

　　E．大剂量补液，小剂量胰岛素静滴

第七节　痛风患者的护理

【知识要点】

一、概述

痛风是一种慢性嘌呤代谢紊乱、尿酸合成增多或排除减少，造成血尿酸增高的一组异质性疾病。好发于40岁以上男性，常有家族遗传史。

病因与发病机制：根据高尿酸血症的发病原因，可分为原发性和继发性两类。

原发性痛风多有阳性家族史，属多基因遗传缺陷，与发病有关的因素主要有以下两个方面：

1．尿酸排泄减少：引起高尿酸血症的主要因素。

2．尿酸生成增多：当嘌呤核苷酸代谢酶缺陷或(和)功能异常时，则引起嘌呤合成增加而导致血尿酸水平升高。

临床上仅有部分高尿酸血症患者发展为痛风。在酸性环境下，尿酸可析出结晶，沉积在骨关节、肾脏和皮下等组织，造成组织病理学改变，导致痛风性关节炎、痛风性肾病和痛风石等。

二、护理评估

1．健康史：遗传因素、相关疾病及高嘌呤食物等。

2．临床表现：本病多见于中老年人，男性占95%以上，绝经后妇女，常有家族遗传史。

(1)无症状期：间歇性或持续性高尿酸血症。

(2)急性关节炎期：为痛风的首发症状。

① 多在春秋发病,常有发病诱因。

② 典型的首次发作常在夜间突然发病,患者常因足痛而惊醒。常表现为突然发生的下肢远端单个、偶尔双侧或多关节红、肿、热、痛和功能障碍,可有关节腔积液。最易受累部位是拇趾及第一跖趾关节,其余依次为踝、膝、腕、指、肘等关节。

③ 伴发热、白细胞增多等全身症状。

④ 初次发作常呈自限性。

⑤ 可伴高尿酸血症。

(3) 痛风石及慢性关节炎期:痛风石为痛风的特征性损害,一般以耳轮、跖趾、指间和掌指处多见,常有多关节受累,且多见于关节远端。晚期出现肾病变,包括痛风肾病和尿酸性尿路结石。痛风肾病是痛风特征性病理变化之一,可出现蛋白尿、夜尿增多和等渗尿,进而发生高血压、氮质血症等肾功能不全的表现。尿酸性尿路结石为尿酸盐结晶在肾脏中形成的结石,可出现肾绞痛、血尿等表现。

3. 辅助检查:

(1) 血、尿尿酸测定:血尿酸男性 > 420 μmol/L,女性 > 350 μmol/L,即可确定为高尿酸血症。

(2) 滑囊液或痛风石内容物检查:偏振光显微镜下可见针形尿酸盐结晶,是确诊本症的依据。

三、治疗要点

1. 一般治疗:控制饮食总热量,适当运动,防止超重、肥胖;限制饮酒和限制高嘌呤食物如心、肝、肾等动物内脏的摄入;多饮水,每天 2 000 ml 以上,增加尿酸的排泄等。

2. 急性痛风性关节炎期的治疗:绝对卧床,抬高患肢,避免负重,迅速应用秋水仙碱,越早用药疗效越好。

3. 发作间歇期和慢性期处理:以促使血尿酸维持正常水平为目的。

(1) 促进尿酸排泄药:肾功能良好者选用。常用的药物有丙磺舒、磺吡酮及苯溴马隆,用药期间多饮水。

(2) 抑制尿酸合成药:肾功能不良者选用。常用的有别嘌呤醇。

(3) 碱化尿液:选用碳酸氢钠片。

四、主要护理诊断及合作性问题与护理措施

痛风患者的主要护理诊断及合作性问题与护理措施见表 6-7。

表 6-7　痛风患者的主要护理诊断及合作性问题与护理措施

护理诊断/问题	主要护理措施
疼痛:关节痛。	1. 急性关节炎期卧床休息,注意体位。 2. 局部护理,减轻疼痛。 3. 注意控制饮食。 4. 监测病情变化,及时遵医嘱用药治疗。
有皮肤完整性受损的危险。	1. 间歇期:维持患部清洁,避免使用碱性肥皂,避免抓破。 2. 手腕及肘关节受累:给予湿冷敷或 25% 硫酸镁湿敷以消除关节肿胀和疼痛,必要时夹板固定制动。
知识缺乏。	1. 介绍痛风发生的原因。 2. 教给患者饮食控制、运动锻炼、病情观察的相关知识。

五、健康教育

1. 介绍疾病发生的相关知识。

2. 教给患者严格控制饮食，避免进食高嘌呤等食物。

3. 适度运动，注意关节保护。

4. 自我观察病情，注意病情变化，定期复查。

【课前预习】

一、基础复习

1. 嘌呤代谢原理。　2. 秋水仙碱等药的作用及不良反应。

二、预习目标

1. 血液中_____长期增高是痛风发生的关键原因。痛风的生化标志是_____血症。此种损坏呈_____损害。

2. 高尿酸血症的诊断标准为男性血尿酸浓度 > _____ μmol/L，女性 > _____ μmol/L。

【课后巩固】

一、名词解释

高尿酸血症　　痛风石　　痛风性肾病

二、填空题

1. 痛风急性期以急性_____为首要和主要表现。多在_____或_____突然起病，多呈剧痛，数小时内出现受累关节的红、肿、热、痛和功能障碍，单侧_____及_____关节最常见。

2. _____是痛风的特征性临床表现，常见于_____、跖趾、指间和掌指关节。

3. _____是治疗痛风急性发作的特效药，作用机制是_____局部组织中的致炎因子，抑制炎症细胞的变形和趋化，缓解炎症，越早应用效果越好。无并发症的急性关节炎期可首选_____，特别是不能耐受秋水仙碱的患者尤为适用，最常用的是_____。抑制尿酸合成药选用_____。

4. 痛风的主要护理措施：① 限制饮酒和限制高嘌呤食物，如心、肝、肾等动物内脏的摄入；② 多_____，每天 2 000 ml 以上，增加尿酸的排泄；③ 慎用抑制尿酸排泄的药物，如_____利尿药等。

5. 在痛风的急性关节炎期，应_____卧床休息，抬高患肢，避免受累关节负重。

6. 富含嘌呤的食物包括动物_____，_____类、肉类、菠菜、黄豆、扁豆、豌豆、_____、浓茶等；忌食辛辣刺激食物，严禁_____。患者适宜选择_____、_____、_____、柑橘类水果、各类蔬菜等碱性食物。

【综合练习】

A1/A2 型题

1. 关于痛风的描述，下列不妥的是
   A．多见于 40~50 岁男性
   B．原发性痛风多有遗传性
   C．属于代谢性疾病
   D．血尿酸越高，症状越明显
   E．痛风性肾病早期出现间歇性蛋白尿

2. 痛风患者的特征性表现是
   A．高尿酸血症　　　B．急性关节炎
   C．尿酸盐结晶　　　D．痛风石
   E．痛风性肾病

3. 痛风患者最常见的首发症状是
   A．突发性颈肩关节疼痛
   B．突发性跖趾关节疼痛
   C．突发性足踝关节疼痛
   D．突发性近端指关节疼痛
   E．突发性双膝关节疼痛

4. 男，51 岁，近 3 年来出现关节炎症状和尿路结石，进食肉类食物时，病情加重。该患者发生的疾病涉及的代谢途径是
   A．糖代谢
   B．脂代谢
   C．嘌呤核苷酸代谢
   D．嘧啶核苷酸代谢
   E．氨基酸代谢

5. 男，47 岁，肥胖体型，因关节疼痛诊断为痛风。下列哪项护理措施不正确
   A．多饮水，每日饮水量应达到 2 000 ml 以上
   B．患者应禁食动物内脏、鲤鱼、鱼卵、小虾、沙丁鱼等海鲜
   C．戒烟酒
   D．避免受累关节负重
   E．加强痛风关节的活动，保持其运动功能

6. 患者，男性，47 岁，右踝关节疼痛 20 天，患者 20 天前感冒后出现右踝关节剧烈疼痛，疼痛多在夜间发作，呈间歇性，影响睡眠。查：右踝关节有红、肿、热、痛，其余关节无异常。患者有高血压、糖尿病

病史。提示该患者可能为
   A．风湿性关节炎
   B．创伤性关节炎
   C．银屑病性关节炎
   D．痛风性关节炎
   E．化脓性关节炎

7. 患者，男性，63 岁，每于吃海鲜和饮啤酒后诱发拇趾关节疼痛。前日晚再次和朋友聚餐吃海鲜后，引发脚趾剧痛，并出现肾绞痛和血尿，提示患者可能为
   A．尿酸性尿路结石　B．肾盂肾炎
   C．肾小球肾炎　　　D．痛风性关节炎
   E．过敏性紫癜

8. 患者，男性，50 岁，下班后与朋友聚餐，很晚回家休息。午夜突发左脚第一跖趾关节剧痛，约 3 h 后局部出现红、肿、热、痛和活动困难，遂来急诊就诊。检查：血尿酸为 500 μmol/L。X 线提示：非特征性软组织肿胀。患者可能的诊断是
   A．痛风　　　　　　B．假性痛风
   C．风湿性关节炎　　D．类风湿性关节炎
   E．化脓性关节炎

9. 女，49 岁，痛风病史 8 年。今日晨起痛风急性发作。下列能够有效缓解关节炎症状的非甾体抗炎药是
   A．碳酸氢钠　　　　B．别嘌呤醇
   C．糖皮质激素　　　D．丙磺舒
   E．吲哚美辛

10. 男，57 岁，痛风病史 8 年。因"突发右脚第 1 跖趾关节剧痛伴活动困难 3 h"急诊入院。初步诊断为痛风性关节炎。应指导患者每日饮水量至少
    A．1 000 ml　　　　　B．1 500 ml
    C．2 000 ml　　　　　D．2 500 ml
    E．3 000 ml

11. 男，42 岁，以"急性关节炎"就诊。入院后初步诊断为痛风。患者可以正常进食的食物是

A．动物内脏、肉　　B．豌豆、扁豆

C．菠菜、蘑菇　　　D．海鱼、虾、蟹

E．冬瓜、柑橘

12．男，**50** 岁，诊断为高血压 **2** 年。经详细询问病史，护士指导患者应避免使用噻嗪类利尿剂进行降压，最可能的原因是

A．有痛风病史　　　B．有晕厥病史

C．有肾炎病史　　　D．有哮喘病史

E．有心衰病史

13．男，**54** 岁。诊断为急性白血病行化疗，并针对"尿酸性肾病的预防"进行了专题健康指导。以下患者的理解，护士应给予纠正的是

A．化疗期间饮水量>3 000 ml/d

B．化疗前后遵医嘱应用利尿剂

C．遵医嘱应用别嘌呤醇，以促进尿酸排出

D．应用化疗药物后应每 30 min 排尿一次

E．碱化尿液促进尿酸排出

14．关于痛风性关节炎的特点，以下描述不正确的是

A．发作期间一定伴有高尿酸血症

B．发作常呈自限性，多于 2 周内自行缓解

C．多于午夜或清晨突然发作

D．秋水仙碱可迅速缓解症状

E．关节疼痛，数小时内可出现红肿热痛及功能障碍

A3/A4 型题

（1～3 题共用题干）

患者，男性，45 岁，患糖尿病 4 年。2 年前查体发现血尿酸增高。1 年前在聚餐饮酒后出现夜间拇趾突发疼痛，且经常在摄入海产品后诱发拇趾疼痛。查体：在右脚拇趾和第一跖趾关节处可触及包块。

1．该患者在饮食上应尽量减少摄入的食物是

A．牛奶　　　　　　B．鸡蛋

C．奶制品　　　　　D．菠菜

E．土豆

2．因患者对秋水仙碱过敏，为控制痛风的急性发作，建议患者应用非甾体类抗炎药物进行治疗，最常应用的药物是

A．吡罗昔康　　　　B．萘普生

C．布洛芬　　　　　D．保泰松

E．吲哚美辛

3．患者进行了尿液碱化治疗，应告知患者不能应用的药物是

A．丙磺舒　　　　　B．磺吡酮

C．氢氯噻嗪　　　　D．苯溴马隆

E．别嘌呤醇

（4～6 题共用题干）

男，58 岁，因"突发右足第一跖趾关节疼痛 1 h"急诊入院。患者自述昨晚进食羊肉火锅并饮白酒 250 ml。护理体检：右足第一跖趾关节红肿并伴屈伸障碍。血常规显示：白细胞 13.5 × 10^9/L，血尿酸 670 μmol/L，ESR 54 mm/h。初步诊断为痛风性关节炎。

4．若应用非甾体抗炎药止痛、消肿，应告诉患者，该药物最常见的副作用是

A．皮疹　　　　　　B．转氨酶升高

C．骨髓抑制　　　　D．腹泻

E．消化道溃疡或出血

5．可直接确诊痛风的检查结果是

A．尿尿酸增高

B．血尿酸增高

C．X 线检查见关节软骨破坏

D．偏振光显微镜证实尿酸盐结晶

E．CT 检查见不均匀斑点状高密度影

6．在护理过程中，对患者的哪种行为应给予纠正

A．我再也不吃羊肉火锅了

B．把腿放在支架上舒服些

C．我今后一定多饮水

D．热敷能减轻疼痛

E．我再也不喝酒了

（编者：李建）

第七章　风湿性疾病患者的护理

第一节　常见症状的护理

【知识要点】

一、疾病相关知识

风湿性疾病是指累及骨、关节及其周围软组织的一组疾病。

1. 关节疼痛与肿胀：疼痛是关节受累的最常见的首发症状，也是风湿病患者就诊的主要原因。风湿性疾病是关节疼痛和肿胀的最主要原因。

2. 关节僵硬与活动受限：僵硬是指经过一段时间的静止或休息后，患者试图再活动某一关节时，感到局部不适、难以达到平时关节活动范围，需要一段时间的活动后才缓解或消失的现象。晨僵是判断滑膜关节炎症活动性的客观指标。最常见的原因是风湿性疾病。类风湿关节炎的关节功能障碍最突出。

3. 皮肤损害：病理基础是血管炎性反应。

二、护理评估

1. 健康史。

2. 身体状况：① 关节疼痛和肿胀；② 晨僵；③ 皮肤损害。

三、主要护理诊断及合作性问题与护理措施

类风湿关节炎患者的主要护理诊断及合作性问题与护理措施见表 7-1。

表 7-1　类风湿关节炎患者的主要护理诊断及合作性问题与护理措施

护理诊断/问题	主要护理措施
疼痛。	1. 休息与体位。　2. 协助患者减轻疼痛。
焦虑。	1. 心理支持。　2. 采用缓解焦虑的技术。　3. 病情观察及安全保护。
躯体活动障碍。	1. 生活护理。　2. 休息与功能锻炼。　3. 心理护理。　4. 病情观察及预防并发症。
皮肤完整性受损。	1. 饮食护理。　2. 皮肤护理。　3. 用药护理。

【课前预习】

一、基础复习

关节的解剖结构及运动功能。

二、预习目标

1. 关节疼痛与肿胀：_____是关节受累的最常见的首发症状，也是风湿病患者就诊的主要原因。_____疾病是关节疼痛和肿胀的最主要原因。

2. 关节僵硬与活动受限：僵硬常在_____时表现最明显，故又称为_____。晨僵是判断滑膜关节_____活动性的客观指标，其持续时间与炎症的_____程度相一致。最常见的原因是_____。类风湿关节炎的关节功能障碍最突出。

3. 皮肤损害：风湿病常见皮损。病理基础是_____炎性反应。

【课后巩固】

一、名词解释

晨僵　　蝶形红斑　　雷诺现象

二、填空题

1. 风湿性疾病患者的身体状况：

(1) 关节疼痛和肿胀：① RA：以____、_____、_____、_____等小关节多见，呈_____性、多_____受累，持续性疼痛，活动后疼痛减轻，关节肿胀呈_____，晚期关节_____。② 骨关节炎(OA)：多侵犯_____、_____、膝、腰等关节，多于活动后疼痛加剧。③ 强直性脊柱炎(AS)：主要侵犯_____关节，以髋、膝、腰、踝关节受累最为常见，多为不对称性，呈持续性疼痛。④ 风湿热关节痛：多为_____性、_____性、____关节，主要有____、____、____、腕、肩关节。⑤ 痛风：多累及单侧_____及_____关节，疼痛_____，_____或_____严重，晚期有_____。⑥ SLE 的关节痛：以____、____、____关节为主，呈_____性的多关节_____性痛，无_____。

(2) 晨僵：类风湿关节炎表现为四肢_____晨僵，时间常超过 1 h，持续超过 6 周。

(3) 皮肤损害：① 类风湿性血管疾病累及皮肤，可见棕色皮疹、甲床瘀点或瘀斑。② SLE 患者最具特征性的皮肤损害为面部_____，口腔、鼻黏膜主要表现为溃疡或糜烂。③ RA 患者可有皮下结节，多位于_____附近、枕、跟腱等关节隆突部及受压部位的皮下，结节呈对称分布，质硬无压痛，大小不一，直径数毫米至数厘米不等，患者可出现因寒冷、情绪激动等原因的刺激，导致突然发作的_____和_____部位的皮肤_____继而_____再_____，并伴有局部发冷、疼痛的表现，称雷诺现象。④ 痛风石常见于关节内、关节附近和_____。⑤ 风湿热的_____红斑为淡红色、环形、中央苍白，多分布在躯干、肢体的近端，时隐时现，大小不一，压之褪色，不痒。风湿热的皮下结节多发现于关节_____的皮下组织，尤其在肘、膝、腕、枕或胸腰椎棘突处，与皮肤无粘连，无红肿炎症，稍硬、无痛的小结节。

2. 风湿性疾病患者疼痛的护理措施：

(1) 休息与体位：急性期应_____休息，保持关节的_____位置，避免疼痛部位受压。

(2) 协助患者减轻疼痛：① 为患者创造适宜环境；② 合理应用_____性止痛措施，如松弛术、皮肤刺激疗法、分散注意力；③ 使用_____方法缓解疼痛，或按摩肌肉、活动关节，防止肌肉挛缩和关节活动障碍；④ 遵医嘱用_____抗炎药，该药的主要不良反应为_____反应。

第二节　系统性红斑狼疮患者的护理

【知识要点】

一、疾病相关知识

系统性红斑狼疮(SLE)是多因素参与的、特异性自身免疫性结缔组织病。目前认为在性激素、环境因素(阳光照射、病毒感染、食物)、遗传、药物(普鲁卡因酰胺、肼苯达嗪、氯丙嗪)等因素作用下，产生多种自身抗体，其中尤以抗核抗体(ANA)为重。

二、护理评估

1. 健康史。

2. 身体状况：

(1) 全身状况：发热。

(2) 皮肤黏膜损害：80% 患者有皮肤黏膜损害，常见于暴露部位出现对称的皮疹，典型者在双面颊和鼻梁部有深红色或紫红色蝶形红斑。

(3) 关节与肌肉疼痛：90% 以上患者有关节受累。

(4) 脏器损害：几乎所有的 SLE 患者均有不同程度的脏器损害。所有患者都有肾脏病理学损害，约 75% 的患者有狼疮性肾炎。晚期发展为尿毒症，是 SLE 患者死亡的常见原因。

3. 辅助检查

(1) 抗核抗体(ANA)：阳性率达 95%，成为最常见的筛选试验。

(2) 抗 Sm 抗体是 SLE 的标志抗体。

(3) 抗双链 DNA 抗体(dsDNA)对确诊 SLE 和判断狼疮的活动性参考价值大。

三、治疗要点

1. 治疗目的。

2. 一般治疗：夏天穿长袖衣服戴帽子，减少暴露部位，避免日晒。

3. 药物治疗：① 糖皮质激素是目前治疗 SLE 的首选药；② 非甾体抗炎药；③ 抗疟疾药物（主要用于治疗盘状红斑）；④ 免疫抑制剂。

四、主要护理诊断及合作性问题与护理措施

SLE 患者的主要护理诊断及合作性问题与护理措施见表 7-2。

表 7-2　SLE 患者的主要护理诊断及合作性问题与护理措施

护理诊断/问题	主要护理措施
皮肤黏膜完整性受损。	1. 一般护理。　2. 皮肤护理。　3. 用药护理。
疼痛：慢性关节疼痛。	1. 休息与体位。　2. 协助患者减轻疼痛。
口腔黏膜受损。	1. 保持口腔清洁。　2. 有破损、溃疡和感染者对症护理。
潜在并发症：慢性肾衰竭。	1. 一般护理。　2. 病情监测。　3. 用药护理。

五、健康教育

1. 避免诱因：避免一切可能诱发本病的因素。
2. 休息与活动。
3. 皮肤护理指导：切忌挤压皮肤斑丘疹。
4. 用药护理：坚持严格按医嘱治疗。
5. 疾病知识教育和心理调适指导。

【课前预习】

一、基础预习

1. 皮疹的表现。
2. 免疫学，自身抗体，补体。
3. 糖皮质激素。

二、预习目标

1. 评估 SLE 患者的健康史：特殊_____史(肼屈嗪、普鲁卡因酰胺、异烟肼、氯丙嗪、甲基多巴)和_____史(含联胺基团的食物如_____食物、_____、_____、_____海产品；富含补骨脂的食物如_____、_____、_____)。

2. _____小体(苏木紫小体)是诊断 SLE 的特征性依据。

3. SLE 的一般治疗：活动期患者应注意_____休息，慢性期或病情稳定者可适当_____；夏天穿_____衣服，戴_____，减少_____部位，避免_____。

4. SLE 患者饮食为高_____、富含_____、高_____、营养丰富、易消化的食物，避免_____性食物。

5. SLE 患者死亡的主要原因是_____、_____、脑损害和心力衰竭。

【课后巩固】

一、名词解释

SLE   蝶形红斑   ANA   抗 Sm 抗体   狼疮带试验   干燥综合征

二、填空题

1. SLE 是多因素参与的、特异性_____性结缔组织病。在_____、_____因素、遗传、药物因素作用下，易感机体丧失正常免疫耐受性，出现_____反应，产生多种_____，其中尤以_____(ANA)为重。_____多见，20~40 岁多见。

2. SLE 患者的身体状况：① _____：90% 患者有发热，以长期低、中度发热多见，急性活动期可有高热。② _____损害：80% 患者有皮肤黏膜损害，常见于_____出现_____的皮疹，典型者在_____和_____有深红色或紫红色_____红斑，表面光滑，病情缓解时红斑可消退，留有棕黑色色素沉着。

③ _____与_____疼痛：90% 以上患者有关节受累，大多数_____是首发症

状，受累的关节常是_____、_____、膝、足部和踝关节，_____性损害，间歇性。

④_____损害：几乎所有 SLE 患者均有，所有患者都有_____病理学损害，晚期发展为尿毒症，成为患者死亡的常见原因，30% 的患者有心血管损害，最常见为心包炎；60%的活动性 SLE 患者有慢性贫血；神经系统以_____神经系统(尤其是脑损害)最为多见，_____可以是 SLE 的首发症状。

3. SLE 的辅助检查：①_____抗体：阳性率达 95%，但特异性不高，本试验已成为最常见的筛选试验。②_____抗体是细胞核中的酸性核蛋白，特异性高达 95%，但敏感性低，仅为 25%，一般认为抗 Sm 抗体是 SLE 的标志抗体。③_____抗体：特异性高达 95%，敏感性仅 70%，对确诊 SLE 和判断狼疮的活动性参考价值大；_____抗体和_____抗体可以确诊 SLE。④ 补体 CH50(总补体)C3、C4 降低，有助于 SLE 的诊断，并提示_____活动。

4. SLE 的治疗目的：控制病情和维持临床缓解。宜早诊断、早治疗。

5. SLE 的药物治疗：①_____是目前治疗 SLE 的首选药，用于_____狼疮，脏器受损，急性溶血性贫血，血小板减少性紫癜等；对于急性爆发性危重 SLE 患者，采用激素_____。②_____均为口服药，主要用于发热，关节、肌肉酸痛，而无明显血液病变的轻症患者等。③_____主要治疗盘状红斑，通常用磷酸氯喹，可引起视网膜退行性病变，故应定期查眼底。④_____抑制剂应用于易复发但因严重副作用而不能使用激素者。⑤ 静脉注射大剂量丙种球蛋白：适用于病情严重或(和)并发全身严重感染者。

【综合练习】

A1/A2 型题

1. SLE 的发病与下列哪项无关
   - A. 遗传因素　　　B. 病毒感染
   - C. 紫外线　　　　D. 雌激素
   - E. 败血症

2. SLE 的脏器损害最常见于
   - A. 心　B. 肺　C. 肝
   - D. 脾　E. 肾

3. SLE 的发病年龄多见于
   - A. 婴儿　　　　　B. 儿童
   - C. 育龄妇女　　　D. 中老年男性
   - E. 老年人

4. SLE 的皮肤损害最常见的是
   - A. 环形红斑　　　B. 瘀点、瘀斑
   - C. 蝶形红斑　　　D. 荨麻疹
   - E. 玫瑰疹

5. SLE 的药物治疗首选
   - A. 青霉胺　　　　B. 泼尼松
   - C. 布洛芬　　　　D. 硫唑嘌呤
   - E. 环磷酰胺

6. 关于 SLE，下列哪项描述是错误的
   - A. 盘状红斑狼疮可发展为 SLE.
   - B. 大多有皮肤损害
   - C. 紫外线可使皮肤症状恶化
   - D. 妊娠期病情好转
   - E. 肾脏损害最常见

7. 有关 SLE 的身体状况，以下描述错误的是
   - A. 肾脏损害最常见
   - B. 可发生狼疮性肺炎
   - C. 可发生黄疸
   - D. 可有心肌炎

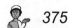

E．晚期可有多关节畸形

8. 狼疮性肾炎最终可致

A．尿路感染　　　B．肾盂肾炎

C．慢性肾炎　　　D．肾病综合征

E．慢性肾衰

9. 诊断 SLE 阳性率最高的是

A．抗核抗体阳性

B．抗双链 DNA 抗体阳性

C．抗变性 IgG 抗体阳性

D．γ 球蛋白增高

E．血沉常增快

10. 一般认为 SLE 的发病与下列哪一内分泌因素有关

A．肾上腺素　　　B．雌激素

C．胰岛素　　　　D．甲状腺素

E．催乳素

11. 以下不符合 SLE 的护理要求的是

A．床单位清洁干燥

B．床单位阳光充足

C．病室空气流通

D．病室内温度 18～20 ℃

E．病室内湿度 50%～60%

12. 诊断系统性红斑狼疮最有意义的实验室检查是

A．抗 Sm 抗体、抗 RNA 抗体、抗 dsDNA 抗体、血清补体

B．血沉、抗 O 抗体、血清补体、谷丙转氨酶

C．皮肤狼疮带试验、血清补体、血沉、抗 O 抗体

D．血象、找狼疮细胞、抗 Sm 抗体、肌酸磷酸激酶

E．血沉、抗 O 抗体、血象、找狼疮细胞、肌酸磷酸激酶

13. 系统性红斑狼疮(SLE)是一种

A．感染性疾病　　B．自身免疫性疾病

C．传染性疾病　　D．遗传性疾病

E．以上都不是

14. 特异性高且对判断狼疮活动性和预后有较

大参考价值的辅助检查是

A．抗 Sm 抗体检查

B．抗 ANA 抗体检查

C．免疫病理学检验

D．抗双链 DNA 抗体检查

E．补体 C3、C4、CH50 检查

15. 可能导致系统性红斑狼疮(SLE)的药物不包括

A．普鲁卡因　　　B．甲基多巴

C．阿司匹林　　　D．异烟肼

E．氯丙嗪

16. 系统性红斑狼疮与类风湿性关节炎患者均可出现的是

A．关节强直与畸形

B．关节隆突部位的皮下结节

C．类风湿因子阳性

D．血中找到狼疮细胞

E．面部蝶形红斑

17. 患者，女，20 岁，四肢关节疼痛 7 个月，近 2 月出现面颊部对称性红斑，反复发作口腔溃疡，诊断为"系统性红斑狼疮"。以下护理措施不妥当的是

A．避免辛辣等刺激性食物

B．坚持饭后漱口

C．少食多餐

D．优质低蛋白饮食

E．可以进食蘑菇、芹菜等食物

18. 患者，女，24 岁，患系统性红斑狼疮入院，面部蝶形红斑明显。对该患者进行健康指导时，错误的是

A．用清水洗脸

B．不用碱性肥皂

C．禁忌日光浴

D．可适当使用化妆品

E．坚持用消毒液漱口

19. 邢女士，22 岁，患"系统性红斑狼疮"2 年，鼻梁及面颊两侧呈蝶形水肿性红斑。不正确的护理措施是

A．患者床位安置在没有阳光直射的地方

B．外出穿长袖衣裤，打伞遮阳

C．适当使用化妆品掩饰红斑

D．忌用碱性肥皂清洗面部

E．避免服用普鲁卡因酰胺等药物

20．女，24 岁，患红斑狼疮 5 年。半个月前面部出现红斑，胸闷不适，全身关节酸痛，并伴有低热，疑 SLE 活动。患者治疗后病情控制可出院回家，护士对患者做如下指导，正确的是

A．不生育者可口服雌性避孕药避孕

B．自觉不适，自行增加激素用量，症状缓解后自行减药

C．长期用药，定期随访，不可擅自改变药物剂量或突然停药

D．一旦怀孕即停服激素并以免疫抑制药替代

E．怀孕后停服糖皮质激素以外的一切药物，并每天晒太阳 30 min 以上

21．系统性红斑狼疮患者饮食应注意忌食

A．芹菜、香菜　　　B．高蛋白

C．营养丰富　　　　D．易消化

E．低盐

22．某人面部有红斑，全身关节、肌肉痛，查血抗 Sm 抗体(+)，可能的诊断是

A．退化性关节炎　　B．痛风

C．风湿　　　　　　D．类风湿

E．SLE

23．某女性患有 SLE，以下哪项处理不妥

A．避孕

B．不吃含激素的避孕药

C．病情稳定时无须避孕

D．妊娠前 3 个月停用所有免疫抑制剂

E．告知可能流产、早产

24．王小姐，24 岁，因患系统性红斑狼疮两次住院，本次住院面部蝶形红斑明显，该患者皮肤应

A．用清水洗脸

B．忌用碱性肥皂

C．禁忌日光浴

D．适当使用化妆品

E．红斑处用 40～50 ℃ 热水湿敷

25．某女性患者已确诊 SLE，出现发热、全身关节痛、皮疹、蝶形红斑，此时应给予何类药物

A．糖皮质激素　　　B．雄激素

C．非甾体抗炎药　　D．甲状腺素

E．醛固酮

26．某女性患者因发热、各关节痛、面部有蝶形红斑及血中抗 Sm 抗体(+)，确诊为 SLE，医嘱不能食用含有补骨脂素的芹菜、香菜、无花果，是因为

A．可增强雌激素的作用

B．可损害肾小球

C．可加重表皮细胞的损害

D．可增强对紫外线的敏感

E．可加重关节滑膜炎

27．某女性患者因全身关节痛、面有蝶形红斑、查血抗 Sm 抗体(+)确诊为 SLE，医嘱病室避免日光直射、病室紫外线消毒时应回避、外出穿长袖上衣及长裤、戴帽或撑伞遮阳、禁日光浴，何故

A．紫外线是本病的重要诱因

B．紫外线可致雌激素作用增强

C．紫外线可直接破坏表皮细胞

D．紫外线可加重关节滑膜炎

E．紫外线可直接损害细胞 DNA

28．郑先生是系统性红斑狼疮患者，经住院治疗后症状基本缓解，此时护士对患者进行健康指导，错误的是

A．每日用肥皂水洗脸

B．远离紫外线，禁止进入紫外线消毒室

C．禁用化妆品

D．外出时戴遮阳帽、撑遮阳伞

E．局部用温水湿敷，每日 3 次

29．患者，女性，35 岁，面部有蝶形红斑，严重关节疼痛，最近查血 Hb 80 g/L，乏力，抗 Sm 抗体阳性，抗双链 DNA 抗体阳性，该病的贫血是

A．小细胞低色素性贫血

B．小细胞正色素性贫血

C．大细胞低色素性贫血

D．大细胞正色素性贫血

E．正色素性贫血

30．女，28 岁，被诊断为系统性红斑狼疮，医嘱羟氯喹全程治疗。护士应告知患者定期进行的辅助检查是

A．白血病计数检查

B．眼底及心脏检查

C．肺功能及肾功能检查

D．肝功能及血清蛋白检查

E．血红蛋白浓度测定

31．女，33 岁，因"反复多关节酸痛 3 个月"就诊，诊断为系统性红斑狼疮。以下口腔护理不妥的是

A．口腔溃疡者漱口后涂敷锡类散

B．晨起及睡前以消毒液漱口

C．细菌性感染者涂碘甘油

D．感染者选用合适的漱口液

E．真菌感染以呋喃西林液漱口

32．女，29 岁，被诊断为系统性红斑狼疮。护理体检：T 38 ℃，面部蝶形红斑，有少许鳞屑，胸腹无异常。尿常规及肾功能检查正常，血抗核抗体(+)，抗双链 DNA 抗体(+)。给予激素治疗，下列做法正确的是

A．泼尼松常分次口服

B．病情稳定后继续用药 2 周立即停药

C．泼尼松 30 mg/d 长期维持

D．有重要器官急性损伤时可用激素冲击疗法

E．激素冲击疗法以 1～2 周为 1 个疗程

33．女，29 岁，被诊断为系统性红斑狼疮。目前应用泼尼松、羟氯喹及环磷酰胺治疗。需暂停使用环磷酰胺的白细胞数值是

A．$< 5 \times 10^9$/L   B．$< 4 \times 10^9$/L

C．$< 3 \times 10^9$/L   D．$< 2 \times 10^9$/L

E．$< 1 \times 10^9$/L

34．女，33 岁，系统性红斑狼疮病史 6 年。评估患者远期死亡的常见原因是

A．慢性肾功能不全

B．纤维素性心包炎

C．神经系统损害

D．慢性肝硬化

E．肺间质纤维化

35．女，31 岁，被诊断为系统性红斑狼疮。因顽固性皮肤红斑，现应用激素治疗。以下用药指导中，不正确的是

A．以泼尼松较常用

B．泼尼松一般剂量为 1 mg/(kg·d)

C．病情稳定后泼尼松应缓慢减量

D．泼尼松以高于 10 mg/d 剂量维持

E．并发狼疮性肾炎者可应用甲泼尼龙

36．女，30 岁，系统性红斑狼疮病史 3 年，面部红斑明显。关于系统性红斑狼疮的治疗，下列描述正确的是

A．应用大剂量非甾体抗炎药治疗关节疼痛

B．病情反复的重症患者只需用大剂量免疫抑制剂治疗

C．雷公藤可用于治疗狼疮性肾炎

D．有皮疹者不能用含糖皮质激素的软膏局部治疗

E．氯喹可用于控制脱发

37．女，25 岁，系统性红斑狼疮病史 1 年，面部皮肤损害明显，头发脱落。下列护理措施不妥的是

A．应避免染发、烫发和卷发

B．以温水湿敷皮损处

C．皮损部位可行局部理疗

D．忌用碱性肥皂清洁皮损部位

E．经常头皮按摩

38．女，34 岁，被诊断为 SLE。以下关于系

统性红斑狼疮患者关节与肌肉病变描述准确的是

A．关节痛常为关节受累，是 SLE 首发症状

B．仅少数患者有关节受累

C．受累关节多不对称

D．易导致受累关节畸形

E．常易引起受累关节肌肉萎缩

39．女，28 岁，因"反复面部红斑 1 个月"入院，进行系列实验室检查。其中对狼疮性肾炎的

诊断、治疗及预后均有价值的检查是

A．补体 CH50　　　B．穿刺活检

C．抗 Sm 抗体　　　D．抗 ANA 抗体

E．抗 dsDNA 抗体

40．女，34 岁，被诊断为系统性红斑狼疮，遵医嘱给予泼尼松治疗，目前病情稳定。用药护理正确的是

A．晨起顿服　　　B．睡前加服

C．短期维持　　　D．大剂量维持

E．激素冲击治疗

A3/A4 型题

(1~4 题共用题干)

患者，女性，30 岁，农民，面部水肿，疲倦、乏力半个月，双侧面颊和鼻梁部有蝶形红斑，表面光滑，指掌部可见充血红斑。实验室检查：血沉 65 mm/L，尿蛋白(+++)，抗核抗体(+)，抗 Sm 抗体(+)。Hb 和血 WBC 正常。

1．该病可能的诊断是

A．蛋白尿　　　B．狼疮肾炎

C．系统性红斑狼疮　D．慢性肾炎

E．肾病综合征

2．需采取的护理措施是

A．皮肤护理

B．饮食可以吃无花果

C．多在阳光下活动

D．饮食宜浓厚

E．洗脸时涂一些营养霜

3．针对病情，目前护士应教育患者重点注意

A．肾功能变化，定期复查

B．有无消化道出血

C．体温变化

D．血红蛋白变化

E．血白细胞变化

4．治疗过程中患者出现了胃肠不适、脱发、肝功能异常，血象 WBC 11.0×10^9/L，可能

发生了

A．免疫抑制剂的不良反应　B．肝炎

C．胃炎　　　　　　　　D．感染

E．激素副作用

(5~6 题共用题干)

女，42 岁，因"面部蝶形红斑、反复口腔溃疡 5 个月，发热 1 周"入院。护理体检：双手关节活动无障碍，无畸形，指端可见红斑。抗核抗体 ANA(+)，抗 Sm 抗体(+)，抗双链 DNA 抗体(+)，血、尿常规正常。诊断为系统性红斑狼疮。

5．SLE 特异性最高、于早期或不典型患者诊断和回顾性分析的抗体是

A．抗核抗体 ANA

B．抗 Sm 抗体

C．抗双链 DNA 抗体

D．抗 SSA 抗体

E．免疫球蛋白

6．用于本病的最佳筛选试验是

A．抗 SSA 抗体检查

B．抗核抗体检查

C．免疫球蛋白测定

D．抗 Sm 抗体检查

E．狼疮细胞检查

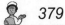

第三节　类风湿关节炎患者的护理

【知识要点】

一、疾病相关知识

类风湿关节炎(RA)是一种以累及周围关节为主的多系统性、炎症性、自身免疫疾病。其特征性表现为：对称性、周围性、多关节、慢性炎性病变。基本病理改变为滑膜炎。

二、护理评估

1. 健康史：病因，诱因(过劳、精神创伤)、生活环境(寒冷、潮湿)。

2. 身体状况：

(1) 全身表现。

(2) 关节症状：典型表现为对称性关节炎。① 晨僵；② 关节疼痛和肿胀；③ 关节畸形及功能障碍。

(3) 关节外表现：① 发热；② 皮肤表现(类风湿结节)；③ 其他(类风湿血管炎)。

3. 辅助检查：

(1) 血液检查：轻、中度贫血。活动期血沉加快，C反应蛋白增加，70% 可见 IgM 型 RF。

(2) 关节 X 线检查：以手指和腕关节的 X 线片最有价值。

三、治疗要点

1. 治疗目的：控制炎症，缓解症状，控制进展，保持关节功能和防止骨破坏及关节畸形。治疗关键：早期诊断和尽早治疗。

2. 一般性治疗：休息(卧床休息只适合急性期、发热、内脏受累的患者)、关节制动(急性期)、关节功能锻炼(恢复期)、理疗等。

3. 药物治疗：

(1) 非甾体抗炎药：是改善关节炎症状的常用药。

(2) 慢作用抗风湿药。

(3) 肾上腺皮质激素：适用于有关节外症状者、关节炎明显而非甾体类抗炎药无效者、慢作用药尚未起效者。

四、主要护理诊断及合作性问题与护理措施

类风湿关节炎患者的主要护理诊断及合作性问题与护理措施见表 7-3。

表 7-3　类风湿关节炎患者的主要护理诊断及合作性问题与护理措施

护理诊断/问题	主要护理措施
疼痛：关节痛。	1. 一般护理。　2. 病情观察。　3. 对症护理
有失用综合征的危险。	1. 休息与体位。　2. 病情观察。　3. 晨僵护理。　4. 预防关节失用。
预感性悲哀。	1. 心理护理(对不良心态的认识；鼓励患者自我护理；参与集体活动)。 2. 建立社会支持体系。

五、健康教育

1. 疾病知识指导：说明尽早接受正规治疗的重要性，介绍日常生活中应避免的各种诱发因素。

2. 生活指导：① 足量蛋白质、高维生素、营养丰富的清淡易消化饮食，忌辛辣；② 养成良好的生活方式和习惯，坚持锻炼，保护关节功能；③ 教患者晨僵护理及预防关节废用。

3. 用药指导：指导患者按医嘱服药。

【课前预习】

一、基础复习

1. 关节的解剖结构。　2. 功能位。

二、预习目标

1. 目前认为 RA 与_____、_____(细菌、病毒、支原体等)及_____有关(雌激素促进发生，孕激素减轻或防止发生)。

2. _____是 RA 的基本病理改变，_____结节和_____血管炎是 RA 重要的病变。

3. 预防关节失用：指导患者_____。病情控制后，及早_____活动，循序渐进，配合_____。

4. 保持患者自理能力：改善类风湿患者的_____。对已经造成关节功能障碍的患者，在指导关节锻炼的同时，应有针对性地进行_____训练。疾病缓解期进行职业治疗，帮助患者建立和恢复自理能力。

【课后巩固】

一、名词解释

晨僵　RF　"天鹅颈"样畸形　关节功能位

二、填空题

1. RA 是一种以累及_____为主的_____性、_____性、_____性疾病。其特征性表现为：_____性、_____性、_____、_____炎性病变。类风湿关节炎的基本病理改变为_____，晚期出现_____和_____。发病年龄多在 20～45 岁。70% 的患者血清中出现一种自身抗体_____，称为类风湿因子(RF)。

2. RA 患者的身体状况：

(1) 全身表现：在明显的关节症状前有一段乏力、全身不适、发热、食欲减退、手足发冷等全身症状。

(2) 关节表现：典型表现为_____关节炎。主要侵犯_____，以____关节、_____关节、_____关节、_____关节最常见。① _____：出现在 95% 以上的患者，是 RA 突出的身体状况，晨僵持续时间与关节炎症的严重程度呈正比，是观察本病活动的指标之一。② 关节_____和_____：_____是最早的关节症状，多呈对称性、持续性，常伴有压痛，受累关节都有肿胀。③ 关节_____及_____障碍：_____多见于晚期患者，常见畸形为_____关节梭形肿大，近端指间关节过伸，远端指关节屈曲畸形，呈"_____"样畸形。

　　(3) 关节外表现：①_____结节是本病较特异的皮肤表现，多位于关节隆突部及受压部位皮下，如上肢鹰嘴突部、腕、踝等关节，大小不一，无压痛，质硬，对称分布。②_____血管炎：是关节外损害的病理基础。

　　3. RA 的治疗关键：_____和_____。常用药物有_____抗炎药、改变病情抗风湿药、_____、植物药。晚期_____治疗。

　　4. 注意活动与休息：① 活动期发热或关节肿胀明显时应_____，并保持正确的_____；② 锻炼过程中应注意量要适当，循序渐进；③ 运动后可用_____、_____、红外线等理疗方法改善血液循环，缓解肌肉挛缩；④ 当病变发展至关节强直时，应保持关节的_____位置；⑤ 不宜_____。

【综合练习】

A1/A2 型题

1. 类风湿因子是一种自身抗体，属于
   - A．IgA
   - B．IgG
   - C．IgM
   - D．IgD
   - E．IgE

2. 为了预防类风湿性关节炎患者发生晨僵而采取的护理措施中，不正确的是
   - A．鼓励患者多卧床休息
   - B．睡眠时使用弹力手套保暖
   - C．晨起后用温水泡僵硬的关节 15 min
   - D．遵医嘱服用抗炎药
   - E．避免关节长时间不活动

3. 以下对类风湿性关节炎的描述不正确的是
   - A．基本病变是滑膜炎
   - B．发病与自身免疫有关
   - C．有皮下结节示病情活动
   - D．类风湿因子为阳性
   - E．不引起脏器损害

4. 类风湿关节炎应用非甾体类消炎止痛药的机制是
   - A．抑制滑膜炎
   - B．抑制体内前列腺素的合成
   - C．抑制 T 细胞功能
   - D．抑制 B 细胞功能
   - E．抑制细胞内二氢叶酸还原酶

5. 病变累及骨、关节及肌腱、滑囊、筋膜等周围软组织的一组疾病的是
   - A．风湿性疾病
   - B．类风湿关节炎
   - C．骨关节炎
   - D．骨质疏松症
   - E．骨筋膜室综合征

6. 类风湿关节炎最基本的病理改变是
   - A．关节滑膜炎
   - B．血管炎
   - C．周围神经病变
   - D．骨质增生
   - E．软骨增生

7. 7 岁女童，因风湿热入院，目前使用青霉素和阿司匹林治疗。近日该患儿出现食欲下降、恶心等胃肠道不适，护士可以给予的正确指导是
   - A．饭后服用阿司匹林
   - B．暂时停用阿司匹林
   - C．暂时停用青霉素
   - D．两餐间注射青霉素
   - E．阿司匹林与维生素 C 同服

8. 患者，男性，68 岁，有关节炎 2 年，初期
为腕掌指关节疼痛，后有膝关节疼痛，最
近两手指在掌指关节处偏向尺侧形成关节
活动障碍，影响患者的日常生活。该患者
锻炼时不正确的方法是
  A．循序渐进
  B．长时间锻炼
  C．热敷可改善血液循环
  D．保持关节的功能位
  E．必要时给予消炎止痛剂

9. 患者，女性，59 岁，农民，2 年前无明显
诱因出现双腕、双手关节和双膝、踝、足、
跖趾关节肿痛，伴晨僵，时间约 10 min，
疼痛以夜间明显，影响行动。实验室检查：
血沉 55 mm/L，RF(+)。关节 X 线检查：
双手骨质疏松，腕部关节间隙变窄。最可
能的诊断是
  A．系统性红斑狼疮   B．干燥综合征
  C．类风湿关节炎   D．骨性关节炎
  E．银屑病关节炎

10. 患者，女性，15 岁，学生，因双肘、腕、
手指近端指间关节肿痛 3 年，加重 2 个
月，以类风湿关节炎收入院。经休息、药
物治疗后，现在病情缓解，下一步最主要
的护理是
  A．嘱患者卧床休息，避免疲劳
  B．指导患者进行功能锻炼，要循序渐进
  C．向患者做饮食指导，增进营养
  D．向患者介绍如何观察药物疗效
  E．介绍预防药物不良反应的方法

11. 患者，男性，28 岁，一周前受凉后出现发
热，体温 37.5 ℃，咽痛，颌下淋巴结肿
大，轻度心悸、气短，伴关节疼痛，以肩、
肘、腕为主，血沉 80 mm/h，血白细胞 10.5
×10⁹/L，免疫学检查异常，可能的诊断是
  A．风湿热   B．风湿性关节炎
  C．系统性红斑狼疮 D．风湿性心脏病
  E．类风湿关节炎

12. 患者，男性，60 岁，有关节炎 2 年，初

期为腕掌指关节疼痛，后有膝关节疼痛，
最近两手指在掌指关节处偏向尺侧形成
关节活动障碍，影响患者的日常生活，查
C 反应蛋白升高，说明目前疾病处在
  A．康复期   B．稳定期
  C．活动期   D．比较轻微阶段
  E．非常严重阶段

13. 女，24 岁，被诊断为风湿性关节炎。其皮
肤红斑描述不妥的是
  A．红斑常时隐时现
  B．红斑中央呈鲜红色
  C．为淡红色环状红斑
  D．多见于四肢近端和躯干
  E．链球菌感染后较晚出现

14. 女，38 岁，因反复关节肿痛诊断为类风湿
关节炎。下列关于"关节损伤"的描述，
正确的是
  A．以远端指间关节最易受累
  B．为对称性、持续性关节痛
  C．关节肿痛多为晚期表现
  D．一般不引起关节畸形
  E．受累关节皮肤正常

15. 女，27 岁，被诊断为类风湿关节炎。对患
者进行健康教育。关于风湿性疾病的关节
表现，下列描述正确的是
  A．类风湿关节炎多呈对称性，且主要
     累及大关节
  B．风湿热关节疼痛为游走性小关节痛，
     愈后常留畸形
  C．痛风关节痛常固定于少数或单一关
     节，疼痛剧烈
  D．类风湿关节炎愈后良好，多不留畸形
  E．风湿性疾病均起病缓慢

16. 女，68 岁，类风湿关节炎病史 25 年。关节
X 线检查见受累关节呈虫蚀样改变。对于患
者的病变严重程度，护士回答正确的是
  A．类风湿关节炎早期
  B．风湿关节炎 I 期
  C．类风湿关节炎 I 期

D．类风湿关节炎Ⅲ期

E．风湿关节炎Ⅳ期

17．女，32 岁，反复扁桃体炎 10 年，5 年前经心脏超声检查诊断为风湿性心脏瓣膜病。遵医嘱行扁桃体摘除术，其手术时间宜选择在

A．风湿热控制后

B．心力衰竭控制后

C．风湿活动控制后 2～4 个月

D．心力衰竭控制后 2～4 个月

E．心律失常控制后 2～4 个月

18．女，30 岁，被诊断为类风湿关节炎 10 年。以下不属于类风湿关节炎关节畸形的描述是

A．手指尺侧偏斜　　B．肘关节半脱位

C．餐叉样畸形　　　D．纽扣花样畸形

E．"天鹅颈"样畸形

19．女，38 岁，以"风湿性疾病"入院。护理体检见多处皮损。患者问及皮肤损害的发病机制，护士回答正确的是

A．由皮肤过敏反应引起

B．由皮肤病毒感染引起

C．由血管炎性反应引起

D．由组织缺血、缺氧引起

E．由组织充血、水肿引起

20．女，37 岁，近 1 个月来出现足及膝关节肿胀、疼痛，晨起活动后黏着感减轻，伴全身乏力、低热。诊断为类风湿关节炎急性期。以下护理措施正确的是

A．绝对卧床，避免关节活动

B．床垫应柔软，避免压疮

C．手呈握杯姿势，腕关节伸直

D．晨起受累关节冷敷

E．穿硬底鞋，防止足尖下垂

21．女，23 岁，被诊断为类风湿关节炎。嘱患者多进行功能锻炼。对于类风湿关节炎患者缓解期关节功能锻炼，护士解释其主要目的是

A．避免骨质破坏　　B．避免关节失用

C．减轻炎性反应　　D．减轻关节僵硬

E．防止风湿活动

22．女，67 岁，有类风湿关节炎病史。其关节 X 线检查显示：受累关间隙出现软骨破坏、关节间隙变窄。患者风湿关节炎分期属于

A．早期　　　　　　B．Ⅰ期

C．Ⅱ期　　　　　　D．Ⅲ期

E．Ⅳ期

23．女，29 岁，反复发作风湿热近 10 年。护理体检为心尖部闻及舒张期"隆隆"样杂音伴震颤，P2 亢进。患者可能的心电图改变为

A．双峰 P 波　　　　B．P 波高尖

C．T 波高尖　　　　D．病理性 U 波

E．病理性 Q 波

24．女，42 岁，关节反复肿胀 10 年伴晨僵 3 年，被诊断为类风湿关节炎。本病的基本病理改变是

A．血管炎与脊髓炎

B．滑膜炎与血管炎

C．骨髓炎与心肌炎

D．心肌炎与血管炎

E．软骨炎与瓣膜炎

25．女，66 岁，被诊断为类风湿关节炎。近日出现右腕关节及示指第一指关节肿胀、疼痛。为明确关节软组织及骨质破坏情况，应指导患者进行的检查是

A．类风湿因子测定

B．关节穿刺滑液检查

C．普通 X 线摄片检查

D．右腕关节及手部 CT 检查

E．右腕关节及手部 MRI 检查

26．女，62 岁，被诊断为类风湿关节炎，双手纽扣花样畸形。近 1 周出现低热，指间关节疼痛难忍、影响睡眠，双侧指间关节呈梭形肿胀。该患者的主要护理诊断为

A．体温过高

B．个人应对无效

C．生活自理缺陷

D．疼痛：急性关节疼痛

E．有失用综合征的危险

A3/A4 型题

(1 ~ 3 题共用题干)

患者，女性，31 岁，工人，因腕及掌指关节肿痛，伴双膝关节疼痛、行走困难入院。入院血液检查：血沉 70 mm/h，白细胞总数 4.10×10^9/L，红细胞计数 3.6×10^{12}/L，血红蛋白 110 g/L。免疫学检查：C3、C4 均增高，RF(+)，尿蛋白(–)。伴有晨僵。

1. 患者最可能的疾病诊断是
   A．类风湿关节炎　　B．风湿性关节炎
   C．系统性红斑狼疮　D．干燥综合征
   E．骨性关节炎

2. 此期患者的护理措施，不妥的是
   A．卧床休息，并保持正确的体位
   B．遵医嘱给予消炎止痛剂
   C．嘱患者定时定量服药，不可随意加减药量或停药
   D．注意观察药物不良反应
   E．加强小关节功能锻炼

3. 治疗类风湿关节炎药物的不良反应不包括
   A．胃肠道不适　　B．皮肤黏膜出血
   C．骨髓抑制　　　D．骨髓活跃

   E．肝功能异常

(4 ~ 5 题共用题干)

患者，女性，39 岁，两侧近端指关节及足关节酸痛 2 年，加重伴低热、纳差半月余。体检见两侧近端指关节明显棱状肿胀，肘关节鹰嘴突处可触及一个米粒大小结节，坚硬如橡皮。心肺未见异常，肝肋下未及，脾肋下一指。实验室检查：Hb 90 g/L，ESR 45 mm/h，WBC 8.1×10^9/L，ANA(–)，抗链 O 试验效价正常。X 线检查：关节周围软组织肿胀，关节腔变窄。

4. 对该患者最可能的诊断为
   A．风湿性关节炎　　B．SLE
   C．类风湿性关节炎　D．化脓性关节炎
   E．关节结核

5. 对该患者采用的护理措施中不应包括
   A．指关节保持伸直位
   B．使用低枕卧位
   C．注意关节功能变化
   D．观察有无皮肤溃疡
   E．足底放护足板防止垂足

(编者：李建)

第八章 神经系统疾病患者的护理

【神经系统的解剖、生理要点】

1. 神经系统分为中枢神经系统和周围神经系统。周围神经系统包括脑神经、脊神经和内脏神经三部分。

(1) 周围神经系统：脑神经共有 12 对。脊神经共有 31 对，每对脊神经由前根和后根组成。

(2) 中枢神经系统：由脑和脊髓组成。

① 脑：又分为大脑、间脑、脑干和小脑。

② 脊髓：发出 31 对脊神经，是四肢和躯干的初级反射中枢。

2. 脊髓位于椎管内，下端在成人平第 1 腰椎，新生儿约平第 3 腰椎下缘。

3. 脑和脊髓的表面有三层膜，由外向内依次为硬膜、蛛网膜和软膜。

4. 神经调节的基本方式是反射。

第一节 常见症状的护理

【知识要点】

一、头痛

1. 疾病相关知识：头痛是指各种原因刺激颅内外的疼痛敏感结构所引起的头部的疼痛。

2. 护理评估：病因及身体状况。三叉神经痛、偏头痛、脑膜刺激征引起的头痛最剧烈。

(1) 伴喷射性呕吐、心率和呼吸减慢、血压升高，提示颅内高压。

(2) 伴两侧瞳孔不等大、意识变化、呼吸不规则等，提示脑疝。

(3) 伴脑膜刺激征，提示脑膜炎、蛛网膜下腔出血。

3. 护理诊断：疼痛(头痛)。

4. 护理措施：

(1) 一般护理：

① 休息：安静。颅内高压时，床头抬高 15°～30°。低压性头痛时，去枕平卧位。

② 心理疏导：心理沟通，心理安慰。

(2) 对症护理：指导减轻头痛的方法；合理应用冷热敷及指压、按摩等。

二、意识障碍

1. 意识：由觉醒状态和意识内容组成。

2. 意识障碍患者的身体状况:

(1) 嗜睡:最轻的意识障碍。

(2) 意识模糊。

(3) 昏睡。

(4) 昏迷:最严重的意识障碍。分轻度、中度和深度昏迷。昏迷程度判定依据 Glasgow 昏迷评定量表,得分越低病情越重。

(5) 谵妄:以兴奋性增高为主。

(6) 特殊类型:去皮质综合征、无动性缄默症(睁眼昏迷)和脑死亡。

三、感觉障碍

1. 疾病相关知识:感觉分内脏感觉、一般感觉和特殊感觉。一般感觉包括浅感觉(痛、温、触觉)、深感觉(本体觉)、复合觉(精细触觉)。特殊感觉包括视、听、嗅、味觉和前庭觉、平衡觉。

2. 护理评估:病因及身体状况。

感觉障碍分为抑制性症状、刺激性症状。疼痛是临床最常见的刺激性症状。感觉障碍类型包括末梢型(多发性神经炎)、节段型和传导束型等。

四、运动障碍

1. 疾病相关知识:运动障碍是指神经系统执行运动功能的部分发生病变或肌肉病变导致的骨骼肌运动功能异常。

2. 护理评估:病因及身体状况。

(1) 瘫痪是最常见的运动障碍。

(2) 瘫痪程度用肌力表示,肌力分六级。

(3) 瘫痪的肢体活动功能分 5 级。

(4) 上、下运动神经元瘫痪的区别:从病损部位、瘫痪范围、肌张力、腱反射、病理反射、肌萎缩、肌束震颤、皮肤营养障碍和肌电图等方面进行区分。

3. 护理诊断:躯体移动障碍。

4. 护理措施:

(1) 一般护理:心理疏导、日常生活护理。日常生活护理包括正确的体位、"四高"饮食。

(2) 安全护理:床单位、床铺、地面。

(3) 康复护理:原则、方法。

【课前预习】

一、基础复习

1. 神经系统的组成及功能。

2. 感觉传导路径。

3. 随意与不随意运动。

4. 上、下运动神经元。

5. 意识及意识障碍。

二、预习目标

1. 中枢神经系统包括_____和_____。周围神经系统包括脑神经、_____和_____三部分。

2. 小儿神经系统的解剖生理特点：小儿出生时大脑的重量约_____ g，占体重的10%～12%，小儿的脑耗氧量，在基础代谢状态下占总耗氧的_____%，而成人则为_____%。胎儿时，脊髓的末端在第____腰椎下缘，新生儿时达第_____水平，4 岁时达第____腰椎上缘。所以，在对幼儿行腰椎穿刺时，应以第____～____椎体间隙为宜。

【课后巩固】

一、名词解释

抑制性症状　刺激性症状　随意运动、不随意运动　上运动神经元、下运动神经元

二、填空题

1. 脑神经：共有 12 对。口诀是：一____二____三____，四____五____六____，七____八____九____，_____副神____全。

2. 脊神经：共有 _____对，各段的数目是_____、_____、_____、_____。每对脊神经由_____(运动根)和_____(感觉根)组成。

3. 中枢神经系统由____和_____组成。脑又分为_____、_____、脑干和小脑。_____由中脑、脑桥和延髓组成，与呼吸中枢、血管运动中枢、呕吐中枢、呃逆中枢等生命中枢相互关联。_____与运动的平衡、协调有关。脊髓发出 31 对脊神经，是四肢和躯干的_____。

4. 脑和脊髓的表面有三层膜，由外向内依次为_____、_____和_____。神经调节的基本方式是_____。反射的结构基础为_____。

5. _____痛、_____痛、_____刺激征引起的头痛最剧烈。伴喷射性呕吐、心率和呼吸减慢、血压升高，提示_____；伴两侧瞳孔不等大、意识变化、呼吸不规则等，提示_____；伴脑膜刺激征，提示脑膜炎、_____出血。

8. 颅内高压时，床头抬高_____°～_____°。低压性头痛时，_____平卧位。

9. 感觉分_____感觉、_____感觉和_____感觉。一般感觉包括____感觉(痛、温、触觉)、____感觉(本体觉)、_____觉(精细触觉)。特殊感觉包括视、听、嗅、味觉和前庭觉、平衡觉。

10. _____是最常见的运动障碍。

11. 瘫痪程度用肌力表示。肌力分____级：0 级，_____；1 级，有_____收缩而无_____；2 级，有____运动；3 级，有____运动但不能抵抗阻力；4 级，有_____抵抗阻力；5 级，_____。

12. 瘫痪的肢体活动功能分 5 级：0 级，_____独立；1 级，要用_____；2 级，要_____辅助；3 级，要_____和_____共同辅助；4 级，完全_____。

13. 上、下运动神经元瘫痪的区别从_____部位、_____范围、____张力、____反射、病理反射、肌萎缩、肌束震颤、皮肤营养障碍和肌电图等方面进行区分。

14. 瘫痪的四高饮食包括高_____、高_____、高_____、高_____。

15. 康复护理的原则：_____和_____相结合，_____和_____相结合，肢体功能和其他功能锻炼相结合，_____和_____相结合，合理适度，循序渐进，活动量从____到____，活动时间由____到____。康复护理的方法：_____锻炼、_____训练、手的_____训练、使用_____练习、鼓励患者使用_____、配合_____。

【综合练习】

A1/A2 型题

1. 可出现在化脓性脑膜炎脑脊液检查结果中的是
   - A．外观清亮
   - B．糖含量正常
   - C．淋巴细胞大量增多
   - D．蛋白质明显增多
   - E．氯化物含量正常

2. 下列哪项属于深感觉
   - A．痛觉
   - B．温觉
   - C．触觉
   - D．位置觉
   - E．两点辨别觉

3. 头痛患者避免用力排便的主要意义是防止
   - A．呕吐
   - B．脑血栓形成
   - C．颅内压增高
   - D．心脏负荷增加
   - E．心绞痛发作

4. 神经系统疾病不包括下列哪项的疾病
   - A．脑
   - B．脊髓
   - C．周围神经
   - D．骨骼肌
   - E．平滑肌

5. 下列哪项是下运动神经元瘫痪的症状
   - A．无肌收缩
   - B．肌张力增高
   - C．腱反射亢进
   - D．病理反射阳性
   - E．肌萎缩不明显

6. 下列哪项是意识障碍的早期表现，是最轻的意识障碍
   - A．无动性缄默症
   - B．嗜睡
   - C．浅昏迷
   - D．深昏迷
   - E．昏睡

7. 下列哪种为浅感觉

   - A．触觉
   - B．运动觉
   - C．实体觉
   - D．图形觉
   - E．震动觉

8. 脑膜刺激征的身体状况为
   - A．共济失调
   - B．双侧 Babinski 征(+)
   - C．颈强直，Kernig 征(+)
   - D．抽搐
   - E．眩晕和呕吐

9. 患者腰穿后应去枕平卧
   - A．1~2 h
   - B．2~4 h
   - C．3~5 h
   - D．4~6 h
   - E．5~7 h

10. 对于颅内高压患者，腰穿的主要危险是
    - A．引起脑出血
    - B．诱发脑疝
    - C．引起癫痫发作
    - D．引起感染
    - E．引起头痛

11. 为降低脑出血患者颅内压，治疗时可选用
    - A．高分子右旋糖酐
    - B．10% 葡萄糖
    - C．低分子右旋糖酐
    - D．甘露醇
    - E．地西泮

12. 瘫痪患者最常见的并发症是
    - A．肺部感染
    - B．尿路感染
    - C．便秘
    - D．压疮
    - E．静脉炎

13. 瘫痪肢体宜保持功能位，下列哪项是错误的
    - A．膝关节伸直
    - B．腕关节稍背屈
    - C．肘关节屈曲

D．踝关节垂直

E．膝关节处放置一个软枕以防外旋

14. 深昏迷时最重要的体征是

A．瞳孔反射消失　　B．压眶反射迟钝

C．病理反射阴性　　D．角膜反射减弱

E．吞咽反射亢进

15. 患者，男性，65 岁，颅内压升高，医嘱给予输注 20% 甘露醇 250 ml，输注时间最多

A．10 min　　　　　B．30 min

C．60 min　　　　　D．90 min

E．120 min

16. 患儿，男，1 岁，发热 3 天，呕吐数次。患儿精神萎靡，前囟饱满，怀疑是化脓性脑膜炎，拟行腰椎穿刺，穿刺部位应选择

A．1～2 腰椎间隙

B．2～3 腰椎间隙

C．3～4 腰椎间隙

D．4～5 腰椎间隙

E．第 5 腰椎与第 1 骶椎间隙

17. 某截瘫患者，其病损部位在

A．脊髓前角　　　　B．大脑皮层

C．内囊　　　　　　D．脑桥

E．胸腰段脊髓

18. 某感觉障碍患者，对其实施的护理措施中，错误的是

A．消除焦虑情绪　　　B．预防压疮

C．不宜多翻身　　　　D．防止肢体受压

E．保暖、防冻、防烫

19. 某昏迷患者，最能反映其病情体征变化的是

A．体温　　　　　　B．脉搏

C．呼吸　　　　　　D．瞳孔

E．神志

20. 某下肢瘫痪患者，经查肢体能在床面上滑动但不能自行抬起，此肌力应判断为

A．0 级　　　　　　B．1 级

C．2 级　　　　　　D．3 级

E．4 级

第二节　周围神经疾病患者的护理

三叉神经痛

【知识要点】

一、疾病相关知识

周围神经系统由除嗅神经与视神经以外的 10 对脑神经和 31 对脊神经以及周围自主神经系统组成。周围神经系统的再生能力很强，但再生的速度极为缓慢。

1. 三叉神经痛是三叉神经分布区内闪电样反复发作的剧痛，而不伴三叉神经功能破坏的症状，又称为原发性三叉神经痛。

2. 面神经炎是面部神经非特异性炎症所致的周围性面瘫，又称为特发性面神经麻痹，或称贝尔(Bell)麻痹，是一种最常见的面神经瘫痪疾病。其病理改变主要是局部神经水肿。

二、身体状况

1. 三叉神经痛：多为一侧发病。以面部三叉神经分布区内突发的剧痛为特点，似触电、刀割、火烫样疼痛，以面颊部、上下颌或舌疼痛最明显；口角、鼻翼、颊部和舌等处最敏感，

轻触、轻叩即可诱发，故有"触发点"或"扳机点"之称。

2. 面神经炎：急性发病，常于数小时或1~3天内症状达到高峰。主要表现为一侧面部表情肌瘫痪。面神经传导检查对早期完全瘫痪者的预后判断是一项有用的检查方法。

三、治疗要点

1. 三叉神经痛：迅速有效止痛是治疗本病的关键。

(1) 药物治疗：首选药物为卡马西平。

(2) 经皮半月神经节射频电凝治疗。

(3) 封闭治疗。

(4) 手术治疗。

2. 面神经炎：改善局部血液循环，减轻面部神经水肿，促使功能恢复是本病治疗的主要措施。

(1) 急性期：应尽早使用糖皮质激素。

(2) 恢复期：可进行面肌的被动或主动运动训练。

(3) 2~3月后，对自愈较差的高危患者可行面神经减压手术，以争取恢复的机会。

四、主要护理诊断及合作性问题与护理措施

周围神经疾病患者的主要护理诊断及合作性问题与护理措施见表8-1。

表8-1　周围神经疾病患者的主要护理诊断及合作性问题与护理措施

护理诊断/问题	主要护理措施
疼痛	1. 饮食护理。　2. 避免发作诱因。　3. 疼痛护理。　4. 用药护理。
身体意象紊乱	1. 心理护理。　2. 休息与修饰指导。　3. 饮食护理。　4. 功能训练。

五、健康教育

1. 三叉神经痛：① 疾病知识指导；② 避免诱因；③ 用药与就诊指导。

2. 面神经炎：① 疾病知识指导；② 日常生活指导；③ 预防并发症；④ 功能锻炼指导。

【课前预习】

一、基础复习

1. 周围神经系统。　2. 三叉神经。　3. 面神经。

二、预习目标

1. 周围神经系统由除____神经与____神经以外的10对_____和31对_____以及_____神经系统组成。周围神经系统的_____能力很强，只要保持_____完好，均有可能经再生而修复，但再生的速度极为缓慢，为1~5 mm/d。周围神经疾病的病理改变有4种主要类型：① _____变性；② _____变性；③ _____脱髓鞘；④ _____变性。周围神经系统疾病的症状特点为感觉障碍、运动障碍、自主神经障碍、腱反射减弱或消失等。

2. 三叉神经痛是_____分布区内_____样反复发作的_____，而不伴

_____功能破坏的症状，又称为原发性三叉神经痛。

3. 面神经炎是面部神经非特异性炎症所致的_____性面瘫，又称为特发性面神经麻痹，或称贝尔(Bell)麻痹，是一种最常见的_____瘫痪疾病，受凉、感染、中耳炎、茎乳孔周围水肿及面神经在面神经管出口处受压、缺血、水肿等均可引起发病。其病理改变主要是局部神经_____。

【课后巩固】

一、名词解释

触发点(扳机点)　　　封闭治疗　　　贝尔(Bell)麻痹

二、填空题

1. 三叉神经痛：40 岁以上女性多见，多为_____发病，以面部_____神经分布区内突发的_____为特点，似触电、刀割、火烫样疼痛，以_____部、_____或____疼痛最明显；_____、_____、颊部和舌等处最敏感，轻____、轻____即可诱发，故有"触发点"或"扳机点"之称。严重者洗脸、刷牙、谈话、咀嚼都可诱发，以至于不敢做这些动作。发作时患者常常双手紧握拳或握物或用力按压痛部，或用手摩擦痛部，以减轻疼痛。故患者多出现面部皮肤_____、色素沉着、眉毛_____等现象。每次发作从数秒至 2 min 不等，来去突然，_____期完全正常。原发性三叉神经痛患者神经系统检查无_____体征。

2. 面神经炎：任何年龄、任何季节均可发病。一般为_____发病，常于数小时或 1～3 天内症状达到高峰。主要表现为：一侧面部_____瘫痪，_____消失，不能皱额蹙眉；眼裂闭合不能或闭合不完全；病侧_____变浅，口角歪向_____(露齿时更明显)；吹口哨及鼓腮不能等。_____传导检查对早期(起病后 5～7 天)完全瘫痪者的预后判断是一项有用的检查方法。

3. 迅速有效止痛是治疗三叉神经痛的关键。① 药物治疗：首选药物为_____。② 经皮半月神经节_____治疗。③ 封闭治疗。④ 手术治疗：只有经过上述几种治疗无效且剧痛难忍者才考虑手术治疗。

4. 改善局部_____循环，减轻面部_____，促使_____恢复是面神经炎治疗的主要措施。① 急性期：应尽早使用_____，可用泼尼松，并用大剂量维生素 B_1、B_{12} 肌注，还可采用红外线照射或超短波透热疗法。② 恢复期：可进行面肌的_____或_____运动训练。③ 2～3 个月后，对自愈较差的高危患者可行_____减压手术，以争取恢复的机会。

5. 三叉神经受损(发作性放电)所致的疼痛的护理：

(1) 避免发作诱因：指导患者保持心情_____，生活有规律、合理休息、适度娱乐；选择清淡、无刺激的_____；帮助患者尽可能减少刺激因素。

(2) 疼痛护理：减轻疼痛的方法包括鼓励患者运用_____想象、听_____、阅读报纸杂志等分散注意力。

(3) 用药护理：卡马西平可导致_____、_____、口干、恶心、步态不稳、肝功能损害、皮疹和白细胞减少。

6. 三叉神经痛很少_____，病程呈_____性。

【综合练习】

A1/A2 型题

1. 面神经炎患者急性期应尽早使用
   A. 无环鸟苷　　　B. 抗生素
   C. 被动运动　　　D. 主动运动
   E. 糖皮质激素

2. 三叉神经痛的主要病理表现是
   A. 脱髓鞘改变　　B. 退行性变
   C. 轴突消失　　　D. 轴突节段性断裂
   E. 神经细胞坏死

3. 以下关于三叉神经痛的治疗方法中，哪种复发率最低
   A. 药物治疗
   B. 封闭治疗
   C. 酒精注射疗法
   D. 三叉神经撕脱术
   E. 半月神经节射频控温热凝术

4. 女，66 岁，疑有三叉神经病变，检查时不可能出现的体征为
   A. 口角歪斜　　　B. 角膜溃疡
   C. 面部感觉障碍　　D. 角膜反射迟钝
   E. 咽反射消失

5. 男性，46 岁，近 1 个月来，每遇刷牙即引起同侧颜面部剧痛，需以手掌抚摸脸颊，历时 30 min 可自行停止，痛时不呕吐。您考虑为
   A. 牙周病　　　　B. 偏头痛
   C. 三叉神经痛　　D. 周期性头痛
   E. 脑肿瘤

6. 患者，女性，34 岁，近 2 周以来常在刷牙时出现左侧面颊和上牙部疼痛，每次持续 3 ~ 4 min，神经系统检查未发现异常，应考虑的诊断是
   A. 牙痛　　　　　B. 三叉神经痛
   C. 面神经炎　　　D. 鼻窦炎
   E. 单纯部分性发作

急性炎症性脱髓鞘性多发性神经病

【知识要点】

一、疾病相关知识

急性炎症性脱髓鞘性多发性神经病又称为吉兰-巴雷综合征，简称 GBS，是神经系统由体液和细胞共同介导的单向性自身免疫性疾病。临床特征为急性、对称性、弛缓性肢体瘫痪及脑脊液蛋白-细胞分离现象。感染是启动免疫反应的首要因素。最常见为空肠弯曲菌感染。

二、护理评估

1. 健康史。

2. 身体状况：

(1) 运动障碍(瘫痪)：首发症状为四肢对称性无力。急性呼吸衰竭是本病死亡的主要原因。

(2) 感觉障碍：感觉障碍一般较轻或可缺如。

(3) 脑神经损害：半数以上患者有脑神经损害，而且多为双侧。

(4) 自主神经损害：以心脏损害最常见，也最严重。

(5) 神经反射异常：深反射减弱或消失。

(6) 并发症：窒息，肺部感染，心衰等。

3. 辅助检查：

脑脊液检查:蛋白-细胞分离现象(表现为细胞数正常而蛋白质明显增高)是 GBS 最重要的特征性表现。

三、治疗要点

1. 病因治疗：① 血浆置换；② 免疫球蛋白静脉滴注；③ 糖皮质激素。

2. 保持呼吸道通畅：维持呼吸功能是增加治愈率、减少死亡率的关键。

3. 对症治疗及预防并发症。

4. 康复治疗。

四、主要护理诊断及合作性问题与护理措施

GBS 患者的主要护理诊断及合作性问题与护理措施见表 8-2。

表 8-2　GBS 患者的主要护理诊断及合作性问题与护理措施

护理诊断/问题	主要护理措施
低效性呼吸形态。	1. 保持呼吸功能。　2. 饮食护理。　3. 病情监测。
躯体活动障碍。	1. 饮食管理。　2. 预防并发症。　3. 用药护理。

五、健康教育

1. 向患者及家属简明介绍病情。

2. 出院后要均衡饮食，选择含高蛋白、丰富维生素的食物，多吃新鲜蔬菜、水果、豆类及谷类、蛋、肝及瘦肉等。

3. 注意保暖，防感冒。

【课前预习】

一、基础复习

1. 末梢型感觉障碍。　2. 运动障碍及肌力判断。　3. 脑脊液的正常表现。

二、预习目标

1. GBS 是神经系统由体液和细胞共同介导的单向性_____性疾病。临床特征为____性、_____性、_____性肢体瘫痪及脑脊液_____现象。_____是启动免疫反应的首要因素。最常见为_____菌感染。

2. 健康教育：

(1) 避免诱因：① 出院后要均衡饮食，加强营养，选择含高蛋白、丰富维生素的食物("_____"饮食)，多吃新鲜蔬菜、水果、豆类及谷类、蛋、肝及瘦肉等；② 增强体质和机体抵抗力，避免_____、_____、疲劳和创伤，防止复发。

(2) 运动指导：指导恢复期患者及早进行_____功能锻炼和_____训练，减少并发症，促进康复。肢体被动和主动运动均应保持关节的_____活动度；运动锻炼过程中要防止跌倒、受伤。

【课后巩固】

一、名词解释

吉兰-巴雷综合征"GBS"　　蛋白-细胞分离现象

二、填空题

1. GBS 是以周围神经和神经根的脱髓鞘及小血管周围淋巴细胞及巨噬细胞的炎性反应为病理特点的_____性疾病，又称吉兰-巴雷综合征(GBS)。主要病变是周围神经广泛的炎症_____性脱髓鞘。

2. 临床上病情严重的 GBS 患者因出现_____和_____麻痹而危及生命。患者大多在 0.5～1 年内基本痊愈。

3. 感染是启动免疫反应的首要因素。GBS 发病前 1～4 周有呼吸道、肠道感染病史，最常见的是_____菌感染。

4. GBS 患者的身体状况：① 运动障碍(瘫痪)：首发症状为_____性无力，从_____开始，并逐渐加重和向上发展至四肢。一般是_____重于_____，_____重于_____，表现为_____的下运动神经元性瘫痪，多于数日至 2 周达到高峰。病情危重者在____～____日内瘫痪平面迅速上升，发生呼吸麻痹。急性_____是本病死亡的主要原因。② 感觉障碍。③ 脑神经损害。④ 自主神经损害：以_____损害最常见也最严重。

5. GBS 的辅助检查：脑脊液改变在发病____周后最明显。脑脊液压力正常，无色透明。_____现象(表现为_____正常而_____明显增高)是本病的重要特点，这是 GBS 最重要的特征性检查结果。

6. GBS 的治疗要点：

(1) 病因治疗：首选_____置换，可迅速降低抗周围神经髓鞘抗体滴度及清除炎症化学介质补体等，从而减少和避免神经髓鞘损害，促进脱落髓鞘的修复和再生；其次用_____静滴；无条件者用糖皮质激素。

(2) 保持呼吸道通畅：维持_____是增加治愈率、减少死亡率的关键。

【综合练习】

A1/A2 型题

1. 目前认为，急性感染性多发性神经炎症是
   A．病毒感染性疾病
   B．自身免疫性周围神经病
   C．中枢性神经性疾病
   D．运动障碍性疾病
   E．脑血管疾病
2. 急性感染性多发性神经炎危及生命的原因是
   A．呼吸困难　　　　B．面神经麻痹
   C．呼吸肌麻痹　　　D．吞咽困难
   E．水电解质紊乱
3. 急性感染性多发性神经根神经炎患者的脑脊液特点是
   A．脓性　　　　　　B．血性
   C．压力升高　　　　D．蛋白-细胞分离

E．白细胞增高

4．以下关于多发性神经炎的护理措施，错误的是
- A．指导患者每晚睡前用温水泡脚
- B．给予高热量、高维生素、易消化的饮食
- C．康复期指导患者进行肢体的主动、被动运动
- D．鼓励患者多食富含B族维生素的饮食
- E．急性期应加强功能锻炼，鼓励患者多行走

5．急性脱髓鞘性多发性神经炎的蛋白质增高常在起病后几周最明显
- A．1周
- B．2周
- C．3周
- D．4周
- E．1h

6．以下哪项是急性脱髓鞘性多发性神经炎脑脊液的特征性表现
- A．细胞数正常
- B．浑浊
- C．蛋白-细胞分离
- D．米汤样改变
- E．呈血性改变

7．急性脱髓鞘性多发性神经炎对患儿生命威胁最大的症状是
- A．运动障碍
- B．感觉障碍
- C．脑神经麻痹
- D．呼吸肌麻痹
- E．自主神经功能障碍

8．急性脱髓鞘性多发性神经病(GBS)患者的主要死亡原因是
- A．前驱期病毒感染
- B．前驱期疫苗反应
- C．严重自主神经损害

D．严重脑神经损害
E．肋间肌和膈肌损害

9．男，30岁，因"四肢远端麻木无力3天"入院。诊断为吉兰-巴雷综合征。入院第2日患者出现吞咽及讲话障碍。此时最可能受累的脑神经是
- A．面神经
- B．迷走神经
- C．动眼神经
- D．三叉神经
- E．舌咽神经

10．以下对急性脱髓鞘性多发性神经病(GBS)脑脊液改变的叙述，正确的是
- A．蛋白正常而淋巴细胞数增多
- B．蛋白正常而淋巴细胞数减少
- C．蛋白正常且淋巴细胞数正常
- D．蛋白增高而细胞数正常
- E．蛋白增高且细胞数增高

11．男，45岁，平素体健，大笑时突然出现左侧面部剧烈疼痛。经门诊检查后初步诊断为三叉神经痛。三叉神经属于
- A．第Ⅴ对脑神经
- B．第Ⅴ对脊神经
- C．第Ⅳ对脑神经
- D．第Ⅰ对脊神经
- E．第Ⅷ对脑神经

12．男，40岁，因"双下肢对称性无力1天"入院，初步诊断为急性脱髓鞘性多发性神经病(GBS)。患者出现脑脊液蛋白-细胞分离现象最明显的时间是
- A．起病后第3天
- B．起病后第5天
- C．起病后第1周
- D．起病后第2周
- E．起病后第3周

第三节　脑血管疾病患者的护理

　　脑血管疾病是由各种血管源性脑病变引起的脑功能障碍。脑卒中是急性脑循环障碍导致的局限性或弥漫性脑功能缺损的临床事件。脑血管疾病与心血管疾病、恶性肿瘤并称人类的三大死因。

　　1．脑部的血液供应由颈内动脉系统(前循环)和椎-基底动脉系统(后循环)组成，两者间由

Willis 环连通。脑部的侧支循环中，Willis 环最重要。

2. 脑部代谢的特点：成人脑的重量平均为 1 400 g，占体重的 2%～3%，但脑的血流占全身血流量的 15%～20%。脑血流中断 2 min 内脑电活动停止，中断 5 min 后脑组织发生不可逆的损伤。

3. 脑血管疾病的病因：血管壁病变(最常见为动脉粥样硬化)最常见。

4. 脑血管疾病的可干预因素：高血压(脑卒中最重要的独立危险因素)、心脏病、糖尿病是脑血管疾病发病的最重要的危险因素，还有 TIA(缺血性脑卒中最重要的独立危险因素)。

5. 脑血管疾病的预防：① 一级预防，是三级预防中最关键的环节；② 二级预防；③ 三级预防。

短暂性脑缺血发作(TIA)

【知识要点】

一、疾病相关知识

TIA 是指局限性脑缺血导致突发性、短暂性、可逆性神经功能(脑或视网膜功能)障碍，症状一般持续 10～15 min，多在 1 h 内恢复。

二、护理评估

1. 健康史：动脉粥样硬化病史、高血压、冠心病、糖尿病病史。

2. 身体状况：

(1) 共同特征：50～70 岁多发，男性较多。发病突然，迅速出现局限性神经功能缺损症状或体征，数分钟达到高峰，数分钟后或 10 余分钟后缓解，完全恢复，不遗留后遗症。

(2) 颈动脉系统 TIA：对侧单肢或面部无力或轻度偏瘫是最常见的症状。病变侧单眼一过性黑矇是颈内动脉分支眼动脉缺血的特征性症状。

(3) 椎-基底动脉系统 TIA：一侧脑神经麻痹，对侧肢体瘫痪或感觉障碍(即交叉性瘫痪或交叉性感觉障碍)是典型表现，最常见的症状是眩晕伴视野缺损、复视而一般不伴耳鸣。

三、治疗要点

1. 病因治疗：

2. 药物治疗：抗血小板聚集剂(阿司匹林等)、抗凝治疗(首选肝素)、钙通道阻滞剂、中医药治疗。

3. 外科手术和血管内介入治疗。

四、主要护理诊断及合作性问题与护理措施

TIA 患者的主要护理诊断及合作性问题与护理措施见表 8-3。

表 8-3　TIA 患者的主要护理诊断及合作性问题与护理措施

护理诊断/问题	主要护理措施
有受伤的危险。	1. 一般护理。　2. 安全护理。　3. 用药护理。　4. 病情观察。

五、健康指导

1. 疾病知识指导。

2. 饮食指导：低盐、低脂、低胆固醇、充足蛋白质、丰富维生素。

3. 保持心态平衡。

脑梗死

【知识要点】

一、疾病相关知识

脑梗死又称缺血性脑卒中，包括脑血栓形成、腔隙性脑梗死和脑栓塞。脑血栓形成是脑血管疾病中最常见的一种，也是脑梗死最常见的类型。脑血栓形成最常见的病因是脑动脉粥样硬化。脑栓塞的栓子最常见为心源性，尤其以风湿性心脏病二尖瓣狭窄并发房颤多见。

二、护理评估

1. 健康史。

2. 身体状况：

(1) 脑血栓：好发于中老年人，50～60 岁或 60 岁以上的动脉硬化者，多在安静或睡眠中发生，一般无意识障碍。颈内动脉系统血栓形成的主要表现是同侧大脑半球受累。椎-基底动脉系统血栓形成表现为脑干和小脑受累，以眩晕最多见。

(2) 脑栓塞：是起病最快的急性脑血管疾病，多在活动中(也可在安静时发生)突发局灶性神经体征而无先兆，瞬间达到高峰，呈完全性卒中。

3. 辅助检查：脑 CT 和脑 MRI 是最常用的检查，尤其是前者。

三、治疗要点

1. 脑血栓的治疗：

(1) 急性期治疗原则：超早期溶栓(发病后 3～6 h 内溶栓)、防治脑水肿、调控血压、脑保护。

(2) 恢复期治疗。

2. 脑栓塞的治疗：

(1) 一般治疗同脑血栓。

(2) 原发病的治疗：目的是根除栓子来源，防止复发。

(3) 抗凝治疗：肝素等。

四、主要护理诊断及合作性问题与护理措施

脑梗死患者的主要护理诊断及合作性问题与护理措施见表 8-4。

表 8-4　脑梗死患者的主要护理诊断及合作性问题与护理措施

护理诊断/问题	主要护理措施
躯体活动障碍。	1. 一般护理。　2. 病情观察。　3. 用药护理。　4. 心理护理。
焦虑/抑郁	心理护理。
有失用综合征的危险。	1. 刺激瘫痪肢体功能恢复：肌群运动训练、刺激法训练。 2. 语言康复训练：发音训练、复述训练、命名训练。

五、健康教育

1. 疾病知识和康复指导。　2. 合理饮食。　3. 日常生活指导。　4. 预防复发。

脑 出 血

【知识要点】

一、疾病相关知识

脑出血是指非损伤性原发性脑实质内出血，好发于 50～70 岁的中老年人，男性多见，冬春季节多发。高血压并发细小动脉硬化是脑出血最常见的病因。高血压性脑出血的发病部位以基底节区、内囊附近最多见。脑血管破裂，引起脑水肿、颅内高压和脑疝是导致脑出血死亡的主要原因。

二、护理评估

1. 健康史：高血压史、动脉粥样硬化、颅内动脉瘤等；其他诱因。

2. 身体状况：

(1) 全脑表现。

(2) 局灶表现：壳核出血易波及内囊因而称之为内囊出血，是高血压脑出血最常见的类型。内囊出血出现"凝视病灶"状和典型"三偏"症状。

3. 辅助检查：① 血常规；② 脑 CT 检查(脑出血的首选方法)；③ 脑脊液检查。

三、治疗要点

1. 一般治疗：

(1) 卧床休息 2～4 周；密切观察生命体征。

(2) 保持呼吸道通畅，必要时吸氧。

(3) 意识障碍或消化道出血者禁食 24～48 h，给予静脉营养，而后不能进食则鼻饲；保持大便通畅。

2. 内科治疗：① 调控血压；② 控制血管源性脑水肿，防止脑疝发生；③ 止血治疗；④ 防止并发症。

3. 外科治疗：对大脑半球出血量在 30 ml 以上和小脑出血量 10 ml 以上者，均可考虑手术，宜发病后 6～24 h 内进行。

4. 康复治疗：病情稳定后尽早进行康复治疗。

四、主要护理诊断及合作性问题与主要护理措施

脑出血患者的主要护理诊断及合作性问题与护理措施见表 8-5。

表 8-5　脑出血患者的主要护理诊断及合作性问题与护理措施

护理诊断/问题	主要护理措施
意识障碍。	1. 一般护理。　 2. 病情监测。　 3. 保持呼吸道通畅。
生活自理能力缺陷。	1. 饮食管理。　 2. 预防并发症。　 3. 用药护理。
潜在并发症：脑疝。	1. 评估脑疝的先兆表现。　 2. 配合抢救。

五、健康指导

1. 避免诱因。　 2. 康复训练。

蛛网膜下腔出血(SAH)

【知识要点】

一、疾病相关知识

SAH 是指脑表面的血管破裂后，血流流入蛛网膜下腔引起相应症状的一种脑卒中。最常见的病因是粟粒样动脉瘤。

二、护理评估

1. 健康史。

2. 身体状况：

(1) 典型表现：头痛(突发头部劈裂样剧痛为首发和最常见的突出症状)、意识障碍、脑膜刺激征(是最重要的体征)。

(2) 局灶性神经症状。

(3) 老年 SAH：身体状况不典型。

(4) 常见并发症：再出血是主要的急性并发症。

3. 辅助检查：首选脑 CT；脑脊液检查呈均匀血性。

三、治疗要点

SAH 的治疗原则是控制继续出血，防治脑血管痉挛，去除病因，预防复发，降低死亡率。

1. 一般治疗：同"脑出血"。

2. 防治再出血：绝对卧床休息 4~6 周，早期给予大剂量止血药。

3. 防治脑动脉痉挛及脑缺血。

4. 对症处理：高血压时缓慢降压至 160/100 mmHg。

5. 手术治疗：颅内血管畸形，可手术。

四、主要护理诊断及合作性问题与主要护理措施

SAH 患者的主要护理诊断及合作性问题与护理措施见表 8-6。

表 8-6 SAH 患者的主要护理诊断及合作性问题与护理措施

护理诊断/问题	主要护理措施
疼痛：头痛。	1. 休息。 2. 心理护理。 3. 采用缓解头痛的方法。 4. 用药护理。
潜在并发症：再出血。	1. 活动与休息。 2. 避免诱因。 3. 病情监测。

五、健康指导

1. 合理饮食(同 TIA)。 2. 避免诱因(同脑出血)。 3. 检查指导。 4. 照顾者指导。

【课前预习】

一、基础复习

1. 脑部血供。 2. 脑的代谢特点。 3. 脑的基本解剖结构。 4. 脑膜刺激征。

二、预习目标

1. 脑血管疾病是由各种_____源性脑病变引起的脑功能障碍。脑卒中是_____障碍导致的局限性或弥漫性脑功能缺损的临床事件。脑血管疾病与_____疾病、_____并称人类的三大死因。我国城市居民死因中脑卒中居首位，农村居第二位。

2. 脑部的血液供应由_____动脉系统(前循环)和_____动脉系统(后循环)组成，两者间由_____环连通。① 颈内动脉系统：有五个分支，即眼动脉、后交通动脉、脉络膜前动脉、大脑前动脉、大脑中动脉，供应____部和大脑_____部分的血液。② 椎-基底动脉系统：供应大脑半球_____的血液。③ 脑底动脉环(Willis 环)：由前交通动脉、两侧大脑前动脉、颈内动脉、后交通动脉和大脑后动脉组成，使两侧大脑半球、一侧大脑半球的前后部形成丰富的侧支循环。故脑部的侧支循环中，_____环最重要。

3. 脑部代谢的特点：脑是人体最重要和最精密的器官。成人脑的重量平均为 1 400 g，占体重的_____%，但脑的血流占全身血流量的_____%。脑组织无_____和_____的储备，需要血液循环连续提供氧和葡萄糖。脑血流中断_____min 内脑电活动停止，中断_____min 后脑组织发生不可逆的损伤。

4. 脑血管疾病的分类：① 按病程分：_____发作、进展性卒中和完全性卒中。② 按病理改变分：_____性脑卒中和_____性脑卒中。前者又称_____，分_____和_____；后者包括____出血和_____出血。

5. 脑血管疾病的病因：血管壁病变(最常见为_____)、血液流变学异常和血液成分改变、血流动力学改变。

6. 脑血管疾病的危险因素：① 可干预因素：_____(脑卒中最重要的独立危险因素)、_____、_____是脑血管疾病发病的最重要的危险因素。还有TIA(_____脑卒中最重要的独立危险因素)。② 无法干预的因素：年龄、性别、种族和家族遗传。

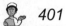

【课后巩固】

一、名词解释

脑卒中　　TIA　　完全性卒中与进展性卒中　　脑梗死　　"三偏"征　　中枢性高热

二、填空题

1. TIA 是指局限性脑缺血导致突发性、短暂性、可逆性神经功能(脑或视网膜功能)障碍。症状一般持续_____min，多在____h 内恢复，最长不超过 24 h，可反复发作，不遗留神经功能缺损的症状和体征。相关因素包括微栓塞、血流动力学改变、血液成分改变。

2. TIA 患者的健康史：_____病史、_____、_____病史。

3. TIA 患者的身体状况：

(1) 共同特征：_____岁多发，男性较多。发病_____，迅速出现_____神经功能缺损症状或体征。缓解后_____恢复，不遗留后遗症。

(2) 颈动脉系统：_____单肢或面部无力或_____是最常见的症状。病变侧单眼一过性_____是颈内动脉分支眼动脉缺血的特征性症状。

(3) 椎-基底动脉系统 TIA：一侧_____麻痹，对侧肢体_____或_____障碍(即交叉性瘫痪或交叉性感觉障碍)是典型表现。最常见的症状是_____伴_____、复视而一般不伴耳鸣。

4. TIA 的治疗要点：_____治疗、_____治疗、外科手术和血管内介入治疗。

5. TIA 患者的饮食护理：低____、低____、低_____、充足蛋白质、丰富维生素。

6. 脑梗死包括脑血栓形成、腔隙性脑梗死和脑栓塞。_____是脑血管疾病中最常见的一种，也是脑梗死最常见的类型，常见_____和_____。脑血栓形成最常见的病因是_____。脑栓塞的栓子来源分_____性(脑栓塞最常见的原因。一半以上为风湿性心脏病二尖瓣狭窄并发房颤)、非心源性、原因不明性栓子。

7. 脑血栓好发于_____人，部分有 TIA 前驱症状。多在_____或_____中发生，病情在 1~2 天达到高峰，一般无_____障碍。

8. _____是起病最快的急性脑血管疾病，多在_____中突发局灶性神经体征而无先兆，瞬间达到高峰，呈_____性卒中。颈内动脉系统栓塞的神经系统表现为"_____征"。

9. CI 的辅助检查：脑_____和脑 MRI 是最常用的检查，尤其是前者。

10. 脑血栓形成的治疗要点：

(1) 急性期治疗原则：超早期治疗(发病后_____h 内溶栓)、个体化治疗、防治并发症、整体化治疗(对症治疗、支持治疗、早期康复治疗、卒中危险因素干预等)。

(2) 急性期治疗措施：_____溶栓、防治_____、调控血压等。

(3) 恢复期治疗：治疗目的是促进神经功能的恢复，应尽早进行并持续整个恢复期。

11. 脑出血是指非损伤性原发性_____内出血。_____并发_____动脉硬化是脑出血最常见的原因。_____和_____，是脑出血最常见的诱因。高血压性脑出血的发病部位以_____区、_____附近最多见；因为_____动脉从大脑中动脉呈直角发出，受压力高的血流冲击易导致血管破裂。脑血管破裂，引起_____、_____和_____是导致脑出血死亡的主要原因。

12. 壳核出血易波及内囊从而称为_____出血,是_____脑出血最常见的类型。内囊出血出现"_____"状和典型"_____"症状(_____偏瘫、偏身_____和_____偏盲)。大量脑桥出血时,患者在数秒钟或数分钟内陷入昏迷、四肢瘫痪和去皮质强直发作,两侧瞳孔缩小呈"_____样"。

13. _____检查是脑出血的首选检查方法,可见圆形或卵圆形、边界清楚、_____高_____的阴影。脑脊液压力增高呈_____血性。重症脑出血不宜腰穿,以免诱发_____。

14. SAH的典型表现是_____(突发头部_____样剧痛为首发和最常见的突出症状,伴面色苍白、出冷汗,继而呕吐)、意识障碍、_____征(发病数小时后可出现,是最重要的体征)。_____是SHA的主要急性并发症。SAH的辅助检查首选_____。脑脊液检查呈_____血性,镜检显示大量_____,压力升高(> 200 mmHg)。

15. 脑出血急性意识障碍的护理措施: ① 休息与安全:急性期卧床休息_____周,抬高床头_____,以减轻_____。② 生活护理:高_____、高_____饮食。③ 保持_____通畅。④ 病情监测。

【综合练习】

A1/A2 型题

1. 脑出血的好发部位在
   A. 大脑　　　　　B. 小脑
   C. 脑桥　　　　　D. 脑干
   E. 内囊

2. 属于出血性脑血管疾病的是
   A. 短暂性脑缺血发作
   B. 蛛网膜下腔出血
   C. 脑梗死
   D. 脑血栓形成
   E. 脑栓塞

3. 缺血性脑血管疾病的主要治疗措施是
   A. 血管扩张剂　　B. 利尿剂
   C. 脱水剂　　　　D. 抗凝治疗
   E. 镇静剂

4. 脑出血以内囊出血最常见,其特征性的身体状况为
   A. 同侧偏瘫　　　B. 对侧偏瘫
   C. 同侧偏盲　　　D. "三偏"征
   E. 交叉性偏瘫

5. 急性脑血管病患者颅内压增高最急需的措施是
   A. 脑 MRI　　　　B. 腰穿
   C. 脑血管造影　　D. 静脉注射甘露醇
   E. 脑 CT

6. 下列疾病不会发生颅内压增高的是
   A. 脑内血肿　　　B. 硬脑膜下血肿
   C. 颅内肿瘤　　　D. 脑震荡
   E. 脑水肿

7. 颅内压增高时不宜采取的措施是
   A. 脱水利尿
   B. 控制癫痫发作
   C. 冬眠低温疗法降温
   D. 强制约束躁动不安者
   E. 低压小量灌肠解除便秘

8. 颅内压增高三主征是指
   A. 头痛、呕吐、脑膜刺激征
   B. 昏迷、同侧瞳孔散大、对侧偏瘫
   C. 头痛、呕吐、视神经乳头水肿

D．血压升高、脉搏慢、呼吸慢

E．血压下降、脉搏快、呼吸浅

9. 评估肢体有否瘫痪的重要检查是

　　A．随意运动　　　　B．肌张力

　　C．共济运动　　　　D．腱反射

　　E．病理反射

10. 符合脑血栓形成的患者的临床特点是

　　A．头痛、呕吐剧烈伴颈项强直，双侧
　　　　肢体活动受限

　　B．早晨起床时发现一侧口角歪斜

　　C．情绪激动可并发脑血栓

　　D．突然偏瘫，脑脊液正常

　　E．早晨起床时发现一侧肢体瘫痪，神
　　　　志不清

11. 以下关于蛛网膜下腔出血最常见的原因，
　　正确的是

　　A．外伤　　　　　　B．高血压动脉硬化

　　C．血液病　　　　　D．先天性脑动脉瘤

　　E．脑血管畸形

12. 蛛网膜下腔出血与其他脑血管病的最大区
　　别是

　　A．有无意识障碍　　　B．起病方式

　　C．有无恶心、呕吐　　D．有无头痛

　　E．有无局灶性定位症状

13. 瞳孔缩小是指瞳孔直径小于

　　A．1 mm　　　　　　B．2 mm

　　C．3 mm　　　　　　D．4 mm

　　E．5 mm

14. 颅内压增高的重要客观体征是

　　A．头痛　　　　　　B．呕吐

　　C．咳嗽　　　　　　D．失明

　　E．视神经乳头水肿

15. 小脑出血最主要的死亡原因是

　　A．枕骨大孔疝　　　B．大脑镰下疝

　　C．小脑幕切迹疝　　D．并发二次出血

　　E．并发坠积性肺炎

16. 急性脑血管疾病依据病变病理性质可分为

　　A．脑血栓和脑栓塞

　　B．脑梗死和脑出血

C．短暂性脑缺血发作和脑梗死

D．短暂性脑缺血发作和脑出血

E．缺血性卒中和出血性卒中

17. 以突发、剧烈、爆裂样头疼为突出表现的
　　脑血管疾病是

　　A．脑栓塞

　　B．脑出血

　　C．脑血栓形成

　　D．蛛网膜下腔出血

　　E．短暂性脑缺血发作

18. 以下关于 Wernicke 脑病的叙述，错误的是

　　A．因长期酗酒所致

　　B．维生素 B_1 治疗效果较好

　　C．主要为近记忆力严重丧失

　　D．可见眼球震颤，眼外直肌麻痹

　　E．有共济失调和步态不稳

19. 以下关于脑干出血患者瞳孔检查的描述，
　　正确的是

　　A．病灶侧瞳孔缩小，对侧正常

　　B．病灶侧瞳孔扩大，对侧正常

　　C．双侧瞳孔均扩大

　　D．双侧瞳孔均缩小

　　E．双侧瞳孔均正常

20. 脑出血患者需采取降压治疗的血压值是

　　A．≥200/120 mmHg

　　B．≥210/115 mmHg

　　C．≥200/110 mmHg

　　D．≥190/105 mmHg

　　E．≥180/100 mmHg

21. 患者，男性，48 岁。脑出血，入院第 2
　　天发生颅内压增高，遵医嘱静脉滴注
　　20% 甘露醇 250 ml 时应注意

　　A．缓慢滴注

　　B．极缓慢滴注

　　C．一般速度滴注

　　D．快速滴注

　　E．按血压高低调节滴注速度

22. 患者，男性，65 岁，有心房颤动病史。清
　　晨起床自行上厕所时摔倒，家人发现其口

角歪斜, 自述左侧上、下肢麻木。送医院检查, 神志清楚, 左侧偏瘫, 脑 CT 见低密度影。最可能的诊断是

A. 脑出血　　　　B. 脑挫伤
C. 脑震荡　　　　D. 蛛网膜下腔出血
E. 脑梗死

23. 患者, 女性, 60 岁, 突然出现剧烈头痛, 伴有喷射性呕吐, 很快出现意识模糊, 且脑膜刺激征阳性。此患者可能的诊断是

A. 脑出血
B. 脑栓塞
C. 蛛网膜下腔出血
D. 脑血栓形成
E. 脑梗死

24. 患者, 女性, 70 岁, 高血压病史 15 年。今晨起发现右侧肢体瘫痪, 当时意识清楚, 被家人送到医院进行治疗。脑 CT 结果见低密度影, 选择溶栓的时间是

A. 发病后 2 h 内　　B. 发病后 3 h 内
C. 发病后 4 h 内　　D. 发病后 5 h 内
E. 发病 6 h 内

25. 患者, 女性, 78 岁, 高血压病史 20 年。家人探视后突然出现剧烈头痛, 头晕、呕吐, 进而意识障碍, 血压 206/110 mmHg, 脑 CT 显示高密度影。治疗需立刻降颅压和镇静, 下列哪种药物禁用

A. 吗啡　　　　　B. 甘露醇
C. 地西泮　　　　D. 硝苯地平缓释片
E. 尼莫地平

26. 患者, 男性, 50 岁, 高血压病史 18 年。上班中出现头晕、头痛, 血压 180/100 mmHg, 同事将其送往医院治疗, 不久症状好转, 诊断为短暂性脑缺血发作, 这种发作最常见的病因是

A. 情绪激动　　　B. 高血压
C. 吸烟　　　　　D. 饮酒
E. 动脉粥样硬化

27. 患者, 女性, 67 岁, 脑动脉硬化病史 5 年。因与家人发生矛盾, 突然出现眩晕、

枕后痛, 呕吐, 伴共济失调和眼球震颤, 很快出现意识模糊, 脑 CT 显示高密度影。根据临床特点, 判断出血部位是

A. 脑干　　　　　B. 脑桥
C. 小脑　　　　　D. 内囊
E. 蛛网膜下腔

28. 患者, 女性, 40 岁, 既往风心病史 10 年。于夜间睡眠中突起口角歪斜, 口齿不清, 左上肢无力 2 天入院, 考虑医疗诊断为

A. 脑出血
B. 脑血栓形成
C. 蛛网膜下腔出血
D. 脑栓塞
E. 短暂性脑缺血发作(TIA)

29. 患者, 女性, 40 岁。突然出现剧烈头痛, 伴有喷射性呕吐, 很快出现意识模糊, 且脑膜刺激征阳性, 诊断为蛛网膜下腔出血。主要的治疗措施为

A. 降低颅内压, 使用甘露醇
B. 手术治疗
C. 抗凝治疗
D. 止血治疗
E. 营养治疗

30. 患者, 女性, 58 岁, 高血压病史 10 年。因情绪激动后出现剧烈头痛, 呕吐, 测血压 220/110 mmHg, 意识障碍, 大小便失禁, 脑 CT 显示高密度影, 最恰当的护理措施是

A. 发病 1～12 h 内避免搬动患者, 患者侧卧位, 头部稍抬高
B. 发病 12～24 h 内避免搬动患者, 患者侧卧位, 头部稍抬高
C. 发病 24～48 h 内避免搬动患者, 患者侧卧位, 头部稍抬高
D. 发病 48～72 h 内避免搬动患者, 患者侧卧位, 头部稍抬高
E. 发病 72～96 h 内避免搬动患者, 患者侧卧位, 头部稍抬高

31. 患者，女性，66 岁，在家宴请客人时突然跌倒在地，当时意识清醒，自己从地上爬起，后因左侧肢体无力再次跌倒，并出现大小便失禁，随后意识丧失呈嗜睡状态，以脑出血入院。该患者可能出现的并发症是
   A. 呼吸衰竭 　　 B. 肾衰竭
   C. 心力衰竭 　　 D. 脑疝
   E. DIC

32. 患者，女性，38 岁，既往体健，2 h 前在提取重物后突然剧烈头痛，伴喷射状呕吐，呼吸减慢，心率减慢，血压升高，这种现象是
   A. 急性颅脑感染 　　 B. 脑神经受刺激
   C. 牵涉性头痛 　　 D. 颅内压增高
   E. 神经官能症

33. 患者，男性，55 岁，1 年内出现 3 次突然说话不流利，每次持续 30 min 左右，第 3 次发作时伴右侧肢体麻木，神经系统检查正常，动脉硬化病史 2 年。最可能的诊断是
   A. 癫痫部分性发作 　　 B. 偏头痛
   C. 颈椎病 　　 D. 顶叶肿瘤
   E. 短暂性脑缺血发作

34. 患者，女性，34 岁，洗衣时突发左侧肢体活动不灵。体检：意识清，失语，心律不齐，心率 106 次/min，脉搏 86 次/min，左上肢肌力 0 级、下肢肌力 2 级，偏身感觉障碍。首先考虑的疾病是
   A. 脑血栓形成 　　 B. 脑栓塞
   C. 脑出血 　　 D. 蛛网膜下腔出血
   E. 短暂性脑缺血发作

35. 患者，男性，80 岁，脑出血入院，出现意识模糊，频繁呕吐。右侧瞳孔大，血压 208/120 mmHg，左侧偏瘫。应禁止使用的护理措施为
   A. 绝对卧床休息，头偏向一侧
   B. 应用脱水、降颅压治疗
   C. 遵医嘱降血压
   D. 置瘫痪肢体功能位

   E. 协助生活护理，采用灌肠保持大便通畅

36. 患者，男性，30 岁，因突然头痛、呕吐，脑膜刺激征阳性入院，初步诊断为蛛网膜下腔出血。该病的病因诊断主要依靠
   A. 脑脊液检查 　　 B. 脑 CT 检查
   C. 脑 MRI 检查 　　 D. 脑血管造影
   E. 脑超声检查

37. 患者，女性，66 岁，高血压病史 15 年，糖尿病病史 10 年。突发右侧肢体无力，说话不流利，逐渐加重 2 日。体检：神志清楚，血压正常，混合性失语，右侧鼻唇沟浅，伸舌右偏，饮水自右侧口角漏出，右侧上、下肢肌力 0 级，肌张力低，腱反射低下，右下肢病理征阳性，脑 CT 未见异常。最可能的诊断是
   A. 脑膜炎 　　 B. 脑栓塞
   C. 脑血栓形成 　　 D. 脑出血
   E. 蛛网膜下腔出血

38. 患者，男性，65 岁，颅内压升高，医嘱给予输注 20% 甘露醇 250 ml，输注时间最多
   A. 10 min 　　 B. 30 min
   C. 60 min 　　 D. 90 min
   E. 120 min

39. 患者，女性，68 岁，因颅内压增高，头痛逐渐加重，行腰椎穿刺脑脊液检查后突然呼吸停止，双侧瞳孔直径 2 mm，以后逐渐散大，血压下降，该患者最可能出现了
   A. 小脑幕切迹疝 　　 B. 枕骨大孔疝
   C. 大脑镰下疝 　　 D. 脑干缺血
   E. 脑血管意外

40. 患者，男，67 岁，突发脑梗死住院治疗 10 天，病情稳定后，出院返回社区。患者伴有脑梗死后的语言障碍，右侧肢体无力，走路步态不稳。社区护士在进行家庭访视时应特别指出，近期应首要注意的问题是
   A. 压疮的预防
   B. 抑郁情绪的观察
   C. 跌倒的预防

D．肢体功能的康复锻炼

E．非语言性皮肤沟通技巧的使用

41．患者，男，46岁，因"急性脑出血"入院，护士在巡视时发现，患者出现一侧瞳孔散大，呼吸不规则，此时患者有可能会出现的并发症是

A．动眼神经损害　　　B．消化道出血

C．癫痫发作　　　　　D．脑疝

E．呼吸衰竭

42．患者，男，49岁，因突发左侧肢体活动不利伴恶心、呕吐及头痛来诊，以"脑栓塞"收入院。今晨护士进行肌力评估时其左侧肢体可轻微收缩，但不能产生动作，按6级肌力记录法，该患者的肌力为

A．0级　　　　　　　B．1级

C．2级　　　　　　　D．4级

E．5级

43．患者，男，48岁，被诊断为颅内出血入院。患者有颅内压增高症状，护士给予患者床头抬高15°～30°，其主要目的是

A．有利于改善心脏功能

B．有利于改善呼吸功能

C．有利于颅内静脉回流

D．有利于鼻饲

E．防止呕吐物误入呼吸道

44．患者，女，53岁，因突发意识障碍伴右侧肢体瘫痪入院。查体：呼之不应，按压眼眶有痛苦表情，角膜反射及瞳孔对光反射存在。护士判断该患者意识状态为

A．嗜睡　　　　　　　B．昏睡

C．意识模糊　　　　　D．浅昏迷

E．深昏迷

45．患者，男，68岁，因脑出血急诊入院，医嘱一级护理，给予心电监护。接诊护士在给患者女儿做入院介绍时，遭到了家属的强烈拒绝。最可能的原因是

A．正在对患者进行抢救

B．护士着装不整齐

C．护士介绍不到位

D．护士表情不自然

E．病房环境较嘈杂

46．患者，女，60岁，吸烟史13年，每日1包。因脑出血入院，经治疗后病情稳定，拟出院。错误的出院指导是

A．避免情绪激动

B．低盐、低胆固醇饮食

C．戒烟

D．绝对卧床休息

E．保证充足睡眠

47．患者，男，56岁，因脑出血入院治疗，现意识模糊，左侧肢体偏瘫。护士为其测量体温、血压的正常方法是

A．测量口腔温度，右上肢血压

B．测量腋下温度，右上肢血压

C．测量腋下温度，左上肢血压

D．测量直肠温度，左上肢血压

E．测量口腔温度，左上肢血压

48．患者，男，68岁，高血压病史10年。2 h前看电视时突然跌倒在地，神志不清，急诊入院。查体：浅昏迷，BP 150/100 mmHg，P64次/min。脑CT检查：左侧基底节区高密度影。患者最可能发生了

A．肿瘤　　　　　　　B．高血压脑病

C．脓肿　　　　　　　D．脑出血

E．脑梗死

49．患者，男，64岁，因脑出血而偏瘫卧床3年。今日出现小腿疼痛、肿胀、苍白，怀疑深静脉血栓形成。社区护士指导家属禁止按摩患肢，其目的是

A．预防出血　　　　　B．防止血栓脱落

C．促进静脉回流　　　D．缓解疼痛

E．减轻水肿

50．患者，女性，65岁，因脑出血收住院，护士经评估拟定患者存在以下健康问题，其中首先应解决的护理问题是

A．体温升高

B．呼吸道阻塞

C．语言沟通障碍

D．尿失禁

E．潜在并发症：脑水肿

51. 患者，女性，61 岁，晨起感觉左侧上、下肢麻木，但可自行去厕所，回卧室时因左下肢无力而跌倒。查体：患者意识正常，左侧上、下肢瘫痪，口眼不歪斜。患者可能发生的情况是

A．脑出血　　　　B．高血压脑病

C．脑血栓形成　　D．面神经病变

E．蛛网膜下腔出血

52. 患者，男性，54 岁，因脑出血入院 2 天。患者浅昏迷，颅内压持续增高，生命体征尚可，心、肾功能良好。脑 CT 示小脑出血约 20 ml，侧脑室有扩大征象。目前采取最适当的治疗手段是

A．密切观察病情变化

B．使用降压药

C．输血

D．手术清除血肿

E．使用止血药

53. 患者，女性，47 岁，因脑栓塞急诊入院。患者呈睡眠状态 2 天，可以唤醒，随后入睡，可以回答问题，但有时不正确。判断患者的意识状态是

A．清醒　　　　　B．昏睡

C．嗜睡　　　　　D．精神错乱

E．浅昏迷

54. 患者，男性，60 岁，高血压病史 10 年，与同事争吵后突然剧烈头痛、呕吐，到医院就诊。查血压 200/110 mmHg，腰穿显示颅内压增高，其主要危险是

A．颅内血肿　　　B．癫痫

C．脑疝　　　　　D．颅内感染

E．脑缺氧

55. 患者，男性，65 岁，高血压病史多年。在活动中突发意识障碍，诊断为"脑出血"收入院。查体：一侧瞳孔散大、不等圆，提示患者病情为

A．出血部位靠近眼睛

B．脑疝形成

C．脑干出血

D．动眼神经瘫痪

E．脑出血量较大

56. 患者，男性，53 岁，因"脑栓塞"收入院。入院后护士经评估判断该患者能够经口进食，但仍存在吞咽困难。为防止因进食所致的误吸和窒息，护士采取的措施不妥的是

A．进食前注意休息，避免疲劳

B．营造安静、舒适的进餐环境

C．嘱患者进餐时不要讲话

D．嘱患者使用吸管喝汤

E．进餐后保持坐位 30 min 以上

57. 患者，女性，68 岁，因颅内压增高，行腰椎穿刺脑脊液检查，术后突然停止呼吸，血压下降。该患者最可能发生了

A．小脑幕切迹疝　　B．枕骨大孔疝

C．大脑镰下疝　　　D．脑干缺血

E．脑血管意外

58. 男，77 岁，以"脑出血"入院。护理体检：患者左侧脑部和右侧躯体瘫痪，右侧脑部和左侧躯体正常。判断其病变部位位于

A．内囊　　　　　B．脑干

C．腰髓　　　　　D．胸髓

E．颈髓

59. 男，58 岁，以"脑血栓形成"入院。护理体检时发现刺激右侧下肢足背至踝部无疼痛反应，但其平衡觉及两点辨别觉存在。该患者的感觉障碍属于

A．运动觉障碍　　B．浅感觉障碍

C．深感觉障碍　　D．复合感觉障碍

E．定位觉障碍

60. 女，58 岁，脑出血后出现剧烈头痛，喷射性呕吐，呼吸快且不规则，意识障碍逐渐加重。以下护理措施不妥的是

A．卧床休息，头置冰帽

B．抬高床头 15°～30°

C．给予营养丰富的流食

D．24～48 h 内尽量禁止搬动

E．各项操作集中进行，以减少刺激

61．女，48 岁，以"脑出血"入院。患者出现语言表达不连贯，只能讲单字，但能看懂电视、报纸，也能准确说出来访者姓名。该患者的语言障碍属于

A．传导性失语　　B．命名性失语

C．Broca 失语　　D．Wernicke 失语

E．完全性失语

62．女，60 岁，因"脑卒中"右侧肢体运动障碍、感觉障碍，长期卧床。以下护理措施中不恰当的是

A．患侧放置热水袋促进血液循环

B．协助患者患侧主动或被动锻炼

C．定时检查皮肤有无红肿或破损

D．每 2 h 协助患者更换卧位

E．协助患者保持皮肤清洁

63．男，57 岁，高血压病史 8 年。4 h 前突然剧烈头痛伴肢体活动障碍，迅速昏迷。最可能的诊断是

A．脑血栓形成　　B．蛛网膜下腔出血

C．脑膜炎　　D．腔隙性脑梗死

E．脑出血

64．女，60 岁，晨起后摔倒被家人发现急诊入院，自述晨起后无明显诱因出现右侧上、下肢麻木。护理体检：神志清楚，右侧面瘫，脑 CT 显示左基底节区低密度影。最可能的诊断是

A．脑血栓形成　　B．脑囊虫病

C．脑栓塞　　D．脑震荡

E．脑出血

65．男，68 岁，因"突然头痛、头晕，左侧肢体无力倒地 30 min"入院。护理体检：血压 190/115 mmHg，意识清，左侧口角流

涎，语言障碍，左上、下肢肌力 4 级。诊断为脑出血。最可能的责任血管应为

A．大脑中动脉　　B．大脑后动脉

C．大脑前动脉　　D．颈内动脉

E．颈总动脉

66．男，50 岁，以"感染性心内膜炎"入院。住院期间突然出现失语、呛咳、肢体活动障碍等。为进一步明确诊断，首选的检查是

A．脑 CT 平扫

B．颈部血管超声

C．脑 X 线摄片

D．脑血管造影

E．脑脊液检查

67．男，65 岁，以"脑血栓形成"收治入院。经过治疗后病情好转，但仍有肢体运动及感觉障碍。患者家属日常护理措施需给予纠正的是

A．加床栏以防坠床

B．反复适度地挤压关节

C．用力牵拉肌肉、韧带

D．拍打、按摩肢体

E．感觉过敏者应减少不必要刺激

68．女，40 岁，劳动中突然发生左侧肢体无力，口角歪斜，经脑 CT 检查后，诊断为脑栓塞。本病最常见的病因是

A．颈内动脉粥样斑块脱落

B．风心病房颤　　C．感染性栓塞

D．脂肪栓塞　　E．空气栓塞

69．女，52 岁，因"突发头疼、眩晕、站立不稳 20 min"急诊入院，急查脑 CT 提示脑出血。最可能的诊断是

A．短暂脑缺血发作　　B．脑血栓形成

C．内囊出血　　D．脑干出血

E．小脑出血

A3/A4 型题

(1～3题共用题干)

患者，男性，65岁，因右侧肢体活动不便4 h入院，患者神志清楚，有高血压及糖尿病史，曾有过短暂性脑缺血发作史，右侧肢体肌力为2级。

1. 对确诊最有价值的辅助检查是
    A．脑CT或脑MRI　　B．肌电图
    C．腰穿　　　　　　D．脑血管造影
    E．颈部血管超声

2. 如行CT检查无高密度显影，此患者可诊断为
    A．脑出血　　　　　B．脑梗死
    C．蛛网膜下腔出血　D．颅内肿瘤
    E．硬膜下血肿

3. 该疾病最常见的病因是
    A．劳累　　　　　　B．伤风感冒
    C．动脉粥样硬化　　D．肥胖
    E．动脉瘤

(4～5题共用题干)

患者，女性，48岁，晚餐后洗衣时突然出现剧烈头痛，恶心、喷射状呕吐，随后意识模糊，被家人送到医院，急行脑CT检查，图像上呈高密度影，脑膜刺激征阳性，无肢体瘫痪，既往体健。

4. 该患者的可能诊断是
    A．脑出血
    B．脑血栓
    C．脑梗死
    D．蛛网膜下腔出血
    E．短暂性脑缺血发作

5. 本病最常见的病因为
    A．先天性脑动脉瘤
    B．高血压
    C．血小板减少
    D．凝血机制障碍
    E．感染

(6～7题共用题干)

患者，男性，69岁，因头痛、头晕、右半身麻木无力2个月，呕吐2日入院。体检：神清，血压正常，眼底视盘模糊不清，视神经乳头水肿。右面部感觉减退，右侧肢体不全瘫，右侧病理反射阳性。脑CT检查发现有颅内占位性病变。

6. 应首先考虑的诊断为
    A．慢性硬脑膜下血肿
    B．脑出血
    C．颅内肿瘤
    D．脑脓肿
    E．急性硬脑膜下血肿

7. 此时最有效的处理措施是
    A．持续腰穿引流　　B．使用脱水药
    C．开颅切除病灶　　D．过度换气
    E．去骨片减压术

(8～10题共用题干)

患者，女，60岁，患糖尿病15年，今晨起床时发现右侧肢体瘫痪，站立后摔倒，当时意识清楚，被家人送到医院进行治疗。

8. 患者右侧肢体受伤，肌力为2级，入院时护士应重点宣教
    A．康复功能锻炼
    B．瘫痪肢体保持功能位
    C．绝对卧床休息
    D．2 h翻身1次
    E．协助患者进食

9. 该患者需做CT检查，护士应
    A．用轮椅运送
    B．安排平车送患者前往
    C．鼓励患者用拐杖行走
    D．由家属搀扶前往
    E．鼓励患者用助行器行走

10. 患者检查回来后，护士应立即

A．进行关节按摩

B．进行关节被动运动

C．协助患者保持左侧卧位

D．做好心理护理

E．在病床双侧上床栏

(11～12 题共用题干)

患者，女性，68 岁，2 个月前因脑血栓形成致左侧肢体偏瘫入院治疗。现社区护士定期进行家庭访视：血压维持在 145/95 mmHg 上下，左侧肢体偏瘫，右侧肢体肌力好，皮肤完整性好，语言表达部分障碍，目前基本卧病在床。

11. 社区护士对该患者及家属健康教育的重点是

A．家庭环境的改建

B．遵医嘱服药

C．常见并发症的预防

D．患肢康复锻炼

E．死亡教育

12. 最适合该患者及家属的健康教育形式是

A．介绍加入病友会

B．推荐相关健康教育网站

C．邀请参加健康教育讲座

D．对其进行个别教育

E．发放健康教育手册

(13～14 题共用题干)

患者，男性，75 岁，因突然晕倒急诊入院，诊断为脑血管意外。家属告知，患者高血压 10 年，自服药物控制高血压。

13. 能够判断患者意识状态的指标是

A．角膜反射　　　　B．生命体征

C．肌腱反射　　　　D．疼痛刺激反应

E．瞳孔对光反射

14. 患者恢复期，为鼓励其饮食自理应采取的措施是

A．将餐具放到患者手里

B．嘱患者慢慢进食

C．护士或家属帮助喂饭

D．先给患者喂食，剩少许饭让患者自己进食

E．将食物和餐具置于患者方便拿取处

(15～16 题共用题干)

患者，男性，50 岁，因脑出血入院。入院 3 天后发热，体温 39.5 ℃，遵医嘱行全身物理降温。

15. 护士采取降温效果最好的物理降温措施是

A．使用冰袋　　　　B．戴冰

C．冷湿敷　　　　　D．乙醇拭浴

E．冰囊冷敷

16. 为患者进行物理降温时应注意

A．拭浴时间不超过 30 min

B．主要擦拭后颈部

C．擦拭足底时间可稍长

D．拭浴后 10 min 测量体温

E．观察面色，监测呼吸、脉搏

(17～19 题共用题干)

女，60 岁。高血压病史 20 年。如厕时突发剧烈头痛，头晕，喷射性呕吐，肢体无瘫痪，被家人急送入院，初步诊断为蛛网膜下腔出血。

17. 对确诊本病最具价值和特征性的辅助检查是

A．凝血象检查

B．脑脊液检查

C．脑 CT 平扫

D．脑 MRI 平扫

E．脑血管 DSA 检查

18. 患者询问绝对卧床时间，护士解释至少需要

A．2 周　　　　　　B．3 周

C．4 周　　　　　　D．5 周

E．6 周

19. 本病最具特征性的体征是

A．肌张力增强

B．腱反射亢进

C．脑膜刺激征阳性

D．全面性癫痫样发作

E．眼底玻璃体膜下出血

(20~23 题共用题干)

女，65 岁，发作性左下肢无力，跌倒在地，伴言语不清，约 5 min 后症状消失，脑 CT 平扫未见异常。

20. 最可能的诊断是

　　A．短暂脑缺血发作

　　B．低血糖晕厥

　　C．脑血栓形成

　　D．心源性晕厥

　　E．癫痫部分性发作

21. 以下关于本病临床特点描述不妥的是

　　A．突然发作，历时短暂

　　B．症状持续一般不超过 24 h

　　C．多遗留神经功能缺失症状

　　D．可反复发作，每次症状相似

　　E．常为脑卒中最重要危险因素

22. 若上述症状持续或反复，首选的措施是

　　A．抗凝治疗

　　B．降脂治疗

　　C．扩血管治疗

　　D．中医中药治疗

　　E．手术或介入治疗

23. 可减少微栓子发生、预防复发的措施是

　　A．尽量减少活动

　　B．复方丹参口服

　　C．尼莫地平口服

　　D．阿司匹林口服

　　E．低分子肝素皮下注射

第四节　帕金森病患者的护理

【知识要点】

一、疾病相关知识

帕金森病(PD)又称震颤麻痹，以静止性震颤、运动减少、肌强直和体位不稳为临床特征；主要病理改变是黑质多巴胺(DA)能神经元变性和路易小体形成；主要死于晚期出现的各种并发症。

病因：PD 由多种因素共同参与所致，如年龄老化、环境因素、遗传因素等。

二、护理评估

1. 健康史：家族史，长期接触类似 MPTP 的毒素，继发因素。

2. 身体状况：进行性发展。首发症状依次为震颤、步行障碍、肌强直和运动迟缓。① 静止性震颤；② 肌强直；③ 运动迟缓；④ 姿势步态异常。

三、治疗要点

及早使用多巴胺代替药物和抗胆碱药物治疗，必要时辅以手术治疗和行为疗法。

1. 药物治疗：以替代药物效果较好。

(1) 抗胆碱能药物：适用于早期轻症患者。

(2) 多巴胺替代药物：左旋多巴及复方左旋多巴。这是帕金森病最重要的治疗方法。

(3) 多巴胺受体激动剂。

2. 外科治疗：适用于症状限于一侧或一侧较重的患者，年龄 60 岁以下，药物治疗无效或副作用严重而不能耐受药物治疗者。

3. 康复治疗：进行肢体运动、语言、进食等训练和指导。

四、主要护理诊断及合作性问题与护理措施

帕金森病患者的主要护理诊断及合作性问题与护理措施见表8-7。

表8-7　帕金森病患者的主要护理诊断及合作性问题与护理措施

护理诊断/问题	主要护理措施
躯体移动障碍。	1．一般护理：个人卫生、皮肤护理、提供生活方便、采取有效沟通方式、保持大小便通畅。 2．运动锻炼。 3．用药护理。
自尊紊乱。	1．心理护理。　2．自我修饰指导。
知识缺乏。	1．疾病知识指导。　2．用药指导(疗效观察、药物不良反应及其处理)。
营养失调。	1．饮食指导。　2.营养支持。　3.营养状况监测。

五、健康教育

PD患者常死于压疮、感染、外伤等并发症。

1．皮肤护理：应勤洗勤换，保持皮肤卫生。中晚期患者卧床时间增多，应勤翻身、勤擦洗。

2．康复训练。

3．安全护理。

4．照顾者指导。

5．就诊指导：定期门诊复查。

【课前预习】

一、基础复习

1．多巴胺与乙酰胆碱。　2．抗胆碱药物。　3．慌张步态。

二、预习目标

1．帕金森病(Parkinson's disease，PD)又称震颤麻痹，是中老年常见的神经系统变性疾病，以＿＿＿＿＿＿＿震颤、＿＿＿＿＿＿减少、＿＿＿＿＿＿＿和＿＿＿＿＿＿不稳为临床特征，主要病理改变是黑质＿＿＿＿＿＿＿＿神经元变性和＿＿＿＿＿＿小体形成；好发于50～60岁男性，呈＿＿＿＿＿＿＿＿性发展，主要死于晚期出现的各种并发症。

2．PD的首发症状依次为＿＿＿＿＿、＿＿＿＿＿＿障碍、＿＿＿＿＿＿＿和＿＿＿＿＿＿迟缓。

3．PD的治疗原则：及早使用＿＿＿＿＿＿＿代替药物和抗＿＿＿＿＿＿药物治疗，必要时辅以手术治疗和行为疗法。

【课后巩固】

一、名词解释

帕金森病　　　静止性震颤　　　铅管样肌强直　　　写字过小征　　　面具脸　　　慌张步态

二、填空题

1. 静止性震颤多从一侧_____开始，呈现有规律的_____和_____ _____的不自主震颤，类似"_____"样动作。具有_____时明显震颤，动作时减轻，入睡后消失等特征，故称为"静止性震颤"。

2. 肌强直多从一侧的_____或_____近端开始，逐渐蔓延至_____、_____和_____的肌肉。锥体束受损时的肌张力增高者被动运动关节时，阻力在开始时较明显，随后迅速减弱，呈所谓"_____"现象，故称为"_____肌强直"，多伴有腱反射亢进和病理反射。本病的肌强直表现为_____和_____肌张力均增高，被动运动关节时始终保持阻力增高，称为"_____样肌强直"。多数在检查时可感到均匀的阻力中出现断续停顿，为"_____样肌强直"，这是由于_____与_____叠加所致。

3. 运动迟缓：患者随意动作_____、_____，多表现为_____的动作困难和缓慢；面肌强直造成"_____"；手指对精细动作很难完成，有"写字过小征"。

4. 姿势步态异常：早期_____，迈步时身体前倾，行走时步距缩短，出现"_____步态"。

5. _____替代药物(左旋多巴及复方左旋多巴)是帕金森病最重要的治疗方法。

6. 左旋多巴制剂：早期选择_____时服药或_____服药剂量。症状波动包括"_____现象"和"_____"两种。抗胆碱能药物对于_____及_____者忌用。

【综合练习】

A1/A2 型题

1. 帕金森病患者的典型震颤是
   A. 静止性震颤
   B. 意向性震颤
   C. 姿态性震颤
   D. 扑翼样震颤
   E. 动作性震颤

2. 帕金森病的主要病因是
   A. 脑干网状结构胆碱能系统受损
   B. 脑桥蓝斑去甲肾上腺素能系统受损
   C. 低位脑干 5-羟色胺能系统受损
   D. 中脑黑质多巴胺能系统受损
   E. 纹状体 GABA 能系统受损

3. PD 病的特点是
   A. 起病缓慢，逐渐加重
   B. 起病急，逐渐加重
   C. 起病急，逐渐减轻
   D. 起病缓慢，逐渐减轻
   E. 以上都不是

4. 帕金森病患者躯体呈前倾、前屈姿势，行走时上肢摆动动作消失或减少，起动和终止均有困难，步距缩小，这种特殊步态称为
   A. 醉酒步态
   B. 跨阈步态
   C. 剪刀步态
   D. 鸭行步态
   E. 慌张步态

5. 帕金森病的主要病理改变是
   A. 去甲肾上腺素能神经元病变
   B. 肾上腺素能神经元病变
   C. 内啡肽能神经元病变
   D. 多巴胺能神经元病变
   E. 胆碱能神经元病变

6. 男性，72 岁，2 年来无诱因逐渐出现行动缓慢，行走时上肢无摆动，前倾屈曲体态。双手有震颤，双侧肢体肌张力增高。无智能和感觉障碍，无锥体束损害征，最可能

的诊断是

A. 帕金森病　　　B. 扭转痉挛

C. 肝豆状核变性　D. 阿尔茨海默病

E. 脑动脉硬化

7. 男，75岁，半年前出现静止性震颤，诊断为帕金森病。目前治疗本病最基本、最有效的药物是

A. 多巴胺　　　　B. 左旋多巴

C. 卡马西平　　　D. 苯妥英钠

E. 新斯的明

8. 男，68岁，因"帕金森病"住院治疗。护士关于"身体状况评估"记录内容不妥的是

A. 铅管样肌强直　B. "开-关"现象

C. 折刀样肌强直　D. 齿轮样肌强直

E. 搓丸样动作

9. 男，77岁，帕金森病病史3年。进行行走训练时正确的指导是

A. 起步时拖着脚走路

B. 双臂尽量保持不动

C. 不可放置任何可扶撑之物

D. 行走时眼睛尽量目视前方

E. 转身时要原地向后折转

10. 男，78岁，帕金森病病史2年。患者家属日常饮食护理不妥的是

A. 常以汤或水混合固体食物送下

B. 注意补钙，防止骨质疏松

C. 高热量、低盐、低糖饮食

D. 患者进餐时不催促，不打扰

E. 主食应以谷类食物为主，避免食用槟榔

11. 女，90岁，被诊断为帕金森病，遵医嘱给予药物替代治疗。用药护理正确的是

A. 宜餐前服药

B. 避免与维生素B_6同服

C. 首剂足量以尽快控制震颤

D. 出现"开-关现象"，与剂量有关

E. 不影响利血平、氯丙嗪等药物作用

12. 男，70岁，帕金森病病史2年。康复训练中，护士指导患者关节活动要达到最大范围。该措施的主要目的是

A. 防止肌肉萎缩　　B. 防止关节强直

C. 提高平衡能力　　D. 促进血液循环

E. 减轻不自主震颤

13. 女，82岁，帕金森病病史4年。护士指导患者家属日常护理措施正确的是

A. 帮助患者完成一切事情

B. 最好安置低位坐便器

C. 不安置床栏，防止磕伤

D. 牙刷刷柄尽量选择细柄

E. 水杯等日用品放置在患者伸手可及处

第五节　癫痫患者的护理

【知识要点】

一、疾病相关知识

癫痫是慢性反复发作性短暂脑功能失调综合征，以脑神经元异常放电引起反复痫性发作为特征，是发作性意识丧失的常见原因。痫性发作是脑神经元过度同步放电引起的一次脑功能障碍发作。

病因分类：分4类。主要是特发性癫痫和症状性癫痫。前者多数患者在儿童或青年期首次发病，与遗传因素有较密切的关系。影响癫痫发作的因素包括遗传因素、环境因素。

二、护理评估

1. 健康史：家族史、首次年龄、环境因素、特定条件。

2. 身体状况：具有短暂性、刻板性、间歇性和反复发作的特征。

(1) 部分性发作：痫性发作的最常见类型，一般无意识障碍。

① 单纯部分性发作：持续不超过 1 min，无意识障碍。

② 复杂部分性发作：主要特征是部分发作伴意识障碍。

③ 部分性发作继发为全面性强直-阵挛发作。

(2) 全面性发作：特征是发作伴意识障碍或以意识障碍为首发症状，脑电图显示双侧大脑半球受累。

① 典型失神发作：又称小发作，无脑损害，药物疗效显著。

② 肌阵挛发作：是突然、短暂、快速的肌肉收缩，累及全身。

③ 阵挛性发作：全身重复性阵挛发作，大多恢复较强直-阵挛发作快。

④ 强直性发作：全身性肌痉挛。

⑤ 全面性强直-阵挛发作(GTCS)：为最常见的发作类型之一，过去称为大发作，主要表现为全身对称性肌肉强直和阵挛，伴意识丧失和自主神经功能障碍。分强直期、阵挛期、惊厥后期。

⑥ 无张力性发作：部分或全身肌肉的张力突然降低。

⑦ 癫痫持续状态：又称癫痫状态，是指癫痫连续发作之间意识尚未完全恢复又频繁再发，或癫痫发作持续 30 min 以上不自行停止。

3. 辅助检查：① 脑电图检查（发作期特异性的脑电图改变）；② 影像学检查。

三、治疗要点

癫痫以药物治疗为主，难治性且精确定位者可行前颞叶切除术。

1. 发作时治疗：原则上是预防外伤及其他并发症。

2. 发作间歇期治疗：定时服用抗癫痫药物。

3. 药物选择：

(1) 一般特发性 GTCS 首选丙戊酸钠，次选苯妥英钠。

(2) 症状性或原因不明的 GTCS 首选卡马西平，其次为苯巴比妥。

(3) 典型失神阵挛发作首选丙戊酸钠；非典型失神发作首选乙琥胺。

(4) 部分性发作首选卡马西平，次选苯妥英钠。

(5) 婴儿痉挛症首选 ACTH，次选泼尼松；青春期肌阵挛发作首选丙戊酸钠，次选氯硝西泮。

4. 癫痫持续状态的处理原则：① 尽快控制发作；② 保持呼吸道通畅；③ 立即采取维持生命功能的措施；④ 防治并发症；⑤ 严密观察；⑥ 保持环境安静；⑦ 连续抽搐者控制摄入量，遵医嘱给予脱水剂；⑧ 发作控制后，使用长效抗癫痫药过渡和维持。

5. 病因治疗。

6. GTCS 的现场处理原则：预防外伤及其他并发症。

四、主要护理诊断及合作性问题与护理措施

癫痫患者的主要护理诊断及合作性问题与护理措施见表 8-8。

表 8-8　癫痫患者的主要护理诊断及合作性问题与护理措施

护理诊断/问题	主要护理措施
有窒息的危险。	1. 保持呼吸道通畅。　2. 安全护理。　3. 疾病监测。
有受伤的危险。	1. 发作期的安全护理。　2. 发作间歇期的安全护理。　3. 用药指导。
知识缺乏。	1. 心理支持。　2. 用药指导。

五、健康教育

1. 一般护理原则：① 心理调适　② 饮食调理。

2. 活动与休息。

3. 避免促发因素。

4. 治疗配合：① 遵医嘱服药；② 定期复查。

5. 工作与婚育指导。

【课前预习】

一、基础复习

1. 脑神经元。　2. 抗癫痫药物。

二、预习目标

1. 痫性发作是脑神经元_____放电引起的短暂_____障碍，通常是指____次发作过程。癫痫是_____发作短暂脑功能失调综合征，以脑神经元_____引起反复_____发作为特征，可表现为运动、感觉、意识、精神、行为和自主神经等功能异常，是_____意识丧失的常见原因。癫痫是神经系统疾病中仅次于脑血管疾病的第二疾病。按病因分为_____癫痫和_____癫痫。前者多数患者在_____或_____首次发病，与_____有较密切的关系。影响癫痫发作的因素包括遗传因素、环境因素(年龄、内分泌、睡眠等，饥饿、过饱、饮酒、疲劳、感情冲动以及各种一过性的过敏反应和代谢紊乱都可以诱发)。

2. 癫痫的诱因有_____、_____、缺乏睡眠、便秘、经期、饮酒、感情冲动；过度换气对于失神发作、过度饮水对于强直性阵挛发作、闪光对于肌阵挛发作也有诱发作用。癫痫持续状态的诱发因素常为未_____；其次为发热、感冒、劳累、饮酒、妊娠与分娩。

3. 癫痫的治疗配合：① 遵_____服药：坚持长期有规律服药，切忌突然停药、减药、漏服药及自行换药，尤其应防止在服药_____后不久就自行停药，以免发展成为_____性癫痫和诱发癫痫_____。② 定期复查：一般于首次服药后_____天复查抗癫痫药物的血药浓度，每 3 个月至半年抽血检查 1 次，每个月检查血常规和每个季度检查肝、肾功能 1 次。平时随身携带个人信息卡。建议患者选择适当的工作，禁止从事_____、_____、_____等职业，以及在炉火旁、高压电机旁或其他在发作时可能危及生命的工种。

【课后巩固】

一、名词解释

痫性发作　　Jackson 发作　　全面性强直-阵挛发作(GTCS)或大发作　　失神发作(小发作)

二、填空题

1. 癫痫患者的身体状况：具有_____性、_____性、_____性和_____发作的特征。

2. _____性发作是痫性发作的最常见类型，一般无_____障碍，发作起始症状和脑电图特点均提示起于_____脑结构。①_____性发作：持续不超过____ min，无意识障碍；部分性运动性发作是以发作性_____面部或肢体远端_____性抽搐为特征；体觉性发作常表现为肢体的_____感或_____感。②复杂部分性发作：主要特征是部分发作伴_____障碍。③部分性发作继发为全面性强直-阵挛发作

3. 全面性发作的特征是发作伴_____障碍或以_____障碍为首发症状，脑电图显示双侧_____受累。

(1) 典型失神发作又称_____，儿童起病，青春期停止；特征是_____的意识丧失和正在进行的动作停止，持续约_____ s，无先兆或局部症状，事后立即清醒，继续原先的活动，对发作无记忆，无脑损害，药物疗效显著。

(2) 强直性发作：_____性肌痉挛，肢体伸直，头、眼偏向一侧；躯干的强直性发作造成_____。

(3) 全面性强直-阵挛发作(GTCS)为最常见的发作类型之一，过去称为_____，主要表现为全身对称性肌肉强直和阵挛，伴意识丧失和自主神经功能障碍。①强直期：所有骨骼肌呈现_____性收缩，双眼球上蹿，发出尖叫，颈部和躯干先屈曲后反张。常持续 10 ~ 20 s 转入阵挛期。②阵挛期：不同肌群_____和_____相交替，由肢端延及全身；阵挛频率逐渐减慢，松弛期逐渐延长，此期持续 0.5 ~ 1 min；最后一次强烈_____后，抽搐突然终止，所有肌肉_____。③惊厥后期：阵挛期后尚有短暂的强直痉挛，造成牙关紧闭和大小便失禁；_____首先恢复，口鼻喷出泡沫或血沫；心率、血压和瞳孔回至正常；肌张力松弛，_____逐渐清醒；从发作开始至恢复约经历 5 ~ 10 min，醒后觉得头痛、疲劳，对抽搐过程不能回忆。④癫痫持续状态：又称_____状态，是指癫痫连续发作之间_____尚未完全恢复又频繁再发，或癫痫发作持续_____ min 以上不自行停止，通常是指 GTCS 持续状态。最常见的原因是不适当地停用_____，或因急性脑病、脑卒中、脑炎、外伤、肿瘤和药物中毒引起。

4. 一般特发性 GTCS 首选_____；症状性或原因不明的 GTCS 首选_____，其次为苯巴比妥；典型失神阵挛发作首选_____，非典型失神发作首选_____；部分性发作首选_____。婴儿痉挛症首选_____；青春期肌阵挛发作首选_____。

5. 癫痫持续状态的处理原则是：尽快制止发作，保持_____通畅，立即采取维持

生命功能的措施和防治并发症。① 尽快控制发作：迅速建立静脉通道，遵医嘱首选＿＿＿＿＿＿＿＿。如出现呼吸抑制，则需＿＿＿＿＿＿＿＿＿＿。② 保持＿＿＿＿＿＿＿＿通畅：平卧，头侧位，吸痰。③ 立即采取维持生命功能的措施：＿＿＿＿＿＿＿＿吸氧，监测呼吸、血压、ECG 及血电解质变化。④ 防治并发症：做好＿＿＿＿＿＿＿防护，预防受伤；高热时给予物理降温，及时纠正血酸碱度和电解质的变化，发生脑水肿时给予甘露醇和呋塞米注射。抽搐停止后肌注＿＿＿＿＿＿＿＿＿0.2 g，每 8～12 h 1 次，清醒后改用＿＿＿＿＿＿＿抗癫痫药。

6. GTCS 的现场处理原则：预防＿＿＿＿＿＿＿＿及其他并发症。

7. 癫痫发作期的安全护理：① 告知患者有前驱症状时立即＿＿＿＿＿＿＿＿，或陪伴者应抱住患者缓慢就地放倒，适度扶住患者的手、脚，以防自伤及碰伤；切勿用力＿＿＿＿＿＿＿抽搐身体，以免发生骨折、脱臼；将压舌板或筷子、纱布、手绢、小布卷等置于患者口腔一侧上、下＿＿＿＿＿＿＿＿之间。② 癫痫持续状态、极度躁动或发作停止后意识恢复过程中有短时躁动的患者，均应专人守护，放置＿＿＿＿＿＿＿性床栏，必要时给予＿＿＿＿＿＿＿＿＿＿适当约束。

8. 癫痫患者用药指导：告诉患者抗癫痫药物治疗的原则，指导患者掌握药物疗效及不良反应的观察，鼓励遵医嘱坚持＿＿＿＿＿＿＿＿＿＿服药。停药时机与方法：患者应在医生指导下服药和停药。GTCS、强直性发作、阵挛性发作完全控制＿＿＿＿＿＿＿＿＿＿年后，失神发作停止＿＿＿＿＿＿＿后可考虑停药；停药前应有一个缓慢减量的过程，一般不少于＿＿＿＿＿＿＿＿＿＿年。

【综合练习】

A1/A2 型题

1. 癫痫大发作最典型的特点是
   - A. 牙关紧闭
   - B. 口吐白沫
   - C. 意识丧失
   - D. 大小便失禁
   - E. 全身肌肉强直性收缩

2. 突发突止的意识障碍，持续时间短，发作后仍持续原有的动作，属于
   - A. 简单的部分性发作
   - B. 复杂的部分性发作
   - C. 精神运动性兴奋
   - D. 单纯失神发作
   - E. 强直-阵挛性发作

3. 对癫痫最有诊断价值的辅助检查是
   - A. 脑 CT
   - B. 脑 MRI
   - C. 脑电图
   - D. 脑脊液检查
   - E. 脑血流图检查

4. 抗癫痫药物需服用多久
   - A. 完全控制发作后即可停药
   - B. 完全控制发作后再持续服药 3～6 个月
   - C. 完全控制发作后再持续服药 1～2 年
   - D. 完全控制发作后再持续服药 3～5 年
   - E. 终生服药

5. 关于癫痫药物治疗的原则，错误的是
   - A. 最好单一药物治疗
   - B. 根据发作类型选择最佳药物
   - C. 定时监测血药浓度以指导用药
   - D. 颅内占位病变首先考虑手术治疗
   - E. 完全控制发作后及时停药，防止药物不良反应

6. 以下关于癫痫强直-痉挛发作时的护理措施，错误的是
   - A. 让患者取平卧位
   - B. 松解领扣和腰带

C．切勿喂水

D．不能强力按压肢体

E．牙垫塞入上、下磨牙之间

7. 癫痫患者的发作类型，临床上最常见的是

A．简单部分性发作

B．复发部分性发作

C．单纯失神发作

D．强直-阵挛发作

E．癫痫持续状态

8. 癫痫大发作时最主要的护理措施是

A．避免外伤

B．不可强力按压肢体

C．保持呼吸道通畅

D．严密观察意识和瞳孔的变化

E．禁用口表测试体温

9. 下列哪项不符合癫痫的药物治疗原则

A．大剂量开始

B．单一用药无效者可联合用药

C．达到疗效后继续正规用药

D．连续 3 年无发作，缓慢减量

E．以小剂量维持后停药

10. 诱发癫痫的因素不包括

A．高热 B．睡眠不足

C．大量饮水 D．适量体育活动

E．精神刺激

11. 癫痫患者出院时，健康教育错误的是

A．保持情绪稳定

B．避免疲劳、烟酒

C．定期查血象及肝、肾功能

D．不可随意增减药物剂量

E．自我感觉良好及时停药

12. 一癫痫大发作患者，对其护理措施下列哪项是错误的

A．迅速扶患者就地躺下

B．放松患者领扣、裤带

C．用纱布包裹的压舌板塞入患者上、下白齿间

D．用力按压患者抽搐的肢体

E．保持患者侧卧位

13. 癫痫持续状态是指

A．小发作、大发作交替出现，持续24h以上

B．大发作持续 24 h 以上

C．大发作接连发生，间歇期仍处于昏迷状态

D．联合用药才能控制的大发作

E．24 h 内小发作接连发生

14. 不符合癫痫患者用药原则的是

A．选择最佳药物 B．长期用药

C．规律用药 D．三药联合

E．定时测血药浓度

15. 男，20 岁，突然发病，意识丧失，全身肌肉抽搐，口吐白沫并伴尿失禁，应首先考虑

A．癔症 B．脑出血

C．脑血栓形成 D．癫痫大发作

E．药物中毒

16. 对于癫痫持续发作患者，护士首先应做何种准备

A．做好约束准备

B．准备地西泮静脉注射

C．准备 20% 甘露醇静脉注射

D．准备鼻饲抗癫痫药

E．准备 50% 葡萄糖静注

17. 患者，男性，28 岁，原有癫痫大发作史，今晨起有多次抽搐发作，间歇期意识模糊，两便失禁，中午来院急诊，紧急处理措施是

A．鼻饲抗癫痫药

B．静脉推注地西泮

C．肌注苯巴比妥

D．0.1% 水和氯醛保留灌肠

E．20% 甘露醇静脉滴注

18. 患儿，男，9 岁，做作业时，突然中断，发呆，手中铅笔落地，约 10 s 后又能继续做作业，近来连续发作，一周内发作 4 次，但每次发作均无记忆。最可能的诊断是

A．癫痫失神发作

B．肌阵挛发作

C．无张力发作

D．癫痫精神运动性发作

E．癫痫单纯部分性发作

19．患者，男，20 岁，癫痫病史 5 年，因自行终止用药导致大发作。其首选控制药物是

A．苯妥英钠　　　B．丙戊酸钠

C．氯丙嗪　　　　D．卡马西平

E．地西泮

20．患儿，男，2 岁，发热 1 天，体温 39 ℃，伴有轻咳来诊，既往有癫痫病史。门诊就诊过程中突然发生惊厥，立即给予输氧、镇静，此刻首选的药物是

A．苯巴比妥钠肌注

B．地西泮静注

C．水合氯醛灌肠

D．肾上腺皮质激素静注

E．氯丙嗪肌注

21．患者，女，在商场突然倒地，随后出现四肢痉挛性抽搐，牙关紧闭，疑为癫痫发作急诊。以下检查对帮助诊断最有意义的是

A．脑 CT　　　　B．脑血管造影

C．脑电图　　　　D．脑 MRI

E．脑多普勒彩色超声

22．患儿，男，8 岁，因癫痫入院，治疗好转后出院。患儿家长的哪项陈述提示对疾病认知不足，需要进一步进行健康指导

A．孩子在家休息的时候我会安排家人时刻照顾他

B．孩子可以参加集体活动，像春游等

C．我会注意监护孩子，不让他受外伤

D．我要让孩子适当锻炼，多跑步、游泳

E．我要和学校联系，说明孩子的病情

23．某青年女性是癫痫病患者，使用苯妥英钠和卡马西平进行治疗。她询问护士有关结婚生子的问题，护士回答最恰当的是

A．如果你打算要孩子，请医生为你换药

B．你的孩子肯定不会有癫痫的危险

C．在癫痫治愈之前不要考虑要孩子的问题

D．癫痫妇女一般很难受孕

E．不停药也可以怀孕

24．患者，女性，36 岁，癫痫大发作，为预防发生窒息，护士应采取的护理措施是

A．卧床休息，减少探视

B．移走身边危险物体

C．将患者头位放低，偏向一侧

D．禁止喂食丸状食物

E．快速利尿和吸氧

25．男，52 岁，癫痫病史 5 年，应用苯妥英钠治疗。以下不属于该药副作用的是

A．毛发增多　　　B．齿龈增生

C．体重增加　　　D．粒细胞减少

E．胃肠道反应及肝损害

26．男，27 岁，癫痫病史 3 年，患者咨询服用抗癫痫药物的注意事项，护士回答正确的是

A．不可随意增、减剂量

B．首剂加倍，以尽快控制发作

C．最好联合用药

D．最好空腹服药

E．一种药物服用时间太长可自行更换

27．女，27 岁，已婚，癫痫病史 5 年。咨询婚后可否怀孕生子，护士回答正确的是

A．不影响怀孕

B．维持治疗时即可怀孕

C．发作得到控制后即可怀孕

D．有家族史的特发性癫痫患者不宜生育

E．停服一种药物后可以怀孕

28．男，35 岁，癫痫强直-痉挛发作。下列护理措施正确的是

A．立即护送患者去医院

B．禁止使用约束带

C．立即将压舌板放于门齿之间，防止咬伤舌头

D．按压四肢，控制痉挛

E．立即安置患者就地平卧位，头偏向一侧

29. 女，**32** 岁，被诊断为癫痫。对该患者进行健康指导正确的是
    A．发作时立即口服抗癫痫药
    B．发作时协助取半卧位
    C．发作时义齿必须摘下
    D．高热者严禁物理降温
    E．保证睡眠，劳逸结合

30. 男，**30** 岁，癫痫病史 **6** 年，服用卡马西平控制症状。以下不属于异常反应的是

A．胃肠道反应　　　　　B．嗜睡
C．复视　　　　　　　　D．骨髓抑制
E．肝损害

31. 男，**20** 岁，被诊断为癫痫全面强直-阵挛发作。护理病历中，关于强直期持续时间记录准确的是
    A．10～20 s　　　　　B．30～60 s
    C．5～10 min　　　　D．15～30 min
    E．30 min 以上

A3/A4 型题

（1～2 题共用题干）

患者，男，26 岁，突然出现意识丧失，全身抽搐，眼球上翻，瞳孔散大，牙关紧闭，大小便失禁，持续约 3 min，清醒后对抽搐全无记忆。

1. 根据临床征象，该患者可能为
   A．癔症　　　　　　　B．精神分裂症
   C．低钙血症　　　　　D．脑血管意外
   E．癫痫

2. 对该患者急性发作时的急救处理首先是
   A．遵医嘱快速给药，控制发作
   B．注意保暖，避免受凉
   C．急诊做脑 CT、脑电图，寻找原因
   D．保持呼吸道通畅，防止窒息
   E．移走身边危险物体，防止受伤

（3～4 题共用题干）

患者，男性，20 岁，2 h 前出现意识丧失、突然倒地，眼球上翻，牙关紧闭，上肢屈肘，下肢伸直，持续约 20 s 后出现全身肌肉阵挛，约 1 min 后抽搐突然停止，口吐白沫，患者呈嗜睡状态。间隔 20 min 后上述症状再次发作。

3. 根据上述表现，该患者为
   A．失神发作
   B．肌阵挛性发作
   C．精神运动性兴奋

D．癫痫持续状态
E．强直-阵挛性发作

4. 为控制上述情况，首选的药物是
   A．苯妥英钠　　　　　B．丙戊酸钠
   C．氯丙嗪　　　　　　D．卡马西平
   E．地西泮

（5～7 题共用题干）

患者，女性，18 岁。主因昨晚 9 时突发双眼上吊，牙关紧闭，口吐白沫，双上肢屈曲，双拳紧握，双下肢伸直，持续约 30 s，患者仍神志不清，间隔 20 min 后，再次出现此症状，持续约 10 s，有小便失禁，约 30 h 后，患者能唤醒，但有烦躁。为进一步确诊入院。

5. 对该患者最恰当的诊断是
   A．失神发作　　　　　B．肌阵挛发作
   C．癫痫持续发作　　　D．强直发作
   E．阵挛性发作

6. 针对该患者癫痫发作时的治疗措施，正确的是
   A．当患者正处于意识丧失和全身抽搐时，原则上是预防外伤及其他并发症
   B．立即把患者抱到床上，平卧，保持呼吸道通畅，及时吸氧
   C．必要时可用约束带约束四肢以防自伤
   D．立即口服抗癫痫药
   E．及时为患者进行心电监护

7. 控制癫痫持续状态的首选药物是

　　A. 地西泮　　　　　B. 丙戊酸钠

　　C. 氯丙嗪　　　　　D. 卡马西平

　　E. 苯妥英钠

(8~11题共用题干)

　　患者，女性，20岁，有癫痫史。因昨晚睡眠不足，出现头晕、幻觉，30 min前突然尖叫倒地，意识丧失，全身骨骼肌呈强直收缩，牙关紧闭，口吐白沫，瞳孔散大，对光反射消失。约2 min后患者强直-阵挛停止，随后意识逐渐清醒。

8. 对该患者的诊断是

　　A. 失神发作

　　B. 癫痫大发作

　　C. 肌阵挛发作

　　D. 强直性发作

　　E. 复杂部分性发作癫痫持续状态

9. 对诊断本病有重要价值的检查是

　　A. 脑CT　　　　　B. 脑MRI

　　C. 脑电图　　　　D. 生化检查

　　E. 脑脊液检查

10. 对该患者强直-阵挛发作时的护理措施，
　　　错误的是

　　A. 平卧位，头偏向一侧

　　B. 松解领带和腰带

　　C. 不能强力按压肢体

　　D. 将牙垫塞入上、下门齿之间

　　E. 禁用口表测量体温

11. 若发生癫痫持续状态，判断的主要依据是

　　A. 癫痫持续发作24 h

　　B. 意识丧失伴抽搐

　　C. 全身肌肉节律性抽搐

　　D. 发作间歇期仍有意识障碍

　　E. 癫痫发作伴呼吸衰竭

(12~14题共用题干)

　　男，20岁。患者家属代述：患者30 min前突然倒地，呼之不应，牙关紧闭，口吐血沫，上肢屈肘，下肢伸直，持续约几分钟后全身肌肉抽搐，2~3 min后逐渐停止，但意识尚未完全恢复又重复上述发作。

12. 最可能的诊断是

　　A. 失神发作

　　B. 肌阵挛发作

　　C. 失张力发作

　　D. 癫痫持续状态

　　E. 强直-阵挛性发作

13. 此时治疗和护理的关键是

　　A. 积极寻找病因

　　B. 积极去除诱因

　　C. 积极控制发作

　　D. 监测生命体征

　　E. 防治并发症

14. 执行上述处理首选的药物是

　　A. 地西泮静脉注射

　　B. 甘露醇静脉滴注

　　C. 氨基酸静脉滴注

　　D. 10%氯化钾静脉滴注

　　E. 异戊巴比妥钠静脉注射

(编者：李建)

第九章　传染病患者的护理

第一节　传染病疾病相关知识

【知识要点】

一、传染病的概念

传染病是由病原微生物和寄生虫感染人体后产生的有传染性的疾病。传染病属于感染性疾病，感染性疾病不一定都具有传染性。

二、传染过程

1. 概念：传染过程是病原体侵入机体(包括人和动物)，机体与病原体相互作用、相互斗争的过程，简称传染或感染。

2. 传染过程的五种表现：① 病原体被消灭；② 病原携带状态；③ 隐性感染；④ 潜伏性感染；⑤ 显性感染。其中，隐性感染最常见，其次为病原携带状态，显性感染最少，但最易识别。

3. 感染过程中，病原体的致病作用由侵袭力、毒力、数量和变异性决定；人体的免疫应答包括非特异性免疫和特异性免疫。

三、流行的环节

传染病的流行过程必须具备三个基本条件：即传染源、传播途径和易感人群，又称三个基本环节。

1. 传染源：包括传染病患者、隐性感染者、病原携带者和受感染的动物。

2. 传播途径。

3. 易感人群。

四、基本特征

1. 病原体：病毒和细菌感染最常见。从患者体内检测出病原体，对传染病的确诊有重要意义。

2. 传染性：传染病与其他感染性疾病的主要区别。传染期确定隔离期限。

3. 流行病学特征：① 流行性；② 地方性；③ 季节性；④ 周期性。

4. 感染后免疫。

五、临床特点

1. 传染病分为潜伏期、前驱期、症状明显期、恢复期。潜伏期是确定检疫期限的标准。

2. 发热：是许多传染病所共有的症状。

3. 皮疹。

六、诊断依据

流行病学特征、临床资料、辅助检查资料。

七、预防措施

1. 管理传染源：

(1) 对传染病患者应尽量做到"五早"。

(2) 对传染病的接触者，应分别按具体情况采取医学观察、药物预防或预防接种。

2. 切断传播途径。

3. 保护易感人群。

八、传染病区的划分和隔离

1. 传染病病房的区域划分为清洁区、污染区和半污染区。

2. 传染病的隔离种类及隔离颜色。

3. 消毒的种类分预防性消毒和疫源地消毒。疫源地消毒分随时消毒和终末消毒。

【课前预习】

一、基础复习

1. 病原微生物。　　2. 免疫力。

二、预习目标

1. 传染过程可产生 5 种不同的结果：① _____感染；② _____感染；③ 病原体被清除；④ 潜伏性感染；⑤ 病原携带状态。传染过程的 5 种表现形式，在一定条件下可以相互转化，病原体侵入机体后，_____感染最多见，其次为病原体携带状态，而_____感染最少，但最易识别。

2. 传染病的基本特征包括：有活的_____，有_____免疫，有流行性、季节性和地方性，有_____性。

3. 传染病流行的 3 个环节包括：_____、_____途径和_____人群。

4. 病原微生物包括：_____、_____、_____、_____、_____等。

5. 免疫力包括_____免疫力和_____免疫力。后者包括细胞免疫、体液免疫。

【课后巩固】

一、名词解释

传染病　　传染性　　三环节　　五早　　流行病学特征

二、填空题

1. 传染是指_____侵入人体，人与病原微生物相互斗争、相互作用的过程。

(1) 显性感染是指病原体感染人体后，不但引起机体发生_____应答，而且引起

_____损伤和_____改变，出现_____和_____。

(2) 隐性感染是指病原体感染人体后，引起机体发生_____，但不引起或仅引起轻微_____改变，临床上无_____和_____，只有通过_____检查发现_____。

(3) 病原携带者是指_____在人体内生长、繁殖，并可排出_____，但不引起人体出现症状和体征的状态。病原携带者是传染病重要的_____。

(4) 潜伏性感染是指感染过程中，人体与病原微生物互相作用时，保持暂时的_____，不出现_____表现，但当机体_____降低时，原已潜入在人体内的病原体便乘机繁殖，引起发病，如带状疱疹、疟疾。

(5) 病原体被清除是指病原体侵入人体后，被人体的_____免疫力所清除；也可被_____抗体所中和；还可以被_____或_____获得的特异性免疫而清除。

2. 根据 2015 年开始实施的《中华人民共和国传染病防治法》规定，传染病分____类。甲类传染病为_____管理传染病，要求_____h 内上报，主要指_____、_____2 种。

3. 对乙类传染病采取甲类传染病的预防、控制措施的传染病包括：_____、_____、_____和_____。_____。

4. _____是预防传染病的最有力武器。方法包括：① _____，即自动免疫，向人体注入_____(病原体、纯化的抗原和类毒素)。② 被动免疫：向人体注入_____(抗毒素和免疫球蛋白)。③ _____：先被动免疫，后主动免疫。部分实行_____。_____免疫的保护作用大多可持续数年。_____免疫的保护作用时间较短。

5. 传染病的诊断依据：_____特征、_____、_____检查资料。与其他疾病相区别的是_____资料。辅助检查中最重要的是_____检查。

6. 常见传染病的发疹时间归纳为"一____二____三天花，四____五斑六_____"。

7. 流行强度可分为：① 散发：某传染病在某地常年的发病率_____历年平均水平。② 流行：某种传染病发病率显著_____该病历年的一般发病率水平。③ 大流行：流行波及人数众多或地理范围_____。④ 暴发：在一个局部地区，_____内突然发生多例同一种传染病患者。

【综合练习】

A1/A2 型题

1. 患者，男，25 岁，因高热、咳嗽，被诊断为高致病性禽流感。对该患者进行管理时，下列说法正确是

   A．列入乙类传染病，按甲类传染病管理

   B．列入乙类传染病，按乙类传染病管理

   C．列入甲类传染病，按甲类传染病管理

   D．列入甲类传染病，按乙类传染病管理

   E．列入丙类传染病，按乙类传染病管理

2. 某男，29 岁，因饮水不洁，出现剧烈腹泻、呕吐，初步诊断为霍乱。按照我国传染病防治法的规定，该病属于
　　A．甲类传染病　　　　B．乙类传染病
　　C．丙类传染病　　　　D．丁类传染病
　　E．戊类传染病

3. 张×，出生 1 h，按照我国规定，应预防接种的疫苗是
　　A．乙肝疫苗、乙脑疫苗
　　B．麻疹疫苗、卡介苗
　　C．卡介苗、乙肝疫苗
　　D．百白破疫苗、脊髓灰质炎疫苗
　　E．脊髓灰质炎疫苗、乙脑疫苗

4. 李×，女，18 岁，因传染病流行，欲进行被动免疫，应选择下列哪种制剂
　　A．破伤风抗毒素　　　B．卡介苗
　　C．麻疹疫苗　　　　　D．白喉类毒素
　　E．伤寒疫苗

5. 某患者，因黄疸住院，初步诊断为甲肝。对于传染病，感染过程中最常见的是
　　A．健康携带者　　　　B．慢性携带者
　　C．隐性感染　　　　　D．显性感染
　　E．潜伏期携带者

6. 患者，李某，女，41 岁，无不适，因体检查出感染乙型肝炎。请问：传染病的感染过程中最易识别的是
　　A．隐性感染　　　　　B．显性感染
　　C．潜伏性感染　　　　D．健康携带者
　　E．恢复期携带者

7. 某市发生传染病流行。为预防传染病，降低人群易感性，主要通过
　　A．病后免疫　　　　　B．隐性感染免疫
　　C．人工主动免疫　　　D．免疫人群移入
　　E．病原体变异

8. 传染病流行过程必需的三个环节是
　　A．病原体，人体及其所处的环境
　　B．病原体，自然因素，社会因素
　　C．病原体毒力、数量及适当的侵入门户
　　D．病原体，传播途径，易感人群

　　E．传染源，传播途径，人群易感性

9. 患者吴某，因咳嗽、咯血，初步诊断为肺结核。这类疾病和感染性疾病的主要区别是
　　A．是否有病原体　　　B．是否有传染性
　　C．是否有感染后免疫　D．是否有发热
　　E．是否有毒血症症状

10. 张先生，男，27 岁，因腹泻、腹痛，初步诊断为霍乱。对于该疾病，根据《中华人民共和国传染病防治法》，城镇和农村应在发现后多少时间内上报疫情
　　A．2 h 内
　　B．6 h 和 12 h 内
　　C．12 h 内和 24 h 内
　　D．6 h 内和 24 h 内
　　E．12 h 内

11. 患者小肖，女，出现上腹不适，黄疸，初步诊断为乙型肝炎。对该患者，应该采取的隔离措施或使用的隔离标志是
　　A．严密隔离　　　　　B．棕色标志
　　C．接触隔离　　　　　D．绿色标志
　　E．红色标志

12. 患者丁某，女性，26 岁，因寒战、高热、白细胞减少，初步诊断为伤寒。经治疗后体温渐降，但未降至正常，体温再次升高，血培养阳性，属于
　　A．复发　　　　　　　B．再燃
　　C．重复感染　　　　　D．混合感染
　　E．再感染

13. 关于消毒的概念，下列哪项是错误的
　　A．消毒的种类包括疫源地消毒和预防性消毒
　　B．疫源地消毒包括随时消毒和终末消毒
　　C．终末消毒指预防性消毒
　　D．预防性消毒是指对可能受病原体污染的场所、物品所做的消毒措施
　　E．病室的日常卫生处理、餐具消毒等属预防性消毒

14. 病理损害较轻，临床上多无症状、体征，只有通过免疫学检测才发现已被感染，称为

A．病原体被消灭或排出体外

B．病原携带状态　　C．隐性感染

D．显性感染　　　　E．潜伏性感染

15．保护易感人群最重要的免疫措施是

　　A．接种疫苗、菌苗、类毒素

　　B．注射高效价免疫球蛋白

　　C．口服中草药

　　D．接种抗毒素

　　E．注射丙种球蛋白

16．给婴儿口服脊髓灰质炎减毒活疫苗时，正确的做法是

　　A．用温热水送服

　　B．用热开水送服

　　C．冷开水送服或含服

　　D．热开水溶解后服用

　　E．服后 30 min 可饮用热牛奶

17．预防小儿肺结核的有效措施是

　　A．隔离患儿

　　B．接种卡介苗

　　C．禁止随地吐痰

　　D．预防性服用抗结核药

　　E．增强抵抗力

18．某医院预防保健科护士在执行流感疫苗接种操作前，发现部分疫苗出现浑浊现象。护士应采取的措施是

　　A．就地销毁，记录经过

　　B．停止接种，通知疾控中心

　　C．先接种疫苗，再报医院处理

　　D．先接种疫苗，再报卫健委处理

　　E．停止接种，报告医院相关部门处理

19．某女士，26 岁，接种乙肝疫苗后出现低热、食欲缺乏。该患者出现这些症状最可能的原因是

　　A．中毒反应　　B．正常反应

　　C．过敏反应　　D．特异性反应

　　E．排斥反应

20．医院发现甲类传染病时，错误的措施是

　　A．对患者和病原携带者进行隔离治疗

　　B．对疑似患者的密切接触者要在指定

的场所进行医学观察

C．隔离期限根据医学检查结果确定

D．患者确诊前应收住入医院传染科病房观察、治疗

E．对疑似患者的密切接触者采取必要的预防措施

21．需要采取《中华人民共和国传染病防治法》所称的甲类传染病的预防、控制措施的疾病，不包括

　　A．急性严重呼吸综合征(SARS)

　　B．猩红热

　　C．肺炭疽

　　D．霍乱

　　E．人感染性高致病性禽流感

22．接种活疫苗时，可用做皮肤消毒的是

　　A．75% 乙醇　　　B．90% 乙醇

　　C．0.5% 碘伏　　　D．2% 碘酊

　　E．生理盐水

23．接种卡介苗的正确部位及方法是

　　A．前臂掌侧下段 ID

　　B．三角肌上缘 ID

　　C．三角肌上缘 H

　　D．三角肌下缘 ID

　　E．腹壁肌肉 ID

24．下列疾病中属于甲类传染病的是

　　A．狂犬病　　　B．麻疹

　　C．霍乱　　　　D．百日咳

　　E．艾滋病

25．按照甲类传染病管理的乙类传染病是

　　A．乙型肝炎　　B．艾滋病

　　C．登革热　　　D．霍乱

　　E．传染性非典型肺炎

26．8 个月小儿接种麻疹疫苗后第 2 天，接种部位出现直径 4 cm 红肿并伴淋巴结轻度肿大，属于

　　A．局部弱反应　　　B．局部中等反应

　　C．局部强反应　　　D．全身弱反应

　　E．全身中等反应

27．《中华人民共和国传染病防治法》规定各

级各类医疗卫生机构在传染病防治方面
最主要的职责是

A．对传染病防治工作实行统一监督治理

B．发生传染病疫情时对疫点疫区进行
调查和分析

C．确定专人承担传染病疫情报告、本
单位内传染病预防和控制工作

D．领导所辖区域的传染病防治工作

E．负责所辖区域内传染病预防、控制、
监督工作的日常经费

28．**AFB 隔离适用于哪类患者**

A．肺结核患者　　B．狂犬病患者

C．肺鼠疫患者　　D．新生儿感染患者

E．流行性腮腺炎患者

A3/A4 型题

(1~2 题共用题干)

某新生儿出生后 6 h，进行预防接种。

1．**接种卡介苗的正确方法是**

A．前臂掌侧下段 ID

B．三角肌下缘 ID

C．三角肌下缘 H

D．上臂三角肌 H

E．臀大肌 IM

2．**接种乙肝疫苗的正确方法是**

A．前臂掌侧下段 ID

B．三角肌下缘 ID

C．三角肌下缘 H

D．上臂三角肌 H

E．臀大肌 IM

(3~4 题共用题干)

张女士，32 岁，因畏寒、发热、厌油、
恶心呕吐、食欲不振、乏力就诊，诊断为甲
型肝炎，收入院治疗。

3．**对张女士应采用哪种隔离**

A．严密隔离　　　　B．消化道隔离

C．呼吸道隔离　　　D．接触性隔离

E．保护性隔离

4．**患者采取的隔离措施哪项不妥**

A．不同病种患者应分室居住

B．密切接触患者时须穿隔离衣

C．病室应有防蝇设备

D．不同病种患者书报可借阅

E．不同病种患者的食品不可交换

(5~9 题共用题干)

护士小王，初到传染科工作。为此，护
士长专门对小王进行了相关教育，对传染科
的特殊性进行说明。如果你是小王，对于下
列问题，请做出正确选择。

5．**传染科护士应该具备的职业素质，以下不
正确的是**

A．建立以患者为中心的整体护理观

B．克服惧怕被传染的心理，对患者高度
负责

C．严格遵守《中华人民共和国传染病防
治法》，护士不是法定报告人

D．熟悉各种常见传染病的预防措施

E．掌握隔离消毒的知识

6．**传染病的基本特征是**

A．有传染性、传播途径、免疫性

B．有病原体、流行性、传染性

C．有病原体、传染性、流行性、地方性、
季节性、免疫性

D．有传染性、免疫性、流行性、地方性、
季节性

E．有病原体、传染性、免疫性

7．**下列对传染病区的描述，哪项是错误的**

A．传染病房分为清洁区、半污染区及污
染区

B．清洁区是指医护办公室、走廊

C．医护值班室、更衣室、配膳室、库房
属于清洁区

D．医护办公室、消毒室、走廊属于半污
染区

E．污染区是指病室、患者厕所、浴室及污物处置室

8．传染病流行程度的划分下列哪项是错误的

A．散发流行　　　B．暴发流行

C．流行　　　　　D．大流行

E．水平流行

9．传染病的标准预防措施中，预防感染传播最经济有效的措施是

A．洗手

B．戴手套

C．穿隔离衣

D．使用隔离室

E．戴面罩、护目镜和口罩

（10～13题共用题干）

小儿，女，3个月。母亲带其去儿童保健门诊接种百白破混合制剂。

10．接种前，护士询问的内容不包括

A．家族史　　　　B．疾病史

C．过敏史　　　　D．接种史

E．目前健康状况

11．接种结束后，错误的健康指导是

A．可以立即回家　　B．多饮水

C．多休息　　　　　D．饮食不需忌口

E．观察接种后反应

12．接种结束后，小儿出现烦躁不安、面色苍白、四肢湿冷、脉搏细速等症状。该患者最可能发生

A．低血钙　　　　B．过敏性休克

C．全身反应　　　D．全身感染

E．低血糖

13．患儿母亲非常焦虑，不停哭泣。针对患儿母亲的心理护理，错误的是

A．告诉其患儿目前的状况

B．告诉其当前采取的措施及原因

C．告诉其不可陪伴患儿，以免交叉感染

D．告知其以往类似情况的处理效果

E．帮助其选择缓解焦虑情绪的方法

第二节　病毒性肝炎患者的护理

【知识要点】

一、疾病相关知识

1．病毒性肝炎简称肝炎，是由多种嗜肝病毒引起的以肝脏损害为主的全身性疾病。

2．肝炎病毒有甲型、乙型、丙型、丁型及戊型。只有乙肝病毒是 DNA 病毒，其余是 RNA 病毒。

二、护理评估

1．病因与流行病学：

(1) 主要经粪—口途径传播的有甲型肝炎和戊型肝炎。

(2) 主要经血液和血制品途径传播的有乙型肝炎、丙型肝炎及丁型肝炎。

(3) 母婴传播和密切接触也是乙型肝炎的重要传播途径。

2．身体状况：

(1) 急性肝炎：分为急性黄疸型肝炎和急性无黄疸型肝炎。急性黄疸型肝炎的典型身体状况分三期：① 黄疸前期，表现为消化道症状；② 黄疸期；③ 恢复期。急性无黄疸型肝炎

较黄疸型肝炎多见，主要表现为消化道症状。

(2) 慢性肝炎：病程超过半年者。体征：面色灰暗、蜘蛛痣、肝掌、肝脾大。

(3) 重型肝炎：重型肝炎可分三种类型，以慢性重型肝炎最为常见。

① 急性重型肝炎：早期(病后 10 天内)即出现重型肝炎的身体状况。

② 亚急性重型肝炎：急性黄疸型肝炎起病 10 天以上，出现重型肝炎的身体状况。

③ 慢性重型肝炎：在慢性肝炎或肝炎后肝硬化基础上发生的重型肝炎。

(4) 淤胆型肝炎。

3. 辅助检查：

(1) 丙氨酸氨基转移酶(ALT)是判定肝细胞损害的重要指标。

(2) 尿胆红素检测。

(3) 肝炎病毒病原学(标记物)检测：

① 甲型肝炎：血清抗-HAV-IgM 是甲肝病毒(HAV)近期感染的指标，是确诊甲型肝炎最主要的标志物。

② 乙型肝炎。

③ 丙型肝炎。

三、治疗原则

治疗原则为综合性治疗，以休息、营养为主；辅以适当药物治疗；避免使用损害肝脏的药物。① 隔离；② 休息；③ 饮食。

四、主要护理诊断及合作性问题与护理措施

病毒性肝炎患者的主要护理诊断及合作性问题与护理措施见表 9-1。

表 9-1 病毒性肝炎患者的主要护理诊断及合作性问题与护理措施

护理诊断/问题	主要护理措施
活动无耐力。	一般护理。
营养失调。	1．介绍合理饮食的重要性、饮食原则。 2．观察胃肠道症状、评估患者的营养状况。
潜在并发症： 干扰素治疗的不良反应。	1．用药前的宣传。 2．用药期间的护理(类似流感样症状的处理、脱发、周围血象的改变、停药指征)。 3．定期复查。

五、健康教育

1．做好隔离，避免传染他人。

2．患者单位要有隔离标记，设立泡手桶、泡器械桶等消毒设施。

3．患者餐具要固定，与其他患者分开消毒。

【课前预习】

一、基础复习

1. HBV。   2. 黄疸。

二、预习目标

1. 丙型肝炎_____(HCV RNA)是抗病毒治疗病例选择及判断_____的重要指标。丙型肝炎病毒抗体(抗-HCV)是丙肝病毒(HCV)_____的标志。

2. HAV 仅有_____血清型,抗体包括_____型和_____型。完整的乙肝病毒为_____颗粒,包括_____(HBsAg)和_____(HBV-DNA、DNAP、HBeAg、HBcAg);外界抵抗力_____,对煮沸、高压蒸汽灭菌、戊二醛、过氧乙酸敏感。HCV 感染最易_____。HDV 为_____性病毒,以_____为外壳。

3. 乙肝病毒是_____病毒,其余肝炎病毒是_____病毒。

【课后巩固】

一、名词解释

胆-酶分离   梗阻性黄疸   Dane 颗粒   "0、1、6"方案

二、填空题

1. 主要经粪—口途径传播的有_____型肝炎和_____型肝炎。主要经血液途径传播的有_____型肝炎、_____型肝炎及_____型肝炎。母婴传播也是_____型肝炎的重要传播途径。丁型肝炎病毒为缺陷病毒,它的复制需有 HBsAg 的存在,故它与乙型肝炎的发病不论是同时或先后发生,病情均较_____。

2. 急性黄疸型肝炎的典型临床表现分三期:① _____前期,平均 5 ~ 7 天;② _____期,可持续 2 ~ 6 周;③ _____期,平均持续 4 周。

3. 慢性肝炎是指病程超过_____年者。常见_____型、_____型、_____型肝炎。

4. 重型肝炎分型可分三种类型:① _____重型肝炎;② _____重型肝炎;③ _____性重型肝炎。其中以_____重型肝炎最为常见。

5. 重型肝炎的主要临床表现为_____,可见以下几个方面的表现:① _____迅速加深,血清胆红素高于 171 μmol/L;② 肝脏进行性_____,出现肝臭;③ _____倾向,凝血酶原活动度(PTA)低于 40%;④ 迅速出现_____、中毒性鼓肠;⑤ 精神神经系统症状,早期可出现_____下降,_____障碍,_____异常。

6. 肝功能检测中最为常用、可判定肝细胞损害的重要指标是_____。凝血酶原活动度(PTA)与肝损程度成_____,可用于重型肝炎临床诊断及预后判断。重型肝炎 PTA 常 < 40%,PTA 愈低,预后愈_____。

7. 甲、戊型肝炎按肠道传染病隔离_____周;乙、丙、丁型肝炎按_____和_____传染病及_____传染病隔离,乙、丁型肝炎急性期应隔离到_____转阴;恢复期仍不转阴者,按 HBsAg 携带者处理;丙型肝炎急性期隔离至_____

转阴。乙型肝炎表面抗原携带者需要随诊，可以工作(但不应从事饮食、幼儿、自来水、血制品等工作；且不能献血并应严格遵守个人卫生)。为阻断母婴传播，对新生儿最适宜的预防方法是高价_____＋_____注射。

8. 血清_____是 HAV 近期感染的指标，是确诊甲型肝炎最主要的标志物。_____为保护性抗体，见于甲型肝炎_____或_____感染的患者。

9. 乙型病毒性肝炎的病原体是_____。乙型肝炎最主要的传染源是_____患者和_____携带者；主要的传播方式是_____，其次是日常生活_____传播和_____传播；好发人群为_____及_____；呈_____发病；无_____和_____分布。

10. 甲型肝炎易感者可接种_____疫苗，对接触者可接种人_____，以防止发病。

【综合练习】

A1/A2 型题

1. 患者，男性，37 岁，因近 2 周食欲减退、上腹部不适、疲乏无力就诊。体检：肝肋下 2 cm，有轻度触痛。为明确诊断首先应检查的项目是
   A. 尿胆红素
   B. 血清胆红素
   C. 血清蛋白
   D. 谷氨酰基转移酶
   E. 血清丙氨酸氨基转移酶

2. 患者，女性，25 岁，既往体健，体检时发现肝功能正常,抗-HBs 阳性,反复查 HBV 其他血清标记物均为阴性。表示此患者为
   A. 乙型肝炎有传染性
   B. 乙型肝炎病情稳定
   C. 乙型肝炎病毒携带者
   D. 乙型肝炎恢复期
   E. 对乙型肝炎病毒有免疫力

3. 某学校 3 周内有 6 位学生相继出现乏力、食欲减退、巩膜黄染，ALT 增高，HBsAg(－)，抗 HAV-IgM(+)、抗 HAV-IgG(－)。最可能的诊断是
   A. 急性甲型病毒肝炎
   B. 急性乙型病毒肝炎
   C. 急性丙型病毒肝炎
   D. 急性丁型病毒肝炎
   E. 急性戊型病毒肝炎

4. 患者，男性，37 岁，因近 1 周食欲减退、上腹部不适、疲乏无力，伴巩膜及皮肤黄染 2 天。既往体健。入院 3 天后出现嗜睡，有扑翼样震颤，肝未扪及。血清总胆红素 200 μmol/L，血清丙氨酸氨基转移酶 150 U/L，血清 HBsAg(+)，此患者的肝炎类型是
   A. 急性黄疸型乙型肝炎
   B. 瘀胆型肝炎
   C. 急性重型乙型肝炎
   D. 亚急性重型乙型肝炎
   E. 慢性重型乙型肝炎

5. 患者，男性，50 岁，因近 1 周食欲减退、呕吐、疲乏无力，尿黄，自昨日起烦躁不安，呼气中有腥臭味、巩膜及皮肤黄染，皮肤可见瘀斑，肝未扪及，腹水征阳性。目前最主要的护理问题是
   A. 体液过多

B．活动无耐力

C．皮肤完整性受损

D．营养失调：低于机体需要量

E．潜在并发症：肝性脑病

6. 患者，男，22岁，外出学习后被诊断为甲型肝炎住院，他欲将自己的生病情况告知家人，他的信件寄出前应如何消毒

　　A．喷雾法　　　　　B．熏蒸法

　　C．高压蒸汽灭菌法　　D．擦拭法

　　E．紫外线照射法

7. 急性黄疸型肝炎黄疸前期最突出的表现是

　　A．消化道症状　　　B．呼吸道症状

　　C．泌尿道症状　　　D．神经系统症状

　　E．血液系统症状

8. 患者，男，27岁。既往体健，体检时肝功能正常，抗-HBs阳性，HBV其他血清病毒标志物均为阴性。患者很担心自己患上乙型肝炎，护士应告知其此时的状况是

　　A．乙型肝炎且有传染性

　　B．乙型肝炎但病情稳定

　　C．乙型肝炎病毒携带状态

　　D．处于乙型肝炎恢复期

　　E．对乙型肝炎病毒具有免疫力

9. 下列症状与体征哪项与甲型病毒性肝炎不相关

　　A．起病发热、乏力、厌食、巩膜黄染

　　B．乏力、厌食、恶心、尿色加深

　　C．腹胀、肝质地硬、脾大

　　D．皮肤黄染、轻度瘙痒

　　E．腹软、肝大质软、轻度叩击痛

10. 某男，40岁，3个月前患乙型病毒性肝炎，近1周发热，全身皮肤及黏膜出血，血红蛋白 60 g/L，红细胞 2.0×10^{12}/L，白细胞 0.5×10^9/L，血小板 20×10^9/L。分类：中性 0.2，淋巴 0.78，单核 0.02，网织红细胞 0.002。骨髓涂片：红系、粒系、巨核系均显著减少，淋巴 74%。本病最可能的诊断是

　　A．急性白血病

B．粒细胞缺乏

C．再生障碍性贫血

D．脾功能亢进

E．特发性血小板减少性紫癜

11. 女性，22岁，突起高热，上腹不适，恶心，食欲减退，体温 38.5 ℃，出现黄疸，皮肤瘙痒，肝肋下 1.5 cm，腹水阴性，血 ALT 1 200 U，初步诊断为甲型病毒性肝炎。此型肝炎的传播途径是

　　A．呼吸道传播　　　B．消化道传播

　　C．性传播　　　　　D．母乳传播

　　E．血液传播

12. 女性，42岁，近来感觉上腹部不适、恶心、呕吐、厌油腻。经检查发现 ALT 158 U，HBsAg(+)，初步诊断为慢性乙型病毒性肝炎。此型肝炎最主要的传播途径是

　　A．性传播　　　　　B．母乳传播

　　C．血液传播　　　　D．消化道传播

　　E．呼吸道传播

13. 急性病毒性肝炎的身体状况不包括

　　A．疲乏　　　　　　B．腹胀

　　C．黄疸　　　　　　D．肝脾大

　　E．腹水

14. 对重型肝炎临床诊断及预后判断有重要意义的是

　　A．凝血酶原活动度(PTA<40%)

　　B．黄疸进行性加深

　　C．血尿素氮升高

　　D．精神行为异常

　　E．腹水、中毒性鼓肠

15. 某护士在给 HBeAg 阳性的慢性肝炎患者采血时，不慎刺破左手拇指，此时急需采取的重要措施是

　　A．立即注射乙肝疫苗

　　B．立即进行酒精消毒

　　C．定期复查肝功能和 HBV-IgM

　　D．立即注射高效价乙肝免疫球蛋白和查血 HBsAg 及 HBsAb

E．立即接种乙肝疫苗，1 周内注射高效
价乙肝免疫球蛋白

16．患者，男性，36 岁，以急性病毒性肝炎(甲型)收治入院。对于其妻子及 4 岁的女儿，最佳的处理是

A．保护性隔离

B．预防性用药

C．进行相关检查，若未感染可不做处理

D．进行相关检查，若未感染可注射人丙种球蛋白

E．消化道隔离

17．被肝炎病毒污染的物品应选用的浸泡溶液是

A．3% 过氧化氢溶液

B．含有效氯 0.2% 溶液

C．2% 碘酊溶液

D．4% 氯己定溶液

E．70% 酒精溶液

18．患者，女性，30 岁，在出差途中患肝炎住院。患者要购买必要的生活用品，其钱款的最佳消毒方法是

A．日光暴晒　　　B．紫外线照射

C．甲醛熏蒸法　　D．75% 乙醇擦拭

E．高压蒸汽灭菌

19．患者，女性，24 岁，患乙型肝炎住院。患者换下的布类衣服，可采用的消毒灭菌法不包括

A．环氧乙烷熏蒸　B．过氧乙酸浸泡

C．煮沸消毒　　　D．高压蒸汽灭菌

E．微波消毒

20．患者，女性，患病毒性肝炎且 HBeAg 及抗-HBc 阳性，于昨日正常分娩一女婴，指导其婴儿喂养方法

A．可以母乳喂养

B．不可以母乳喂养

C．婴儿接受免疫后可以母乳喂养

D．产妇接受免疫后可以母乳喂养

E．婴儿和产妇同时接受免疫后可以母乳喂养

21．患者，男性，41 岁，乙肝史 10 年余，近

来自觉右上腹胀痛，首选的检查是

A．MRI　　　　　B．B 型超声波检查

C．肝动脉造影　　D．核素肝扫描

E．腹腔镜

22．患者，女，28 岁，被诊断为妊娠并发病毒性肝炎者，临近分娩期有出血倾向时可选用的维生素是

A．维生素 A　　　B．维生素 B

C．维生素 D　　　D．维生素 E

E．维生素 K

23．患者，女性，23 岁，被诊断为"甲型肝炎"收住院。护士护理患者穿过的隔离衣，被视为清洁部位的是

A．衣领　　　　　B．袖口

C．腰部以上　　　D．腰部以下

E．胸部以上

24．患者，女性，40 岁，患乙型肝炎 15 年，肝硬化 5 年入院。护士在进行入院评估时，患者自诉"皮肤特别痒，睡觉的时候会把皮肤挠破"。分析导致患者皮肤瘙痒的原因可能是

A．转氨酶增高　　B．慢性肾功能不全

C．药物过敏　　　D．胆红素增高

E．血浆白蛋白降低

25．患者，男性，50 岁，有慢性肝炎史 20 年。近来肝区隐痛 3 个月，食欲减退，消瘦乏力。体检：贫血貌，肝右肋下缘可触及，质硬，轻度压痛。实验室检查：甲胎蛋白阳性，B 超和 CT 检查发现肝右叶 5 cm 占位，肝、肾功能基本正常。该患者可能的诊断是

A．原发性肝癌　　B．继发性肝癌

C．阿米巴性肝脓肿　D．肝囊肿

E．细菌性肝脓肿

26．对肝炎病毒最可靠的消毒剂是

A．来苏尔

B．75% 乙醇

C．37% ~ 40% 甲醛熏蒸

D．过氧乙酸

E．苯扎溴铵

27．某患者以往健康，最近检查发现，丙氨酸转氨酶 1 333.6 U，血清总胆红素 85.5 μmol/L，甲型肝炎抗原阳性，**HBsAg 阴性，HBcAb 阴性**。此患者诊断为

A．急性乙型肝炎

B．甲型肝炎隐性感染

C．急性甲型肝炎，无黄疸型

D．甲型肝炎携带者

E．甲型肝炎恢复期患者

28．某患者经检查发现 HBsAg(+)，HBeAg(+)，说明此患者

A．无传染性

B．具有免疫力

C．病情比较稳定

D．乙肝恢复期

E．病毒复制强，有传染性

29．为预防乙型肝炎，可以采用下述哪种制剂作为人工被动免疫

A．抗毒素

B．丙种球蛋白

C．胎盘球蛋白

D．乙肝疫苗

E．乙肝特异性高效价免疫球蛋白

30．病毒性肝炎患者卧床休息的目的应除外

A．卧床休息能使全身及肝脏分解代谢降低

B．只有卧床才能使体温下降

C．减少肝脏功能的负荷

D．增强肝脏的血液供应量

E．缓解肝脏淤血，促进肝脏病损的恢复

31．急性重症肝炎早期最突出、最有诊断意义的症状是

A．黄疸迅速加深

B．出血倾向加重

C．中枢神经系统症状

D．严重恶心、呕吐

E．出现腹水

32．对人体有保护作用的抗体是

A．抗-HBs   B．抗-HBe

C．抗-HBC-IgM   D．抗-HBC-IgG

E．抗-HBV-DNA

33．下列重型肝炎患者的护理措施哪项不妥

A．观察黄疸是否进行性加深

B．消化道症状是否改善

C．给予高脂、高蛋白饮食

D．患者绝对卧床休息

E．专人陪护

34．可转为慢性肝炎并发展为肝硬化和肝癌的病毒性肝炎类型是

A．甲型、乙型、丙型

B．乙型、丙型、丁型

C．丙型、丁型、戊型

D．甲型、丙型、戊型

E．乙型、丁型、戊型

A3/A4 型题

(1～3 题共用题干)

某孕妇，29 岁，既往体健，近 1 年来发现 HBsAg 阳性，但无任何症状，肝功能正常。

1．此孕妇目前病情所处的状态是

A．无症状 HBsAg 携带者

B．轻度慢性乙型肝炎

C．中度慢性乙型肝炎

D．HBV 既往感染

E．急性无黄疸型乙型肝炎

2．经过十月怀胎，足月顺利分娩一 4 500 g 男婴，为阻断母婴传播，对此新生儿最适宜的预防方法是

A．乙肝疫苗

B．丙种球蛋白

C．乙肝疫苗+丙种球蛋白

D．高效价乙肝免疫球蛋白

E．乙肝疫苗+高效价乙肝免疫球蛋白

3．医生对此新生儿进行预防性注射疫苗，切

断的传播途径是

A．注射途径

B．母婴传播

C．消化道传播

D．血液、体液传播

E．日常生活密切接触

第三节　艾滋病患者的护理

【知识要点】

一、疾病相关知识

艾滋病又称获得性免疫缺陷综合征(AIDS)，是由人免疫缺陷病毒(HIV)所引起的慢性致命性传染病，主要通过性接触和血液传播。HIV 在外界的抵抗力不强。

二、护理评估

1. 流行病学资料：

(1) 传染源：患者和 HIV 无症状病毒携带者是本病的传染源，后者为主。病毒主要存在于血液、精液、子宫和阴道分泌物中。

(2) 传播途径：① 性接触传染，是艾滋病的主要传播途径；② 共用针头注射及血源途径；③ 母婴传播。

(3) 高危人群：男性同性恋者、多个性伴侣者、静脉药物依赖者和血制品使用者、父母一方是感染者的婴儿、感染者的配偶。

2. 身体状况：本病潜伏期长。

(1) 艾滋病可以分为四期：

① 急性感染期(I期)：感染后 2～6 周，血清 HIV 抗体可呈阳性。

② 无症状感染期(Ⅱ期)：可检出 HIV 以及 HIV 核心蛋白和包膜蛋白的抗体，此期持续 2～10 年或更长。

③ 艾滋病期(Ⅳ期)：是艾滋病病毒感染的最终阶段。出现持续性全身淋巴结肿大："持续"是指 3 个月以上，"全身"是指淋巴结肿大≥3 处(腹股沟淋巴结 + 其他两处或两处以上)。肿大的淋巴结质地柔韧，无压痛，能活动。患者易发生机会性感染(以肺孢子虫肺炎为主)及机会肿瘤(卡波西肉瘤)。

(2) 各系统的身体状况：呼吸系统以肺孢子菌肺炎最为常见，是本病机会性感染死亡的主要原因；皮肤黏膜以卡波西肉瘤多见。

3. 辅助检查：

(1) 免疫学检查：CD4+T 淋巴细胞计数下降，CD4/CD8 比值 < 1.0。

(2) 血清学检查：HIV-1 抗体检查：p24 和 gp120 抗体，用 ELISA 法连续两次阳性可确诊。

(3) HIV-RNA 的定量检测既有助于诊断，又可判断治疗效果及预后。

三、治疗原则

多采用综合治疗：抗 HIV 病毒治疗，预防和治疗机会性感染。其中以抗病毒治疗最为关键。

四、主要护理诊断及合作性问题与护理措施

艾滋病患者的主要护理诊断及合作性问题与护理措施见表 9-2。

表 9-2　艾滋病患者的主要护理诊断及合作性问题与护理措施

护理诊断/问题	主要护理措施
有感染的危险。	1．隔离(血液/体液隔离＋保护性隔离)。 2．病情观察。 3．休息与活动。 4．加强个人卫生。 5．用药护理。
恐惧。	1．心理护理。　2．社会支持。

五、健康教育

1. 对患者的指导：① 定期访视及医学观察；② 患者的血、排泄物和分泌物的处理；③ 感染的育龄妇女和哺乳期妇女注意避孕。

2. 预防疾病指导：① 医护人员在接触患者前后，要认真洗手；② 在换药和做管道护理时，要严格执行无菌操作原则。

【课前预习】

一、基础复习

HIV

二、预习目标

1. HIV 特异性侵犯并破坏＿＿＿＿＿＿T 淋巴细胞(CD4+T 淋巴细胞)，最终发生各种＿＿＿＿＿＿感染和＿＿＿＿肿瘤。

2. HIV 在外界的抵抗力不强，但对 ＿＿＿＿＿＿＿、＿＿＿＿＿＿、＿＿＿＿＿不敏感。

3. HIV 病毒广泛存在于＿＿＿＿、＿＿＿＿、＿＿＿＿＿＿＿分泌物中。

4. AIDS 临床分＿＿＿＿＿＿期、＿＿＿＿＿＿期、＿＿＿＿＿期。

5. 给予艾滋患者"三高"饮食：高＿＿＿＿、高＿＿＿＿、高＿＿＿＿。

【课后巩固】

一、名词解释

HIV　　AIDS　　机会性感染　　逆转录病毒

二、填空题

1. 艾滋病又称为获得性免疫缺陷综合征(AIDS)，是由人＿＿＿＿＿＿＿病毒(HIV)所引起的＿＿＿＿＿＿＿＿传染病。主要通过＿＿接触和＿＿＿＿传播。HIV 在外界的抵抗力不强。

2. AIDS 的传染源：_____和_____携带者是本病的传染源，_____为主。

3. AIDS 的传播途径：① _____传播是艾滋病的主要传播途径；② 共用_____注射及_____途径；③ _____传播。一般的社交接触及礼节性接吻不会传播，空气、水和食物、蚊虫叮咬等不会传播。

4. AIDS 的高危人群：_____者、_____者、_____者和_____使用者、父母一方是感染者的婴儿、感染者的配偶。

5. AIDS 患者的身体状况：呼吸系统以_____肺炎最为常见，是本病_____性感染死亡的主要原因；皮肤黏膜以_____多见。

6. 为防止医源性传播，对 AIDS 患者采取_____隔离，护理 AIDS 患者时要戴手套、口罩、护目镜和穿隔离衣；严格消毒患者的排泄物和被患者血液、体液等污染过的一切物品；患者的日常生活用品独自使用；有_____破损者应避免接触患者的血液和体液；不慎被患者用过的针头或器械刺伤，除局部消毒外，应在 2 h 内服用_____，时间至少____周以上。已经感染的育龄妇女不宜生育，已经感染的哺乳期妇女不宜_____喂养。

7. AIDS 的预防措施：① 洁身自好、遵守____道德是预防性接触和感染艾滋病的根本措施；② 正确使用质量合格的_____，及时治疗并治愈性病；③ _____，不与他人共用注射器吸毒；④ 对感染 HIV 的孕产妇及时采取_____药物干预，减少产时损伤性操作，避免_____喂养。

【综合练习】

A1/A2 型题

1. 艾滋病所致机会性感染死亡的主要原因是
   A．隐球菌脑膜炎　　B．机会性肿瘤
   C．肺孢子菌肺炎　　D．巨细胞病毒脑炎
   E．卡波西肉瘤

2. 患者，男性，32 岁，不规则发热、咳嗽，伴间断腹泻、食欲减退及明显消瘦 2 个月，既往有静脉吸毒史。体格检查：体温 38 ℃，全身淋巴结肿大，质韧、无触痛，能活动；血白细胞 $4.0 \times 10^9/L$，血清抗-HIV(+)。该患者应考虑为
   A．支气管肺癌　　B．艾滋病
   C．白血病　　　　D．梅毒
   E．淋病

3. 既有助于诊断艾滋病，又可判断治疗效果及预后的实验室指标是
   A．HIV-RNA 的定量检测　　B．p24 抗原
   C．CD4/CD8　　　　　　　D．抗-HIV

   E．gp120 抗体

4. 患者，男性，37 岁，同性恋，因发热、咳嗽，伴间断腹泻、食欲减退及明显消瘦就诊。查血清抗-HIV(+)。诊断为艾滋病。能反映此病预后和疗效的检查项目是
   A．CD4/CD8 比值　　B．血清抗-HIV 检测
   C．骨髓检查　　　　D．血培养
   E．淋巴结活检

5. 艾滋病患者应采取的隔离措施是
   A．接触隔离
   B．呼吸道隔离
   C．血液、体液隔离及保护性隔离
   D．血液、体液隔离
   E．肠道隔离

6. 患者，女性，27 岁，因发热、咳嗽伴胸痛就诊。体格检查：体温 38 ℃；双侧颊黏膜散在溃疡并有白色分泌物；两肺听诊可闻

及湿啰音；血白细胞 40×10^9/L，CD4/CD8 比值＜1。诊断为艾滋病。针对该患者的护理措施，错误的是

A．严格执行消毒隔离措施

B．将患者安置于隔离病室内进行严密隔离

C．给予高热量、高蛋白、高维生素、易消化的饮食

D．提供患者与家属、亲友沟通的机会，获得更多心理支持

E．多与患者沟通，鼓励患者树立战胜疾病的信心

7．艾滋病的常见传播途径不包括

A．性接触　　　　　B．血液制品

C．针刺　　　　　　D．医疗器械污染

E．一般生活接触

8．女性，30 岁，高热不退，极度消瘦，血清检查 HIV 抗体阳性，确诊为艾滋病。在护理该患者时，医护人员不应该

A．取得家属的配合，共同做好患者的身心护理

B．保护患者的隐私权

C．联系并转送传染病医院

D．消毒该患者的房间及用物

E．通知其他病友加强自我保护

9．患者，男，32 岁，反复发热、腹泻 2 个月。经实验室检查"抗-HIV 阳性"，初步诊断为"艾滋病"。护士对患者进行健康史评估时，下列内容中最不重要的是

A．有无输血史

B．有无静脉吸毒史

C．有无吸食大麻史

D．性伴侣的情况

E．有无不洁性行为史

10．艾滋病患者需要吸痰时，以下做法错误的是

A．吸痰前洗手，戴好口罩、护目镜

B．吸痰前穿好隔离衣

C．不与其他患者共用中心吸引系统

D．吸痰后吸痰管误落在地上，立即进行地面的清洁处理

E．用过的吸痰管及纱布装入高危袋中焚烧

11．《艾滋病防治条例》规定，艾滋病病毒感染者和艾滋病患者应当将其感染或发病的事实如实告知

A．朋友　　　　　　B．同事

C．亲属　　　　　　D．同学

E．与其有性关系者

12．某医院在为患者体检时发现其感染艾滋病病毒，不能采取的措施是

A．应立即向当地卫生防疫机构报告

B．身体约束

C．不歧视艾滋病病毒感染者

D．对艾滋病病毒感染者进行医学随访

E．遵守标准防护原则，严格执行操作规程和消毒管理制度，防止发生艾滋病医院感染和医源性感染

13．患者，男性，37 岁，因发热、咳嗽，伴间断腹泻、食欲减退及明显消瘦半年就诊，有同性恋史。查血清抗-HIV(+)。诊为艾滋病，患者表现出恐惧、绝望，对治疗护理不合作。目前患者最需要的护理措施是

A．心理支持

B．物理降温

C．遵医嘱给予抗生素

D．加强口腔及皮肤护理

E．给高热量、高蛋白、高维生素饮食

A3/A4 型题

(1～3 题共用题干)

患者，男，60 岁，确诊艾滋病毒感染 1 年。现阑尾炎术后 1 天，创面有少量渗血。

1．对该患者的护理措施正确的是

A．禁止陪护及探视

B．限制患者与他人接触

C．在患者床头卡贴隔离标识

D．告知患者应履行"防止感染他人"的义务

E．在患者床头柜上放置预防艾滋病的提示

2. 护士更换被血液污染的被服时，防护重点是

A．手部皮肤完好，可不戴手套

B．血液污染面积少时，可不戴手套

C．戴手套操作，脱手套后认真洗手

D．未戴手套时，应避免手部被污染

E．只要操作时戴手套，操作后不需洗手

3. 采血后注射器最恰当的处理方法是

A．毁形　　　　　B．分离针头

C．回套针帽　　　D．放入垃圾袋

E．置入锐器盒

(4~6题共用题干)

患者，男性，40岁，因艾滋病、肺部感染住院治疗。患者对医生提出要求，不要将病情同家人、单位领导讲，医生尊重患者的要求，住院期间病情交代只跟患者交流。

4. 医生维护的患者权力是

A．选择权　　　　B．决定权

C．知情权　　　　D．隐私权

E．回避权

5. 此患者由于不习惯医院的作息时间，常常晚上不能按时熄灯休息，影响别的患者休息。护士向此患者介绍了本病房患者作息时间规定，并指出执行规定也是每位患者的义务，希望他能够遵守，患者虚心接受并执行。此患者执行的义务是

A．积极配合医疗护理的义务

B．自觉听从护士管理的义务

C．自觉维护医院秩序的义务

D．保持和恢复健康的义务

E．保护其他患者健康的义务

6. 患者在住院期间对饮食不满意，到营养部向营养师咨询关于膳食营养问题，并提出意见建议。此患者行使的权力是

A．监督权

B．决定权

C．获得完整医疗权

D．个人尊严保护权

E．获得赔偿的权利

第四节　流行性乙型脑炎患者的护理

【知识要点】

一、疾病相关知识

乙型脑炎简称乙脑，是由乙型脑炎病毒引起、以脑实质炎症为主要病变的中枢神经系统急性传染病。临床以高热、意识障碍、抽搐、脑膜刺激征及病理反射为特征。重症者出现中枢性呼吸衰竭。乙脑病变最严重的部位是大脑皮质、间脑和中脑。

二、护理评估

1. 流行病学资料：

(1) 传染源：乙脑是人畜共患的自然疫源性疾病。其中猪(尤其是幼猪)是乙脑的主要传染源及中间宿主。

(2) 传播途径：蚊虫(尤其是三带喙库蚊)是乙脑的主要传播媒介。传播途径是蚊虫叮咬传播。

(3) 人群易感性：流行区的小儿(10岁以下为主，特别是2~6岁儿童)为易感人群，非流行区任何年龄人群均对本病易感。

(4) 流行特征：夏秋季流行。严格的季节性：7、8、9 月。

2. 身体状况：典型病程分四期。

(1) 初期：病程第 1～3 日。急性起病，体温在 1～2 天内高达 39～40 ℃。

(2) 极期：病程第 4～10 日，主要表现为脑实质损害症状。极期"三联征"是：高热、抽搐或惊厥、呼吸衰竭。其他表现：早期出现意识障碍、神经系统表现、脑水肿及颅内高压。呼吸衰竭为乙脑最严重的表现，也是本病的主要死亡原因，以中枢性呼吸衰竭为主，可有外周性呼吸衰竭(呼吸肌瘫痪的"三凹征")。高热、抽搐和呼吸衰竭是乙脑急性期的严重症状，三者互为因果，互相影响。

(3) 恢复期。

(4) 后遗症期：一部分患者有。

3. 辅助检查：

(1) 血常规：白细胞总数及中性粒细胞增高。

(2) 脑脊液呈非化脓性改变(参照《儿科护理学》的化脓性脑膜炎的关于几种脑脊液的特点进行记忆)。颅内压增高时不可做此检查。

三、治疗、预防要点

1. 治疗要点：以支持和对症治疗为主。处理好高热、惊厥、呼吸衰竭是抢救乙脑患者成功的关键。

2. 预防要点：防蚊、灭蚊和预防接种(乙脑疫苗)是预防本病的关键措施。

四、主要护理诊断及合作性问题与护理措施

乙脑患者的主要护理诊断及合作性问题与护理措施见表 9-3。

表 9-3 乙脑患者的主要护理诊断及合作性问题与护理措施

护理诊断/问题	主要护理措施
体温过高。	1. 严密监测，采取有效降温措施。 2. 加强基础护理、补充营养和水分。 3. 口腔和皮肤护理。
意识障碍。	1. 休息与环境。 2. 病情观察，对症护理和配合治疗。 3. 生活护理。

五、健康教育

1. 知识教育：防止蚊虫叮咬；加强家畜管理；对 10 岁以下小儿和从非流行区进入流行区的人员进行乙脑疫苗接种。

2. 后遗症的康复指导：对有后遗症的患儿做好康复护理指导，告知家属尽可能在 6 个月内促进其功能恢复。教会家属切实可行的护理措施及康复疗法，如肢体功能锻炼、语言训练等。坚持用药，定期复诊。

【课前预习】

一、基础复习

1. 乙型脑炎病毒。 2. 大脑解剖。 3. 高热的护理。

二、预习目标

1. 流行性乙型脑炎的病原是_____病毒。其传染源是____，其中_____是最主要的传染源；主要传播媒介是_____；感染后，常以_____感染最为常见；流行有严格的季节性，多集中在_____月，患者多为_____岁以下儿童，以2～6岁儿童发病率最高。

2. 流行性乙型脑炎极期的临床表现主要为脑实质受损的症状，包括：① _____，体温高达40 ℃以上；② _____，为致死的主要原因；③ _____；④ _____或_____；⑤ _____征；⑥ 神经系统症状和体征。

【课后巩固】

一、名词解释

乙脑三联征　　　乙脑三关　　　虫媒传播　　　三带喙库蚊

二、填空题

1. 流行性乙型脑炎的临床表现后遗症期中，少数重症患者半年后仍有_____症状。

2. 乙脑的辅助检查：_____增高，常在(10～20)×10^9/L。其中，_____达0.80以上，有别于大多数病毒感染。血清学检查中，特异性_____抗体测定可作为早期诊断；补体结合试验做回顾性诊断或流行病学调查。脑脊液检查表现为_____脑膜炎改变。

3. 流行性乙型脑炎的治疗中，处理好_____、_____和_____是抢救危重患者成功的关键。其中，惊厥或抽搐时肌注或缓慢静注_____；颅内压增高时应早期足量给予脱水治疗，常用_____。

4. 乙脑的主要预防措施是：① 加强_____，尤其是幼猪；② 对10岁以下儿童和初进入流行区的人员进行_____；③ 蚊子是乙脑传播的重要媒介，_____是防止乙脑传播的重要措施；④ 出现症状应该立即送院诊治，可以早期治愈，并减少后遗症的发生。

【综合练习】

A1/A2型题

1. 乙脑极期的身体状况特点不包括
   A．出现意识障碍、痴呆、弛缓性瘫痪
   B．高热
   C．惊厥
   D．意识障碍及呼吸衰竭
   E．脑膜刺激征及病理反射阳性

2. 乙脑患者出现潮式呼吸、瞳孔大小不等时

最急需的抢救措施是
   A．人工呼吸机
   B．翻身、拍背
   C．呼吸兴奋剂
   D．立即气管切开
   E．20%甘露醇静脉快速滴入

3. 流行性乙型脑炎最主要的死亡原因是

A．高热　　　　　　　B．昏迷并发肺炎

C．反复惊厥　　　　　D．严重后遗症

E．中枢性呼吸衰竭

4. 流行性乙型脑炎最常见的并发症为

A．肺不张　　　　　　B．败血症

C．尿路感染　　　　　D．支气管肺炎

E．压疮

5. 预防流行性乙型脑炎的综合措施是

A．管理好动物传染源及治疗患者

B．早期发现患者及时隔离、治疗

C．抓好灭蚊、防蚊工作

D．管理动物传染源及预防接种

E．灭蚊与疫苗接种为主

6. 给乙脑患者物理降温，要求肛温控制在

A．38 ℃为宜　　　　　B．37 ℃为宜

C．36.5 ℃为宜　　　　D．35.5 ℃为宜

E．37.5 ℃为宜

7. 乙脑患者体温过高时，下列护理措施哪项错误

A．绝对卧床休息，监测体温

B．将室温控制在 25 ℃以下

C．用物理降温法，将体温控制在 36 ℃以下

D．遵医嘱用药物降温

E．持续高热惊厥者采用亚冬眠疗法，用药之前补足血容量

8. 下列哪一种表现符合中枢性呼吸衰竭的症状

A．明显呼吸困难

B．呼吸先快后慢，但呼吸节律整齐

C．胸式呼吸或腹式呼吸减弱

D．呼吸节律不规则及幅度不均

E．发绀

9. 下列哪一项身体状况不符合乙型脑炎患者出现脑疝时的表现

A．反复或持续惊厥，抽搐

B．脉搏转慢

C．瞳孔忽大忽小，对光反应迟钝

D．呼吸先快后慢，节律整齐

E．昏迷加重或烦躁不安

10. 对于乙型脑炎患者因脑实质损害引起抽搐

的治疗，首选的药物是

A．地西泮　　　　　　B．水合氯醛

C．阿米妥钠　　　　　D．巴比妥钠

E．氯丙嗪和异丙嗪

11. 婴幼儿患乙脑时出现前囟隆起是因为

A．颅内压升高　　　　B．脑膜刺激征

C．意识障碍严重　　　D．锥体束征阳性

E．惊厥先兆

11. 乙脑患者惊厥时，用牙垫或开口器置于患者上、下臼齿之间是为了

A．保持呼吸道通畅　　B．便于鼻饲

C．防止咬伤舌头　　　D．便于吸痰

E．便于口腔护理

12. 6 岁男孩被诊断为乙脑，现出现呼吸节律不规则、心脏节律不整齐，下列哪项护理措施是错误的

A．给氧

B．采用吸痰、翻身、拍背等方法助痰排出

C．必要时可吸入 α-糜蛋白酶

D．将脱水剂缓慢静脉滴入

E．如有蛔虫逆行上窜导致突然窒息时，必须立即取出蛔虫

13. 男性，20 岁，患乙脑，血压升高并出现中枢性呼吸衰竭，应立即采取的措施是

A．静脉滴注碳酸氢钠

B．静脉滴注 25% 山梨醇

C．静脉滴注生理盐水

D．静脉滴注低分子右旋糖酐

E．静脉滴注去甲肾上腺素

14. 乙脑最主要的传染源是

A．患者　　　　　　　B．猪

C．牛　　　　　　　　D．蚊虫

E．隐性感染者

15. 乙脑患者惊厥发作时的首选治疗措施是

A．亚冬眠疗法

B．肌注苯巴比妥钠

C．肌注或缓慢静注地西泮

D．水合氯醛溶液灌肠

E．缓慢静注硫酸镁

16. 乙型脑炎患者意识障碍的护理，下列哪项措施不妥

　　A. 患者侧卧、头低脚高

　　B. 保持呼吸道通畅

　　C. 保持水电平衡

　　D. 鼻饲

　　E. 肢体放于功能位

17. 流行性乙型脑炎的传播途径是

　　A. 血液传播　　　　B. 密切接触

　　C. 虫媒传播　　　　D. 粪—口传播

　　E. 飞沫传播

18. 女性，15 岁，发热、头痛 4 天，呕吐 1 次。入院查体：嗜睡，颈抵抗感，浅反射消失，深反射亢进，脑脊液压力偏高，白细胞数 $10.2 \times 10^9/L$，糖和氯化物正常。考虑为流行性乙型脑炎，其传染源是

　　A. 患者　　　　　　B. 猪

　　C. 狗　　　　　　　D. 鼠

　　E. 带菌者

19. 患儿，女，5 岁，诊断为病毒性脑膜炎，下列护理措施中错误的是

　　A. 体温>38.5 ℃ 时给予物理降温

B. 病情稳定后，及早进行肢体功能锻炼

C. 患儿取头低脚高位

D. 密切观察瞳孔及呼吸的变化

E. 对昏迷或吞咽困难的患儿，应尽早给予鼻饲

20. 患儿，男，4 岁，以病毒性脑膜炎入院。经积极治疗，除右侧肢体仍活动不利，其他临床症状明显好转，家长要求回家休养，护士为其进行出院指导，不妥的是

　　A. 给予高热量、高蛋白、高维生素饮食

　　B. 患侧肢体保持功能位，尽量减少活动

　　C. 指导用药的注意事项

　　D. 保持患儿心情舒畅

　　E. 指导定期随访

21. 患者，男，35 岁，因高热急诊入院，T 39.5 ℃，主诉头痛、恶心、呕吐和嗜睡，并有颈项强直，诊断为流行性乙型脑炎。应采取的隔离方式是

　　A. 肠道隔离　　　　B. 昆虫隔离

　　C. 接触性隔离　　　D. 呼吸道隔离

　　E. 保护性隔离

A3/A4 型题

(1~2 题共用题干)

患儿，8 岁农村男孩，因"突起高热 3 天，昏迷、抽搐 1 天"于本年 8 月 3 日入院。现体温 39.7 ℃，血压 14.7/9.3 kPa(110/70 mmHg)；皮肤无瘀点；两瞳孔不等大，左＞右，光反应迟钝；颈有抵抗感；心率 120 次/min，双肺听诊正常；腹软，无压痛及反跳痛，肠鸣音不亢进。双侧巴彬斯基氏征(+)。

1. 本例最可能的诊断是

　　A. 流行性乙型脑炎

　　B. 流行性脑脊髓膜炎

　　C. 中毒性肺炎

　　D. 中毒性菌痢

　　E. 脑型疟疾

2. 对于本例的诊治方案中，下列哪项是错误的

A. 立即进行腰穿，取脑脊液检查常规、生化及病原菌

B. 20%甘露醇及地塞米松静脉推注

C. 酒精擦浴

D. 亚冬眠疗法

E. 呼吸兴奋剂

(3~4 题共用题干)

男孩，5 岁，9 月 10 日急性起病，高热 2 h 来院急诊。护理体检：体温 40.2 ℃，神志不清，反复惊厥，两瞳孔大小不等，颈有抵抗感，双侧巴彬斯基氏征(+)。血象：WBC $28.6 \times 10^9/L$，N：0.94。考虑诊断为乙型脑炎。

3. 为迅速确立上述诊断，应立即进行哪项检查

　　A. 补体结合试验　　B. 血凝抑制试验

C. 中和试验　　　D. 特异性 IgM

E. 病毒分离

4. 对该患者的以下护理，不妥的是

A. 严密监测生命体征

B. 降温、止痉、吸氧

C. 使用脱水剂

D. 迅速建立静脉通道

E. 大量快速补液

第五节　流行性感冒和人禽流行性感冒

【知识要点】

一、疾病相关知识

1. 流感是由流感病毒引起的急性呼吸道传染病。临床主要表现为急起高热，全身酸痛、乏力，多伴相对较轻的呼吸道症状。甲型流感病毒易发生变异。

2. 人禽流感是由某些引起禽类感染的甲型流感病毒亚型引起的人类急性呼吸道传染病，以呼吸道症状为主，是一种人畜共患的高致病性传染病，属于乙类传染病。其中高致病性禽流感病毒感染最为重要，流行的主要是高致病性禽流感甲型 H5N1 病毒。

二、护理评估

1. 流行病学：

(1) 传染源：患者和隐性感染者是流感的主要传染源。人禽流感的传染源主要为患禽流感或携带禽流感病毒的禽类，特别是鸡。

(2) 传播途径：经呼吸道空气飞沫传播。

(3) 人群易感性：人类对流感普遍易感。人类对禽流感病毒并不易感；13 岁以下儿童属于易感人群。

(4) 流行特征：发病率高和流行过程短，冬春季节为多，甲型流感每 10~15 年发生一次世界性大流行。

2. 身体状况：

(1) 单纯型流感：最常见；急起高热，全身症状重，呼吸道症状轻；上呼吸道症状常持续 1~2 周，体力恢复慢。

(2) 肺炎型流感(流感病毒性肺炎)：发病 1~2 天内病情迅速加重；表现为肺炎，无肺实变体征，抗菌治疗无效。

(3) 感染 H9N2 亚型者症状最轻；感染 H7N7 亚型者表现为结膜炎；感染 H5N1 亚型病毒者症状最重。

3. 辅助检查：

(1) 血常规检查。

(2) 病原学检查：病毒分离是确诊的重要依据。

(3) 血清学检查：抗体滴度有 4 倍或以上升高者，可以确诊。

三、治疗要点

1. 流感的治疗：① 一般治疗。② 对症治疗。③ 抗生素的应用。④ 抗病毒治疗：应早期用药。病毒唑、金刚烷胺和甲基金刚烷胺、奥司他韦(达菲)、中草药。⑤ 呼吸道隔离要求，隔离患者1周或至主要症状消失。

2. 禽流感的治疗：① 对疑似和确诊患者进行隔离；② 抗流感病毒治疗；③ 对症及抗生素治疗；④ 重症者按照ARDS处理。

四、主要护理诊断及合作性问题与护理措施

流感和禽流感患者的主要护理诊断及合作性问题与护理措施见表9-4。

表9-4　流感和禽流感患者的主要护理诊断及合作性问题与护理措施

护理诊断/问题	主要护理措施
体温过高。	1. 一般护理。　2. 用药护理。
气体交换受损。	1. 病情观察。　2. 休息与活动。　3. 营养与饮食。　4. 对症护理。

五、健康指导

1. 流感患者的健康指导：

(1) 对患者的指导。

(2) 预防疾病指导。

(3) 预防接种：接种疫苗是预防流感的基本措施。

2. 人禽流感的隔离措施：乙类传染病范畴，按甲类传染病进行隔离治疗和管理。

【课前预习】

一、基础复习

1. 流感病毒。　2. 抗病毒药物。

二、预习目标

1. 流感是由流感病毒引起的＿＿＿＿＿＿＿＿＿＿传染病，主要表现为急起＿＿＿＿＿＿＿，全身＿＿＿＿＿＿＿、乏力，相对较轻的＿＿＿＿＿＿＿＿症状；其潜伏期短、传染性＿＿＿＿＿、传播迅速。＿＿＿＿＿＿＿流感病毒最易发生变异。流感病毒的外界抵抗力弱。

2. 人感染高致病性禽流感是由某些引起禽类感染的＿＿＿＿＿＿＿流感病毒亚型引起的人类急性呼吸道传染病，以＿＿＿＿＿＿＿＿＿症状为主，是一种＿＿＿＿＿＿＿共患的＿＿＿＿＿＿＿＿＿性传染病，属于＿＿＿＿＿＿＿传染病。其中＿＿＿＿＿＿＿＿＿＿禽流感病毒感染最为重要，流行的主要是高致病性禽流感＿＿＿＿＿＿＿＿＿＿病毒。

3. 流感和人禽流感的传染源：＿＿＿＿＿＿＿和＿＿＿＿＿＿＿＿＿＿＿＿是流感的主要传染源，传染期约＿＿＿＿＿周，以发病初期2～3天传染性最强。人禽流感的传染源主要为患禽流感或携带禽流感病毒的禽类，特别是＿＿＿＿＿。

4. 流感和人禽流感的传播途径：两者都是经＿＿＿＿＿＿＿＿空气飞速传播。

5. 人群对流感和人禽流感的易感性：人类对流感普遍易感。人类对禽流感病毒并不易感；13 岁以下儿童属于易感人群；从事＿＿＿＿＿＿＿＿＿＿＿＿＿＿＿，在发病前 1 周内去过家禽饲养、销售及宰杀等场所者以及接触禽流感病毒的实验室工作人员为高危人群。

6. 流感和人禽流感的流行特征：＿＿＿＿＿＿＿＿高和＿＿＿＿＿＿过程短是流感的流行特征，＿＿＿＿＿季节为多。甲型流感每 10～15 年发生一次世界性大流行。

【课后巩固】

一、名词解释
流感　　禽流感　　　H5N1

二、填空题

1. 流感和人禽流感患者的身体状况：

(1) ＿＿＿＿＿＿＿型流感：最常见。急起高热，＿＿＿＿＿＿症状重，＿＿＿＿＿＿＿症状轻；＿＿＿＿＿头痛、肌痛、乏力、咽干及食欲减退等；急性发热面容，面颊潮红，眼结膜及咽部充血；发热多于 1～2 天内达到高峰，3～4 天内退热，上呼吸道症状常持续＿＿＿＿＿＿周，体力恢复亦较慢。

(2) 肺炎型流感(流感病毒性肺炎)：发病＿＿＿＿＿＿＿天内病情迅速加重，出现肺炎表现，双肺呼吸音低，满布湿啰音、哮鸣音，无肺实变体征，X 线胸片显示双肺絮状阴影，痰培养无致病菌生长，痰液分离出流感病毒；抗菌治疗无效。

(3) 不同亚型的禽流感病毒引起不同的临床症状：感染＿＿＿＿＿＿＿亚型者症状最轻；感染＿＿＿＿＿＿＿亚型病毒者症状最重。

2. 流感和人禽流感患者的治疗要点：

(1) 流感的治疗：① 一般治疗。② 对症治疗。③ 抗生素的应用。④ 抗病毒治疗：应＿＿＿＿＿＿＿用药，如病毒唑、金刚烷胺和甲基金刚烷胺、奥司他韦(达菲)、中草药。⑤ 呼吸道隔离要求，隔离患者＿＿＿＿周或至主要症状消失。

(2) 禽流感的治疗：① 对疑似和确诊患者进行＿＿＿＿＿＿＿。② 抗流感病毒治疗：发病＿＿＿＿＿＿＿h 内用抗流感病毒药物，如神经氨酸酶抑制剂奥司他韦(达菲)和离子通道 M2 阻滞剂金刚烷胺、甲基金刚烷胺。③ 对症及抗生素治疗。④ 重症者：a. 送入 ICU；b. 低氧血症进行氧疗，保证氧分压 >＿＿＿＿＿＿＿ mmHg；c. 常规氧疗无效者，机械通气，按照 ARDS 进行处理，采取低潮气量(6 ml/kg)加适当＿＿＿＿＿＿＿＿＿＿＿＿＿＿(PEEP)的保护性肺通气，机械通气应注意室内通风、空气流向和医护人员的防护。

3. 流感和人禽流感的用药护理：儿童应避免应用＿＿＿＿＿＿＿＿＿＿。金刚烷胺有一定的中枢神经系统不良反应，老年及血管硬化者慎用，孕妇及有癫痫史者禁用。

4. 流感患者的健康指导：① 对患者的指导。② 预防疾病指导。③ 预防接种：＿＿＿＿＿＿＿＿＿＿＿＿是预防流感的基本措施，每年流感流行前的＿＿＿＿＿＿＿进行。＿＿＿＿＿＿、＿＿＿＿＿＿＿＿＿＿＿＿＿＿＿＿＿＿＿以及所有易于出现并发症的患者是流感疫苗最适合的接种对象。对疫苗中的成分或鸡蛋过敏者、＿＿＿＿＿＿＿＿＿＿＿＿＿＿＿＿＿患者、妊娠＿＿＿个月以内的孕妇、_____体质者为禁忌证。12 岁以下儿童不能使用全病毒_____。

5. 人禽流感的隔离措施：人禽流感列入法定_____传染病范畴，按_____传染病进行隔离治疗和管理。对禽流感密切接触者，包括与禽流感病禽或死禽密切接触者以及人禽流感疑似病例或确诊病例的密切接触者处理原则如下：① 医学观察期限：暂定为____天，活动范围需在动物禽流感疫区范围内(疫点周围半径 3 km)。② 告知相关知识。③ 观察期间，每天对密切接触者测试 1 次体温。④ 出现身体状况(体温≥_____ ℃伴咳嗽或咽痛等症状)者，应进行流行病学调查，并进行诊断治疗。⑤ 禽流感疫情在人与人之间传播时，对密切接触者应隔离并进行医学观察。

【综合练习】

A1/A2 型题

1. 流行性感冒的主要传播途径是
   　A．食物传播　　　B．飞沫传播
   　C．接触传播　　　D．经水传播
   　E．虫媒传播

2. 患哪种传染病后可获得一定免疫力，但不持久
   　A．白喉　　　　　B．流行性脑脊髓膜炎
   　C．猩红热　　　　D．百日咳

   　E．流行性感冒

3. 患者，男性，30 岁，患 H1N1 型流感，为患者采集咽拭子标本的时间可安排在餐前 1 h，其原因是
   　A．减轻疼痛　　　B．防止呕吐
   　C．防止污染　　　D．减少口腔细菌
   　E．保持细菌活力

第六节　细菌性痢疾患者的护理

【知识要点】

一、概述

细菌性痢疾是由志贺菌(又称痢疾杆菌)引起的肠道传染病，是夏秋季常见的传染病，主要临床表现是腹痛、腹泻、里急后重和黏液脓血便，伴有发热及全身毒血症，严重者有感染性休克或(和)中毒性脑病。

二、疾病相关知识

1. 病原学：痢疾杆菌属于肠杆菌科志贺菌属，有菌毛，分为 4 群：A 群(痢疾志贺菌)、B 群(福氏志贺菌)、C 群(鲍氏志贺菌)、D 群(宋内氏志贺菌)。欧美国家以 D 群为主，我国过去以 A 群为主，现在以 B 群为主。对各种化学消毒剂均敏感。

2. 病理改变：肠道的主要病变部位在结肠，以乙状结肠和直肠最严重，也最常见。急性期的基本病变为肠黏膜弥漫性纤维蛋白渗出性炎症。

3. 流行病学：

(1) 传染源：细菌性痢疾患者及带菌者。流行病学意义更大的是非典型患者、慢性患者及带菌者。

(2) 传播途径：主要通过消化道传播(粪—口途径传播)，其次通过接触传播方式(日常生活接触、被污染的食物和水源)和虫媒机械携带方式(苍蝇或蟑螂污染食物或水)传播。

(3) 人群易感性：人群普遍易感，儿童发病率高。

(4) 流行特征：夏秋季(一般是 7~9 月)为高发季节。

三、身体状况

1. 急性菌痢：

(1) 普通型(典型)：起病急，畏寒、寒战，后出现高热，同时伴发毒血症表现，随后出现胃肠道症状。

(2) 轻型(非典型)：全身毒血症状轻或缺如，不发热或低热，肠道症状均较轻。

(3)中毒型：2~7 岁体质较好的儿童多见。本型以严重的毒血症、休克和中毒性脑病为主要临床表现，而肠道症状较轻，甚至无，仅在发病后 24 h 内可出现腹泻及痢疾样大便。即使无胃肠道症状，生理盐水灌肠或直肠拭子取粪便标本镜检，仍可发现大量脓细胞(白细胞)和少量红细胞，符合细菌性痢疾的粪便特征。中毒型痢疾分为以下 3 型：

① 休克型(周围循环衰竭型)：本型多见，表现为感染性休克。

② 脑型(呼吸衰竭型)：是最严重的类型，以严重脑部症状为主。

③ 混合型：具有以上两型之表现，为最凶险之类型，病死率极高。

2. 慢性菌痢：指急性菌痢病程迁延超过 2 个月病情未愈或病程反复发作者。临床一般分 3 型：急性发作型、慢性迁延型、慢性隐匿型。

四、辅助检查

1. 血常规：急性期白细胞总数轻度或中度增高，中性粒细胞增高，达 80% 以上。

2. 粪便检查：

(1) 粪便外观：多为黏液脓血便，量少。粪便镜检可见大量成堆的脓细胞或白细胞、散在的红细胞，如有巨噬细胞则更有助于诊断。

(2) 病原学检查：大便中培养出痢疾杆菌即可确诊。采集标本有以下几个注意事项：① 早期；② 及时送检；③ 选取脓血部分送检；④ 连续多次送检；⑤ 同时做药敏试验。

五、治疗要点

1. 病原治疗：选择敏感的易被肠道吸收的口服药物。

(1) 急性菌痢：喹诺酮类抗生素是目前治疗菌痢最理想的药物。

(2) 慢性菌痢：最好根据细菌药物敏感试验，选择有效的抗菌药物，较长期联合使用。联合应用 2 种不同类型的抗菌药物，疗程较长，须用 1~3 个疗程，每个疗程 10~14 天。

2. 对症治疗：

(1) 高热：首选物理降温，或加用药物降温。避免大剂量使用药物降温，以免诱发休克。

(2) 休克型菌痢：应积极进行抗休克治疗。

(3) 脑型菌痢：治疗脑水肿、防治呼吸衰竭。

(4) 慢性细菌性痢疾：用微生态制剂。

六、主要护理诊断及合作性问题与护理措施

菌痢患者的主要护理诊断及合作性问题与护理措施见表 9-5。

表 9-5 菌痢患者的主要护理诊断及合作性问题与护理措施

护理诊断/问题	主要护理措施
体温过高。	用药护理。
营养失调。	饮食护理。
腹泻。	1. 观察，休息，饮食。 2. 症状护理，肛周皮肤护理，用药护理。
组织灌注无效。	1. 观察，休息和体位，保暖和氧疗。 2. 配合抢救。 3. 观察疗效。
潜在并发症：呼吸衰竭。	1. 严密观察，配合抢救。 2. 避免刺激和意外。

七、健康指导

1. 疾病预防指导：向患者及亲属宣讲。指导患者建立良好的个人卫生习惯，做好饮水、食品、粪便的卫生管理。

2. 保护易感人群：易感者可口服多价痢疾减毒活疫苗。

3. 疾病知识指导：菌痢患者应及时隔离，积极配合治疗；患者应遵医嘱按时、按量、按疗程坚持服药，力争彻底治愈，避免转化为慢性菌痢。

【课前预习】

一、基础复习

1. 细菌性痢疾。 2. 痢疾杆菌。 3. 里急后重。

二、预习目标

1. 消化道传染病的常见传播途径是_____途径，预防的最重要措施是切断_____
_____，即落实"_____"。

2. 痢疾杆菌属于肠杆菌科志贺菌属，有菌毛，分为 ____ 群：A 群(痢疾志贺菌)、B 群(福氏志贺菌)、C 群(鲍氏志贺菌)、D 群(宋内氏志贺菌)。欧美国家以 ____ 群为主，我国过去以 A 群为主，现在以 ____ 群为主。对各种化学消毒剂均敏感。

3. 肠道的主要病变部位在_____，以_____和_____最严重，也最常见。急性期的基本病变为肠黏膜_____渗出性炎症。

【课后巩固】

一、名词解释

休克型细菌性痢疾 氟喹诺酮 普通型细菌性痢疾

二、填空题

1. 细菌性痢疾的传染源为_____及_____。流行病学意义更大的是_____患者、_____患者及_____者。传播途径主要通过_____传播(粪—口途径传播)。_____季(一般是 7～9 月)为高发季节。

2. 中毒型菌痢一般_____岁、体质较好的儿童多见。本型以严重的_____、_____和_____为主要临床表现,而_____症状较轻,甚至无,仅在发病后 24 h 内可出现腹泻及痢疾样大便。即使无胃肠道症状,_____灌肠或_____取粪便标本镜检,仍可发现大量脓细胞(白细胞)和少量红细胞,符合细菌性痢疾的粪便特征。

3. 最有价值的辅助检查是_____检查,外观多为_____便,量少。粪便镜检可见大量成堆的_____或_____、散在的_____,如有_____细胞则更有助于诊断。大便中培养出_____即可确诊。

4. 采集粪便标本有以下几个注意事项:_____、及时送检、选取_____部分送检、连续_____送检、同时做_____试验。

5. 目前治疗急性菌痢最理想的药物是_____类抗生素。慢性菌痢最好根据细菌药物敏感试验,选择有效的抗菌药物,较长期_____使用。高热首选_____降温,或加用_____降温。避免大剂量使用药物降温,以免诱发休克。

【综合练习】

A1/A2 型题

1. 急性细菌性痢疾患者,每天排脓血便 7～8 次,下述护理措施错误的是
   A. 需执行接触隔离
   B. 排便后用软纸擦拭肛门
   C. 温水坐浴后肛门涂凡士林
   D. 鼓励患者多次饮水、卧床休息
   E. 补充电解质

2. 预防肠道传染病的综合措施中,应以哪一环节为主
   A. 隔离治疗患者
   B. 隔离治疗带菌者
   C. 疫苗预防接种
   D. 切断传播途径
   E. 接触者预防服药

3. 在我国,多年来多数地区细菌性痢疾流行的致病菌群是
   A. 志贺菌属 A 群
   B. 志贺菌属 B 群
   C. 志贺菌属 C 群
   D. 志贺菌属 D 群
   E. 以上都不是

4. 菌痢的潜伏期为
   A. 1～2 天
   B. 3～4 天
   C. 4～5 天
   D. 6 天
   E. 7 天以上

5. 菌痢腹泻的特点不包括
   A. 每日可达 10～20 次
   B. 每次量少
   C. 伴有明显里急后重
   D. 黏液脓血便
   E. 有腥臭味

6. 细菌性痢疾出现里急后重,说明病变在
   A. 乙状结肠
   B. 直肠
   C. 降结肠
   D. 升结肠
   E. 结肠脾曲

7. 中毒型菌痢发生休克时,遵医嘱进行静脉补钾,在 500 ml 液体中加入 10% 氯化钾,一般不超过
   A. 5 ml
   B. 10 ml
   C. 15 ml
   D. 20 ml

E．30 ml

8．患者，男，29岁，初步诊断为阿米巴痢疾收入院。医嘱：留取粪便做阿米巴原虫检查。护士应为患者准备的标本容器是

　　A．装有培养基的容器　　B．清洁容器

　　C．加温的清洁容器　　　D．无菌容器

　　E．干燥容器

9．某幼儿园20余名学生，中午在学校食堂就餐，2 h后出现腹痛、腹泻等症状，并伴有恶心、呕吐，呕吐物为食用的食物，后被送至医院就诊。入院后对患者呕吐物、粪便进行细菌培养，查到了沙门菌。在治疗时应首选的抗生素是

　　A．氯霉素　　　　B．四环素

　　C．阿米卡星　　　D．青霉素

　　E．大环内酯类

10．患者，男，36岁，患阿米巴痢疾，对其进行保留灌肠时宜采取

　　A．头低脚高位　　B．头高脚低位

　　C．左侧卧位　　　D．右侧卧位

　　E．屈膝位

11．患者，男性，32岁，患慢性细菌性痢疾，拟行抗生素保留灌肠，正确的护理操作是

　　A．在清晨灌入

　　B．患者取俯卧位

　　C．肛管插入长度10～15 cm

　　D．灌入液量500 ml

　　E．药液保留30 min左右

12．患者，女性，38岁，因腹痛、腹泻、果酱样便入院就诊。经检查确诊为阿米巴痢疾，遵医嘱行保留灌肠，应采取右侧卧位的目的是

　　A．利于药物达到治疗部位，提高治疗效果

　　B．减少患者的腹痛

　　C．防止药液溢出

　　D．使患者舒适安全

　　E．使患者易于忍受

13．患者，女性，50岁，被诊断为"细菌性痢疾"。护士测量口腔温度时得知其5 min前饮过开水，为此应

　　A．暂停测一次

　　B．改测直肠温度

　　C．参照上次测量值记录

　　D．嘱其用冷开水漱口后再测量

　　E．告知患者30 min后再测口腔温度

14．患者，35岁，因里急后重、腹泻2天，粪便呈果酱样，怀疑为阿米巴原虫感染，需留取粪便标本送检。采集粪便标本的方法是

　　A．排便于清洁便盆内，取不同部位粪便送检

　　B．排便于清洁便盆内，取中央部位粪便送检

　　C．排便于加温便盆内，取不同部位粪便送检

　　D．排便于加温便盆内，连同便盆送检

　　E．排便于消毒便盆内，取不同部位粪便送检

15．患者，女，7岁，因中毒型痢疾出现休克。护士调整补液速度最有效的观察指标为

　　A．意识　　　　B．脉搏

　　C．血压　　　　D．末梢循环

　　E．尿量

A3/A4型题

（1～2题共用题干）

患儿，男，3岁，有饮食不洁史，高热2 h，体温40 ℃，呕吐1次，面色苍白，四肢厥冷，神志不清。

1．该患儿最可能的诊断是

　　A．流行性乙型脑炎　　B．败血症

　　C．病毒性脑炎　　　　D．结核性脑膜炎

　　E．中毒性细菌性痢疾

2. 为进一步确诊，应立即进行的检查是

A．胸片　　　　　B．血常规

C．脑脊液检查　　D．粪便检查

E．血培养

（3~5题共用题干）

患儿，男，5岁，因突然高热、惊厥1次入院。查体：体温39.5 ℃，面色苍白，四肢厥冷，意识不清。未排便。

3. 为明确诊断，医生让护士为患儿留取大便，护士正确的做法是

A．患儿无大便时，口服致泻剂留取大便

B．标本多次采集，集中送检

C．如标本难以采集，可取其隔日大便 送检

D．可用直肠拭子取大便

E．选取大便黏液脓血部分送检

4. 如粪检结果为脓细胞 8~10 个/HP。考虑该患儿是

A．中毒性细菌性痢疾

B．水痘并发脑炎

C．腮腺炎脑炎

D．麻疹脑炎

E．高热惊厥

5. 目前患儿临床症状好转出院，解除隔离返回幼儿园的时间为

A．目前即可

B．临床症状消失

C．1 次便培养阴性

D．连续 2 次便培养阴性

E．连续 3 次便培养阴性

第七节　流行性脑脊髓膜炎患者的护理

【知识要点】

一、概述

流行性脑脊髓膜炎是脑膜炎球菌(即脑膜炎奈瑟菌)引起的、经呼吸道传播所致的急性化脓性脑膜炎，冬春季节多发。临床主要表现为骤起高热、剧烈头痛、频繁喷射性呕吐，皮肤黏膜出现瘀点、瘀斑及颈项强直等脑膜刺激征。

二、疾病相关知识

1. 病原学：脑膜炎球菌属于奈瑟菌属，该病原体仅存于人体。脑膜炎球菌在体外能产生自溶酶而极易自溶，故标本采集后应及时保温送检，立即接种于培养基上孵化培育，从而提高阳性检出率。我国以 A 群为主。

2. 病理改变：流行性脑脊髓膜炎的主要病理改变发生在小血管和毛细血管，主要病变部位在蛛网膜和软脑膜。暴发型脑膜脑炎的主要病变在脑实质。

3. 流行病学

(1) 传染源：带菌者和患者是本病的传染源。自潜伏期末至发病后 10 天具有传染性。

(2) 传播途径：主要通过咳嗽、喷嚏等空气飞沫的方式直接传播。

(3) 人群易感性：6 个月至 2 岁婴幼儿的抗体水平最低，故发病率高。病后可产生持久的免疫力。

(4) 流行特征：冬春季节多见。每年 11 月到次年 5 月均为高发季节，尤其是 3~4 月为发病高峰。

4. 身体状况：潜伏期 1～10 天，一般为 2～3 天。临床上通常分为以下 4 型：

(1) 普通型：本型最常见。按病程可分为四期。

① 前驱期：又称为上呼吸道感染期，多数患者无明显症状。

② 败血症期：起病急，突发寒战、高热，体温迅速上升至 39～40 ℃，同时伴毒血症症状。本期的特征性表现为在发病数小时后，出现皮肤黏膜瘀点、瘀斑。黏膜损害主要为眼结膜、软腭等处。瘀点和瘀斑刚出现时为鲜红色，随后逐渐变为紫红色，直径为 1～2 mm 至 1～2 cm。

③ 脑膜炎期：本期的特征是败血症期的毒血症状及体征持续存在，高热持续不退，并出现明显的中枢神经系统症状。

④ 恢复期：体温逐渐下降至正常，皮肤黏膜的瘀点、瘀斑消失，症状好转，神志逐渐清醒，神经系统检查也逐渐恢复正常，一般在 1～3 周内痊愈。

(2) 暴发型：多见于儿童。分为 3 型。

① 休克型：骤起寒战、高热，严重者体温不升或低，伴有头痛、呕吐、极度乏力、精神极度萎靡等严重的全身毒血症。

② 脑膜脑炎型：主要表现为脑实质和脑膜的损害。

③ 混合型：兼有上述两型表现，病情最严重，病死率极高。

(3) 轻型：多发生于流脑流行后期，病变轻微。

(4) 慢性败血症型：病程可以迁延数月。临床表现为间歇性寒战、发热，皮肤有瘀点或仅出现皮疹。可以反复多次血培养或瘀点涂片检查以确诊。

5. 辅助检查：

(1) 血象：白细胞总数明显增多，多在 20×10^9/L 以上。中性粒细胞所占比例升高，可达 80% 以上。

(2) 脑脊液检查：脑脊液表现为典型化脓性脑脊液，其压力明显增高，外观浑浊(呈米汤样或脓性)；白细胞数计数增多，分类以中性粒细胞为主；蛋白增多；生化检查出现糖、氯化物明显减少。

(3) 细菌学检查：是确诊的重要方法。标本采集要求及时、新鲜、保温送检。

6. 心理-社会状况：患者及家属易出现紧张、焦虑等心理。

三、治疗要点

1. 一般治疗：患者实行呼吸道隔离措施，至症状消失；患者以卧床休息为主，高热者绝对卧床休息。普通型患者给予高能量、高蛋白、高维生素、清淡易消化的软食或半流质。

2. 病原治疗：应早期、足量、静脉应用细菌敏感又能透过血脑屏障的抗菌药物。青霉素 G 是我国病原学治疗的首选。若对青霉素过敏者，可选用其他抗菌药物。头孢菌素适用于病情严重(如暴发型的各种类型)者、青霉素 G 过敏者、不能使用氯霉素者。

3. 对症治疗：

(1) 高热：高热时给予物理降温，可以选择冰敷、温水擦浴。有出血倾向或出现出血时禁用乙醇擦浴。惊厥者适当使用镇静剂，首选地西泮。

(2) 抗休克治疗：① 快速补充血容量；② 纠正酸中毒；③ 使用血管活性药物；④ 保护重要脏器；⑤ 糖皮质激素；⑥ 抗 DIC 治疗。

(3) 脑膜脑炎型的治疗：原则是减轻脑水肿，防治脑疝和呼吸衰竭。

① 降颅内压：首选 20% 甘露醇，快速静脉滴注或静脉注射。

② 糖皮质激素：短期应用可减轻毒血症状、减轻脑水肿、降颅压，临床常用地塞米松或氢化可的松静脉滴注。

③ 纠正呼吸衰竭：清理呼吸道，保持呼吸道通畅。给予呼吸困难者吸氧、呼吸兴奋剂。一旦出现呼吸停止，立即行气管插管或气管切开，给予机械通气。

四、主要护理诊断及合作性问题与护理措施

流行性脑脊髓膜炎患者的主要护理诊断及合作性问题与护理措施见表 9-6。

表 9-6 流行性脑脊髓膜炎患者的主要护理诊断及合作性问题与护理措施

护理诊断/问题	主要护理措施
体温过高。	1. 呼吸道隔离。 2. 物理降温或药物降温。 3. 用药护理。
组织灌注无效。	1. 严密观察病情。 2. 对症护理。 3. 用药护理。
营养失调。	休息和营养。

五、健康指导

1. 疾病知识指导：搞好个人卫生及环境卫生。流行季节尽量避免带儿童外出。

2. 预防接种和药物预防：流行季节前对流行区内的 6 个月～15 岁的易感人群使用脑膜炎球菌多糖菌苗进行预防接种。

3. 向患者讲解流脑的临床过程及预后，教育患者及时就诊。

【课前预习】

一、基础复习

1. 呼吸道传染病。 2. 脑脊液。 3. 休克。

二、预习目标

脑膜炎球菌属于_____属，该病原体仅存于人体。脑膜炎球菌在体外能产生_____而极易自溶，故标本采集后应_____送检，立即接种于培养基上孵化培育。我国以_____群为主。

【课后巩固】

一、名词解释

流行性脑脊髓膜炎 休克型脑膜炎 体温过高

二、填空题

1. 流行性脑脊髓膜炎主要表现为骤起高热、剧烈_____、频繁喷射性_____，皮肤黏膜出现_____、_____及_____等脑膜刺激征。

2. 流行性脑脊髓膜炎的主要病理改变发生在小血管和毛细血管，主要病变部位在_____和_____。

3. ＿＿＿＿＿＿＿和＿＿＿＿＿是本病的传染源,主要通过咳嗽、喷嚏等＿＿＿＿＿＿＿＿的方式直接传播, ＿＿＿＿＿季节多见,每年11月到次年5月均为高发季节。

4. 普通型脑脊髓膜炎最常见。败血症期的表现为:起病急,突发寒战、高热,体温迅速上升至＿＿＿＿＿＿℃,同时伴毒血症状。本期的特征性表现为在发病数小时后,可出现皮肤黏膜＿＿＿＿＿、＿＿＿＿＿;黏膜损害主要为＿＿＿＿＿、软腭等处。瘀点和瘀斑刚出现时为鲜红色,随后逐渐变为＿＿＿＿＿,直径为1~2 mm 至1~2 cm。脑膜炎期的特征是败血症期的毒血症状及体征持续存在,高热持续不退,并出现明显的＿＿＿＿＿＿＿＿系统症状。

5. 脑脊髓膜炎的辅助检查:＿＿＿＿＿＿总数明显增多, ＿＿＿＿＿＿＿＿所占比例升高,可达80%以上。脑脊液表现为典型＿＿＿＿＿脑脊液,其压力明显增高,外观浑浊(呈米汤样或脓性);白细胞数计数增多,分类以＿＿＿＿＿＿＿＿＿为主;蛋白增多;生化检查出现＿＿、＿＿＿＿＿明显减少。＿＿＿＿＿＿＿检查是确诊本病的重要方法。标本采集要求＿＿＿＿＿、＿＿＿＿＿、＿＿＿＿＿送检。

6. 患者实行＿＿＿＿＿＿＿＿隔离措施,至症状消失,以卧床休息为主。治疗原则是:＿＿＿＿＿＿、＿＿＿＿＿＿、＿＿＿＿＿＿应用细菌敏感又能透过血脑屏障的抗菌药物。＿＿＿＿＿＿＿＿是我国病原学治疗的首选。＿＿＿＿＿＿＿＿适用于病情严重者、青霉素 G 过敏者、不能使用氯霉素者。

7. 高热时给予＿＿＿＿＿降温,可以选择冰敷、温水擦浴。有出血或出现倾向时禁用＿＿＿＿＿擦浴。惊厥者适当使用镇静剂,首选＿＿＿＿＿。

8. 抗休克治疗:① 快速补充＿＿＿＿＿;② 纠正＿＿＿＿＿;③ 使用＿＿＿＿＿药物;④ 保护重要脏器;⑤ 糖皮质激素;⑥ 抗 DIC 治疗。

9. 降颅内压:首选 20% ＿＿＿＿＿,快速静脉滴注或静脉注射。

【综合练习】

A1/A2 型题

1. 暴发性流行性脑脊髓膜炎病情危重,死亡率高,患者、家属均可产生焦虑及恐惧心理。护士进行护理时不妥的做法是
   A. 镇静,守候在患者床前
   B. 鼓励患者的朋友、家人探视
   C. 密切观察患者病情变化
   D. 取得患者及家属的信赖
   E. 做好安慰解释工作

2. 流行性脑脊髓膜炎患者典型的皮肤黏膜体征是
   A. 瘀点、瘀斑
   B. 色素沉着
   C. 白斑
   D. 发绀

   E. 黄疸

3. 流行性脑脊髓膜炎患者在败血症期会出现皮肤黏膜病变,典型的变化是
   A. 红斑和水疱
   B. 色素沉着
   C. 瘀点、瘀斑
   D. 网状青斑
   E. 溃疡

4. 普通型流行性脑脊髓膜炎的临床特点是
   A. 明显上呼吸道症状、头痛、呕吐、颈强直
   B. 急性发热、头痛、呕吐、嗜睡、抽搐
   C. 高热、头痛、呕吐、皮肤出血点、脑膜刺激征
   D. 突发高热、精神萎靡、大块瘀斑、休克

E. 发热、全身疼痛、乏力、咽充血、结膜充血、淋巴结肿大

5. 流行性脑脊髓膜炎确诊的依据是

A. 冬春季发病

B. 高热、头痛、呕吐

C. 脑脊液呈化脓性改变

D. 血或脑脊液培养(+)

E. 典型的脑膜刺激征

6. 下列哪项不是普通型流行性脑脊髓膜炎的临床特点

A. 感染后绝大多数有典型的脑膜炎表现

B. 脑膜炎的性质呈化脓性

C. 70%患者有瘀点或瘀斑

D. 皮肤瘀点和脑脊液涂片的中性粒细胞内可发现革兰染色阴性双球菌

E. 脑脊液和血培养(+)

7. 流行性脑脊髓膜炎患者出现昏迷、潮式呼吸、一侧瞳孔扩大，紧急处理应为

A. 静脉注射速尿

B. 静脉注射 20% 甘露醇

C. 静脉滴注地塞米松

D. 立即气管切开

E. 使用人工呼吸机

8. 治疗暴发型流行性脑脊髓膜炎(休克型)首选的抗菌药是

A. 磺胺嘧啶　　　B. 青霉素

C. 氨苄西林　　　D. 氯霉素

E. 呋喃西林

9. 暴发型流行性脑脊髓膜炎休克型的临床特点中，下列哪项是错误的

A. 起病急骤，休克出现快

B. 有出血点并迅速扩展

C. 脑膜刺激征阴性

D. 脑脊液常规显示：起病后即为化脓性变化

E. 伴有弥散性血管内凝血

10. 患者，男性，17 岁，患中耳炎 1 年，3 天前感冒，出现发热，T 38 ℃，继而出现剧烈头痛、呕吐、抽搐和意识障碍，送到医院查血白细胞 13×10^9/L，颈项强直，并抽取脑脊液检查，医生诊断为化脓性脑膜炎。其典型的化脓性脑脊液变化是

A. 细胞数增高，蛋白增高，外观浑浊

B. 细胞数增高，蛋白降低，外观浑浊

C. 细胞数增高，葡萄糖降低，外观浑浊

D. 细胞数下降，蛋白升高，外观脓性

E. 细胞数增高，蛋白升高，外观清亮

11. 患者，男，45 岁，以流行性脑脊髓膜炎收入传染病区治疗。护士在接待过程中，不妥的是

A. 患者衣物经消毒后交由家属带回

B. 护士进入隔离室需戴口罩、帽子

C. 告知患者落地物品分为污染和未污染

D. 关闭通向走廊的门窗

E. 紫外线消毒病室时应戴好眼罩

12. 患儿，女，3 岁，因化脓性脑膜炎入住 ICU。患儿母亲不吃不喝，在门口来回走动，见到医生或护士就紧紧拉住问个不停。此时，患儿母亲的心理状态是

A. 抑郁　　　　　B. 绝望

C. 狂躁　　　　　D. 恐惧

E. 焦虑

(编者：李建)

参考文献

[1]　尤黎明，吴瑛. 内科护理学. 6 版. 北京：人民卫生出版社，2017.

[2]　孙玉梅，张立力. 健康评估. 4 版. 北京：人民卫生出版社，2017.

[3]　罗先武，王冉. 2020 全国护士执业资格考试轻松过. 北京：人民卫生出版社，2019.

[4]　全国护士执业资格考试用书编写专家委员会. 2020 全国护士执业资格考试指导. 北京：人民卫生出版社，2019.

[5]　张世友，刘素碧. 内科护理. 北京：人民卫生出版社，2015.

[6]　薛宏伟. 健康评估. 2 版. 北京：人民卫生出版社，2011.

[7]　王秀玲. 2020 全国护士执业资格考试应试指导与考题精析. 北京：人民卫生出版社，2019.

[8]　王秀玲. 护考新课堂：内科护理学. 北京：人民卫生出版社，2019.

[9]　高健群. 健康评估. 4 版. 北京：科学出版社出版，2018.

[10]　张洪，魏秀红. 内科护理学（案例版）. 4 版. 北京：科学出版社，2019.